Therapeutisches Arbeiten in der Neuroorthopädie

Walter Michael Strobl · Claudia Abel · Elisabeth Pitz · Nils Schikora

*(Hrsg.)*

# Therapeutisches Arbeiten in der Neuroorthopädie

Multiprofessionelle Teamarbeit und transdisziplinäres Denken

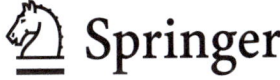 Springer

*Hrsg.*
Walter Michael Strobl
Zentrum für Kinder- und Neuroorthopädie
MOTIO
Wien, Österreich

Claudia Abel
Feucht, Bayern, Deutschland

Nils Schikora
Augsburg, Bayern, Deutschland

Elisabeth Pitz
Veitshöchheim, Bayern, Deutschland

ISBN 978-3-662-60492-2      ISBN 978-3-662-60493-9   (eBook)
https://doi.org/10.1007/978-3-662-60493-9

Die Deutsche Nationalbibliothek verzeichnet diese Publikation in der Deutschen Nationalbibliografie; detaillierte bibliografische Daten sind im Internet über ▶ http://dnb.d-nb.de abrufbar.

Planung/Lektorat: Eva-Maria Kania
Springer ist ein Imprint der eingetragenen Gesellschaft Springer-Verlag GmbH, DE und ist ein Teil von Springer Nature.
Die Anschrift der Gesellschaft ist: Heidelberger Platz 3, 14197 Berlin, Germany

# Vorwort

Es sollen in diesem Vorwort einige Stichpunkte angerissen werden, die dem Autor – Neurologe, Neuropädiater und Rehabilitationsmediziner – besonders am Herzen liegen:

## Interdisziplinarität

Schon der Name weist darauf hin, dass der Neuroorthopädie das Moment der Interdisziplinarität immanent ist. Für die, die nicht von autistischer Hybris beseelt sind, stellt das eine kontinuierliche Herausforderung dar.

Man muss also mit Neurologen/Neuropädiatern (m/w/d), auch mit Neurochirurgen, Urologen, Internisten verschiedener Schwerpunkte sowie mit Rehabilitationsmedizinern, Therapeuten und Hilfsmittel-Experten zusammenarbeiten. Dies gilt für die früh erworbenen spastischen Paresen, auch für Fehlbildungen etwa aus dem Spina-bifida-Bereich und eigentlich für alle komplexeren, auch neuroorthopädisch relevanten Problemkonstellationen. Es geht immer auch um das DAVOR: die Einschätzung der Lebensqualität, die Festlegung der Ziele und der Möglichkeiten, mit bestimmten Eingriffen auch zurecht zu kommen, und das DANACH: die therapeutisch-rehabilitative Arbeit.

## Festlegung der Ziele

Medizinisches Handeln ist Ziel-orientiert. Und die Ziele sollten – im Fach der Neuroorthopädie – in Anlehnung an die ICF (International Classification of Functioning, Disability and Health) auch klar angegeben werden. Auf welcher Ebene soll etwas erreicht werden:

a) Geht es um eine Beeinflussung der Struktur?
b) Oder soll die Aktivität des Patienten verbessert werden? (Ein Beispiel: eine Korrektur der Spitzfüße bei einer beinbetonten spastischen Tetraparese führt nicht selten zu einem eher plantigraden Bild, kann aber mit einem Verlust an Schnelligkeit einhergehen; die Patienten empfinden eine Reduktion des Aktivitätsniveaus – und auch, z. B. beim Fußballspielen, der Partizipationsmöglichkeiten.)
c) Oder wird eine Erweiterung der Partizipation angestrebt?
   (Natürlich schließen sich diese Ebenen nicht aus; und natürlich spielen auch perspektivische Fragen etwa der Entwicklung des muskuloskeletalen Systems oder die Behandlung von Schmerzen eine Rolle.)
d) Dann stellt sich die Frage, ob das Ziel überhaupt erreichbar ist (siehe unten – Erwähnung der funktionellen Bildgebung als ein Beispiel).
e) Und: wie sehen die adäquaten Mittel zur Erreichung dieses Zieles aus? (Auch in Abwägung von Belastungen und Nebenwirkungen sowie der individuellen und familiären Ressourcen. Letztgenanntes bedeutet z. B., dass auch postoperative Möglichkeiten des Trainings miteinzubeziehen sind.)

## Neue Methoden, Techniken

Um einen gewissen Eindruck zu vermitteln, sollen verschiedene Möglichkeiten aufgezählt werden. Sie alle stellen eine Bereicherung dar, erfordern aber gleichzeitig fundierte Kenntnisse des Anwendungsspektrums und sind immer wieder im Kontext auch und gerade mit neuroorthopädischen Interventionen sui generis abzuwägen.

- Botulinumtoxin (für viele spastische und dyskinetische Symptome Therapie der frühen Wahl); intrathekale Applikation von Antispastika
- Tiefe Hirnstimulation und weitere neurochirurgische Optionen
- Weichteileingriffe; mitwachsende bzw. anpassbare Ersatz- und Stützungstechniken, expandierbare Prothesen; selektive Target-Muscle-Rekonstruktionen, bis hin zum Exoskelett – und vieles mehr
- Neben diesen therapeutisch orientierten Möglichkeiten hat auch die Diagnostik viel Neues zu bieten: Erwähnt sei hier nur die genaue Analyse im Ganglabor – hoch-sophisticated Tools, die manchmal mehr Daten liefern, als in die Pragmatik überführt werden können, und weitere Video-Analysen, die einen Beitrag etwa zur OP-Planung liefern können.
- Auf eine andere Ebene sei hier abschließend hingewiesen. Die funktionelle Bildgebung (fMRT) kann ein Muster, ein Korrelat der motorischen (und nicht nur dieser) Fähigkeiten zur Darstellung bringen. Wenn also z. B. kortikal kein Gehen (mehr) verankert ist, in der funktionellen Bildgebung nicht sichtbar gemacht werden kann, wird auch ein korrigierender Eingriff im Bereich der unteren Extremität funktionell nichts Wesentliches bewirken können (der Mensch geht nicht mit den Beinen allein). Dies könnte für einzelne OP-Planungen Relevanz haben. Und: der Effekt einer Intervention kann ggf. nicht nur klinisch, sondern auch über das veränderte kortikale Muster dargestellt werden. Diese zweite Ebene wird für die Evaluation eine gewisse Bedeutung gewinnen.

## Neue Vorstellungen zum motorischen Lernen, zur Neuroplastizität

In den letzten drei Dekaden wurden von Seiten der Neurowissenschaften, u.a. der funktionellen Bildgebung und Neurophysiologie, der Genetik sowie den Sport- und Therapie-Wissenschaften wesentliche Beiträge zur Organisation und Reorganisation des zentralen Nervensystems geliefert. Entsprechend müssen auch Erkenntnisse zum motorischen Lernen miteinbezogen werden: Fragen des holistischen Übens, der Repetition und der Variation des Trainings und des Übens, der Alltagsrelevanz bzw. Motivation bezüglich des zu Lernenden, der Bedeutung von Reorganisation in Abhängigkeit von stützenden Beziehungen u. a.

Auch der Ausgang vom Schädigungsmuster, also die darauf bezogene Abhängigkeit der Reorganisationsmöglichkeit, das therapeutische Fenster, sind hier mit einzubeziehen. Die Neurowissenschaften haben dazu valide Daten geliefert.

Die zeitliche, biografische Dimension und die Bedeutung der Diagnose: Es geht nicht mehr (nur) darum, einen bestimmten bildgebend dargestellten Befund zu korrigieren, sondern diesen zu antizipieren und in der perspektivischen Relevanz einzuordnen. Wir wissen heute, welchen Verlauf z. B. eine schwere spastische Tetraparese nehmen wird (diese kann entsprechend dem GMFCS – Gross Motor Function Classification System – eingeschätzt werden). Und dieses Wissen mündet schon früh in die Beratung der Familie: Ab GMFCS IV muss z. B. mit einer Hüftluxation gerechnet werden. Entsprechende Kontrolluntersuchungen werden also durchgeführt (Prinzip der Hüftampel) und ein operatives Vorgehen wird rechtzeitig, d. h. vor der kompletten Luxation, initiiert.

Wir drängen schon lange darauf, dass auch von neuroorthopädischer Seite die Diagnose Zerebralparese (CP) konkretisiert wird. Es sollte Folgendes angegeben werden:

- klinisch funktionelles Bild: z. B. beinbetonte spastische Tetraparese
- mit dem Schweregrad: z. B. GMFCS III
- und dem bildgebenden Muster (was auf die Pathogenese und den Verursachungszeitpunkt hinweist: z. B. periventrikuläre Läsion)

Aus all diesem kann eine fundierte Einschätzung der Prognose, der Begleitkomplikationen etc. abgeleitet werden.

Ein weiteres Beispiel: bei der Muskeldystrophie Duchenne kann antizipiert werden, wann die Gehfähigkeit eingeschränkt wird, auch wann es Probleme mit der Wirbelsäule geben wird. Entsprechend ist vorausschauend zu beraten – und neuroorthopädisch sowie physiotherapeutisch Tätige und Hilfsmittelexperten/innen werden involviert.

Dies alles weist darauf hin, dass jede Generation ihr Neuroorthopädie-Werk braucht, eben um den Anforderungen und Möglichkeiten der neuen Zeit gerecht zu werden. In diesem Sinne wünsche ich dem Werk eine weite Verbreitung – und vor allem viele anregende interdisziplinäre Diskussionen.

**PD Dr.Gerhard Niemann**
Schömberg Tübingen

# Vorwort der Herausgeber

Das vorliegende erste Lehr- und Praxisbuch zur Therapie in der Neuroorthopädie schließt eine Lücke zwischen therapeutischer, medizinischer, orthopädietechnischer und psychosozialer Literatur. Es richtet sich an alle Therapieberufe, aber auch an alle anderen Mitglieder des Behandlungsteams, wie Pflegeberufe, Mediziner, Orthopädie- und Rehabilitationstechniker sowie Mitarbeiter im pädagogischen und psychosozialen Bereich, welche die speziellen Therapiemethoden für Kinder und Erwachsene mit neuromotorischen Erkrankungen und Bewegungsbehinderungen verstehen und deren Wechselwirkungen erlernen wollen.

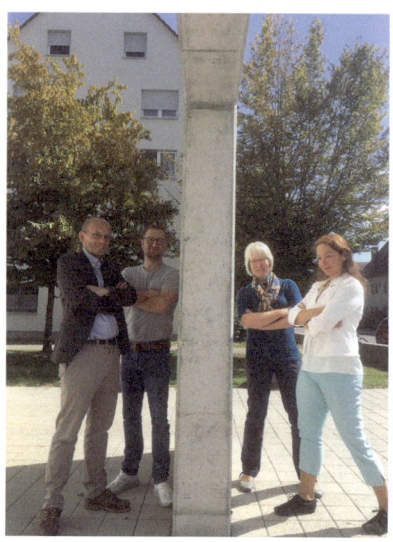

◘ **Abb. 00.1**   Scheinbare Hürden…

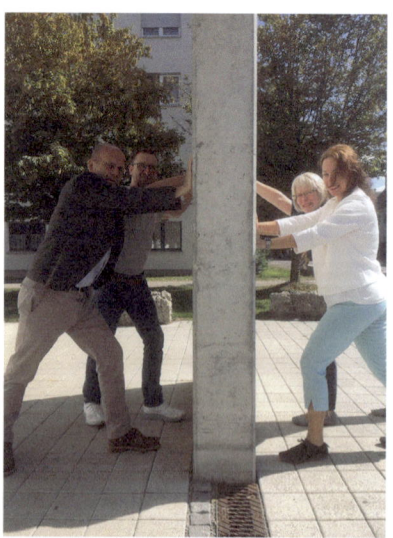

◘ **Abb. 00.2**   …können nur überwunden werden…

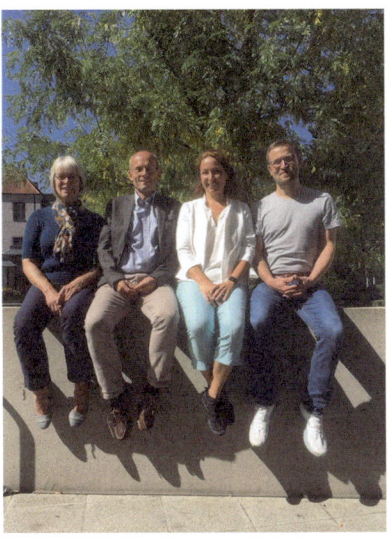

◘ **Abb. 00.3** … durch Zusammenarbeit auf Augenhöhe

Es wird erstmals eine methodenunabhängige, ICF- und lähmungstypbezogene Darstellung therapeutischer Behandlungsverfahren und Techniken in Verbindung mit einem Überblick über die medizinischen Grundlagen wie die Wechselwirkungen des aktiven und passiven menschlichen Bewegungssystems bei Gehirn-, Rückenmarks-, Nerven- und Muskelerkrankungen und die davon abgeleiteten Grundprinzipien der Diagnostik, Bewegungsanalyse, Prävention, Behandlung und Rehabilitation geboten. In Überblicksbeiträgen eines Betroffenen sowie praktisch erfahrener und international bekannter Autorinnen und Autoren aus dem deutschen Sprachraum werden diese Prinzipien und der State of the Art der Behandlung komplexer orthopädischer Krankheitsbilder bei cerebralen und neuromuskulären Erkrankungen dargestellt. Wo immer möglich, wird auf die teilweise bereits reichlich vorhandene weiterführende Literatur verwiesen.

Menschen mit „Behinderung" sind primär nicht krank, bedürfen jedoch meist einer Prävention und sehr häufig auch Behandlung oder Rehabilitation von Störungen ihres Bewegungssystems. Die Akzeptanz von körperlicher Unvollkommenheit sollte in der therapeutischen Betreuung eine Grundhaltung sein, die in einer Zeit des körperlichen Gesundheitsperfektionismus und Leistungsdiktats allerdings nicht üblich ist.

Therapie in der Neuroorthopädie ist ein Spezialgebiet, in dem ein gemeinsames Verständnis von Wert und Qualität des Lebens mit Behinderung sowie transdisziplinäres Denken und multiprofessionelle Zusammenarbeit in einem gut funktionierenden Netzwerk Voraussetzung sind für eine menschlich und fachlich hochwertige therapeutische Arbeit. Der Erfolg der Interventionen ist entscheidend abhängig von der Berücksichtigung der Ziele, des Potenzials und der Ressourcen des Patienten, seiner Angehörigen oder Eltern.

**Ziel dieses Lehrbuches ist es, multiprofessionelle Teams zu befähigen, interdisziplinär zu arbeiten und transdisziplinär zu denken. Nur so kann eine gemeinsame fachliche Weiterentwicklung stattfinden und den Bedürfnissen der uns anvertrauten Menschen Rechnung getragen werden.**

Im ersten Teil werden Grundlagen und Grunderkrankungen sowie neuroorthopädische Krankheitsbilder aus medizinischer Sicht dargestellt, im zweiten Teil werden nach einer Einleitung eines Patienten die konkreten therapeutischen Behandlungsprinzipien und -techniken, differenziert nach Lähmungstypen und Grundaktivitäten des Bewegungssystems, wie Nahrungsaufnahme, Sprache, Greifen, Stützen, Sitzen, Stehen, Gehen, Transfers und Liegen, beschrieben. Abschließend werden psychosoziale, rechtliche und organisatorische Teilhabe-Aspekte beleuchtet.

Allen Autoren des Buches danken wir sehr herzlich für ihre hochkompetenten und engagierten Beiträge. Unser Dank gilt auch dem Springer-Verlag für die erstmalige Möglichkeit, ein interdisziplinäres Lehrbuch zum Thema Therapie in der Neuroorthopädie entwickeln zu dürfen und ganz besonders für die gute Zusammenarbeit.

Wir hoffen, mit dem Lehrbuch in Ihrem Wirkungsbereich zur Verbreitung von Wissen, zur Bekanntheit und zur Sensibilisierung für die besondere Behandlung neuromotorischer Erkrankungen und damit zu Ihrer für Sie und für Ihre Patienten erfolgreichen Arbeit beitragen zu können.

Aus Gründen der besseren Lesbarkeit und Verständlichkeit der Texte wird in Springer-Publikationen in der Regel das generische Maskulinum als geschlechtsneutrale Form verwendet.

Ihre Herausgeber

Walter Michael       Claudia Abel       Elisabeth Pitz       Nils Schikora
Strobl

# Inhaltsverzeichnis

# Autorenverzeichnis

**Pauline Aarts**   Ubbergen, Niederlande

**Wencke Ackermann, MSc**   Orthopädische Kinderklinik Aschau, Aschau, Deutschland

**Dr. med. Bettina Behring**   Kinder- und Jugendklinik, Abteilung Neuropädiatrie, Universitätsklinikum, Erlangen, Deutschland

**Friederike Bock**   Physiotherapeutin, pädagogisch-therapeutische Konduktorin, Nürnberg, Deutschland

**Univ.-Prof. Dr. med. Reinald Brunner, FRCS**   Universitätskinderspital beider Basel UKBB, Basel, Schweiz

**Christiane Dieckmann, SoR**   Schule für Kranke Rummelsberg, Schwarzenbruck, Deutschland

**Elisabeth Eisenberger, MSc**   Senior-Bobath-Lehrtherapeutin, Master of Science Neurorehabilitation, Sozialpädiatrisches Zentrum Kliniken Südostbayern AG, Traunstein, Deutschland

**Julia Erbe**   Aschau im Chiemgau, Deutschland

**Andrea Espei**   Münster, Deutschland

**Inge Foerster-Tschöpe**   Altdorf, Deutschland

**Dr. med. Andreas Forth**   Hessing Stiftung Augsburg, Augsburg, Deutschland

**Alfons Fuchs**   Orthopädietechnikermeister, Heidelberg, Deutschland

**Jörg Hackstein**   Rechtsanwälte, Lünen, Deutschland

**Annett Heitling, MSc**   Studiengang Physiotherapie, Universität zu Lübeck, Lübeck, Deutschland

**Christiana Hennemann**   rehaKIND – Internationale Fördergemeinschaft Kinder- und Jugendrehabilitation e.V., Dortmund, Deutschland

**Dr. med. Manuel Keim**   Hessing Stiftung Augsburg, Augsburg, Deutschland

**Ing. Mag. Dr. rer. nat. Andreas Kranzl**   Orthopädisches Spital Speising, Österreich

**Dr. med. univ. Wolfgang Kubik**   Kids Chance Neuroreha, Bad Radkersburg, Österreich

**PD Dr. med. Wolfgang Laube**   Altach, Österreich

**Hedda Lienerth**   Pflege Neuroorthopädie, Rummelsberg, Postbauer-Heng, Deutschland

**Petra Marsico, MSc**   Kinder-Reha Schweiz, Universitätskinderspital Zürich, Schweiz; Master of Advanced Studies Entwicklungsneurologische Therapie, Universität Basel, Basel, Schweiz

**Prof. Dr. med. Peter Martin**   Chefarzt Seguin-Klinik Kehl-Kork, Epilepsiezentrum Kork, Kehl-Kork, Deutschland

**PD Dr. med. Kristina Müller**   Neuropädiatrie, St. Mauritius Therapieklinik gGmbH, Meerbusch, Deutschland

**Elisabeth Pitz, MSc, Dipl.Soz-Päd.(FH),**   Veitshöchheim, Deutschland

**Dr. med. Nils Schikora, MSc**   Hessing Stiftung Augsburg, Augsburg, Deutschland

**Gregor Steininger, BA**   Wien, Österreich

**Prof. h.c. Dr. med. univ. Walter Michael Strobl, MBA**   Universitätsklinik für Orthopädie und Traumatologie, Salzburg, Österreich; Institut MOTIO für Kinder- und Neuroorthopädie, Wien, Österreich; Department für Gesundheitswissenschaften, Medizin und Forschung, Donau-Universität Krems, Krems a. d. Donau, Österreich

**Sebastian Vitti**   Feldkirchen-Westerham, Deutschland

**Dr. med. Michael Wachowsky**   Klinik für Kinder-, Jugend- und Neuroorthopädie, Sana Krankenhaus Rummelsberg, Schwarzenbruck, Deutschland

**Alexandra Weinreich**   Suthfeld, Deutschland

**Prof. Dr. med. Bettina Westhoff**   Klinik für Orthopädie und Unfallchirurgie, Leitende Ärztin Kinder- und Neuroorthopädie, Universitätsklinikum Düsseldorf, Düsseldorf, Deutschland

# Abkürzungsverzeichnis

| | | | |
|---|---|---|---|
| AAC | Augmentative and Alternative Communication | ATNR | Asymmetrisch tonischer Nackenreflex |
| ABILHAND | Fragebogen für Eltern zu wahrgenommenen Schwierigkeiten des Kindes mit CP bei manuell ausgeführten Alltagstätigkeiten | BGB | Bürgerliches Gesetzbuch |
| | | BiT | Bimanual Training (bimanuelles, zielgerichtetes tätigkeitsspezifisches Training) |
| | | BMI | Body-Mass-Index |
| ADL/ATL | Activities of Daily Living, Aktivitäten des täglichen Lebens | BoNT | Botulinum-Neurotoxin |
| | | BRK | Behindertenrechtskonvention |
| AFCSD | Ambulatory Functional Classification of Duchenne Muscular Dystrophy | BSG | Bundessozialgericht |
| | | BTHG | Bundesteilhabegesetz |
| | | BWS | Brustwirbelsäule |
| | | BZgA | Bundeszentrale für gesundheitliche Aufklärung |
| AFO | Ankle Foot Orthosis (Unterschenkel- oder Knöchel-Fuß -Orthese) | | |
| | | CFCS | Communication Function Classification System |
| AHA | Assisting Hand Assessment: Standardisiertes Testverfahren bei Hemiparese oder Plexusläsion 18 Monate bis 12 Jahre | | |
| | | CHEQ | Children's Hand-use Experience Questionnaire |
| | | CIDP | chronisch inflammatorische demyelinisierende Polyneuropathie |
| ALS | Amyotrophe Lateralsklerose | CIM | Critical-Illness-Myopathie |
| APA | Antizipatorische posturale Adaptation | CIMT | Constraint-Induced Movement Therapy (Forced Use Therapy) |
| APGAR | Atmung, Puls, Grundtonus, Aussehen, Reflexe (Punkteschema zur Beurteilung des klinischen Zustands von Neugeborenen) | CIP | Critical-Illness-Polyneuropathie |
| | | CMD | kongenitale Muskeldystrophie |
| | | CMT | Charcot-Marie-Tooth-Erkrankung |
| ARDS | Acute Respiratory Distress Syndrome (Atemnotsyndrom des Erwachsenen, Schocklunge) | COCP | Communcatieve Ontwikkeling van niet-sprekende Kinder en hun Communicatiepartners – Kommunikationsförderprogramm |
| AS | Ashworth Scale | | |
| ASD | Autism Spectrum Disorder – Autismus-Spektrum-Störung | COP | Center of Pressure |

| | | | |
|---|---|---|---|
| COPM | Canadian Occupational Performance Measure | fMRT | functional Magnetic Resonance Imaging: funktionelle Bildgebung |
| COSA | Child Occupational Self Assessment | FSHD | fazioscapulohumerale Muskeldystrophie |
| CP | Cerebralparese | GAMMA | Gesellschaft für die Analyse Menschlicher Motorik in ihrer klinischen Anwendung |
| CPQOL | Cerebral Palsy Quality of Life Questionnaire for Children | | |
| DAFO | Dynamic Ancle Foot Orthosis | GAS | Goal Attainment Scale |
| DGUV | Deutsche Gesetzliche Unfallversicherung | GBA | Gemeinsamer Bundesausschuss |
| DIMDI | Deutsches Institut für Medizinische Dokumentation und Information | GBS | Guillain-Barré-Syndrom |
| | | GCMAS | Gait and Clinical Movement Analysis Society |
| DM | Diabetes mellitus | GdB | Grad der Behinderung |
| DMD | Duchenne-Muskeldystrophie | GG | Grundgesetz |
| EBTA | European Bobath Tutor Association | GGMD | Gliedergürtelmuskeldystrophie |
| ECTS | European Credit Transfer System | GKV | Gesetzliche Krankenversicherung, Spitzenverband Bund der Krankenkassen (D) |
| EDAAP | Expression de la Douleur chez les Adultes et Adolescents Polyhandicapés (Schmerzskala insbesondere für geistig behinderte Menschen) | | |
| | | GM | General Movements |
| | | GMFCS | Gross Motor Function Classification System |
| | | GMFM | Gross Motor Function Measure |
| EDACS | Eating and Drinking Ability Classification Scale | GUK | Gebärdenunterstützte Kommunikation |
| EEG | Elektroenzephalografie | | |
| EMG | Elektromyografie: Messung der Muskelaktivität | HELLP | hypertensive Schwangerschaftserkrankung |
| ESMAC | European Society of Movement Analysis for Adults and Children | HMRI | Hilfsmittelrichtlinie |
| | | HMSN | Hereditäre motorisch-sensible Neuropathien |
| ET | Ergotherapeut/in | House | Assessment für die oberen Extremitäten im täglichen Leben, inklusive des Einflusses kognitiver Probleme |
| EUTB | Ergänzende unabhängige Teilhabeberatung | | |
| F.O.T.T | Facio-Orale-Trakt-Therapie | | |
| FA – I/II | Fast-adapting-Sensoren | | |
| FC | Facilitated Communication | HSMN | hereditäre sensomotorische Neuropathien |
| FCS | Family-Centred Service | | |
| FEES | Fiberoptic Endoscopic Examination of Swallowing (Videoendoskopie) | HWS | Halswirbelsäule |
| | | IADL | Erfassung der Alltagskompetenz geriatrischer Patienten – instrumentelle Aktivitäten |
| FIM | Functional Independence Measure für Erwachsene | | |

| | |
|---|---|
| IBITA | International Bobath Instructor Training Association |
| ICD GM | International Classification of Diseases – German Modification |
| ICF | International Classification of Functioning, Disabilities and Health |
| ICF-CY | ICF – Children and Youth |
| ICHI | International Classification of Health Interventions |
| ICP | infantile Cerebralparese |
| IFD | Integrationsfachdienst |
| IMU | Initialsensorsystem (instrumentelle Ganganalyse) |
| INN | Integration der Neurodynamik in der Neurorehabilitation |
| INRS | Individualisierte Numerische Rating Skala |
| IQ | Intelligenzquotient |
| ISAAC | International Society for Augmentative and Alternative Communication |
| ITP | integrierte Teilhabeplanung |
| KI | künstliche Intelligenz |
| KSU | klinische Schluckuntersuchung |
| LWS | Lendenwirbelsäule |
| MACS | Manual Ability Classification System |
| MBS | mehrdimensionale Bereichsdiagnostik und Behandlung |
| mCIMT | Modified Constraint-Induced Movement Therapy (Forced Use Therapy) |
| MDK | Medizinischer Dienst der Krankenkasse |
| MDS | myelodysplastisches Syndrom |
| MiS | Mikrostimulation |
| MMC | Meningomyelocele (Spina bifida) |
| MRC | Medical Research Council |
| MR/MRI/MRT | Magnetic Resonance Imaging/Magnetresonanztomografie |
| MS | Multiple Sklerose |
| MUUL | Melbourne Assessment of Unilateral Upper Limb Function |
| MZEB | Medizinisches Zentrum für Erwachsene mit Behinderung |
| N.A.P. | Neuroorthopädische Aktivitätsabhängige Plastizität |
| NEUROORTHO | Internationale Vereinigung für Neuroorthopädie |
| OE | Obere Extremitäten |
| OFS | Oberflächensensibilität |
| OSG | Oberes Sprunggelenk |
| OT | Orthopädietechniker/in |
| PADS | Pain and Discomfort Scale |
| PEDI | Pediatric Evaluation of Disability Inventory |
| PedsQLCP | Lebensqualitätsfragebogen für Kinder mit CP |
| PEG | perkutane endoskopische Gastrostomie |
| PKV | Private Krankenversicherung |
| PT | Physiotherapeut/in |
| PZP | Persönliche Zukunftsplanung |
| QM | Qualitätsmanagement |
| RLANRC | Ranchos Los Amigos National Rehabilitation Center |

| | | | |
|---|---|---|---|
| ROM | Range of Motion | TS | Tiefensensibilität |
| RVT | Reha-Vorbereitungstraining | TST | Terminal Stance – Phase des Gangzyklus |
| SA – I/II | Slow-adapting-Sensoren | | |
| SCPE | Surveillance of Cerebral Palsy in Europe (Zusammenarbeit von Fachleuten, die mit CP-Registern arbeiten, um Trends bei CP zu untersuchen und zu überwachen) | UAG | Unterarmgehstützen |
| | | UE | untere Extremitäten |
| | | UK | Unterstützte Kommunikation |
| | | UN-BRK | UN-Behindertenrechtskonvention |
| | | USG | Unteres Sprunggelenk |
| SEMLS | Single-Event Multilevel Surgery | VdK | Verband der Kriegs- und Wehrdiensttopfer, Behinderten und Sozialrentner (D) |
| SGB | Sozialgesetzbuch | | |
| SGG | Sozialgerichtsgesetz | VeBID | Verein der Bobath-InstruktorInnen Deutschland und Österreich |
| SHUEE | Shriners Hospital Upper Extremity Evaluation | | |
| SI | sensorische Integration | VFSS | videofluoroskopische Untersuchung |
| SMA | spinale Muskelatrophie | | |
| SMART | Zielsetzungen: S = spezifisch, M = messbar, A = attraktiv, R = realistisch, T = terminiert | VP-Shunt | ventrikuloperitonealer Shunt |
| | | VR | Virtual Reality |
| | | WeeFIM | Functional Independence Measure für Kinder |
| SMS | Sensomotorisches System | | |
| SPIO | Stabilizing Pressure Input Orthosis | WES | Whole Exome Sequencing (molekulargenetische Untersuchung) |
| SPZ | Sozialpädiatrisches Zentrum | | |
| | | WHO | World Health Organisation |
| STNR | Symmetrisch tonischer Nackenreflex | ZHAW | Züricher Hochschule der angewandten Wissenschaft |
| TCMS | Trunk Control Measurement Scale | ZNS | zentrales Nervensystem |

# Was ist Neuroorthopädie?

*Walter Michael Strobl*

## Inhaltsverzeichnis

© Springer-Verlag GmbH Deutschland, ein Teil von Springer Nature 2021
W. Strobl et al. (Hrsg.), *Therapeutisches Arbeiten in der Neuroorthopädie*,
https://doi.org/10.1007/978-3-662-60493-9_1

**1**

Das Spezialgebiet der Neuroorthopädie beschäftigt sich mit der Diagnostik, Analyse, Vorbeugung, Behandlung und Rehabilitation der Auswirkungen von Nerven- und Muskelerkrankungen auf das Bewegungssystem im Kindes- und Erwachsenenalter. Da die neuromuskuläre Grunderkrankung nur in wenigen Fällen kausal behandelt werden kann, besteht das neuroorthopädische Behandlungsziel meist im Ausgleich der Bewegungsbehinderung und in der Verbesserung der Lebensqualität. Störungen des Systems der Bewegungsorgane bedürfen einer systemischen Diagnostik, Therapie und Langzeitbetreuung, die durch die optimale Zusammenarbeit von Spezialisten der Ärzteschaft, der Therapie- und Pflegeberufe, der Orthopädie- sowie Rehabilitationstechnik sowie zahlreichen anderen Berufsgruppen ermöglicht werden. Im ersten Teil des Kapitels wird versucht, das Spezialgebiet zu definieren, im zweiten Teil werden Grunderkrankungen und neuroorthopädische Krankheitsbilder überblicksweise dargestellt, und im dritten Teil wird die spezifische Arbeitsweise des interdisziplinären Behandlungsteams beschrieben.

## 1.1 Definition der Neuroorthopädie

Haltung und Bewegung gehören neben Ernährung und Ausscheidung, Kommunikation und Interaktion, Fortpflanzung und Wachstum zu den Grundfunktionen von Lebewesen. **Die menschlichen Haltungs- und Bewegungsorgane sind ein sehr gutes Beispiel für ein komplexes biologisches System,** das dadurch gekennzeichnet ist, dass das Ergebnis seiner Wechselwirkungen, kurz die Summe, größer ist als seine einzelnen Bestandteile. Um komplexe Systeme zu verstehen, gilt seit Aristoteles die Reduktion und Analyse von deren Bestandteilen als die Grundlage naturwissenschaftlichen Erkenntnisgewinns. Das Bewegungssys-

tem des Menschen kann demgemäß in einen aktiven Teil – das Gehirn, das Rückenmark, die peripheren Nerven und Muskeln – und einen passiven Teil – die Gelenke, Bänder und Knochen – unterteilt werden. Spezialisierte Teilgebiete, wie die Genetik, Neurowissenschaften, Neurologie, Bewegungsanalyse, Biomechanik, Orthopädie, Rehabilitation, Sport- und Sozialwissenschaften, beschäftigen sich heute mit Phänomenen menschlicher Bewegung.

**Das Verständnis für die physiologischen und pathologischen Wechselwirkungen des Bewegungssystems und der Gesetzmäßigkeiten seiner Selbstorganisation bedarf einer systemischen Betrachtungsweise,** wie sie die von Ludwig von Bertalanffy (1948) im Jahr 1948 beschriebene Systemtheorie ermöglicht. Diese systemische Sichtweise des menschlichen Bewegungssystems bei neuromotorischen Erkrankungen hat sich als Aufgabe neuroorthopädischen Denkens etabliert (siehe ◘ Abb. 1.1).

> „Neuroorthopädie" kann als medizinisches Fachgebiet definiert werden, das die systemische Diagnostik, Funktionsanalyse, Prävention, Behandlung und Rehabilitation von Störungen des Bewegungssystems bei Nerven- und Muskelerkrankungen im Kindes- und Erwachsenenalter umfasst.

Die Neuroorthopädie ist als Teil der Orthopädie kein eigenständiges Fachgebiet. Sie kann jedoch als eine der Wurzeln des Faches Orthopädie betrachtet werden. Historisch widmen orthopädische Lehrbücher dem Spezialgebiet bereits seit dem Ende des 19. Jahrhunderts eigene Kapitel zur Orthopädie bei Nervenerkrankungen. „Wir befinden uns hier auf einem Feld unserer Tätigkeit, das bisher nur wenig bekannt war, dessen Ausbau jedoch die schönsten Früchte verspricht!", beschreibt einer der Begründer der Orthopädie, Albert Hoffa (1859–1907) das Gebiet der Neuroorthopädie im Jahre 1900 zu Beginn seines Kapitels „Die Or-

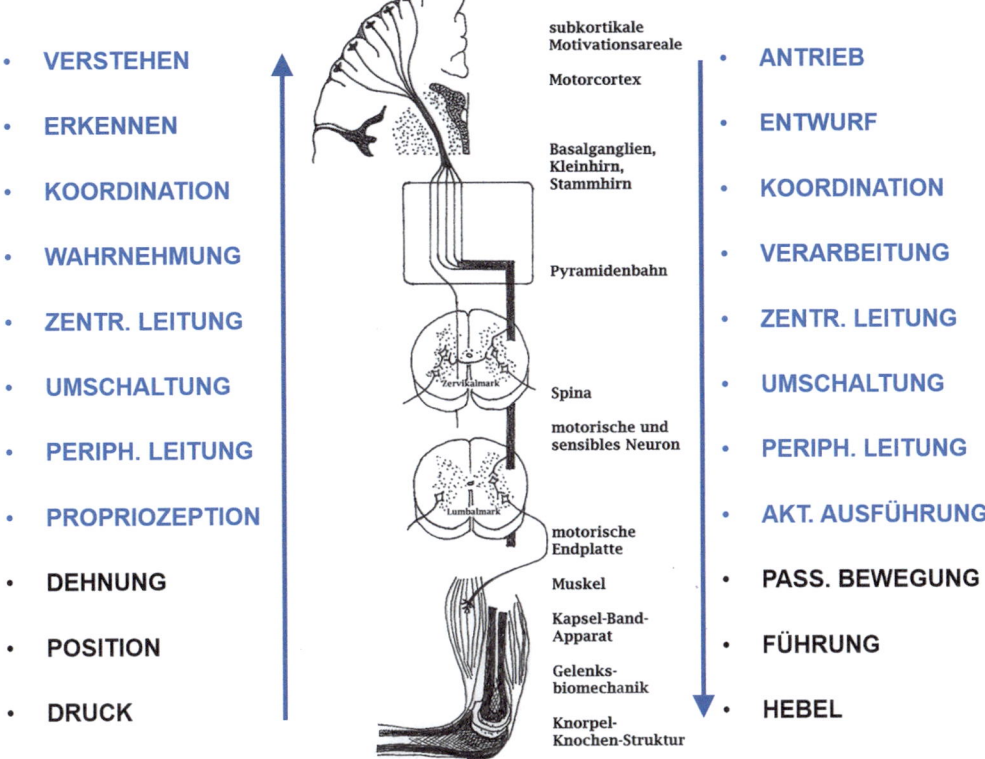

**Abb. 1.1** Um die Wechselwirkungen des Bewegungssystems bei neuromotorischen Erkrankungen zu verstehen, bedarf es einer systemischen Diagnostik und Analyse

thopädie im Dienste der Nervenheilkunde" (Hoffa 1900).

Heute umfasst die Definition der Neuroorthopädie in den Lehrzielkatalogen zu den deutschsprachigen Facharztprüfungen alle orthopädisch relevanten Erkrankungen und Schädigungen des zentralen und peripheren Nervensystems. Diese breite Definition spiegelt sich in der gängigen Praxis wider. Eine Gruppe von Orthopäden, Wirbelsäulen- und Neurochirurgen sowie Manualmedizinern beschäftigt sich als Neuroorthopäden mit Wirbelsäulenschmerzsyndromen oder Diskuschirurgie (Kügelgen 1995; Matzen et al. 2017; Wehling et al. 1995). Eine weitere Gruppe von Neurologen untersucht als Neuroorthopäden die Wechselwirkungen von Bewegungsstörungen. Eine dritte Gruppe von Neuroorthopäden arbeitet auf dem Gebiet **komplexer orthopädischer Krankheitsbilder bei cerebralen Bewegungsstörungen und neuromuskulären Erkrankungen.** Sie kommt aus der Kinderorthopädie und sammelte etwa durch Jahrzehnte Erfahrungen mit orthopädischen Problemen bei Poliomyelitis und Cerebralparesen (Stotz und Zawadzky 2000; Brunner 2013). Ihr Behandlungsziel ist die Verbesserung der Lebensqualität bei Haltungs-, Gang-, Greif- und Bewegungsstörungen aufgrund cerebraler und spinaler peripher-neurogener und muskulärer Entwicklungsstörungen, nach Insulten, Infektionen und Traumen des Zentralnervensystems (Strobl 2010, 2014). Deren Arbeitsgebiet wird in diesem Lehrbuch erstmals umfassend dargestellt (siehe ◘ Abb. 1.2a–c).

**1**

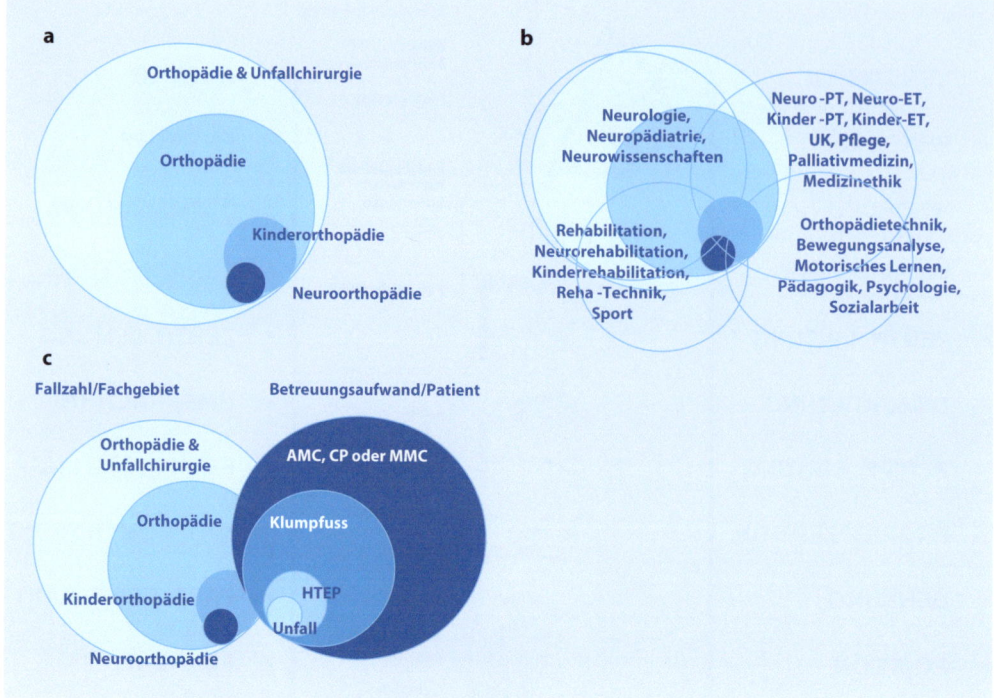

**◘ Abb. 1.2** **a** Neuroorthopädie ist Teilgebiet der Orthopädie und Unfallchirurgie, speziell auch im Bereich der Kinderorthopädie, **b** dennoch bestehen noch mehr Überschneidungen mit anderen Disziplinen. **c** Ihr Aufgabengebiet als „Lifetime Medicine" sind die vielfältigen Probleme des Bewegungssystems bei komplexen neuromotorischen Erkrankungen jeder Altersgruppe. *PT* Physiotherapie, *ET* Ergotherapie, *AMC* Arthrogyposis congenita multiplex, *MMC* Myelomeningocele, *HTEP* Hüft-Totalendoprothese

## 1.2 Aufgabengebiet und Zielgruppe Patienten

Im deutschen Sprachraum leben heute etwa 150.000 Menschen mit einer Hemiparese nach einem cerebralen Insult und rund 70.000 Kinder mit einer schweren Form einer Cerebralparese. Je nach der Lokalisation und dem Schweregrad der Schädigung des Gehirns liegen verschieden ausgeprägte Formen von Bewegungs-, Haltungs-, Gang-, Greif-, Sprach-, Wahrnehmungs- und Lernstörungen vor. Die primäre neurogene Schädigung ist nicht heilbar, aber sowohl von der Förderung und Rehabilitation der neurobiologisch formbaren Sensomotorik als auch von der Vorbeugung und Behandlung zusätzlich auftretender Probleme, wie Bewegungseinschränkung, -mangel und

einseitiger Belastung, hängen das Erreichen einer ausreichenden Mobilität und Selbstständigkeit und das Selbstbewusstsein des Patienten ab. Daher kann das Aufgabengebiet wie folgt definiert werden:

❯ Aufgabe der Neuroorthopädie ist die Erleichterung von Alltagsfunktionen, wie Fortbewegung, Gehen, Greifen, Stehen, Sitzen und Lagerung, und die rechtzeitige Vorbeugung der Entwicklung von Sekundärschäden des Bewegungssystems bei Menschen jeden Alters mit neuromotorischen Erkrankungen und Behinderungen. Ziel ist das Erreichen einer langfristig schmerzfreien Mobilität, Autonomie und Inklusion des Patienten, das (Wieder-)Erreichen einer vollständigen sozialen Teilhabe und Akzeptanz.

Neuroorthopädische Diagnostik und Therapie müssen im kulturellen, regionalen und historischen Kontext differenziert betrachtet werden. Sie sind abhängig von **Epidemiologie und Wandel der neurologischen Krankheitsbilder.** In den Staaten der Europäischen Union sind Infektionen des Nervensystems wie Poliomyelitis heute von Erkrankungen durch degenerative Veränderungen des Nervensystems und nach erfolgreichen intensivmedizinischen Interventionen rund um die Geburt und nach Unfällen verdrängt worden. Durch die Erhöhung der Lebenserwartung hat in den vergangenen Jahrzehnten die Häufigkeit degenerativer neurogener Grunderkrankungen und damit die Relevanz der Diagnostik und Behandlung neuroorthopädischer Krankheitsbilder stetig zugenommen. Neuroorthopädische Krankheitsbilder werden auch in Zukunft einem steten Wandel unterliegen. Möglichkeiten und Grenzen der Neurologie, Intensivmedizin, molekulargenetischen Diagnostik und Therapie werden diesen Wandel mitbestimmen.

## 1.3 Arbeitsweise und Zielgruppe interdisziplinärer Behandlungsteams

Das Zusammenspiel des aktiven und passiven Bewegungssystems ist ein hervorragendes Beispiel für ein komplexes biologisches System. Neuroorthopädische Probleme bedürfen daher einer systemischen Diagnostik und Therapie. Durch den Einfluss und die Synthese funktionell anatomischer, biomechanischer, neurophysiologischer, entwicklungsbiologischer, psychischer und sozialer Grundprinzipien stellen sie bei jedem einzelnen Patienten eine interessante neue Herausforderung dar. Neuroorthopädie kann somit in der Erfüllung dieser Kernaufgabe durch eine sehr **spezifische Behandlungsphilosophie und -strategie** definiert werden.

Es handelt sich um ein Spezialgebiet, in dem ein gemeinsames Verständnis von Wert und Qualität des Lebens mit Behinderung sowie interdisziplinäres Denken und multiprofessionelle Zusammenarbeit in einem gut funktionierenden Netzwerk Voraussetzung sind für eine menschlich und fachlich hochwertige medizinische Arbeit. Die Pioniere der Körperbehindertenfürsorge Konrad Biesalski in Berlin und Winthrop Phelps in Baltimore, Gründer der ersten multiprofessionellen Organisation, der American Academy for Cerebral Palsy and Developmental Medicine, erkannten dies bereits zu Beginn des 20. Jahrhunderts (Hohmann 1920; Phelps 1945; Phelps und James 1948).

Heute versuchen **multiprofessionelle Teams** von Spezialisten aus der Ärzteschaft, Therapie- und Pflegeberufen, Sportwissenschaft, Pädagogik und Psychologie, Orthopädie- und Rehabilitationstechnik, aber auch Neurowissenschaft, Biomechanik und Mechatronik, gemeinsam diese Aufgabe zu erfüllen (⊡ Abb. 1.3). Die Lebensqualität von Menschen mit Bewegungsbehinderungen hängt von ihrer Schmerz- und Bewegungsfreiheit, ihren selbstständigen Aktivitäten in ihrer sozialen Umgebung ab. Aber auch von ihrem Recht auf Unvollkommenheit. Alle Therapieansätze der Neuroorthopädie müssen daher die **individuellen Ziele und Wünsche** des Patienten und seiner Familie und Betreuer berücksichtigen.

Die Zusammenarbeit ist **zeitkritisch.** In der Zeit der frühen Rehabilitation nach akuten neurologischen Erkrankungen und in der Zeit des Wachstums entwicklungsgestörter Kinder liegt der Schlüssel zur späteren verbesserten Lebensqualität bewegungsbehinderter Menschen, hier beginnt der wichtige präventive Arbeitsbereich der Neuroorthopädie.

Das Bewegungssystem des Patienten wird, beeinflusst von Krankheit und Gesundheit, Armut und Wohlstand, in Zukunft einer noch exakteren Diagnostik und Analyse zugänglich werden. Die Hoff-

**1**

| | |
|---|---|
| **Familie** | **Pflege** |
| **Kinder-/Neurologie** | **Pädagogik** |
| **Orthopädie** | **Physiotherapie** |
| **Orthopädietechnik** | **Ergotherapie/Unterstützte Kommunikation** |
| **REHA -Technik** | **Psychologie** |
| **Schuhtechnik** | **Patientenedukation** |
| **Bewegunganalyse** | **Networking** |
| **Sozialberatung** | **Selbsthilfegruppe** |

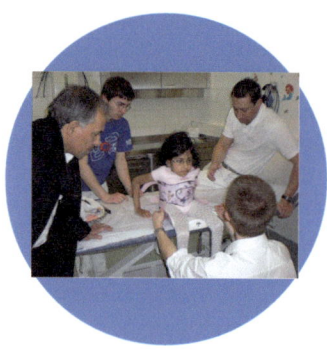

■ **Abb. 1.3**  Voraussetzung für die neuroorthopädische systemische Diagnostik und Behandlung sind optimale interdisziplinäre Koordination und Kooperation

nungen in die Vorbeugung und Behandlung von Erkrankungen, die Mobilität und Selbstständigkeit jedes Menschen bis ins hohe Erwachsenenalter nicht beeinträchtigen dürfen, werden daher weiter steigen. Verbesserungen im Zusammenspiel des multiprofessionellen Behandlungsteams werden Motor einer Weiterentwicklung sein. Körpereigenes Gewebe und neuartige Materialien der Werkstoffwissenschaften werden Trans- und Implantationen in der chirurgischen Neuroorthopädie und die neuroorthopädische Orthetik und Prothetik verändern, wenn dadurch ein neuer Standard der Biokompatibilität und des Komforts und eine nachhaltige Verbesserung der Lebensqualität des wachsenden und erwachsenen Menschen erreicht werden können (Strobl 2010).

> **Kernaussagen**
> – „Neuroorthopädie" umfasst als medizinisches Fachgebiet die systemische Diagnostik, Funktionsanalyse, Prävention, Behandlung und Rehabilitation von Störungen des Bewegungssystems bei Nerven- und Muskelerkrankungen im Kindes- und Erwachsenenalter.
> – Störungen des Systems der Bewegungsorgane bedürfen einer systemischen Diagnostik, Therapie und Langzeitbetreuung, die durch die optimale Zusammenarbeit von Spezialisten der Therapie- und Pflegeberufe, der Orthopädie- und Rehabilitationstechnik, der Ärzteschaft und Sozialpädagogik sowie zahlreicher anderer Berufsgruppen ermöglicht werden.
> – Aufgabe der Neuroorthopädie ist die Erleichterung von Alltagsfunktionen, wie Fortbewegung, Gehen, Greifen, Stehen, Sitzen und Lagerung, und die rechtzeitige Vorbeugung der Entwicklung von Sekundärschäden des Bewegungssystems bei Menschen jeden Alters mit neuromotorischen Erkrankungen und Behinderungen. Ziel ist das Erreichen einer langfristig schmerzfreien Mobilität, Autonomie und Inklusion des Patienten, das (Wieder-)Erreichen einer vollständigen sozialen Teilhabe und Akzeptanz.

# Literatur

Brunner R (2013) Editorial. J Child Orthop 7(5):365. ► https://doi.org/10.1007/s11832-013-0507-6. Zugegriffen: 10. Aug. 2013

Hoffa A (1900) Die Orthopädie im Dienste der Nervenheilkunde. In: Lehrbuch der Orthopädie. Fischer, Jena

Hohmann G (1920) Das Werk von Konrad Biesalski. Dtsch Med J 6:651–652

Kügelgen B (1995) Aktuelle Neuroorthopädie – Bilanz und Ausblicke. Springer, Berlin. 978-3-642-78372-2 (ISBN)

Matzen P, Deschauer M, Kornhuber M, Scholz R (Hrsg) (2017) Neuroorthopädie. De Gruyter, Berlin. 978-3-11-035242-9 (ISBN)

Phelps WM (1945) Neuromuscular disorders exclusive of poliomyelitis. Arch Surg 51:315–318

Phelps WM, St. James R (1948) The prevention of postural deformities in children with cerebral palsy. Arch Phys Med Rehabil 29(4):212–217

Stotz S, von Zawadzky R (2000) Therapie der infantilen Cerebralparese. Pflaum, Dayton. 978-3790508383 (ISBN)

Strobl WM (2010) Neuroorthopädie (Editorial). Der Orthopäde 39(1):5–6. ► http://doi.org/10.1007/s00132-009-1531-6

Strobl WM (2014) Neuroorthopädie (Editorial). Der Orthopäde 43(7):601–602. ► http://doi.org/10.1007/s00132-013-2213-y

von Bertalanffy L (1948) Zu einer allgemeinen Systemlehre, Biologia Generalis. MIT Press/Wiley & Sons, New York/Cambridge, S 114–129

Wehling P, Cleveland S, Reinecke J, Schulitz KP (1995) Magnetic stimulation as a diagnostic tool in cervical nerve root compression and compression-induced neuropathy. J Spinal Disord 8(4):304–307

# Neuroanatomie und Neurophysiologie der Motorik – Wechselwirkungen des sensomotorischen Systems

*Wolfgang Laube*

## Inhaltsverzeichnis

© Springer-Verlag GmbH Deutschland, ein Teil von Springer Nature 2021
W. Strobl et al. (Hrsg.), *Therapeutisches Arbeiten in der Neuroorthopädie*,
https://doi.org/10.1007/978-3-662-60493-9_2

Bewegung – prägendes und gesundheitsrelevantes Lebensmerkmal. Bewegungen sind ein prägendes Merkmal des Lebens. Sie sind für die Struktur und Funktion des Körpers essenziell. Immer ausreichend vielfältige, andauernde und intensive Bewegungen sorgen für die körperliche und kognitive Reifung und Entwicklung als auch für die Strukturerhaltung bis ins hohe Alter und damit einen guten Gesundheitszustand.

## 2.1 Steuerung menschlicher Bewegung – das sensomotorische System: Aufbau und physiologische Funktion

Das sensomotorische System (SMS) generiert alle Bewegungen. Dessen Strukturen sind funktionell kreisförmig verknüpft und immer als Ganzes aktiv (Laube 2009, 2019, ◼ Abb. 2.1).

„Senso-" kommt von **Sensoren,** von der Informationsaufnahme in die „körpereigene Sprache". Korpuskuläre Sensoren reagieren als langsam adaptierende (SAI,

SAII), solange die Reize einwirken, oder als schnell adaptierende (FAI, FAII), nur wenn sie sich verändern. Damit wird das Gehirn über ihre Dauer und Intensität und die Intensitätsänderungen unterrichtet. Freie Nervenendigungen übersetzen mechanische und thermische Reize oder sind Schmerzsensoren. So gibt es Mechano-, Chemo-, Temperatur- und Schmerzsensoren in der Haut (Oberflächensensibilität: OFS), den Muskeln, Faszien und den bindegewebigen Gelenkstrukturen (Propriosensoren, Tiefensensibilität: TS) und weiterhin optische und akustische. Der Gleichgewichtssensor reagiert auf die Gravitation und die Raumposition des Kopfes. Alle Sensoren übersetzen die Reize am anatomischen Standort, und somit „ermitteln" sie keine Gelenkwinkel, Körper- und Raumpositionen, Bilder, Musik oder Stimmen. Das sind Leistungen des Gehirns. Deshalb ist Bewegung immer Kognition. Die Signale aller Sensoren sind das Afferenzmuster. Es macht das Gehirn erst handlungsfähig, weshalb ca. 93 % aller Nervenfasern Informationen zum Gehirn, aber nur 7 % zu den Muskeln leiten (Gesslbauer et al. 2017).

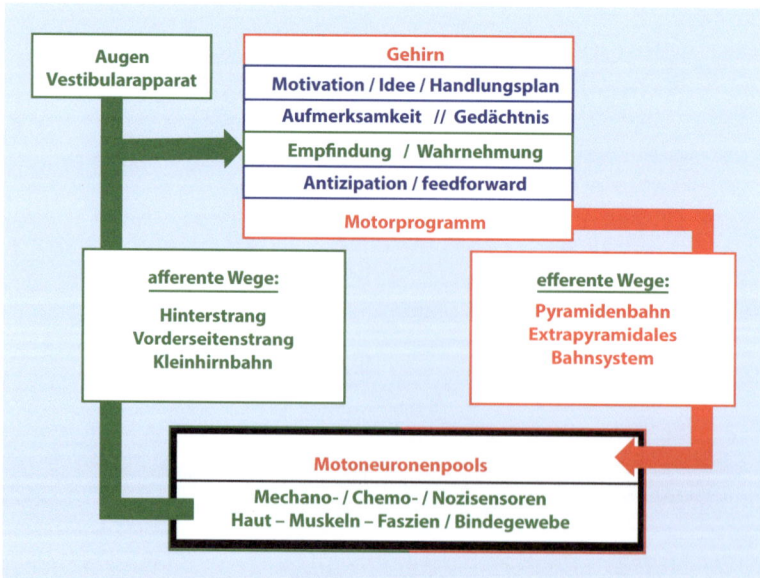

◼ **Abb. 2.1**    Das sensomotorische System

Die oberste Instanz des **sensomotorischen Nervensystems** ist der präfrontale Cortex. Der somatosensorische Cortex erhält alle Informationen der OFS und TS, die Sehrinde die optischen und die Hörrinde die akustischen. Die vestibulären Hirnstammkerne verarbeiten auch optische Signale und jene der OFS und TS zu den posturalen Regulationen, den reflektorischen Subprogrammen für die Körperhaltung, -kontrolle und das Gleichgewicht (Stützsensomotorik). Sie entwickeln sich aus den frühkindlichen Reflexen, werden beim Lernen spezifisch für die Bewegungen nutzbar gemacht und bestimmen die Bewegungsqualität. Mit der Aufmerksamkeit wählt das Gehirn die für die Zielbewegung „wichtigen" Informationen aus. Die Qualität der Auswahl bestimmt den Lernprozess und qualifiziert die kognitiven Leistungen des Wahrnehmens der Bewegungen, der räumlichen Lage und der Position der Körperteile zueinander (Meinel und Schnabel 2004). Die OFS verantwortet das Druck-, Berührungs- und Vibrationsempfinden und die TS den Lage- oder Positionssinn, den Kraftsinn und ergänzt durch die OFS den Bewegungssinn.

Das Gehirn lernt, indem es die Vernetzungsstruktur der Funktion anpasst (Adkins et al. 2006). Darin integriert ist auch die Schmerzhemmung, weshalb Trainierende eine geringere Schmerzempfindlichkeit haben (Flood et al. 2017). Das Gegenteil ist das Verlernen, indem diese Struktur wieder abgebaut wird.

Die Signale des Gehirns an die Motoneuronen sind das Efferenzmuster. Die Pyramidenbahn aktiviert bevorzugt die Muskeln der Zielsensomotorik. Durch Verschaltungen zu den afferenten Wegen wird Einfluss auf ihren Informationsfluss genommen. Das extrapyramidale System integriert Funktionen der Basalganglien und des Hirnstamms. Damit werden die posturalen Regulationen und die Schmerzhemmung Teile der Bewegungen. Beide Bahnen enden bevorzugt in den spinalen Netzen.

Die $\alpha$-Motoneurone sind die letzte Verarbeitungszentrale des SMS. Sie innervieren viele Muskelfasern gleichen Typs (langsam, schnell) und bilden mit ihnen motorische Einheiten. Die kontinuierlich anwachsende Größe der Motoneurone bestimmt ihre Rekrutierung (Henneman 1957), die Leitungsgeschwindigkeiten der Axone und die Kontraktionskraft, -geschwindigkeit und Ermüdbarkeit ihrer Muskelfasern. Alle erhalten einen gemeinsamen Antrieb, den Common Drive, der mittels der Eigenschaften der Motoneurone in die Rekrutierungsreihenfolge umgesetzt wird. Muskelschmerzen verändern sie.

**Motor-** kommt von Muskel, also von **Leistungsabgabe.** Die Muskelspannung wird über die Faszien und Sehnen auf das Skelett übertragen. Die aktiven Muskeln produzieren Signalstoffe (Myokine, Pedersen 2010) für den Muskelaufbau, dessen Regeneration, den Ausbau der Gefäßversorgung und die Aktivierung eines antientzündlichen Netzwerks in allen Geweben. Das viszerale Fett produziert entzündungsfördernde Signalstoffe. Ist die Bilanz zu ihnen verschoben, entsteht eine systemische persistierende geringgradige Entzündung, die keine Schmerzen verursacht. Sie ist aber die Ursache für die Entwicklung chronisch-degenerativer Erkrankungen. Die Phylogenese hat nur den kontrahierenden Muskel zum Hormonproduzenten gemacht und die Sensomotorik damit zum wichtigsten „Gesundheitsfaktor".

## 2.2 Das sensomotorische System im physiologischen Alterungsprozess

Der Alterungsprozess verändert das ganze SMS (Hunter et al. 2016; Gomes et al. 2017). Die Funktionsfähigkeit fällt. Bevorzugt werden die FAI- und FAII-Sensoren reduziert. Die Leitungsgeschwindigkeiten der schnellen afferenten wie efferenten

**2**

Axone sinken. Im gesamten Nervensystem vermindert sich die Vernetzung und Neurone gehen verloren. In der Folge wird das Gehirn immer weniger und weniger schnell über die dynamischen Vorgänge informiert, auf die es mit Muskelantworten reagieren müsste. Bewegungsqualität und Gleichgewicht leiden. Die Informationsverarbeitung wird eingeschränkt. Dies mindert schleichend die sensomotorische Integration und alle kognitiven Leistungen. Die endogene Schmerzhemmung wird ineffektiver. Es steigt die Disposition für Schmerzen. Die Motoneuronenpools werden um bis zu 50 % gelichtet und wieder bevorzugt die schnellen motorischen Einheiten. Ihre Muskelfasern werden zum Teil von langsamen Motoneuronen übernommen. Die Muskeln unterliegen der Sarkopenie. Die verlorenen Muskelfasern werden durch Binde- und Fettgewebe ersetzt. Die maximale Kraft und die Geschwindigkeit der Kraftentwicklung fallen.

## 2.3 Von der SMS-Funktion abhängige Körperstrukturen

Die SMS-Aktivität beansprucht Gewebe und Organsysteme, die nicht zum SMS gehören (siehe ◼ Abb. 2.2). Die Logistiksysteme Atmung, Herz-Kreislauf und der aerobe Energiestoffwechsel jeder Zelle oder Muskelfaser werden ausschließlich durch andauernde oder intensive SMS-Aktivität so beansprucht, dass ihre Funktionsfähigkeit erhalten bleibt. Diese Belastungen sind zugleich Basis für die Aktivierung der globalen und lokalen anabolen Hormonsysteme, wenn sie eine Mindestbeanspruchung erreichen.

Die Körpermatrix (Myers 2015) der Faszien hat viele Funktionen. Erstens überträgt sie „passiv" die Muskelspannungen in der Muskelkette (Bernabei et al. 2016) und mit den Sehnen auf das Skelett. Daran sind auch die Gelenkkapseln, die Bänder und die periartikulären Strukturen betei-

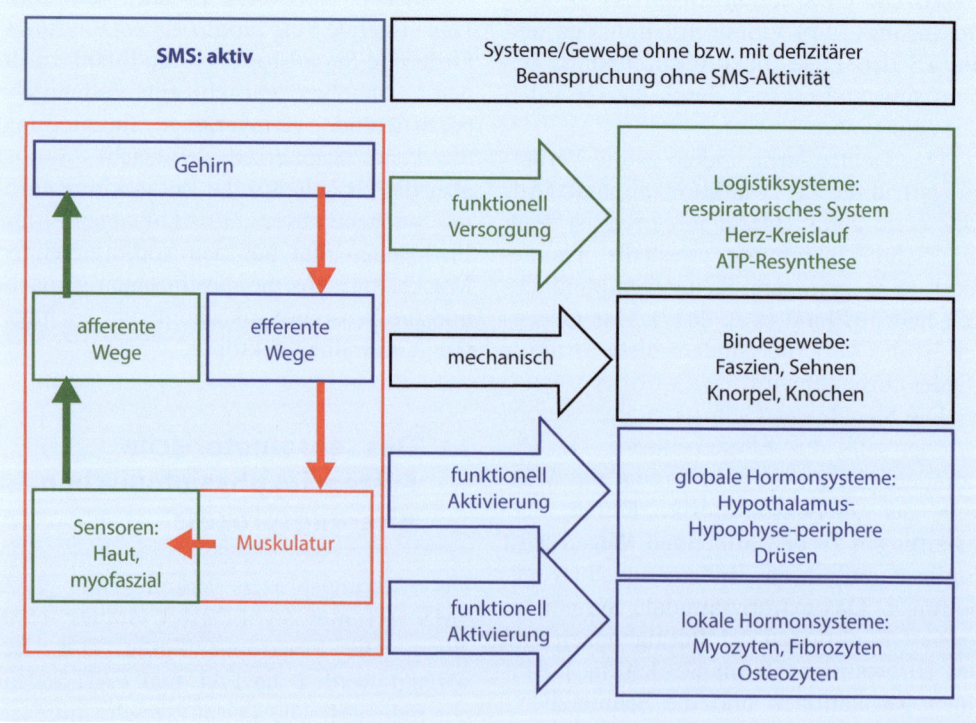

◼ **Abb. 2.2**   Die von der Funktion des SMS abhängigen Gewebe und Funktionssysteme

ligt. Hierfür müssen sie ausreichend mechanisch belastbar sein, um nicht mit entzündlichen Reaktionen zu reagieren. Die mechanische Belastbarkeit ist ausschließlich durch Krafttraining zu erreichen. Zweitens erzeugt die Bildung von gelenkähnlichen Strukturen mit den myofaszialen Ketten räumliche „Sensorketten" und damit ein „räumliches Informationsmuster" für die Bewegungsregulation. Drittens arbeiten sie als Verschiebeschichten zwischen Muskelfasern, Muskelfaserbündeln und Muskeln und den Muskeln und der Haut. Inaktivität stört diese Funktion und es entstehen Mikrotraumatisierungen und Entzündungsprozesse. Die Sensoren sind einbezogen und deren Funktion leidet. Viertens sind die Faszien wichtiger Sensorstandort. Für ihre Funktion benötigen sie eine gute Mikrozirkulation. Das Afferenzmuster des Sensornetzes ist von der Verschieblichkeit abhängig.

Das Knorpelgewebe benötigt mechanische Belastungen. Intensive SMS-Aktivitäten im Kindes- und Jugendalter sind für dessen Belastbarkeit in den späteren Lebensabschnitten notwendig (Antony et al. 2016), denn inaktive Kinder haben später häufiger Arthrosen. Das Bindegewebe reagiert auf Inaktivität schnell mit einer reduzierten Belastbarkeit von 30–40 % innerhalb weniger Wochen. Die Knochenmasse und Festigkeit sind direkt von der Muskelkraft abhängig.

Da ausschließlich eine Beanspruchung, also die Funktion, zur Strukturerhaltung führt, sind die benannten Gewebe bzw. Organsysteme auf die Aktivität des SMS angewiesen (Laube 2020).

## 2.4 Prägung der Struktur und Funktion im Zyklus Belastung – Adaptation

Der Zyklus Belastung-Adaptation ist eine belastungsabhängige und -spezifische Wirkungskette. Sie wirkt bei systematischer physischer Aktivität strukturaufbauend (anabole Richtung) und bei chronischer Inaktivität strukturabbauend (katabole Richtung, Laube 2009, 2011).

Die Belastung ist die Aktivitätsvorgabe. Sie wird durch einen psychophysischen Funktionsaufwand, die Beanspruchung, realisiert. Je nach Bewegungsart, der Beanspruchungsdauer und dem Anstrengungsgrad entsteht ein Ermüdungsmuster. Für die anabole Richtung muss die Beanspruchung eine Mindestintensität oder -dauer haben. Nur dann werden die für die Adaptationen essenziellen globalen (Hypothalamus-Hypophyse-periphere Hormondrüsen) und lokalen (Signalsubstanzen: Muskel-, Binde-, Knochengewebe) anabolen Hormonsysteme aktiviert. In der Erholung finden die gewebespezifischen restitutiven, reparativen und adaptiven Vorgänge statt. Die Strukturen des SMS, der Logistiksysteme, des Bindegewebes und die der anabolen Hormonproduktion adaptieren mit differentem Zeitbedarf und Ausmaß auf die abverlangte Funktion. Das Trainingsergebnis ist eine somatische, antiatrophisch-hypertrophische, antientzündliche, antinozizeptive und anti-involutive (anti-aging) Körperstruktur. Ungenügende Aktivität mündet in eine atrophisch-degenerative, proentzündliche, pronozizeptive und proinvolutive Körperstruktur.

> Systematisch wiederholte Belastungen führen zu einer somatischen, antiatrophisch-hypertrophischen, antientzündlichen, antinozizeptiven und anti-involutiven (anti-aging) Körperstruktur. Systematisch fehlende Belastungen ergeben eine atrophisch-degenerative, proentzündliche, pronozizeptive und proinvolutive Körperstruktur.

## 2.5 Die Erkrankungsgruppe der physischen Inaktivität – „diseasome of physical inactivity"

Eine dauerhafte physische Inaktivität führt zu einer persistierenden chronischen geringgradigen systemischen Entzündung (Fischer et al. 2007). Diese schädigt über lange Zeiträume in allen Geweben die Struktur, wodurch die Herz-Kreislauf-, Stoffwechsel-, einige onkologische und neurologische bzw. neurodegenerative Erkrankungen entstehen. Wegen der gleichen pathophysiologischen Grundlage ist es die „Erkrankungsgruppe der physischen Inaktivität" (Pedersen 2009; siehe ◘ Abb. 2.3). Ergänzend können auch die sogenannten primären Arthrosen dazugezählt werden.

Da alle diese Krankheiten einen sehr langen Entwicklungsweg haben, starten sie bereits im Jugend- oder jungen Erwachsenenalter. Dafür spricht, dass der Fitnesszustand im 18. Lebensjahr die Häufigkeit von Herz-Kreis-lauf-, Stoffwechselerkrankungen und die Mortalität nach 20–40 Jahren, aber auch die der primären Arthrosen mitbestimmt.

> ❯ Der physische Fitnesszustand im 18. Lebensjahr prädeterminiert die Häufigkeit von Herz-Kreislauf- und Stoffwechselerkrankungen sowie die Mortalität nach 20–40 Jahren. Eine ungenügende Entwicklung der Knorpelstrukturen durch unzureichende mechanische Belastungen im Jugendalter erhöht das Risiko für die Entwicklung primärer Arthrosen.

### Kernaussagen
- Das sensomotorische System (SMS), bestehend aus Sensoren, dem peripheren und zentralen Nervensystem und der Muskulatur, generiert alle erdenklichen Bewegungen. Die benannten Strukturen sind funktionell kreisförmig miteinander verknüpft und immer als Ganzes in Funktion.
- Das Gehirn benötigt die Sensorinformationen für alle Empfindungen und

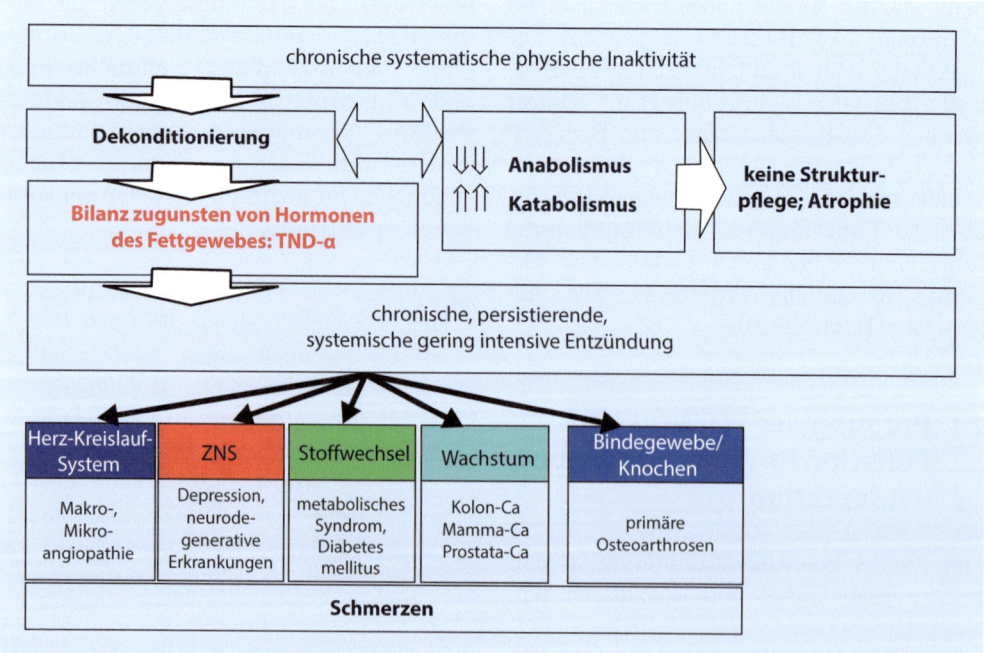

◘ **Abb. 2.3** Die Krankheitsgruppe der physischen Inaktivität

Wahrnehmungen und die Bewegungsorganisation. Bewegung ist Kognition. Es lernt durch ihre wiederholte Verarbeitung, indem es seine Struktur der Funktion anpasst.

— Im Alterungsprozess verschwinden die Sensoren für schnelle Reizänderungen, die übrigen werden unempfindlicher, es sinkt die Leitungsgeschwindigkeit der schnellen Nervenfasern, die Vernetzung, Neurone fallen bevorzugt regional dem programmierten Zelltod zum Opfer und die Muskulatur verliert die schnellen Muskelfasern zugunsten von Binde- und Fettgewebe. Das SMS verliert systematisch an Funktion.

— Alle nicht zum SMS gehörenden Körperstrukturen sind für die Strukturentwicklung und -erhaltung auf die SMS-Aktivität zwingend angewiesen. Dies sind die Logistiksysteme, alle Bindegewebestrukturen und die lokalen und anabolen Hormonsysteme, welche alle Anstrengungen mit ausreichender Dauer und Intensität in gut funktionierende und belastbare Körperstrukturen verwandeln und erhalten.

— Diese Vorgänge finden im Zyklus Belastung – Adaptation statt. Der anabole Stoffwechsel schafft einen gesunden und der katabole einen atrophischen Körper, der zeitabhängig in Degeneration und eine Gruppe chronisch-degenerativer Erkrankungen übergeht.

## Literatur

### Bücher

Laube W (Hrsg) (2009) Sensomotorisches System. Thieme, Stuttgart

Laube W (2019) Sensomotorisches System: lernendes System, Träger aller Bewegungsleistungen und Schnittstelle zwischen Menschen und Umwelt – Muskelorgan bestimmt Gesundheitsstatus. In: Meyer M (Hrsg) Grundlagen der Neuroorthopädie bei Cerebralparese. Sensomotorik, Therapie, Psychodynamik, Indikationen. 2. Wahrnehmung und Bewegung (Edition S). Universitätsverlag Winter, Heidelberg, S 99–130

Meinel K, Schnabel G (2004) Bewegungslehre Sportmotorik: Abriss einer Theorie der sportlichen Motorik unter pädagogischem Aspekt. Meyer & Meyer, Aachen

### Artikel

Adkins DL, Boychuk J, Remple MS, Kleim JA (2006) Motor training induces experience-specific patterns of plasticity across motor cortex and spinal cord. J Appl Physiol 101(6):1776–1782

Antony B, Jones G, Jin X, Ding C (2016) Do early life factors affect the development of knee osteoarthritis in later life: a narrative review. Arthritis Res Ther 18(1):202. ▸ http://doi.org/10.1186/s13075-016-1104-0

Bernabei M, Maas H, van Dieën JH (2016) A lumped stiffness model of intermuscular and extramuscular myofascial pathways of force transmission. Biomech Model Mechanobiol 15(6):1747–1763

Fischer CP, Berntsen A, Perstrup LB, Eskildsen P, Pedersen BK (2007) Plasma levels of interleukin-6 and C-reactive protein are associated with physical inactivity independent of obesity. Scand J Med Sci Sports 17(5):580–587

Flood A, Waddington G, Thompson K, Cathcart S (2017) Increased conditioned pain modulation in athletes. J Sports Sci. 35(11):1066–1072. ▸ http://doi.org/10.1080/02640414.2016.1210196

Gesslbauer B, Hruby LA, Roche AD, Farina D, Blumer R, Aszmann OC (2017) Axonal components of nerves innervating the human arm. Ann Neurol. ▸ https://doi.org/10.1002/ana.25018. [Epub ahead of print]

Gomes MJ, Martinez PF, Pagan LU, Damatto RL, Cezar MDM, Lima ARR, Okoshi K, Okoshi MP (2017) Skeletal muscle aging: influence of oxidative stress and physical exercise. Oncotarget 8(12):20428–20440. ▸ http://doi.org/10.18632/oncotarget.14670

Henneman E (1957) Relation between size of neurons and their susceptibility to discharge. Science 126:1345–1347

Hunter SK, Pereira HM, Keenan KG (2016) The aging neuromuscular system and motor performance. J Appl Physiol 121(4):982–995. ▸ https://doi.org/10.1152/japplphysiol.00475.2016. Epub 2016 Aug 11

Laube W (2011) Der Zyklus Belastung – Adaptation – Grundlage für Struktur, Funktion, Leistungsfähigkeit und Gesundheit. Manuelle Medizin

50:335–343. ▶ http://doi.org/10.1007/s00337-011-0865-4

Laube W (2020) Sensomotorik und Schmerz. Wechselwirkung von Bewegungsreizen und Schmerzempfinden. Springer, Berlin - Heidelberg

Myers TW (2015) Anatomy trains – myofascial meridians for manual and movement therappists, 3. Aufl. Urban/Fischer, München

Pedersen BK (2009) The diseasome of physical inactivity and the role of myokines in muscle-fat cross talk. J Physiol 587:5559–5568

Pedersen BK (2010) Muscles and their myokines. J Exp Biol 214:337–346

# Bewegungsentwicklung und neuropädiatrische Diagnostik

*Bettina Behring*

## Inhaltsverzeichnis

© Springer-Verlag GmbH Deutschland, ein Teil von Springer Nature 2021
W. Strobl et al. (Hrsg.), *Therapeutisches Arbeiten in der Neuroorthopädie*,
https://doi.org/10.1007/978-3-662-60493-9_3

## 3.1 Grundlagen der Entwicklungsneurologie

Nach dem Entwicklungsneurologen Remo Largo setzt die Beurteilung der individuellen Entwicklung eines Kindes das Wissen über die verschiedenen Entwicklungspfade der Motorik, der Sprache, die kognitive und die sozioemotionale Entwicklung voraus (1979). Michaelis beschreibt, dass sich Kinder vom ersten Tag ihres Lebens an ihre ökologischen und kulturellen Bedingungen anpassen können, ihre Entwicklung ist in ihren verschiedenen Entwicklungspfaden individuell, variabel und adaptiv. Insgesamt bilden die Genetik, die Erfahrungen und das Lernen die Entwicklung eines Kindes.

> Die Beurteilung varianter Entwicklungsverläufe erfolgt durch Grenzsteine der Entwicklung und die Festlegung definierter Entwicklungsziele (Largo 2017; Michaelis 2003).

### ◾ Grundlagen der Neurobiologie

Sensomotorische Informationen aus der Peripherie gelangen mithilfe chemischer Botenstoffe (Neurotransmitter) über die Spinalganglien, Ganglione der sensorischen Hirnnerven, nach Kreuzung im Hirnstamm zum Thalamus, limbischen System und dann zum primären sensomotorischen Cortex. Im motorischen Cortex entsteht die motorische Antwort. Auch die Pyramidenbahnen haben ihren Ursprung im motorischen Cortex. Diese Informationsaufnahme und Generierung einer Antwort wird durch verschiedene Areale des Gehirns kontrolliert und beeinflusst, wie z. B. durch den Thalamus, das limbische System, die Basalganglien, das Kleinhirn und den präfrontalen Cortex (◘ Abb. 3.1). Alle sensorischen Informationen gelangen zum Thalamus, der diese überprüft, Inhalte weiterleitet oder unterbindet. Informationen aus dem motorischen und sensorischen Cortex und dem limbischen System

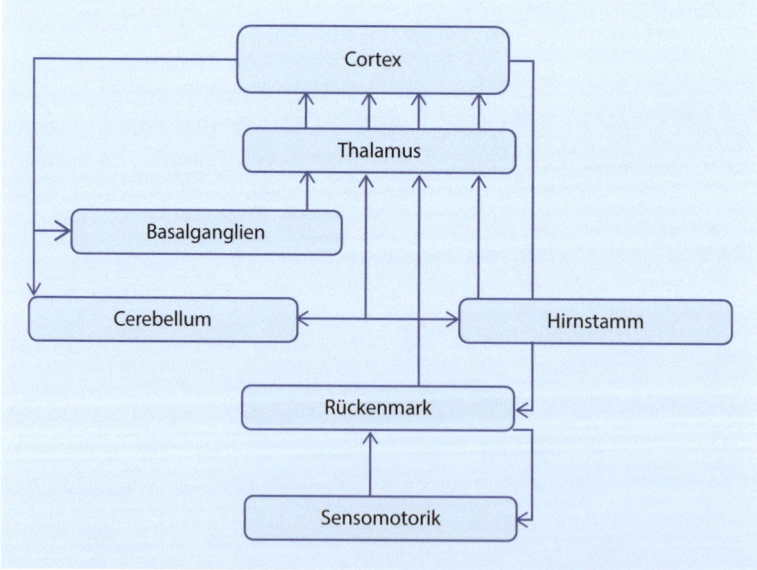

◾ **Abb. 3.1**   Sensomotorische Grundstruktur

gelangen über den Thalamus in die Basalganglien, wo Informationen koordiniert und in den Cortex zurückgeleitet werden. Von hier erfolgt die motorische Antwort in die Peripherie. In das Kleinhirn laufen Informationen aus dem gesamten Nervensystem, Rückenmark, Hirnstamm, Cortex. Efferenzen laufen zu den motorischen Schaltstationen des Großhirns, den Basalganglien und Thalamus. Das Kleinhirn ist in der Steuerung und Kontrolle aller motorischen Aktionen beteiligt. Es ist in der Lage, Bewegungsabläufe zu automatisieren, ökonomisiert damit motorische Zentren. Zum limbischen System gehören es eng umgebende Rindenanteile wie der Gyrus cinguli, beidseits das Corpus amygdaloideum, der Hippocampus. Das limbische System entscheidet, mit welchem emotionalen Zustand eine Erfahrung erlebt wird und welche Erfahrungen wiederholt oder gemieden werden. Die Hippocampi als Teil des limbischen Systems selektieren positive und negative Erfahrungen und Erlerntes, um sie ins Langzeitgedächtnis, das autobiografische Gedächtnis im Frontalhirn, zu leiten. Die Übertragung erfolgt im Schlaf.

❯ In einem Teil des Hippocampus, dem Gyrus dentatus, findet eine lebenslange Neurogenese statt (Teuchert-Noodt und Lehmann 2008). Neue, emotional wichtige sensomotorische und kognitive Erfahrungen aktivieren die Neubildung von Neuronen, die mit bestehenden Neuronenverbänden synaptisch verknüpft werden (neuronale Plastizität). Das Gehirn des Menschen kann somit lebenslang lernen, und der Mensch ist in der Lage, sein Verhalten immer wieder neuen Umgebungen und Notwendigkeiten anzupassen.

Im präfrontalen Kortex wird die emotionale Grundstimmung erfasst, Entschlüsse getroffen. Er besitzt einen Großteil des Gedächtnisses, steuert Aufmerksamkeit und Handlungsplanungen. Das Stirnhirn erhält

Informationen aus allen Gehirnanteilen über Emotionen, Kognition und Motorik.

Die periphere und zentrale Informationsverarbeitung basiert auf neuronalen Netzwerken, Gruppen von exzitatorisch und inhibitorisch verknüpften Neuronen (Handwerker 2006). Beim Lernen und Sammeln neuer Erfahrungen verknüpfen und lösen sich Synapsen in den neuronalen Netzen. Die Menschen sind lebenslang lernfähig. Durch intensives Lernen, wiederholendes Üben können komplexe sensomotorische Aktionen gespeichert und schnell wieder abgerufen werden. Säuglinge, Kinder üben ausdauernd motorische Bewegungsabläufe. Viele der im weiteren Leben zu erlernenden sensomotorischen Bewegungsabläufe müssen durch häufiges Üben erlernt werden und werden in Speichern abgelegt, z. B. die Fertigkeiten eines Musikers, Sportlers, Handwerkers. Diese Aktionen müssen lebenslang geübt werden, um die Netzwerke zu erhalten und die Aktionen abrufen zu können (Michaelis und Niemann 2017).

## 3.2 Klinische Entwicklung

❯ Genetische Anlagen bestimmen ebenso wie exogene Faktoren die Entwicklung eines Kindes. Angelegte Fähigkeiten können sich erst durch Erfahrungen entfalten, werden durch Umwelteinflüsse verändert. Durch Erfahrungen und Lernen können sich die Kinder an ihr Umfeld, ihre Lebensbedingungen anpassen, sich entwickeln (Straßburg 2018).

Die Entwicklung eines Kindes umfasst die Motorik, die Sprache, die kognitive und sozioemotionale Entwicklung. Diese Entwicklungspfade entwickeln sich in den verschiedenen Altersstufen unterschiedlich und sind interindividuell variabel (◘ Abb. 3.2). Wir unterscheiden die Neugeborenenperiode, das Säuglingsalter, das Kleinkindalter, das Schulalter, die Pubertät und die Adoleszenz.

3

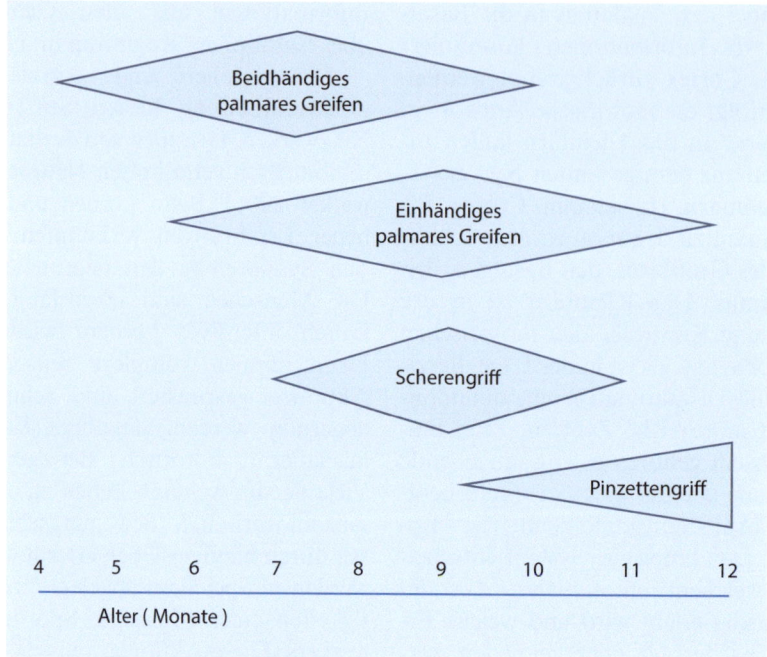

**◼ Abb. 3.2**    Entwicklung des gezielten Greifens

> ❯ Die Entwicklung des Kindes verläuft dis-
> kontinuierlich mit transitorischen Re-
> gressionen und Akzelerationen. Die Ent-
> wicklung ist adaptiv an bestimmte Le-
> bensbedingungen. Durch Erfahrungen
> und Lernen können sich die Kinder ent-
> wickeln (Michaelis und Niemann 2017).

Für die Beurteilung der körperlichen Entwicklung liegen standardisierte Perzentilen-
kurven in Abhängigkeit vom Lebensalter
und Nationalität vor. Während des Wachstums kommt es zu Veränderungen der Kör-
perproportionen (Jenni und Largo 2014).

### 3.2.1 Bewegungsentwicklung des Neugeborenen

Insbesondere Remo Largo betonte die
große Variabilität einer normalen Entwicklung (2017). Die neurologische Entwicklungsbeurteilung nach Prechtl (1990) basiert auf der Beobachtung der Qualität
der spontanen motorischen Aktivität und
nicht der provozierten Reflexe. Diese aus
dem Kind selbst entstehenden motorischen
Aktivitäten des Säuglings werden General
Movements genannt. Die Variabilität, Ge-
wandtheit, Eleganz dieser komplexen Bewegungen beschreiben eine normale motorische Entwicklung. Anomalien der Qualität
der General Movements mit stereotypen,
zappeligen, chaotischen oder verkrampf-
ten Bewegungen deuten zuverlässig auf das
Vorliegen einer neurologischen Erkrankung
hin, insbesondere auf eine infantile Cerebralparese. Prechtl untersuchte die Frage,
inwieweit die spontanen Bewegungen des
Früh- und Neugeborenen durch strukturelle Defekte des Gehirns beeinflusst und
verändert werden. Er stellte heraus, dass
nicht die Quantität der General Movements
der kranken Frühgeborenen, sondern die
verminderte Eleganz und Flüssigkeit sowie auch die Variabilität und Fluktuation
der Intensität und Geschwindigkeit der General Movements auffällt. Auch Ferrari

unterstreicht die hohe Zuverlässigkeit und Validität bei der Beobachtung der General Movements (Ferrari et al. 1990).

Hadders-Algra und Prechtl beschreiben die typische Entwicklung der General Movements und das klinische Bild abnormer General Movements (1992). Die frühgeburtlichen General Movements von der 28. postmentruellen Woche bis zur 36.–38. Woche sind extrem variable Bewegungen. Dann sind „Writhing" General Movements zwischen der 36. und 38. Woche bis hin zur 46.–52. Woche zu beobachten. Diese sind langsamer mit geringerer Einbeziehung des Rumpfes. Dieses Bewegungsmuster wird abgelöst von den „Fidgety" General Movements von der 46.–52. Woche bis zur 54.–58. Woche. Die Kinder zeigen kontinuierlich ein elegantes fließendes Bewegen mit kleinen, irregulären Bewegungen aller Teile des Körpers, ineinander übergehend, und zum Teil auch von größeren und schnelleren Bewegungen überlagert. Die Bewertung der Qualität dieser Bewegungsmuster des Frühgeborenen, reifen Neugeborenen und jungen Säuglings ermöglicht wesentlich die Einschätzung eines vorliegenden neurologischen Defekts. Durch Störungen der Integrität des früh entwickelten Cortex, seiner efferenten Bahnen und periventrikulären Matrix unterschiedlicher Ursache entstehen abnorme General Movements (Hadders-Algra 2007). Optimalerweise sollte das Kind wach, zufrieden und mit geöffneten Augen untersucht werden. Der Untersucher beobachtet die spontanen Bewegungen des Kindes.

In den ersten Lebenstagen ist das Bewegungsmuster durch Primitivreflexe, wie z. B. Such- und Saugreflex, Greifreflexe, Moro-Reflex, symmetrischen und asymmetrischen tonischer Nackenreflex beeinflussbar. Das spontan sich bewegende Neugeborene zeigt variable rhythmische Bewegungen der Extremitäten.

> ❯ Am wichtigsten ist die Beobachtung der General Movements des zufriedenen wachen Kindes, jedoch muss auch der Tonus der Muskulatur durch z. B. Anfassen der Beine des Kindes beurteilt werden.

In den weiteren Lebenswochen wird der vorherrschende Beugetonus etwas aufgelockert. Es sind bereits vielfältige Finger- und Handbewegungen als sich ausbildende Feinmotorik zu beobachten (❒ Abb. 3.3) Die Beine zeigen ein alternierendes Strampeln. Durch den Primitivreflex Halsstellreaktion kann eine passive Drehung in die Bauchlage eingeleitet werden. Bei Persistenz dieses Reflexes über die ersten ca. 4 Monate hinaus ist das Erlernen des Aufrichtens nicht möglich. In Bauchlage kann der Kopf kurz angehoben werden. Auch beobachtet das Kind in den ersten Lebenswochen bereits das Gesicht der sprechenden Mutter. Das Kind kommuniziert durch beginnenden Blickkontakt, responsives Lächeln sowie Vokalisieren.

### 3.2.2 Bewegungsentwicklung des Säuglings

> ❯ Mit zwei Monaten zeigt die Spontanmotorik komplexe variable General Movements.

Das Haltungsmuster ist noch beeinflusst durch den asymmetrischen und symmetrischen Nackenreflex. Viele Primitivreflexe sind noch auslösbar und verlieren sich erst im Laufe der nächsten Wochen und Monate (❒ Abb. 3.4). Bei provozierten Bewegungen wie z. B. der Schwebelage wird der Kopf noch unter die Horizontale angehoben. Stehend gehalten zeigt das Kind eine Astasie. Kinder können in diesen ersten Lebensmonaten durch eine muskuläre Hypotonie auffallen, sie zeigen dann

3

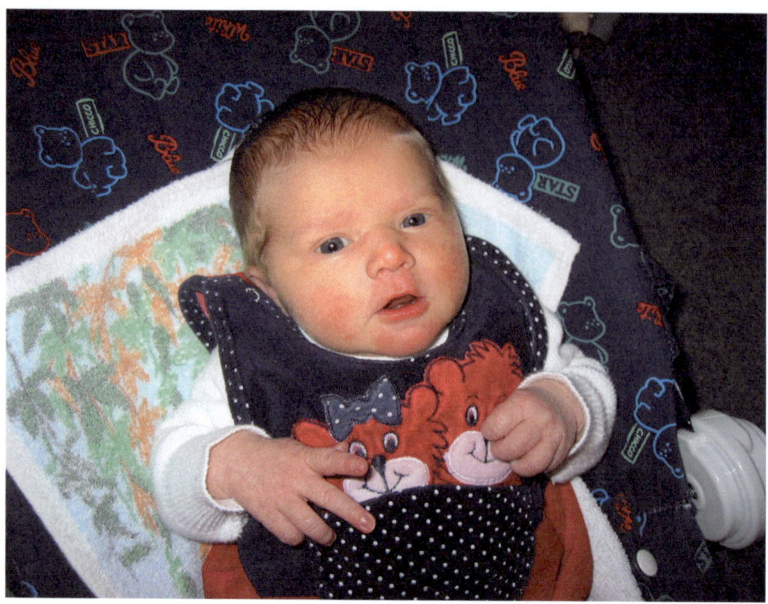

**Abb. 3.3**    10 Tage altes weibliches Neugeborenes mit bereits variablem Fingerspiel, Beugetonus, normale Entwicklung. (Mit freundlicher Genehmigung der Eltern)

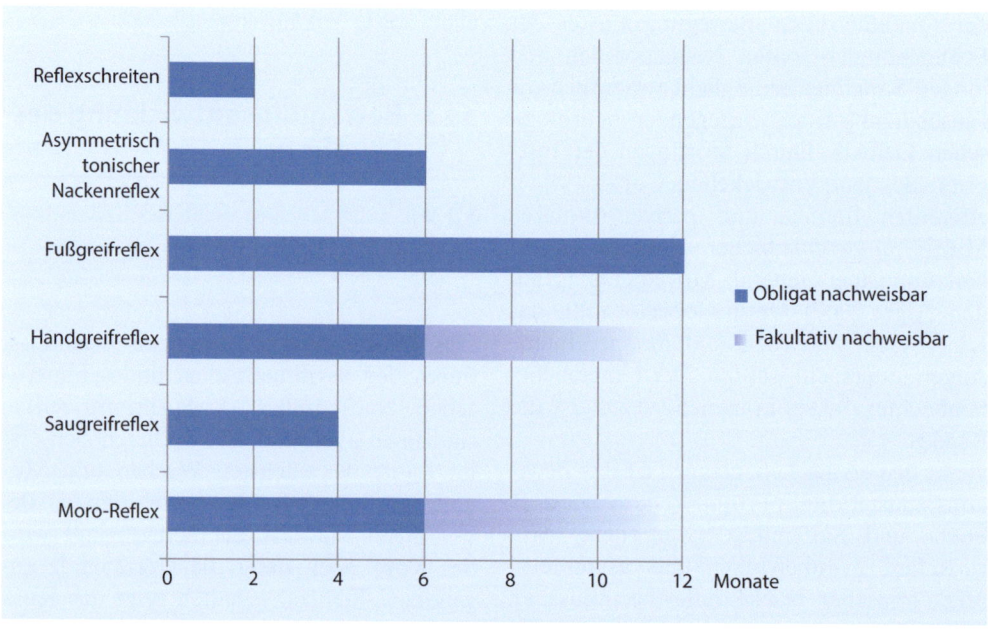

**Abb. 3.4**    Zeitlicher Verlauf ausgewählter Reflexe im Säuglingsalter

in Rückenlage ein geringes Bewegungsmuster, in Bauchlage können sie den Kopf nicht von der Unterlage haben. Im Schwebeversuch hängt das Kind schlaff in der Hand des Untersuchers.

Mit 3–4 Monaten sind immer mehr Strecktendenzen in Rückenlage erkennbar, das Kind dreht sich zur Seite. Es beginnt, nach Dingen palmar zu greifen. In Bauchlage kommt es in den Unterarmstütz. Der Einfluss der Primitivreflexe verliert sich zunehmend. Das Kind schaut nach vorgehaltenen Gegenständen noch mit geringer Objektpermanenz. Es lächelt reaktiv und zeigt ein variationsreiches Lautieren.

> Cerebral geschädigte Kinder fallen neben einer muskulären Hypotonie, evtl. Asymmetrien, auch mit einem pathologischen Labyrinthstellreflex auf.

Diese Kinder sind dann nicht in der Lage, bei Veränderung der Kopf- und Rumpfstellung im Raum den Kopf waagerecht einzustellen, was eine wichtige Voraussetzung für die Entwicklung der Aufrichtung des Kindes ist. Auch fallen Kinder mit einer Armplexusparese durch eine deutliche Asymmetrie auf, da die gesunde Seite ein zunehmend variables Bewegen entwickelt (□ Abb. 3.5).

Im 6. bis 7. Lebensmonat können der Kopf und auch die Beine gestreckt angehoben werden, die Füße ergriffen, mit ihnen gespielt und zum Mund geführt werden. Das Kind greift gezielt und palmar mit beiden Händen. Beim Greifen zeigt es auch ein gleichzeitiges Spiel mit seinen Füßen (bipedales Greifen). In Bauchlage kommt es gut in den Handwurzelstütz (□ Abb. 3.6). Passiv in den Sitz gebracht und gehalten sitzt das Kind mit geringem Rundrücken. Der Säugling kommuniziert mit Silbendopplungen, zeigt jetzt eine Objektpermanenz.

> Bei cerebraler Erkrankung können die Säuglinge eine bereits deutliche muskuläre Hypotonie, Opisthotonus und Asymmetrie bei Hemiparese zeigen (□ Abb. 3.7).

Im ersten halben Lebensjahr fallen die Kinder bei peripheren oder zentralnervösen muskulären Erkrankungen meist mit einer unterschiedlich ausgeprägten muskulären Hypotonie und oder Asymmetrie auf. Sie können auch eine muskuläre Hypertonie, Hyperexzitabilität, dystones Bewegungsmuster oder in den ersten Monaten auffällige General Movements, unkoordinierte, wenig komplexe und variable

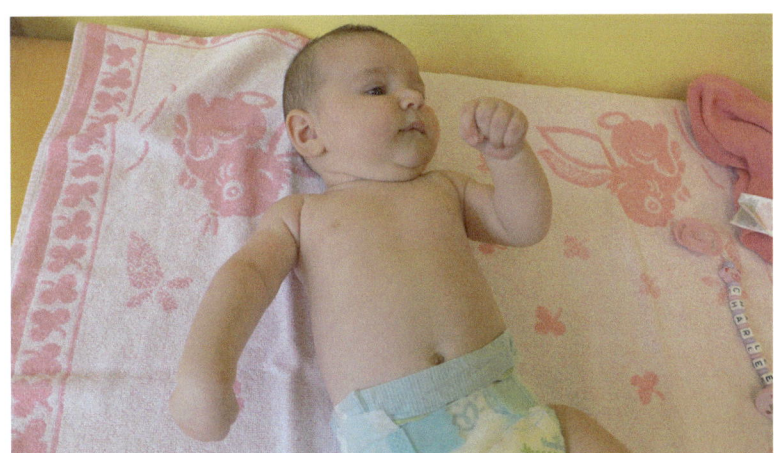

□ **Abb. 3.5**   3 Monate alter weiblicher Säugling mit Armplexusparese rechts, geburtstraumatisch. (Mit freundlicher Genehmigung der Eltern)

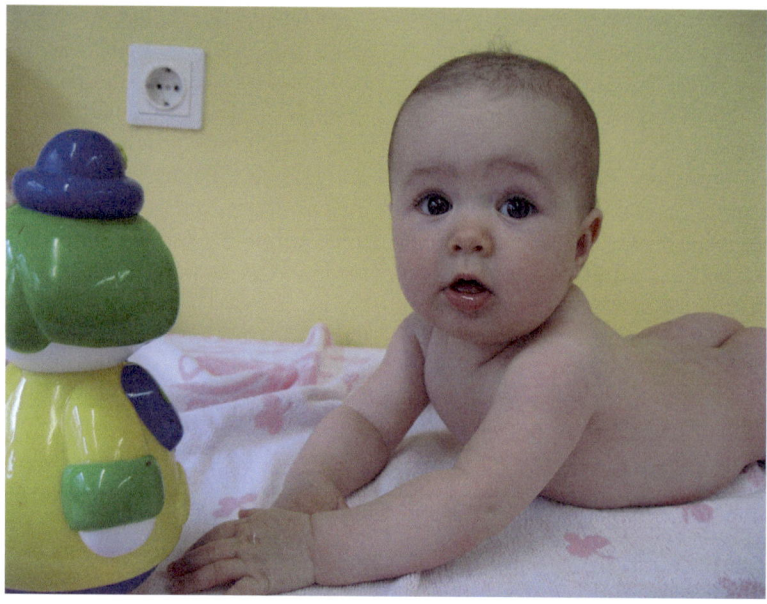

**◘ Abb. 3.6**   6 Monate alter weiblicher Säugling mit normaler Entwicklung. (Mit freundlicher Genehmigung der Eltern)

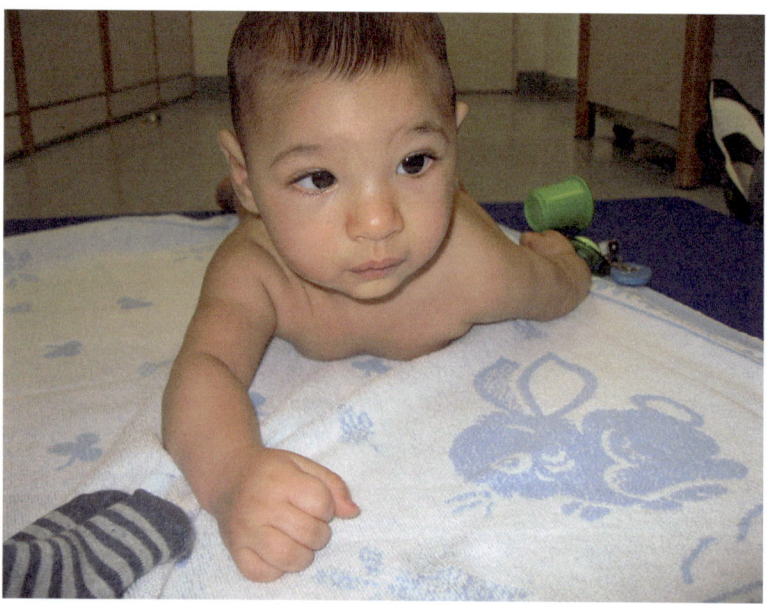

**◘ Abb. 3.7**   6 Monate alter männlicher Säugling mit Hemiparese bei Hirnanlagestörung. (Mit freundlicher Genehmigung der Eltern)

Bewegungen zeigen. Bei milder Auffälligkeit darf eine zeitnahe klinische Verlaufskontrolle mit den Eltern besprochen werden.

> Bleibt die Symptomatik bestehen, ist sie bereits bei Erstkontakt ausgeprägt oder fällt zusätzlich eine kognitive oder sozioemotionale Störung auf, sollte direkt Diagnostik durchgeführt werden.

Neben einer Blutabnahme mit zunächst Bestimmung der Kreatinkinase, der Transaminasen, Laktat, muss eine Sonografie des Schädels erfolgen. Je nach weiterer Entwicklung des Kindes, muss auch früh über die Indikation zu einer cerebralen Magnetresonanztomografie entschieden werden. Auch gehören neurophysiologische Untersuchungen symptomorientiert zur Diagnostik einer Entwicklungsverzögerung.

Mit 9 Monaten kommen die Kinder über die Bauchlage in den sicheren Langsitz (◘ Abb. 3.8). Bei Kindern mit cerebraler Erkrankung persistieren häufig Primitivreflexe, wie z. B. der symmetrisch tonische Nackenreflex. Mit dessen Hilfe können sie in Bauchlage den Kopf kurz anheben.

Werden die Beine passiv gebeugt, klappt der Kopf nach unten (◘ Abb. 3.9). Auch fallen Kinder im 2. Lebenshalbjahr häufig durch intermittierend dystones Bewegen auf (situatives Stehen oder Jet-Stellung), aus dem sie aktiv rasch wieder herauskommen (◘ Abb. 3.10). Dies ist normal und verliert sich in den nächsten Monaten beim sich normal entwickelnden Kind. Fällt das Kind durch andere neurologische Symptome auf, muss Diagnostik erfolgen. Es greift mit dem Scherengriff (opponierter Daumen). Das Kind rutscht auf dem Gesäß oder robbt. Es beginnt sich hochzuziehen. Mit 10 bis 12 Monaten nutzt es jetzt den Pinzettengriff. Es steht an Gegenständen auf und läuft an ihnen entlang. Manchmal stehen die Kinder jetzt schon über den Kniestand frei auf. Sie müssen mit alternierendem Strecken der Beine aufstehen. Bei Kindern mit Cerebralparese ist diese Dissoziation nicht zu sehen. Gesunde Kinder beginnen zunächst an beiden Händen, dann an einer Hand gehalten zu laufen. Einige Kinder lernen erste Schritte frei zu gehen, mit noch geringem Gleichgewicht und Henkelstellung der Arme.

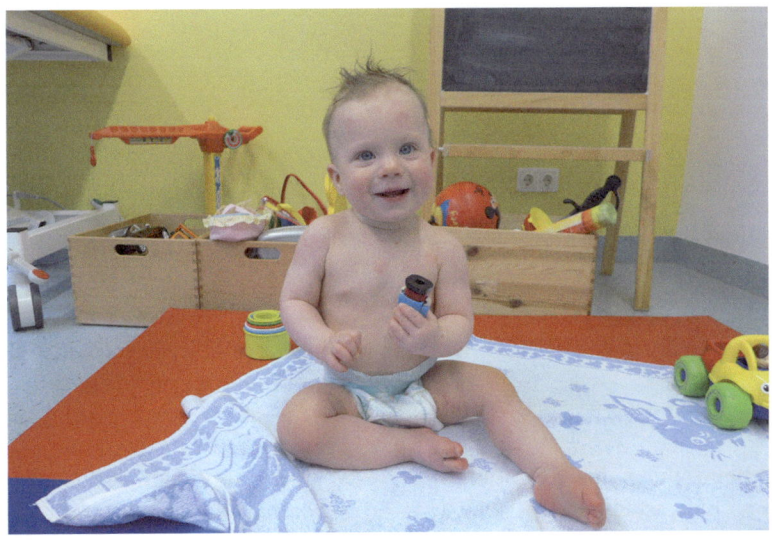

◘ **Abb. 3.8** 9-monatiger Junge frei sitzend und spielend, normale Entwicklung. (Mit freundlicher Genehmigung der Eltern)

**3**

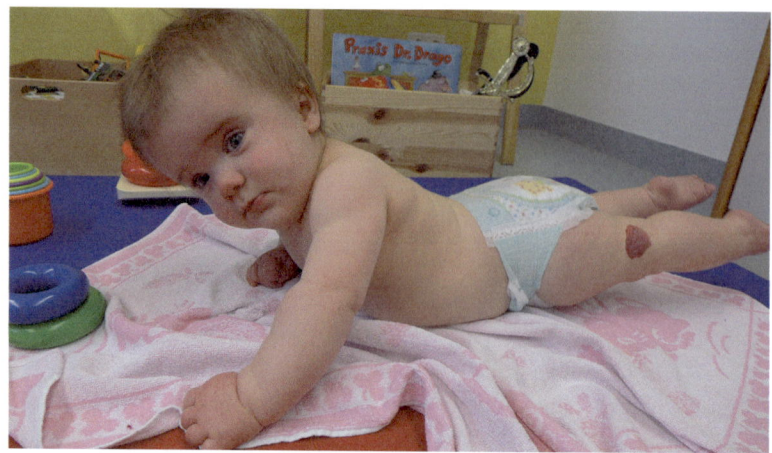

**⬛ Abb. 3.9**   10 Monate altes Mädchen mit positivem symmetrisch tonischem Nackenreflex bei Hirnanlagestörung. (Mit freundlicher Genehmigung der Eltern)

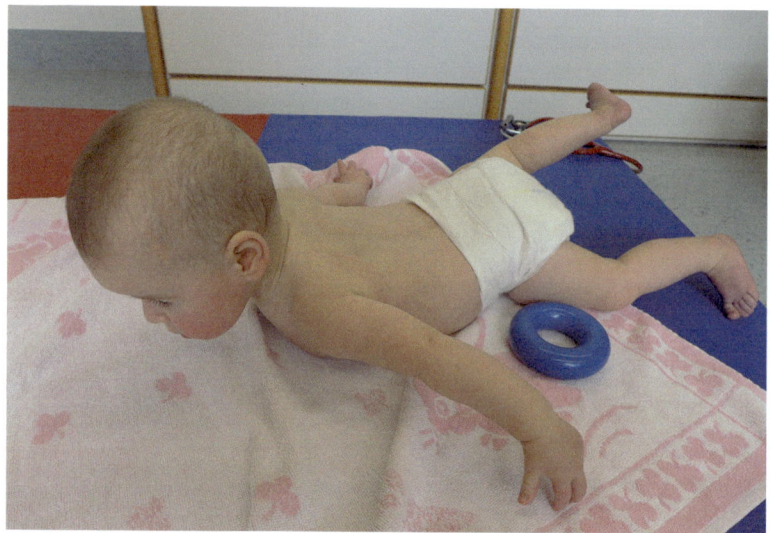

**⬛ Abb. 3.10**   10 Monate alter weiblicher Säugling mit intermittierender Dystonie, Jet-Stellung, bei normaler Entwicklung

> **❯** Im Alter von 10 bis 12 Monaten müssen die Kinder irgendeine Art der Fortbewegung gelernt haben.

Neben der Beurteilung der psychomotorischen Entwicklung ist die somatische Untersuchung des Neugeborenen und Säuglings wichtig für die Gesamtbeurteilung.

Dazu gehören die Körpermaße des Kindes, Hautveränderungen, faziale Auffälligkeiten, Seh-, Hörstörungen, internpädiatrische Auffälligkeiten, Gliedmaßenveränderungen. Nach der klinischen Statuserhebung kann die mögliche Diagnostik mit den Eltern besprochen und nach deren Wunsch und ärztlicher Empfehlung eingeleitet werden.

### 3.2.3 Bewegungsentwicklung des Kleinkinds

Mit 1,5 Jahren läuft das Kind sicher frei und zeigt viele assoziierte Mitbewegungen, Synkinesien. Die Entwicklungsschritte bis zum Erlernen des freien Gehens sind sehr variabel. Circa 87 % der Kinder erlernen über Drehen, Kreisrutschen, Robben, Kriechen und dann Vierfüßlergang das freie Laufen. Es ist jedoch auch aus jeder Positionsveränderung im Verlauf der frühen motorischen Entwicklung möglich, dass sich das Kind in den Stand zieht und dann direkt frei läuft. Das Krabbeln ist keine nötige Vorstufe zum Erlernen des Gehens.

> Das Fehlen der Krabbelphase hat keine negativen Auswirkungen auf die psychomotorische Entwicklung (Largo et al. 1985).

Kinder, die mit 18 Monaten noch nicht frei laufen können, müssen diagnostisch abgeklärt werden und dürfen nicht zunächst nur weiter beobachtet werden. Kinder mit infantiler Cerebralparese laufen in diesem Alter häufig noch nicht frei ( Abb. 3.11). Das normal entwickelte Kind zeigt eine variantenreiche Fingermotorik. Es versteht klare Aufforderungen. Mit 2 Jahren sind die Bewegungen des Kindes dann flüssig und koordiniert. Feinmotorisch fädelt es Perlen auf, spielt repräsentativ. Ein Kind mit 24 Monaten muss 50 Wörter und 2- bis 3-Wort-Sätze sprechen können. Die Hälfte der auffälligen „Late Talker" entwickelt eine Sprachentwicklungsstörung. Das Kind nennt sich jetzt beim Namen und erkennt sich auch im Spiegel. Die Dreijährigen laufen sicher, auch rück- und seitwärts, gehen die Treppen im Nachstellschritt hoch, stehen auf einem Bein. Zum Malen greift der Dreijährige mit Übergangsgriff (Daumenquerhaltung). In diesem Alter

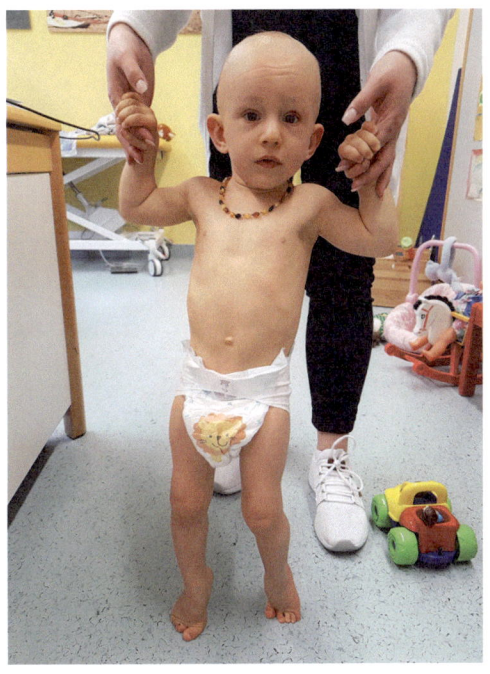

 **Abb. 3.11**   24 Monate alter Junge mit Diplegie nach intracerebraler Hämorrhagie, kein freies Laufen. (Mit freundlicher Genehmigung der Eltern)

muss das Kind verständlich mit Mehrwortsätzen sprechen können. Es sagt „ich", sagt seinen Namen. Zuvor mit 24 Monaten auffällige Late Talker müssen jetzt bis zum 3. Lebensjahr aufgeholt haben. Ist das nicht so, muss eine neurologische Störung als Ursache ausgeschlossen werden. Mit 4 Jahren hüpft das Kind auf einem Bein, kann auf einem Strich laufen, fährt Dreirad. Feinmotorisch wird das Kind zunehmend geschickt, z. B. bei Steckspielen. Der Stift wird im beginnenden Erwachsenengriff gehalten. Das Kind kann sich im Spiel konzentrieren. Seine Muttersprache spricht es grammatikalisch richtig. Es fragt viele Warum-Fragen. Es wird zunehmend autonom. Die meisten Kinder sind jetzt tagsüber trocken. Kognitive Defizite fallen in der spontanen Interaktion mit dem Untersucher auf oder auch in der Spielbeobachtung.

**3**

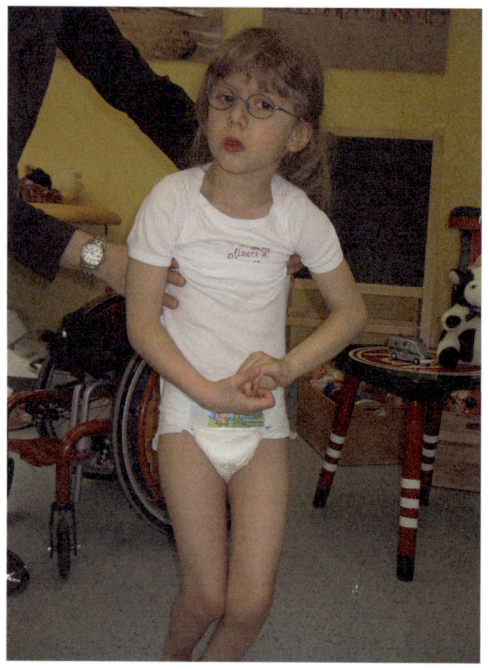

■ **Abb. 3.12** 4-jähriges Mädchen mit spastischer Tetraparese, kein freies Laufen, nach intracerebraler Hämorrhagie. (Mit freundlicher Genehmigung der Eltern)

❯ Kinder mit einer spastischen Tetraparese zeigen häufig eine globale Retardierung, kommen nicht zum freien Laufen (■ Abb. 3.12).

### 3.2.4 Bewegungsentwicklung des Kindes

Mit 5 bis 6 Jahren zeigen die Kinder ein gut koordiniertes Bewegungsmuster, flink, dynamisch, schnell anpassungsfähig. Sie springen im Hampelmann, fahren Fahrrad. Es gibt Kinder mit habituellem Zehenspitzengang, diese gilt es jedoch von denen mit einer infantilen Cerebralparese abzugrenzen. Durch passive Untersuchung des Muskeltonus, Beurteilung der Reflexe und der Koordination ist klinisch die Diagnose einer Cerebralparese zu stellen. Feinmotorisch sind beim Malen immer noch

verschiedene Griffvariationen erlaubt. In den nächsten Jahren erlangt das Kind motorische Fähigkeiten durch ständiges Üben. Die Koordination verbessert sich. Mit ca. 10 Jahren hat die Feinmotorik ungefähr die Komplexität und Variabilität eines Erwachsenen erreicht. Mit ca. 12 Jahren entsprechen die grob- und feinmotorischen Fähigkeiten weitgehend denen der Erwachsenen. Auch die expressiven sprachlichen Fähigkeiten sind mit denen Erwachsener vergleichbar. Die Bewegungsentwicklung zeigt jetzt keine stetigen weiteren Veränderungen mehr. Je nach Umgebungsangebot und Interesse sowie Begabung des Kindes kann es eine erstaunlich geschickte und gute Motorik entwickeln, um z. B. Leistungssport oder Musik zu machen. Im Jugendalter stehen andere körperliche Entwicklungen im Vordergrund wie die internpädiatrische Entwicklung, die sexuelle Entwicklung, eigene Körperwahrnehmung, Stellung in der Freundesgruppe, Autonomieentwicklung, Abgrenzung von den Eltern (Baumann 2017; Ipsiroglu und Stöckler-Ipsiroglu 2019; Straßburg 2018).

Bei klinisch auffälligen Bewegungsstörungen ist als Ursache immer wieder eine Cerebralparese (CP) zu sehen. Sie beschreibt ein gestörtes Bewegungs- und Haltungsmuster aufgrund einer cerebralen Erkrankung und führt zu Spastik, Dyskinesie und Ataxie. Je nach Entwicklungsstadium des sich entwickelnden Gehirns kommt es zu unterschiedlichen Fehlbildungen oder Defektbildungen als Ursache der Cerebralparese. Die Erkrankung ist nicht progredient, das klinische Bild kann sich in der weiteren Entwicklung des Kindes jedoch verändern. Die Prävalenz liegt bei 2,0–2,5/1000 Lebendgeborenen und steigt mit sinkendem Geburtsgewicht: 1,0/1000 Lebendgeborenen bei Geburtsgewicht >2500 g, 50–100/1000 Lebendgeborenen bei Geburtsgewicht <1500 g. Es werden folgende Typen der CP unterschieden: bilateral spastische (60 %), unilateral spastische (30 %), dyskinetische (6 %) und ataktische

CP (4 %) und auch Mischtypen. Klinisch können neben der motorischen Beeinträchtigung auch die Kognition, das Sehvermögen gestört sein und die Kinder können eine Epilepsie entwickeln.

> Die CP ist eine bleibende Erkrankung, die zu sekundären Komplikationen führt und lebenslang interdisziplinär betreut werden muss unter enger Einbindung der Familie als betreuende Personen (Krägeloh-Mann 2019).

## 3.3 Klinische und weiterführende neuropädiatrische Diagnostik

Das Alter des Kindes bestimmt die Vorgehensweise der Untersuchung des Neuropädiaters. Die reine Beobachtung der Spontanmotorik des Neugeborenen und Säuglings, der General Movements, sagt viel über den Entwicklungsstand aus. Das Kleinkind lässt sich gut im Spontanspiel beobachten. Außerdem gibt die Beobachtung der Interaktion der Eltern mit dem Kind wichtige Informationen über die Entwicklung. Auch Schulkinder und dann Jugendliche lassen sich in ihrem Bewegungsmuster gut beurteilen, sie müssen zu bestimmten Bewegungen aufgefordert werden, z. B. Hampelmann springen. Auch ist beim Erstkontakt die Anamnese wichtig, um beobachtete Auffälligkeiten besser einordnen zu können. Der Untersucher misst den Kopfumfang und schließt eine Mikro- oder Makrozephalie aus, erkennt Dysmorphiezeichen wie faziale Auffälligkeiten, z. B. Hypertelorismus, breite Nasenwurzel, dysplastische Ohren, oder auch kutane Veränderungen, Nävi, Hypo- oder Hyperpigmentierungen, abnorme Gefäßzeichnungen. Die Gelenke der Extremitäten können hypermobil oder kontrakt sein, es können Fußdeformitäten wie Klumpfüße vorliegen. Die Wirbelsäule muss auf eine Skoliose untersucht werden. Für die Erhebung eines kompletten Muskelstatus sollte zunächst die Muskeltrophik beurteilt werden. Bei der Muskeldystrophie Duchenne z. B. fallen pseudohypertrophe Waden durch zunehmende Fibrosierung und Verfettung der Skelettmuskulatur auf. Dann ist das passive Bewegen der Extremitäten, Ausführen des Traktionsversuchs, der Stellreaktionen des Säuglings zur Erfassung des Muskeltonus wichtig. Muskelhypotone Säuglinge zeigen wenig bis keinen Widerstand beim Bewegen der Beine, zeigen ein „Head Lag" bei Traktion. Bei starker muskulärer Hypotonie liegt das Neugeborene, der Säugling in „Froschhaltung" („Floppy Infant").

> Bei einem erhöhten Muskeltonus, einer Spastik, bricht der zunächst große Widerstand bei versuchter passiver Bewegung plötzlich ab (Taschenmesserphänomen). Im Gegensatz dazu nimmt beim Rigor der erhöhte Muskeltonus bei passiver Tonusprüfung zahnradmäßig ruckartig ab.

Bei größeren Kindern ist der Muskeltonus gut im Gangbild, der Haltung mit Schulter- und Fußstellung zu erfassen. Eine Haltungsschwäche bei milder muskulärer Hypotonie, guter motorischer Koordination und Belastbarkeit ist eine physiologische Normvariante (◘ Abb. 3.13). Die Beurteilung der Muskelkraft erfolgt durch Angabe der Kraftgrade von 0, keine Bewegung, bis 5, was volle Muskelkraft mit Bewegungen gegen starken Widerstand bedeutet. Auch die Beurteilung der motorischen Koordination der Bewegungen und der Haltung des Kindes gehören zum Muskelstatus. Pathologische Haltungs- und Bewegungsmuster umfassen die Spastik, Ataxie, Dystonie (◘ Abb. 3.14), choreoiforme oder athetoide Bewegungsstörungen (◘ Tab. 3.1).

Eine Hypo- oder Areflexie oder auch gesteigerte Reflexe müssen erfasst werden. Der Babinski-Reflex ist bei Läsionen der Pyramidenbahnen positiv. Bleiben Primitivreflexe nach den ersten Lebensmonaten erhalten, so ist das Ausdruck einer zentralen

**3**

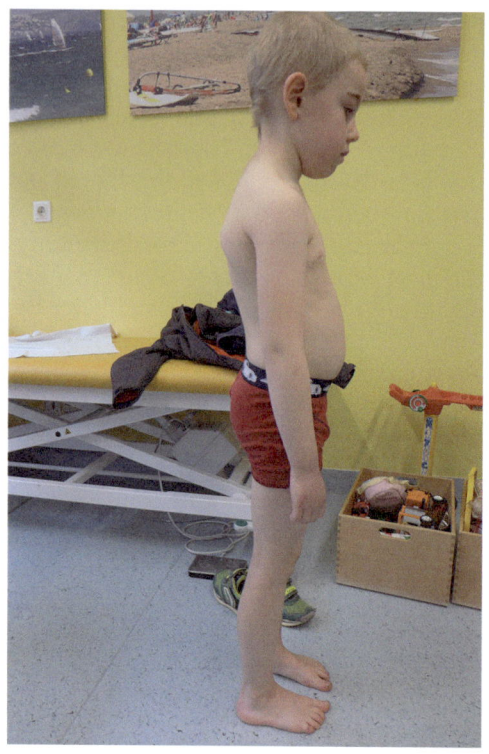

Störung. Zur neuropädiatrischen Statuserhebung gehört auch die Untersuchung der Sensibilität (Temperatur-, Schmerzempfinden, Berührung, Spitz-stumpf-Diskrimination, Vibration). Neben der Erhebung des klinisch-neuropädiatrischen Befundes sind neurophysiologische Untersuchungen wie EEG (Elektroenzephalografie), visuell, akustisch und somatosensorisch evozierte Potenziale, Nervenleitgeschwindigkeit und selten auch noch Elektromyogramm wichtig. Radiologisch hat die Magnetresonanztomografie und in den Akutsituationen die Computertomografie des zentralen Nervensystems einen hohen Stellenwert in der Diagnostik. Lässt sich mithilfe dieser Untersuchungstechniken nicht die Ätiologie der Erkrankung bestimmen, müssen je nach klinischer Symptomatik Stoffwechselerkrankungen oder genetische Erkrankungen durch Untersuchungen des Blutes, Urins und Liquors durchgeführt werden. Zunehmend wichtig ist die molekulargenetische Diagnostik mithilfe des „Whole Exome Sequencing" (WES) bei unklar bleibender Entwicklungsstörung. In einer

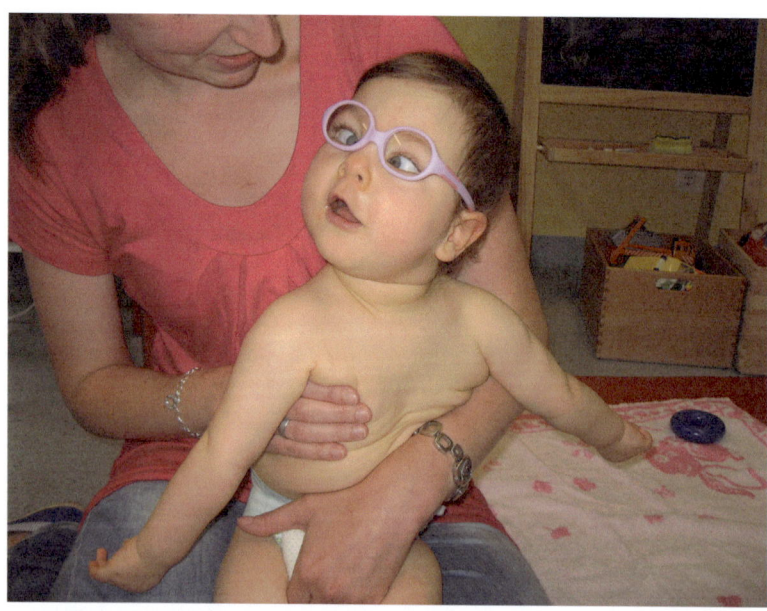

■ **Abb. 3.14** 22 Monate altes Mädchen mit globaler Retardierung, hypoton-dystonem Bewegungsmuster nach peripartaler Asphyxie. (Mit freundlicher Genehmigung der Eltern)

**▣ Tab. 3.1** Pathologische Haltungs- und Bewegungsmuster

| | |
|---|---|
| Spastik | Erhöhter Muskeltonus mit gesteigerten Reflexen, Klappmesserphänomen, Pronation, Flexion der Unterarme, Spitzfußstellung, Innenrotation, Adduktion der Hüftgelenke |
| Dystonie | Unwillkürliche längere Kontraktionen der quergestreiften Muskulatur, die zu repetitiven, abnormen Bewegungen, Fehlstellungen von Körperteilen führen |
| Ataxie | Störung der motorischen Koordination, Kontrolle der Körperhaltung und -bewegung, Stand-, Gangataxie, Dysarthrie, Nystagmus, Dysdiadochokinese |
| Chorea | Unwillkürliche kurze, wiederholende abnorme Bewegungen der Körperteile |
| Athetose | Irreguläre langsame, schraubenartige abnorme Bewegungen |

aktuellen Studie zeigte sich eine hohe Aufklärungsrate von 42 %, somit liegt mit der WES eine Methode vor, die effizient genetische Ursachen von Entwicklungsstörungen oder neurologischen Erkrankungen im Kindesalter aufklären kann (Mahler et al. 2019).

❯ Wichtig ist ein interdisziplinäres Beurteilen der Symptomatik eines entwicklungsgestörten Kindes und Einleiten der ärztlich empfohlenen und von den Eltern gewünschten Diagnostik. Auch müssen Neuropädiater, Kinderorthopäden, evtl. Neurochirurgen und Physio-, Ergotherapeuten, Logopäden zusammen mit Kind und Familie ein Therapieziel definieren, einen Therapieplan erstellen und in regelmäßigen Abständen den Status neu erheben und Ziele definieren, die Empfehlungen prüfen. Wichtig ist auch eine sozialpädagogische und psychologische konstante Begleitung des Kindes und seiner Familie. Ziel ist es, dass sich alle Therapeuten und Ärzte gemeinsam in immer gutem Austausch untereinander und mit der Familie für eine gute Lebensqualität des kranken Kindes und seiner Familie einsetzen.

**Kernaussagen**

- Kinder entwickeln sich in ihren verschiedenen Entwicklungspfaden individuell, variabel und adaptiv an ihre ökologischen und kulturellen Lebensbedingungen.
- Die Neurobiologie der zentralnervösen Informationsverarbeitung, die sensomotorische Grundstruktur, erklärt die hohe Individualität und Lernfähigkeit des Kindes.
- Die Beurteilung varianter Entwicklungsverläufe erfolgt durch Grenzsteine der Entwicklung und die Festlegung definierter Entwicklungsziele.
- Im Hippocampus findet eine lebenslange Neurogenese statt. Neue Erfahrungen aktivieren die Neubildung und Verknüpfung mit bestehenden Neuronen. Der Mensch ist lebenslang lernfähig.
- Mit dem Wissen um die variable, intermittierend diskontinuierliche Entwicklung des Kindes kann der Neuropädiater zu jedem Zeitpunkt der Entwicklung einen entwicklungsneurologischen Status erheben.
- Bei auffallenden Pathologien in den verschiedenen Entwicklungsphasen der Sensomotorik, Sprache oder Ko-

gnition muss je nach Symptombild mit den Eltern die mögliche weiterführende laborchemische, genetische, neurophysiologische und radiologische Diagnostik besprochen und eingeleitet werden.

**3**

## Literatur

Baumann T (2017) Atlas der Entwicklungsdiagnostik, 5. Aufl. Thieme, Stuttgart

Ferrari F, Cioni G, Prechtl HFR (1990) Qualitative changes of general movements in preterm infants with brain lesions. Early Human Dev 23:193–231

Hadders-Algra M (2007) Putative neural substrate of normal and abnormal general movements. Neurosci Biobehav Rev 31:1181–1190

Hadders-Algra M, Prechtl HFR (1992) Development course of general movements in early infancy. I: descriptive analysis of change in form. Early Human Dev 28:201–214

Handwerker HO (2006) Allgemeine Sinnesphysiologie. In: Schmidt RF, Schaible G (Hrsg) Neuro- und Sinnesphysiologie. Springer, Heidelberg

Ipsiroglu O, Stöckler-Ipsiroglu S (2019) Neurologische Beurteilung. In: Speer CP, Gahr M, Dötsch J (Hrsg) Pädiatrie, 5. Aufl. Springer, Berlin, S 181–184

Jenni OG, Largo RH (2014) Wachstum und Entwicklung. In: Hoffmann GF, Lentze MJ, Spranger J, Zepp F (Hrsg) Pädiatrie Grundlagen und Praxis, vol 1, 4. Aufl. Springer, Berlin, S 8–91

Krägeloh-Mann I (2019) Zerebralparesen. In: Speer CP, Gahr M, Dötsch J (Hrsg) Pädiatrie, 5. Aufl. Springer, Berlin, S 195–198

Largo RH (1979) Entwicklungspädiatrie. Helv Paediat Acta 34:193–195

Largo RH (2017) Das passende Leben. Fischer, Frankfurt a. M.

Largo RH, Weber M, Comenale -Pinto L, Duc G (1985) Early development of locomotion: Significance of prematuritiy, cerebral palsy and sex. Dev Med Child Neurol 27:183–191

Mahler EA, Johannsen J, Tsiakas K, Kloth K, Lüttgen S, Mühlhausen C, Alhaddad B, Haack TB, Strom TM, Kortüm F, Meitinger T, Muntau AC, Santer R, Kubisch C, Lessel D, Denecke J, Hempel M (2019) Exome sequencing in children – undiagnosed developmental delay and neurological illness. Dtsch Arztebl Int 116:197–204

Michaelis R (2003) Motorische Entwicklung. In: Keller H (Hrsg) Handbuch der Kleinkindforschung, 3. Aufl. Huber, Bern

Michaelis R, Niemann G (2017) Entwicklungsneurologie und Neuropädiatrie, 5. Aufl. Thieme, Stuttgart

Prechtl HFR (1990) Qualitative changes of spontaneous movements in fetus and preterm infant as a marker of neurological dysfunction. Early Hum Dev 23:151–158

Straßburg HM, Dacheneder W, Kreß W (2018) Entwicklungsstörungen bei Kindern, 6. Aufl. Urban & Fischer, München

Teuchert-Noodt G, Lehmann K (2008) Entwicklungsneuroanatomie. In: Herpertz-Dahlmann B, Resch F, Schulte-Markwort M, Warnke A (Hrsg) Entwicklungspsychiatrie, 2. Aufl. Schattauer, Stuttgart

# Neuroorthopädische Untersuchungstechniken und Assessment

*Manuel Keim und Nils Schikora*

## Inhaltsverzeichnis

© Springer-Verlag GmbH Deutschland, ein Teil von Springer Nature 2021
W. Strobl et al. (Hrsg.), *Therapeutisches Arbeiten in der Neuroorthopädie*,
https://doi.org/10.1007/978-3-662-60493-9_4

Die neuroorthopädische Untersuchung und das daraus resultierende Assessment ist als elementarer Grundbaustein zu verstehen. Ohne eine sorgfältige Anamnese und Untersuchung ist eine sinnvolle Therapieplanung und das Erstellen eines Behandlungskonzeptes nicht erfolgreich und kann zu drastischen Fehlentscheidungen führen. Mit diesem Kapitel soll die Grundlage gelegt werden, wie eine neuroorthopädische Untersuchung erfolgen soll und eine klinische Beurteilung und Bewertung der medizinischen Probleme des Patienten aussieht, um für den Patienten sinnvolle Entscheidungen in Bezug auf seine medizinischen Probleme, die Hilfsmittelversorgung und seine Teilhabe zu treffen. Zur weiteren Vertiefung des Themas ist am Schluss eine umfassende Literaturliste zu finden. Ziel dieses Kapitels sollte sein, dass sich der Leser die vorgestellten Untersuchungstechniken aneignet und entsprechend eigenständig anwenden kann. Zudem sollte er nach dem Lesen des Beitrages in der Lage sein, den interdisziplinären Untersuchungsbedarf neuroorthopädischer Patienten abschätzen und entsprechend einleiten zu können.

## 4.1 Anamnese

Zur Beurteilung eines Patienten mit einem neuroorthopädischen Problem gilt es, wie in der Medizin grundsätzlich, zunächst eine komplette Anamnese zu erheben. Dabei gelten die Grundsätze, wie sie in Studium und Ausbildung vermittelt werden und in der aktuellen Fachliteratur vorliegen. Die Grundsätze können in den im Literaturverzeichnis aufgeführten Referenzen ausführlich nachgelesen werden, zudem können online viele Möglichkeiten zur Anamneseerhebung genutzt werden. Bei der Beurteilung von neuroorthopädischen Patienten sind allerdings einige Besonderheiten zu beachten, die in diesem Kapitel näher dargestellt werden.

Eines der größten Probleme ist, dass die Kommunikation mit dem Patienten selbst erschwert und teilweise sogar unmöglich ist. Daher sind bei der Anamneseerhebung dritte Personen unbedingt erforderlich. Dies sind in erster Linie die Eltern, aber auch Bezugsbetreuer, Therapeuten oder Integrationshelfer stellen wichtige Personen in der Anamneseerhebung dar.

In der Anamneseerhebung sind die Grundprinzipien, die auch für andere Berufsfelder und Erkrankungen gelten, zu beachten. Dies umfasst Bereiche wie Allergien und derzeitige Medikation, Begleiterkrankungen und bisherige Operationen. Wichtig sind die Adressen und Daten des Behandlungsteams, von allen behandelnden Ärzten wie Neuroorthopäde, Neurochirurg, Hausarzt, Neurologe, sozialpädiatrisches Zentrum (SPZ), Kinderarzt, Neuropädiater, Kinderchirurg etc., um Therapien oder Interventionen mit den anderen Abteilungen abzustimmen. Einige Besonderheiten sollten dabei aber bei der Anamneseerhebung grundsätzlich beachtet werden.

Zunächst ist die Grunderkrankung abzufragen, eventuelle vorliegende und bestätigende Diagnostik wie Humangenetik, neurologische Testung etc. sind ergänzend einzufordern. Wichtig sind Besonderheiten in der Schwangerschaft, pränatale Diagnostik und Geburtsanamnese sowie Komplikationen bei Geburt und nach der Geburt und damit verknüpfte Operationen und Krankenhausaufenthalte. Im nächsten Schritt gilt es, die motorische Entwicklung inklusive der motorischen Meilensteine abzufragen. Ergänzend dazu können die Daten inklusive Perzentilen der Längen- und Gewichtsentwicklung im Untersuchungsheft verwendet werden.

Hilfsmittelanamnese: Die aktuellen Hilfsmittel zur Fortbewegung, zur Therapie und zur Pflege inklusive Orthesen sollten tabellarisch mit Name des Versorgers und Zeitpunkt der Versorgung notiert werden. Eventuell anstehende Neu- oder

**4**

Umversorgungen können dadurch erleichtert bzw. besser koordiniert werden. Grundsätzlich gilt es dabei zu klären, wie sich der Patient in Räumen und außerhalb fortbewegt und welche Hilfsmittel dazu erforderlich sind. Zudem sollte bereits an diesem Punkt der Untersuchung in Erfahrung gebracht werden, wie der Patient kommuniziert. Werden hierfür Hilfsmittel wie Talker und Zeichentafeln genutzt oder kommuniziert der Patient über Gesten oder Dritte. Dies ist zum einen für die Untersuchung wichtig, zum anderen bei der Therapieplanung zu berücksichtigen, um den richtigen Weg gemeinsam mit dem Patienten einzuschlagen.

Für die Anamnese ist ebenso wichtig zu wissen, wie der Patient Nahrung und Flüssigkeit aufnimmt. Ist er in der Lage, regelhaft mit entsprechendem Zeitbedarf zu schlucken, oder nutzt er eine PEG-Sonde? Abschließend gilt es zu klären, welchen Schlaf-Wach-Rhythmus der Patient hat und ob er insbesondere bei Vorliegen von Kontrakturen oder eines Opisthotonus eine spezielle Lagerung zur Nacht benötigt und ob Orthesen und Lagerungsmittel zur Nacht überhaupt toleriert werden.

Zuletzt ist nach Komorbiditäten wie VP-Shunt-Versorgung, Epilepsie und anderen internistischen und neurologischen Erkrankungen zu fragen. Den Abschluss bildet die grundsätzliche sozialmedizinische Erhebung bezüglich Pflegegrad, GdB und vorhandenen Merkzeichen.

> Die neuroorthopädische Anamnese beinhaltet immer auch Fragen zu Alltagsaktivitäten, Hilfsmittelversorgung, täglichem Bewegungsprogramm, Therapie und Sport.

## 4.2 Neuroorthopädische klinische Untersuchung des Kindes

### 4.2.1 Allgemeines

Bevor die Untersuchung des Kindes erfolgen kann, sollten einige grundlegende Voraussetzungen geschaffen werden, um eine aussagekräftige Untersuchung zu erhalten.

Die Untersuchung sollte in einer gut temperierten Räumlichkeit stattfinden, damit die Patienten sich, auch wenn sie entkleidet sind, wohlfühlen. Im Optimalfall verfügt der Untersuchungsraum über eine Fußbodenheizung. Gerade das Barfußgehen auf kaltem Boden irritiert den Patienten oftmals propriozeptiv. Um das Wohlfühlgefühl zu vervollständigen, ist auch auf ausreichenden Sichtschutz zu achten. Die Räumlichkeiten sollten lüftbar sein und Möglichkeiten zur Körperhygiene bieten. Der Raum sollte auch eine ausreichende Größe bieten, um eine klinische Ganganalyse durchführen zu können bzw. die Kinder im Spielverhalten beurteilen zu können; alternativ sollte ein separater Gang (mind. 10 m lang und 3 m breit), der ausreichend Platz bietet und nicht stark frequentiert ist, vorhanden sein. Die Beleuchtung sollte tageslichtentsprechend sein, um Hautkolorit o. Ä. gut beurteilen zu können.

Zur Durchführung der Untersuchung sollte der Untersucher sich auf Augenhöhe des Patienten begeben und den Untersuchungsgang mit dem Patienten vorab kommunizieren. Ruckartige Bewegungen und hektische Atmosphäre sind zu vermeiden! Die Atmosphäre sollte ruhig und stressfrei für alle Beteiligten gestaltet werden. Relevante Untersuchungsergebnisse sind am besten während oder am Ende des Untersuchungsganges dem Patienten und/oder Eltern zu demonstrieren und zu erläutern.

Als Erstes verschafft man sich einen Überblick über den Patienten. Ziel der Untersuchung ist es, die muskuloskelettale Einschränkung zu beurteilen und die zugrunde liegenden Ursachen zu identifizieren. Zudem müssen die zusätzlichen Einschränkungen, welche außerhalb der Neuroorthopädie liegen, ebenfalls identifiziert und evaluiert werden.

### 4.2.2 Inspektion und allgemeiner Überblick

Es gilt den Hautmantel zu inspizieren, um alte OP-Narben, offene Wunden oder Dekubiti zu identifizieren und über Hautveränderungen Hinweise auf die Grunderkrankung zu erhalten (z. B. Café-au-lait-Spots). Es erfolgt die Beurteilung der Gesamtkörpergröße in Verhältnis zum Alter sowie die Erfassung der Proportionen von Rumpf und Extremitäten, die Körperhaltung, die Fazies, die allgemeine Muskelspannung, die Rumpf- und Kopfkontrolle und die Behaarung. „Fremdkörper" wie eine PEG, ein Tracheostoma, ein Anus praeter ebenso wie eine Baclofen- oder Insulinpumpe bzw. ein Vagusnervstimulator und ein VP-Shunt müssen in Lage und Zustand dokumentiert werden.

Hilfreich ist die Beobachtung bei Betreten des Raumes und das – falls möglich – eigenständige An- und Auskleiden oder das Aufstehen aus der Hocke bzw. dem Sitzen auf dem Boden. Es gilt die posturale Kontrolle von Rumpf, Becken und der unteren Extremität zu beobachten, am besten während des Stehens, Sitzens und Gehens, wenn möglich in der frontalen und sagittalen Ebene.

Hierdurch kann ein erster Gesamteindruck gewonnen werden, der auch in Hinblick auf den weiteren Untersuchungsgang wichtig ist.

### 4.2.3 Untere Extremität

In der klinischen Untersuchung empfiehlt es sich, mit der unteren Extremität zu beginnen. Sofern der Patient gehfähig ist, ist zunächst die klinische Ganganalyse mit Hilfsmitteln und ohne Hilfsmittel (Orthesen, verschiedene Gehhilfen oder auch Gehen mit personeller Hilfe) durchzuführen. Die Testung mit Orthesen und ohne Orthesen dient der Beurteilung der Hilfsmittel und deren Wirksamkeit. Dabei gilt es die Funktionsweise der Orthesen hinsichtlich Stabilisation und Korrektur, aber auch hinsichtlich der Länge, Größe, Passform und der Einstellungen der Gelenke zu überprüfen. Oftmals finden sich Orthesen, welche die Deformität nicht korrigieren oder keine Verbesserung des Gangbildes bieten oder auch den Patienten unzureichend stabilisieren. Es ist hilfreich, für diesen Teil der Untersuchung einen Orthopädietechniker zur Verfügung zu haben, der die Orthesen mitbeurteilt. Auch die Rückmeldung der Therapeuten oder der Eltern, welche die Orthesen im Alltag verwenden und den Patienten mit Orthesen im Alltag sehen, bieten an dieser Stelle wichtige Informationen. Diese Informationen sind für die weitere Therapieplanung und Hilfsmittelversorgung erforderlich. Bereits an diesem Punkt kann ein gemeinsames Orthesenkonzept besprochen werden.

Als Nächstes schließt sich die Untersuchung im Stehen an – sofern der Patient dies alleine oder gestützt kann. Beurteilt werden sollen die Stellung des Beckens wie Pro- oder Retraktion, Hoch- oder Tiefstand, zudem die Beinachse und die Längendifferenz und die Fußstellung im Stehen. Auch die posturale Kontrolle und das Ausmaß der Gewichtsübernahme sollte mitbeurteilt werden. Benötigt der Patient hier schon Unterstützung durch weitere Personen, durch seine Hilfsmittel oder kann er alleine stehen? Diese Informationen sind wichtig für die Beurteilung der Transferfähigkeit, der Alltagsfähigkeiten des Patienten und der Eigen- bzw. Fremdpflegefähigkeit.

Schon bei diesem Schritt können wichtige Informationen gesammelt werden, die in die Therapieentscheidung und die Gewichtung der Therapieziele mit einfließen (◻ Abb. 4.1).

Die weitere Untersuchung erfolgt im Liegen. Auf eine ausreichend große Liege, mit verstellbarem Kopfteil und genereller Höhenverstellung ist zu achten, da dies die Untersuchung deutlich erleichtert. Bevor die Untersuchung der einzelnen Gelenke beginnt, sollte auf z. B. Dysmelien und andere Deformitäten geachtet und dies entsprechend dokumentiert werden. Der Untersuchungsgang beginnt dann von distal mit der generellen Beurteilung und Beschreibung der Fußform. Die Grundtypen Spitz-, Hacken-, Klump- und Hohlfuß und deren Subtypen sind zu unterscheiden, es können auch Kombinationen aus mehreren Fehlstellungen vorliegen. Zudem muss die Reponierbarkeit und Redressionsfähigkeit der Fehlstellung beschrieben werden. Auf folgende Probleme ist dabei zu achten:

- Ist dies nur partiell möglich oder vollständig, welche Fehlstellungen sind reponierbar?
- Ist die Fehlstellung primär im Rückfuß, im Mittelfuß oder im Vorfuß?

- Liegt ein Hallux valgus oder flexus vor?
- In welcher Position befinden sich die Kleinzehen?

Zuletzt ist das Bewegungsausmaß im unteren und oberen Sprunggelenk zu untersuchen, sowohl aktiv als auch passiv. Daran schließt sich die Testung der Kraftgrade in den einzelnen Bewegungebenen an.

Wichtig ist dabei, die Fußform im Stehen und im Liegen zu unterscheiden. Ein im Liegen unauffälliger Fuß kann unter Gewichtsbelastung oftmals vollständig anders aussehen.

Als nächster Schritt wird die Stellung des Fußes im Verhältnis zum Unterschenkel überprüft und auf Torsionsfehler im Unterschenkel geachtet. Zudem wird die Achsausrichtung der Tibia und der Fibula überprüft, die Patella-Malleolen-Achse wird zur Bestimmung der Tibia-Außentorsion gemessen.

Nach Abschluss der Untersuchung und Beurteilung des Fußes stellt das Kniegelenk die nächste Ebene der Untersuchung dar. Auch hier beginnt man mit der grundsätzlichen Beschreibung der Fehlstellung. Liegt eine Beuge- oder eine Streckkontraktur vor, wie ist die Achse (varus oder valgus), wie steht die Patella? Diese Informationen sollten im Kontext zur Beurteilung der Kniestellung im Stehen gesehen werden. Ein schwerer Kauergang aufgrund einer unzureichenden Kraft kann im Liegen ein

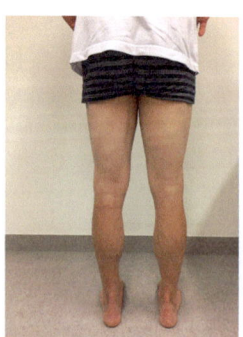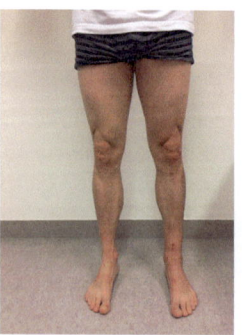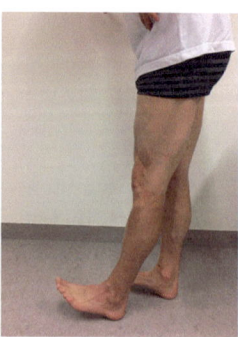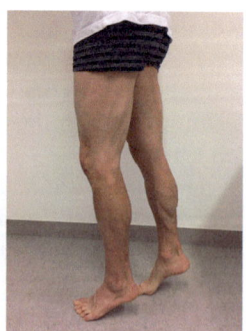

◻ **Abb. 4.1**   Untersuchungsgang untere Extremität im Stehen

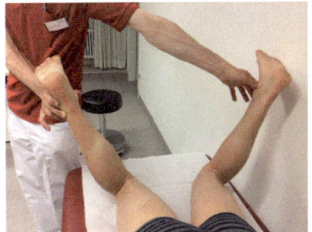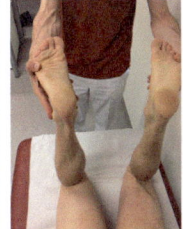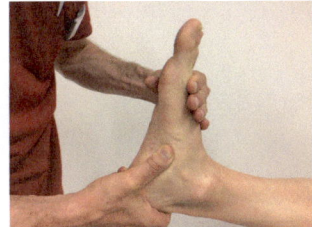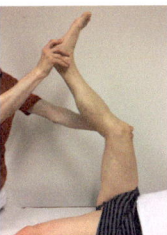

◘ **Abb. 4.2**   Untersuchungsgang untere Extremität im Liegen

vollständig streckbares Kniegelenk zeigen und ist daher in der Therapieplanung anders zu bewerten als eine fixierte Kniebeugekontraktur. Auch im Kniegelenk sind das aktive und passive Bewegungsausmaß und die Krafttestung erforderlich. Der Poplitealwinkel ist auszumessen und die Spannung in der ischiocruralen Muskelgruppe. In diesem Zusammenhang sollte auch unbedingt das aktive Kniestreckdefizit beurteilt werden (◘ Abb. 4.2).

Als Nächstes werden mögliche Achsenfehlstellungen des Femurs beurteilt, insbesondere die Bestimmung der Femur-Antetorsion ist von Bedeutung. Zuletzt wird die Hüfte untersucht. Es gilt zunächst, eine generelle Beschreibung vorzunehmen (z. B. Froschdeformität, Überkreuzen der Beine, Windschlagdeformität) und dann das Vorliegen von Kontrakturen und Fehlstellungen zu beschreiben. Ebenso muss das aktive und passive Bewegungsausmaß erfasst werden. Besonderheit bei der Bewegungsprüfung ist, dass Rotation und Abspreizung an der Hüfte sowohl im 90° flektierten Hüftgelenk als auch bei gestrecktem Hüftgelenk untersucht werden müssen. Bei Vorliegen einer Hüftbeugekontraktur muss herausgefunden werden, welcher Muskel für die Fehlstellung primär verantwortlich ist. So müssen M. rectus femoris, M. psoas und Tractus iliotibialis/Tensor fasciae latae getrennt überprüft werden. Entscheidend für die Beurteilung ist, ob zeitgleich eine fixierte lumbale Hyperlordose vorliegt, die eine Hüftbeugekontraktur kaschieren kann. Dazu sollte der Patient zuvor im Ste-

hen, aber auch im Liegen beurteilt werden. Abschließend muss das Bewegungsausmaß aktiv und passiv sowie der Kraftstatus in den Bewegungsebenen überprüft werden. Selbstverständlich sollte, sofern die Kontaktfähigkeit des Patienten sichergestellt und eine Kommunikation mit dem Patienten möglich ist, die Sensibilität dermatombezogen und bezogen auf die Innervationsgebiete der peripheren Nerven getestet werden. Ebenso sollte zwischen aktivem und passivem Bewegungsumfang unterschieden werden und eine gezielte Testung der Kraftgrade erfolgen (◘ Abb. 4.3).

### 4.2.4   Obere Extremität

Die Untersuchung der oberen Extremität ist im Vergleich zur unteren Extremität deutlich schwieriger. Die Grundlagen der Untersuchung sind ähnlich zu der an den unteren Extremitäten, aber zur Evaluation der oberen Extremität hinsichtlich funktionsverbessernder Operationen ist ein gewisses kognitives Level des Patienten Voraussetzung und zusätzlich eine sehr gute Compliance und Kooperation vonseiten des Patienten, aber auch der Eltern und Betreuer.

Die Untersuchung erfolgt vorzugsweise im Sitzen, kann aber auch im Liegen geschehen. Als Erstes erfolgt die grobe Beschreibung der Fehlstellung. Wie auch an der unteren Extremität werden hier Dysmelien und Dysmorphien beurteilt und dokumentiert. Danach wird die spontane

**4**

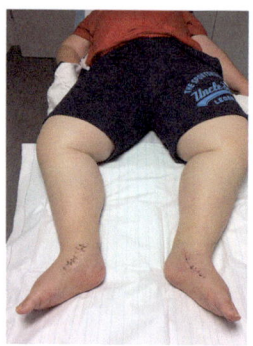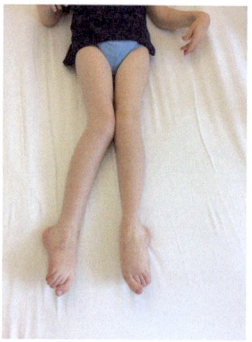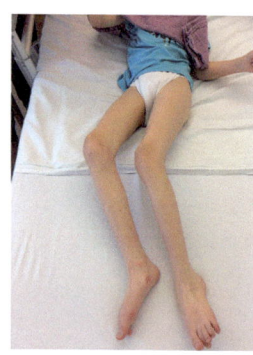

**Abb. 4.3** Froschhaltung – Überkreuzung- Windschlag

Position der Gelenke beschrieben. Liegt eine Beuge- oder Streckkontraktur am Ellenbogen vor, ist der Unterarm proniert oder supiniert, wie steht das Handgelenk? Zudem muss beurteilt werden, ob die Fehlstellungen redressierbar oder fixiert sind und ob es Gelenkinstabilitäten gibt. Anschließend wird der Bewegungsumfang passiv und aktiv getestet, zudem Sensibilität und Muskelkraft der Kennmuskeln beurteilt. Dazu sind natürlich genaue Kenntnisse der Dermatome und Myotome und der Innervationsgebiete der einzelnen Muskeln und der sensiblen Innervation der Haut erforderlich. Da dies durchaus sehr umfangreich ist, empfiehlt es sich, diese Informationen in Form einer Merkhilfe in der Tasche zu haben.

Als Nächstes erfolgt die Funktionstestung. Wie bereits erwähnt, ist hierzu eine Mitarbeit des Patienten erforderlich. Falls der Patient dazu kognitiv nicht in der Lage ist, kann man dies auch spielerisch durchführen, indem man dem Patienten einen für ihn interessanten Gegenstand in die Hand gibt und durch Beobachtung den Handeinsatz beurteilt. Falls dies nicht möglich ist, gilt es durch gezielte Befragung der Eltern oder Pfleger/Betreuer den Alltag des Patienten und den dazu erforderlichen Handeinsatz abzufragen. Dazu zählt nicht nur die Beurteilung der ADL (Activities of Daily Living) und IADL (Instrumental Activities

of Daily Living), sondern auch der Freizeitaktivitäten.

In der Beurteilung gilt es zunächst, die grobe Positionierung des Armes im Raum und im Verhältnis zum Körper zu beschreiben und die daraus folgende Auswirkung im Alltag. So kann z. B. eine Außenrotationskontraktur in der Schulter vorliegen, wodurch der Patient bei gleichzeitigem Vorliegen einer Ellenbogenbeugekontraktur immer mit dem Unterarm am Türstock hängenbleibt, woraus sich ein erhöhtes Verletzungsrisiko ergibt. Es kann durchaus hilfreich sein, den Patienten auch für die Untersuchung der Funktion der Arme laufen zu lassen, da man so die Koaktivierung der Muskeln beim Gehen beobachten und so die dynamische Position des Armes beurteilen kann, die der Patient eventuell beim Gehen einnimmt. Dabei wird sich zeigen, inwieweit der Patient die Fehlhaltung aktiv korrigieren kann, wodurch zusätzliche funktionelle Fähigkeiten detektiert werden können. Grundsätzlich ist zu beachten, dass bei konzentriertem Gehen die Fehlhaltung oftmals nicht erkennbar ist, sodass man den Patienten durch zeitgleiche Befragung oder das Lösen von Rechenaufgaben ablenken muss, um die Fehlstellung zu provozieren.

In der weiteren Untersuchung beurteilt man gezielt die Funktionalität der Hand und der Finger. Wie ist die gezielte

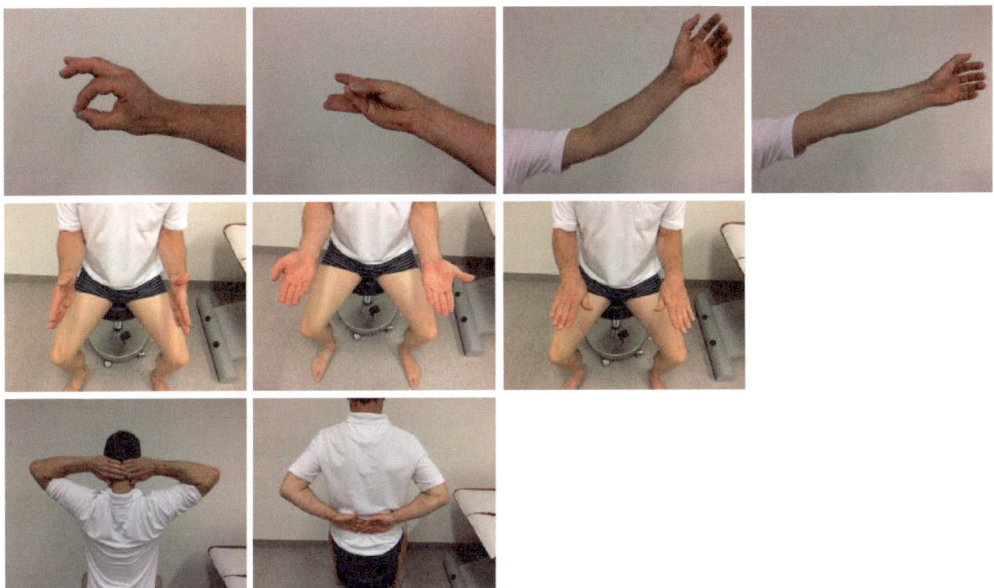

🔹 **Abb. 4.4** Untersuchungsgang obere Extremität

Ansteuerung der Hand- und Fingermuskeln? Dazu gehört die aktive Armhebung nach vorne und zur Seite und die Aufforderung, den Arm aktiv auszustrecken und das Handgelenk zu beugen und zu strecken. Die aktive Umwendbeweglichkeit ebenso wie das Öffnen und Schließen der Faust muss beurteilt werden. Natürlich stellt sich dabei auch die Frage, wie die Kraft des Faustschlusses ist und wie stark die Koaktivierung anderer Muskelgruppen. Die Beurteilung der Fingerfunktion ist stark auf die ersten drei Finger (Daumen, Zeige- und Mittelfinger) fokussiert. Dazu gehört natürlich die Überprüfung der Daumenabduktion und -opposition, der Pinzettengriff sowie die Streckung und Beugung des Zeigefingers. Auch dürfen Knopfloch- oder Schwanenhalsdeformitäten weder inspektorisch noch funktionell übersehen werden.

Zuletzt empfiehlt sich die Beurteilung der gesamten Kette der oberen Extremität, eventuell können dazu Hilfsmittel eingesetzt werden. Es ist immer sinnvoll, in Hinblick auf die Alltagstauglichkeit der Extremität die Funktionsprüfung mit z. B. den folgenden Fragen durchzuführen: Kann der Patient mit einem Pinzettengriff eine Münze aufheben? Kann er ein Glas greifen und festhalten? Kann er die Hand zum Mund führen? Ist es ihm möglich, die Haare zu kämmen oder die Körperhygiene (Schürzen- und Nackengriff) selber durchzuführen?

Aus diesen funktionellen Untersuchungen kann man ein Bild der gesamten Funktionsfähigkeit der oberen Extremität ableiten und muss dies dann in den Kontext der Alltagsaktivität des Patienten setzen. Daraus kann man dann letztendlich eine Konsequenz für die hinsichtlich Ergotherapie, Physiotherapie sowie Orthesen und konservativen wie operativen Interventionen ableiten (🔹 Abb. 4.4).

## 4.2.5 Wirbelsäule

Die Untersuchung der Wirbelsäule stellt das Untersucherteam, d. h. den Arzt und die Begleiter, oftmals vor eine Herausforderung. Die Beurteilung sollte möglichst

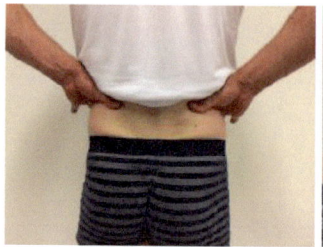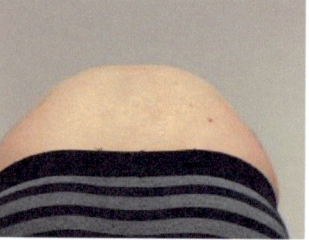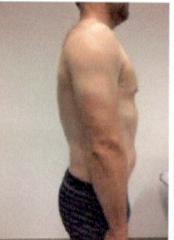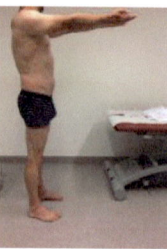

**4**

◘ **Abb. 4.5**   Untersuchungsgang Wirbelsäule

bei vollständiger Entkleidung des Oberkörpers erfolgen. Bei Patienten mit niedrigem GMFCS-Level ist dies problemlos möglich, bei Patienten mit schwachem Muskeltonus oder schweren Kontrakturen und mit einem hohen GMFCS-Level ist allein das Entkleiden schon sehr aufwendig. Dabei zeigt sich allerdings bereits ein guter Einblick in die Pflegbarkeit des Patienten. Die Untersuchung ist vorzugsweise im Stehen oder im Sitzen durchzuführen, ggf. muss der Patient zur Untersuchung gestützt werden. Es gilt zunächst die Körperhaltung zu beurteilen in Hinblick auf folgende Fragen:

- Ist die Wirbelsäule im Lot oder besteht eine Auslenkung nach vorne oder zur Seite?
- Besteht ein Schulterhoch- oder -tiefstand oder eine Pro-/Retraktion?
- Wie ist die Beckenposition?
- Kann bei bestehender Beinlängendifferenz durch einen Verkürzungsausgleich die Beckenposition verbessert werden?
- Wie verhält sich die Wirbelsäule bei ausgeglichener Beinlänge?

Die Beurteilung sollte immer von vorne, von hinten und von der Seite erfolgen, um so ein Gesamtbild des Rumpfes und der Wirbelsäule zu erhalten Hauptaugenmerk liegt sicherlich auf den skoliotischen Fehlhaltungen, den Hyperlordosen und den Kyphosen sowie den damit assoziierten klinischen Phänomenen (Tailliendreiecke, Hautfalten, Rippenbuckel, Lendenwulst). Natürlich stellt sich immer die Frage, ob

der Patient die Fehlhaltung aktiv korrigieren kann und inwieweit dies passiv auch möglich ist. Der Vorneigetest ist – soweit dies dem Patienten möglich ist – immer mit in die Untersuchung einzuschließen. Rippenbuckel und Lendenwulst sind besser beurteilbar, zudem kann man auch besser die Entfaltung von LWS und BWS beurteilen (◘ Abb. 4.5).

Bei korsettversorgten Patienten sollte auch unbedingt die Beurteilung des Korsetts erfolgen. Zu achten ist auf Art des Korsetts, Länge, Volumen, Korrektur der Fehlstellung. Am besten sollte die Beurteilung im Sitzen, im Stehen und auch beim Sitzen im Rollstuhl erfolgen. Oftmals ändern sich in den verschiedenen Positionen die Passform und damit die Korrektur der Skoliose, sodass Anpassungen am Korsett oder an der Sitzschale im Rollstuhl erfolgen müssen.

Ist noch kein Korsett in Verwendung, aber aufgrund der Untersuchung eine Anpassung erforderlich, sollte durch weitere Anamnese die Aktivität des Patienten tags und nachts abgefragt werden. Zudem sind liegende PEG-Sonden, Port-Katheter, Anfallsleiden, gastroösophageale Refluxerscheinungen und Atemprobleme abzufragen. Dies muss dann in die Beurteilung der Hilfsmittelversorgung einfließen. Es sollte eine klare Zielsetzung der Verwendung des Hilfsmittels definiert werden.

Bei schweren Krümmungen sollte frühzeitig ein entsprechend erfahrener Neuro- oder Wirbelsäulenchirurg konsultiert werden. Oft empfiehlt es sich, die Fachdisziplinen diesbezüglich früher zu involvieren, damit, falls operative Maßnahmen später erforderlich werden, Alter und Zeitpunkt optimal gewählt werden können.

### 4.2.6 Spezielle Situationen und psychosoziales Umfeld

Einige besondere Situationen sollten abschließend noch angesprochen werden, da diese eine besondere Herausforderung für Familie, Betreuer und auch den Behandler darstellen.

Hier ist die Familiensituation mit einem oder auch mehreren behinderten Kindern zu nennen. Dies stellt für die Familie eine enorme Belastung dar, wenn zwei oder mehrere, vielleicht auch schwer pflegebedürftige Kinder zu versorgen sind. Oftmals sind die Alltagsbelastungen für die Eltern exorbitant hoch, insbesondere wenn ein Elternteil alleinerziehend ist. Dies anzusprechen kann oftmals hilfreich sein, da nicht selten mögliche Hilfen seitens der Kostenträger oder anderer Organisationen nicht bekannt sind oder auch nicht in Anspruch genommen werden. Auch die psychische Belastung ist nicht zu unterschätzen und sollte aktiv angesprochen werden, da ansonsten keine sinnvolle Therapieplanung erfolgen kann. Für den Behandler stellt sich daraus eine enorme Herausforderung bezüglich der Therapieplanung. Daraus resultierend stellen sich die folgenden Fragen.

- Welche Hilfsmittel/Orthesen sind erforderlich und möglich?
- Welche operativen Maßnahmen sind erforderlich und möglich?
- Welche Therapie und in welcher Frequenz ist diese erforderlich und möglich?

Dabei gilt es dann die Maßnahmen eng mit den Eltern oder den Betreuern abzustimmen. So sind umfangreiche und komplexe Hilfsmittelversorgungen für z. B. drei Kinder trotz ihrer medizinischen Notwendigkeit vielleicht derzeit im Alltag nicht umsetzbar, da allein das Anlegen der Orthesen in den Morgenstunden zu viel Zeit in Anspruch nehmen würde. Die Einbindung aller im Alltag beteiligten Personen ist an dieser Stelle essenziell. Ganz besonders gilt das bei geplanten operativen Interventionen. Die Abstimmung bezüglich Nachbehandlung, Physiotherapie, Pflege etc. ist in solchen Fällen mit ausreichender Vorlaufzeit vorzunehmen, da ansonsten OP und das gewünschte Ergebnis gefährdet sind. In der Konsequenz kann es deshalb manchmal auch Sinn machen, eine konservative oder operative Maßnahme zurückzustellen, damit weder der Patient noch die Angehörigen und natürlich die Therapieform selber nicht überfordert werden.

Eine weitere Besonderheit stellt der kognitiv eingeschränkte Patient dar, der deutlich fremdaggressive Tendenzen aufweist und sich mangels Compliance nicht untersuchen oder behandeln lässt. Hier muss sehr behutsam entschieden werden, welche konservative oder operative Therapie gewählt wird, damit insbesondere der Patient nicht überfordert wird.

Zuletzt sind noch die Patienten zu nennen, die eine erworbene Behinderung haben. Insbesondere bei Patienten, deren Behinderung durch „Verschulden" der Eltern verursacht sein kann, aber auch durch Eigenverschulden (z. B. Ertrinkungsunfälle, selbst verschuldete Verkehrsunfälle, Drogenkonsum) muss sehr umsichtig und mit viel Empathie gehandelt werden. Hier kann eine entsprechende zusätzliche psychische Betreuung für die Patienten, aber auch die Angehörigen vonnöten sein, welche im Idealfall vor der zu ergreifenden konservativen oder operativen Maßnahme zu beginnen ist.

**4**

## 4.3 Neuroorthopädische Untersuchung des Erwachsenen

### 4.3.1 Allgemeines

Die Untersuchung der Erwachsenen mit neuroorthopädischen Erkrankungen folgt im Prinzip den gleichen Grundsätzen wie der des Kindes mit neuroorthopädischen Erkrankungen. Trotzdem gibt es bei der Untersuchung des erwachsenen Patienten einige Besonderheiten, die es zu beachten gilt.

Zur Anamneseerhebung gilt es, sofern der Patient kontaktfähig ist, die Probleme durch direkte Ansprache des Patienten von diesem selbst zu erfragen. Erläuterungen sind durch die Begleitpersonen zu ergänzen. Ansonsten ist die Anamnese durch die anwesenden dritten Personen zu erheben. In der Anamneseerhebung ist besonderen Wert auf ein paar zentrale Punkte zu legen, die herausgearbeitet werden sollten. Insbesondere Gehfähigkeit und Transferfähigkeit sind zu erfragen und die dazu erforderlichen und vorhandenen Hilfsmittel. Auch wie die Pflege erfolgt und von wem, ist oftmals anders als bei Kindern. Oftmals zeigen sich hier schon die ersten Probleme, die es in der Therapieplanung zu berücksichtigen gilt, oder stellen sich die Bereiche dar, in welchen Optimierungspotenzial vorhanden ist. Ebenso wichtig ist die aktuelle oder die geplante berufliche Tätigkeit. Auch das soziale Umfeld ist zu berücksichtigen. Folgende Fragen sind hierfür zu erheben:

- Wie sieht der Alltag aus und wie kommt der Patient zurecht?
- Welche Fähigkeiten hat der Patient in welchen Bereichen eingebüßt und wie werden diese derzeit kompensiert?
- Welche Unterstützung hat der Patient?
- Sind noch Angehörige vorhanden?
- Wer trägt Therapiemaßnahmen mit und wer setzt diese im Alltag um?

Oftmals ist die Therapie, egal ob Physio-/ Ergotherapie bzw. Logopädie, im Erwachsenenbereich nur reduziert bis nicht vorhanden und eigenständige Therapie kann nicht durchgeführt werden, da keine ausreichenden personellen Ressourcen vorhanden sind.

Auch in diesen Bereichen sind oft Optimierungspotenziale vorhanden, müssen aber sorgfältig abgestimmt und geplant werden.

Bei der Durchführung der Untersuchung sind oftmals die Untersuchung im Gehen und der Transfer auf die Untersuchungsliege problematisch. Die notwendigen Vertikalisierungshilfen können aus logistischen Gründen nicht zur Untersuchung mitgebracht werden, sodass dieser Punkt der Untersuchung manchmal entfallen muss. Auch der Transfer ist bei Patienten mit starker Adipositas, schweren Kontrakturen oder fehlender Gewichtsübernahme personell nicht möglich, sodass auch dieser Punkt in der Untersuchung oft nur eingeschränkt oder mit deutlich erhöhtem personellem oder zeitlichem Aufwand erfolgen kann.

Möglicherweise kann in Zukunft eine Untersuchung in aufsuchender Weise erfolgen, sodass der Behandler z. B. über eine MZEB-Sprechstunde den Patienten im häuslichen Umfeld besucht und auch dort untersucht.

### 4.3.2 Untere Extremität

Wie beim Kind gelten für die Untersuchung der unteren Extremität die gleichen Grundsätze. Doch auch hier gibt es einige Unterschiede, die es zu beachten gilt. Insbesondere sind die vorhandenen Orthesen genauer zu beurteilen. Oft sind die Orthesen durch das Alter der Hilfsmittel und ihre Verwendung nicht funktionsfähig. Zudem werden diese, da sich der Patient nicht mehr unter intensiver Betreuung befindet wie im Kindesalter, selten gewartet. Auf eine korrekte Funktionsfähigkeit ist deshalb besonders zu achten. Genauso muss auf Narben an den unteren Extremitäten und erfolgte Operationen geachtet werden und diese müssen auch dokumentiert werden. Auch die Folgen der Operationen wie Gefäßstatus und Hautkolorit sowie Sensibilität sind zu untersuchen. Dabei stellen sich folgende Fragen:

- Welche Kontrakturen und Bewegungseinschränkungen sind vorhanden und wie lange bestehen diese Fehlstellungen schon?
- Haben sich diese im zeitlichen Verlauf verändert?

Ansonsten sind wie auch beim Kind die Fehlstellungen zu beschreiben sowie Kraft, Sensibilität und Bewegungsumfang zu untersuchen. Wenn denn möglich, ist auch die Untersuchung im Gehen und Stehen sowie der Transfer sinnvoll.

### 4.3.3  Obere Extremität

Die Untersuchung der oberen Extremität beim Erwachsenen stellt für den Untersucher eine besondere Herausforderung dar. Die schon zuvor erläuterten Grundsätze bleiben gleich, es werden Deformitäten, Fehlhaltungen, Bewegungsumfang, Kraftgrade und Sensibilität untersucht. Aber beim Erwachsenen stellen Eigenständigkeit und Berufsausübung einen zentralen Aspekt dar, den es in der Untersuchung zu beachten und im Kontext zu sehen und zu beurteilen gilt. Für den Alltag sehr relevant ist zudem die Eigenständigkeit des Patienten. Folgende Fragen können in diesem Zusammenhang bei der Untersuchung aufkommen:

- In welcher Einrichtung lebt und arbeitet der Patient und wie sieht der Alltag aus?
- Welche Tätigkeit wird im Beruf gefordert?
- Welche manuellen Fähigkeiten benötigt der Patient?

- Sind Orthesen zur Durchführung erforderlich oder kann der Patient dies orthesenfrei durchführen?
- Wie erfolgt die Handhabung der Orthese?
- Wie kann der Patient seine Hände in der Körperpflege einsetzen und sich eigenständig an- und auskleiden?
- Kann der Patient die Orthesen eigenständig bedienen?
- Wie sieht die Durchführung von ADL und IADL im Alltag aus?

### 4.3.4  Wirbelsäule

Die Untersuchung der Wirbelsäule ist auch, wie bei den anderen Körperregionen, im Grundsatz identisch zu der Untersuchung beim Kind, aber auch hier sind Besonderheiten zu beachten. Besonderes Augenmerk ist auf die bisherige Hilfsmittelversorgung wie Korsette und die Voroperationen zu legen. Oftmals bestehen schon seit vielen Jahren Hilfsmittel, deren Passform oder auch Nutzen infrage zu stellen ist. Zur Planung der weiteren Therapie sind nicht nur die Hilfsmittel zu begutachten, sondern auch die bisherigen Röntgenbilder der Wirbelsäule. Möglicherweise sind auch neue Röntgenbilder anzufertigen. Nicht selten hat sich ein stabiler Wirbelsäulenbefund eingestellt, der nicht weiter therapiepflichtig ist, oder falls doch Therapie erforderlich ist, kann diese mit dem Korsett nicht mehr sichergestellt werden, da dies nicht mehr passgerecht ist bzw. auch nicht den richtigen Korrekturerfolg zeigt. In diesem Zusammenhang ist auch die Sitzposition im Rollstuhl und die Sitzschale zu beurteilen. Dazu empfiehlt es sich, mit einem Reha-Techniker oder geschulten Ergotherapeuten zusammenzuarbeiten, der vor Ort auch eine Beurteilung vornehmen kann und die weitere Versorgung mit abspricht.

Bei bestehenden Deformitäten müssen unbedingt, speziell auch bei einliegenden Implantaten, die Kontrollintervalle

**4**

festgelegt werden, um eine altersbedingte Zunahme der Fehlstellung oder Materialversagen der Implantate rechtzeitig zu erkennen.

### 4.3.5 Spezielle Situationen und psychosoziales Umfeld

So wie bei Kindern gibt es auch bei erwachsenen Patienten spezielle Situationen, die in der Untersuchung und im Assessment adressiert werden müssen. Ein sehr häufig anzutreffendes Problem sind erwachsene Patienten mit chronischen Schmerzen. Aufgrund der lange bestehenden Spastik und der daraus resultierenden Kontrakturen kommt es zu chronischen Schmerzen, die sehr schwer therapierbar sind. Zudem ist die therapeutische Behandlung mit Physio- oder Ergotherapie nur minimal vorhanden, sodass dadurch die Problematik verstärkt wird. Bekanntermaßen endet der rote Faden der intensiven, interdisziplinären Behandlung mit Übergang des Patienten ins Erwachsenenalter. Eine entsprechende Transition findet noch nicht wirklich statt, sodass viele Probleme des Bewegungsapparates vernachlässigt werden und die Patienten erst Jahre später wiederkommen, wenn sie Beschwerden haben. Nicht selten führen diese Probleme zu einer ausgeprägten Adipositas, die sekundär zu altersbedingten allgemeinen internistischen Problemen führt. Transferfähigkeit und Pflegefähigkeit nehmen mit zunahmendem Alter oftmals ab, die auftretenden chronischen Schmerzen sowie den Kontrakturen zu. Da bei vielen neurologischen Erkrankungen heutzutage von einer nur gering eingeschränkten Lebenserwartung auszugehen ist, werden die speziellen Probleme des erwachsenen Menschen mit körperlicher und mehrfacher Behinderung eher noch zunehmen und uns alltäglich in der Zukunft beschäftigen.

Zur Absprache der Therapie sind unbedingt die Eltern, Betreuer, Sorgeberechtigten und die Therapeuten und Pfleger der Wohneinrichtung und der Arbeitsstätte mit einzubeziehen. Ansonsten ist eine suffiziente und konsequente Therapie nicht möglich, und jegliche eingeleitete Maßnahme ist zum Scheitern verurteilt. In diesem Zusammenhang sei auf die zunehmend mehr vorhandenen Medizinischen Zentren für Erwachsene mit Behinderungen (MZEB) verwiesen, in welchen über ein interdisziplinäres Team ein sorgfältiges Assessment und eine entsprechende Therapieplanung möglich ist.

Ebenfalls eine Besonderheit stellt der Patient dar, der im primären Arbeitsmarkt tätig ist. Dies stellt eine besondere Herausforderung an das Behandlungsteam dar, da die Prioritäten deutlich anders gesetzt werden müssen. Hilfsmittel und Therapie sind insbesondere auf Alltagstauglichkeit und Funktionsverbesserung zu beurteilen und entsprechend anzupassen. Interventionen sind eher kritisch zu hinterfragen, da dies einen deutlichen Einschnitt in den Alltag des Patienten darstellt und sorgfältig abzuwägen. Patienten aus dieser Gruppe sollten regelmäßige Rehamaßnahmen und eine entsprechende intensive sozialmedizinische Beratung zuteil werden, um sich den Problemen annehmen und die entsprechende Förderung anbieten zu können.

## 4.4 Spezielle Untersuchungstests

Prinzipiell gilt es für alle klinischen Untersuchungen festzuhalten, dass jeder Untersucher sein eigenes Vorgehen entwickelt. Es ist wichtig, sich einen eigenen Untersuchungsgang zu erarbeiten und standardisiert bei jedem Patienten anzuwenden. Dadurch vermeidet man, bestimmte Untersuchungen zu vergessen, und kommt zu adäquaten Ergebnissen. Diese sollten auf entsprechenden Untersuchungsbögen standardisiert dokumentiert werden. Im folgenden Abschnitt werden nun die wichtigsten „manuellen Fähigkeiten" für eine aussagekräftige neuroorthopädische Untersuchung dargestellt.

### 4.4.1 Bewegungsumfang von Gelenken – Range of Motion (ROM)

Die Dokumentation des Bewegungsumfangs erfolgt standardisiert nach der Neutral-Null-Methode. Diese Methode hat sich als Standard durchgesetzt und wird im deutschen Sprachraum nahezu einheitlich verwendet. Zur Beschreibung wird zunächst die Bewegungsebene angegeben. In der Regel werden drei Winkelgrade angegeben: Der erste Winkel beschreibt die Extension des Gelenks oder die körperferne Richtung, dann folgt die Nullstellung und dann wird die Flexion oder körpernahe Richtung mit einem Winkel angegeben. So wird z. B. die Beweglichkeit in Extension und Flexion im Kniegelenk als 10–0–150 angegeben.

Besonderheiten stellen Angaben bei Bewegungseinschränkungen dar, die entsprechend wie folgt angegeben werden müssen: Liegt z. B. eine Beugekontraktur im Kniegelenk vor, so wird dies in der Neutral-Null-Methode als 0–30–140 angegeben. Eine fixierte Ankylose von 30° wird z. B. durch 30–30–0 beschrieben.

Zu unterscheiden ist davon die Dokumentation des Bewegungsumfangs (Range of Motion – ROM), die im englischen Sprachraum weit verbreitet ist. In diesem Falle wird lediglich das Winkelausmaß angegeben, in welchem der Patient das Gelenk bewegen kann, eine Aussage zu Beuge- oder Streckkontrakturen kann nur durch zusätzliche Informationen gewonnen werden.

Wichtig ist die Testung passiv und aktiv, sofern der Patient kognitiv dazu in der Lage ist. Bei Patienten mit Spastik ist auch die langsame und schnelle Bewegungsprüfung erforderlich. Bei der schnellen Bewegungs-

prüfung ist das Bewegungsausmaß oftmals deutlich reduziert und damit der funktionelle Bewegungsumfang im Alltag, insbesondere bei gehfähigen Patienten eingeschränkt (◘ Abb. 4.6).

### 4.4.2 Muskelkraftmessung

Die Kraftgrade sind bei der Untersuchung der Extremitäten wichtig und sollten entsprechend standardisiert dokumentiert werden. Dazu eignen sich international vorhandene Skalen wie der MRC(Medical Research Council)-Score oder der Score nach Janda. Die Testung der Kraftgrade ist sehr subjektiv und bedarf großer Erfahrung, um reproduzierbare und vergleichbare Ergebnisse zu liefern. Die folgende Übersicht stellt die Bewertung nach Janda dar, die im Allgemeinen im deutschen Sprachraum Verwendung findet:

- *Stufe 5:* N (normal) – volle, normale Muskelkraft (100 % der Norm), voller Bewegungsumfang
- *Stufe 4:* G (good) – ca. 75 % der normalen Muskelkraft, d. h., mittelgroßer Widerstand kann in vollem Bewegungsausmaß überwunden werden
- *Stufe 3:* F (fair) – ca. 50 % der normalen Muskelkraft, d. h., Bewegung kann gegen die Schwerkraft in vollem Bewegungsmaß ausgeführt werden
- *Stufe 2:* P (poor) – ca. 25 % der normalen Muskelkraft, d. h., Ausführung der Bewegung in vollem Bewegungsausmaß möglich, jedoch nicht gegen die Schwerkraft
- *Stufe 1:* T (trace) – Spur einer Anspannung; ca. 10 % der normalen Muskelkraft
- *Stufe 0:* Z (zero) – beim Bewegungsversuch ist keine Muskelkontraktion möglich

Problematisch bei der Bewertung ist sicherlich die Einschränkung, dass ein voller Bewegungsumfang vorliegen muss, der bei vielen Patienten mit neuromuskulä-

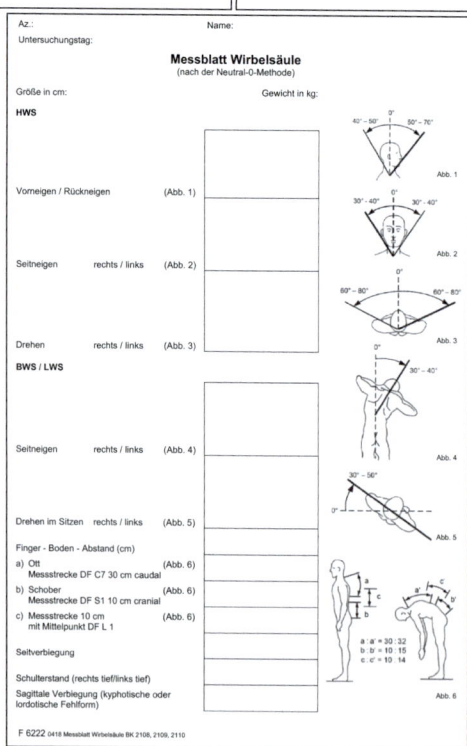

**Abb. 4.6** Untersuchungsbögen z. B. der GUV (selbige sind unter 4.17–4.19 in groß zu finden)

ren Erkrankungen nicht vorhanden ist. In der manuellen Muskelkraftmessung (Kendall Scale) gibt es dazu noch weitere Feinabstufungen (Plus und Minus für die Werte 2, 3 und 4), die u. a. den Bewegungsumfang zu berücksichtigen versuchen, jedoch bleibt auch dieses Verfahren unvollständig und ist auch schwer zu standardisieren.

Ebenso ist die Muskelfunktionstestung für Patienten mit neuroorthopädischen Problemen eher problembehaftet, da ein gewisses Mindestmaß an Compliance und Verständnis der Anweisungen vorausgesetzt werden muss, da ansonsten diese Tests nicht durchzuführen sind.

Beurteilt wird in der Muskelfunktionstestung nicht nur der Kraftgrad, sondern auch die Dehnungsfähigkeit bzw. die Verkürzung der Muskeln. In diesem Zusammenhang sollte unbedingt die Testung des Muskeltonus erwähnt werden. Dies kann über die modifizierte Ashworth-Skala oder die Tardieu-Skala erfolgen. Letztere ist allerdings besser validiert und kann im Verlauf den Tonuswechsel, vor allem nach BoNT-Infiltration, besser detektieren.

### 4.4.3 Muskelfunktionstests

In der gegenwärtigen Literatur wird eine Vielzahl von Muskelfunktionstests beschrieben, die folgenden haben sich unserer Meinung nach als die relevantesten herausgestellt, da sie nützliche Hinweise auf gestörte Bewegungsfunktionen, Kompensationsmechanismen und die Entwicklung struktureller Veränderungen liefern.

### Thomas-Test

Mit diesem Test wird die Verkürzung der Hüftbeuger, insbesondere des M. psoas, geprüft. Dazu liegt der Patient in Rückenlage und die Gegenseite der zu untersuchenden Seite wird in Knie und Hüfte maximal gebeugt, bis die LWS Kontakt zur Liege hat (Hand unter der LWS zur Überprüfung). Hebt sich nun die gestreckte Seite unter Beugung der Gegenseite an, so liegt eine Verkürzung der Hüftbeugemuskulatur vor.

### Tractus-Test

Mit diesem Test wird selektiv die Verkürzung des Tractus iliotibialis an der Hüftbeugekontraktur überprüft. Dazu liegt der Patient in Rückenlage, beide Beine sind abduziert und die Knie auf 90° flektiert (hängen über der Liege). Fällt die LWS bei Adduktion der Beine in eine Hyperlordose, so liegt eine Verkürzung des Tractus vor (◘ Abb. 4.7).

### Duncan-Ely-Test

Dieser Test beurteilt die Spastizität des M. rectus femoris. Zur Untersuchung liegt der Patient in Bauchlage, beide Knie und Hüften sind extendiert. Wird nun auf der zu untersuchenden Seite das Knie gebeugt und hebt sich dabei das Becken von der

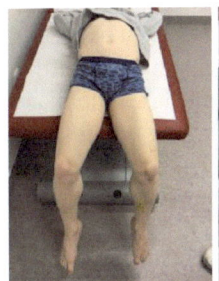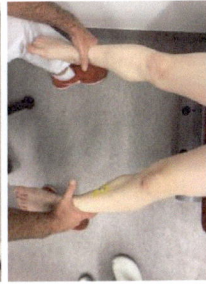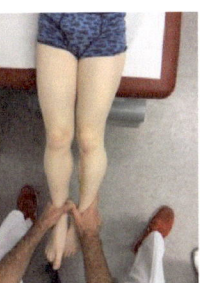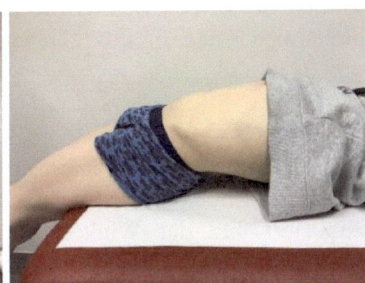

◘ **Abb. 4.7** Tractus-Test

**4**

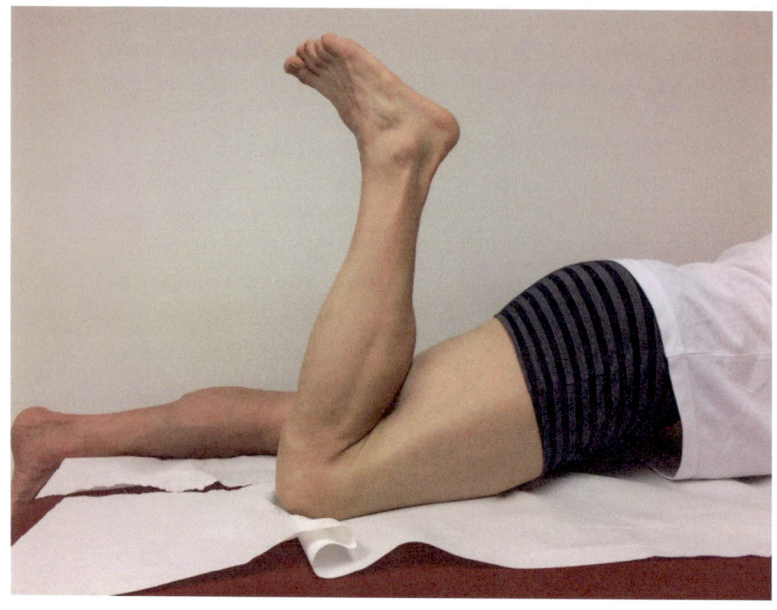

**◘ Abb. 4.8** Duncan-Ely-Test

Liege, so liegt eine Verkürzung bzw. Tonuserhöhung im M. rectus femoris vor
(◘ Abb. 4.8).

### Griff von Baumann-Solothurn
Bei diesem Test wird bei beiden gestreckten Beinen eines angehoben. Kommt es dabei zu einem Anheben des Beines der Gegenseite, so spricht dies für eine Verkürzung
der Adduktoren und der ischiocruralen
Muskulatur.

### Testung des M. adductor longus
Dieser Test dient zur Beurteilung einer Verkürzung des M. adductor longus. Dazu
werden bei beiden Beinen die Hüften und
die Kniegelenke in 90° Flexion gehalten
und dann abduziert.

### Testung des M. gracilis
Zur Testung des M. gracilis werden beide
gestreckten Beine in leichter Außenrotation
abduziert und der Winkel gemessen. Bei
vorheriger Testung des M. adductor longus
lässt sich nun beurteilen, welcher der Muskeln für die Adduktionskontraktur haupt-

sächlich verantwortlich ist. Alternativ dazu
kann der Phelps-Gracilis-Test verwendet
werden.

### Knee Extension Lag
Bei diesem Test wird der sitzende Patient aufgefordert, das 90° gebeugte Kniegelenk zu strecken. Der Winkel bis zur
vollen Streckung beschreibt den Knee
Extension Lag oder das aktive Kniestreckdefizit. Auf das Vorliegen einer Patella alta
als mögliche Ursache sollte geachtet werden (◘ Abb. 4.9).

### Poplitealwinkel
Dieser Test prüft die Verkürzung der medialen ischiocuralen Muskulatur. Dazu wird
das zu untersuchende Bein in 90° Hüftflexion positioniert und dann das Knie maximal extendiert. Der Winkel zwischen Ober-
schenkelvorderseite und Unterschenkelvor-
derseite beschreibt den Poplitealwinkel.

### Hamstring-Shift-Test
Um die Beteiligung einer Beckenvorkippung
an einer verkürzten Muskulatur zu beurtei-

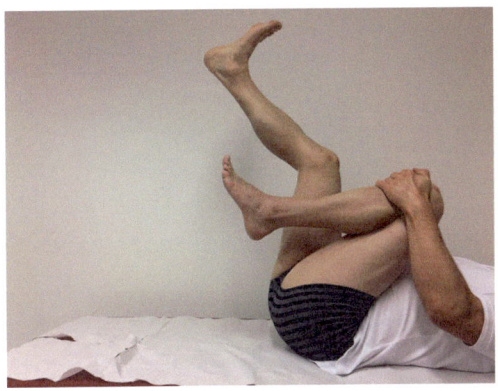 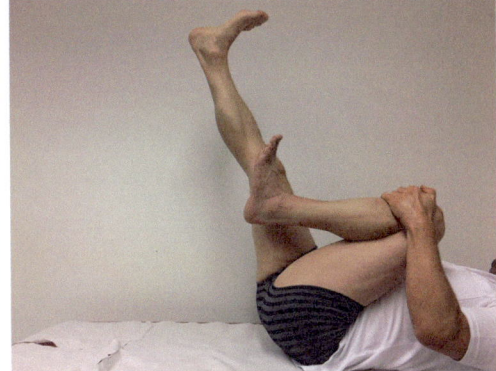

**◘ Abb. 4.10**  Hamstring-Shift-Test

len, wird der Hamstring-Shift-Test eingesetzt. Dabei verfährt man wie bei der Messung des Poplitealwinkel, nur wird die Gegenseite in maximaler Knie- und Hüftgelenksflexion positioniert. Wird nun der Poplitealwinkel kleiner, so liegt eine Beckenvorkippung vor, welche die Verkürzung der ischiocruralen Muskulatur verstärkt (◘ Abb. 4.10).

#### Silverskjöld-Test

Dieser Test differenziert zwischen der Beteiligung des M. gastrocnemius und des M. soleus an einer Spitzfußdeformität. Getestet wird die maximale Dorsalextension des oberen Sprunggelenks in Kniestreckung und Kniebeugung. Ist die Dorsalextension bei gebeugtem Knie erhöht, so spricht das für eine Verkürzung des M. gastrocnemius, welcher zum Spitzfuß führt.

#### Tardieu-Test

Bei diesem Test wird die Spastizität der Adduktorennmuskulatur getestet. Bei 90° flektiertem Kniegelenk wird zunächst eine flache Bewegung in die Dorsalextension durchgeführt, bis ein Widerstand oder Klonus einsetzt. Dann wird das Manöver mit langsamer Bewegung wiederholt. Die Winkeldifferenz lässt grob eine Beurteilung der Spastizität zu. Dieser Test lässt sich ähnlich für weitere Muskelgruppen durchführen,

wodurch ebenfalls das Ausmaß der Spastizität beurteilt werden kann.

### 4.5 Neurologische Untersuchung

Eine generelle neurologische Untersuchung ist sehr zeitaufwendig und umfasst nicht nur die peripheren Nerven, sondern auch das zentrale Nervensystem. Diese wird in aller Regel von den behandelnden Neuropädiatern und Neurologen durchgeführt. Dennoch ist auch der Neuroorthopäde in der klinischen Beurteilung des Patienten gefordert, zumindest eine einschätzende neurologische Untersuchung durchzuführen. Hilfreich sind dazu standardisierte Bögen zur neurologischen Basisuntersuchung.

Zur neurologischen Untersuchung gehört die allgemeine Entwicklungsbeurteilung. Hierfür gilt es abzufragen, ob die Meilensteine der Entwicklung im entsprechenden Lebensalter erreicht wurden. Dies gilt es in erster Linie in der motorischen Entwicklung zu beurteilen, aber auch sprach- und kognitive Entwicklung, soziale und emotionale Kompetenz und Selbstständigkeit sind mitzuerfassen und zu beurteilen. Einen kurzen Überblick über die wichtigsten Meilensteine liefert ◘ Abb. 4.11.

| Alter | Grobmotorischer Meilenstein | Feinmotorischer Meilenstein |
|---|---|---|
| 0 – 3 Monate | Kopfkontrolle | - |
| 4 – 9 Monate | Krabbeln<br>Sitzen<br>Greifen | Entwicklung des Greifens<br>Scherengriff<br>Pinzettengriff |
| 10 – 14 Monate | Stehen | Klatschen |
| 14 – 16 Monate | Gehen | Tasse halten<br>Turm aus 3 Bauklötzen<br>Löffelnutzung |
| Ab 18 Monate | Sicheres Laufen | Tasse halten<br>Turm aus 3 Bauklötzen<br>Löffelnutzung |
| 2 – 2.5 Jahre | Beidbeiniges Hüpfen | Buchseiten blättern<br>Turm aus 8 Bauklötzen<br>Umgang mit großen Knöpfen |
| Ab 3 Jahre | Kann Treppen mit einem Fuß pro Stufe gehen<br>Erlernt regelmäßig neue grobmotorische Bewegungsmuster | Erlernt regelmäßig neue feinmotorische Bewegungsmuster |
|  |  |  |

**Abb. 4.11**    Meilensteine der motorischen Entwicklung

Zur generellen Beurteilung sollte man sich ein Bild von der Vigilanz des Patienten und der Kontaktfähigkeit machen. Dabei muss darauf geachtet werden, inwieweit der Patient in der Lage ist, auf Aufforderungen gezielt zu reagieren.

Ebenfalls Teil der neurologischen Beurteilung ist die Erfassung einer Epilepsie oder einer pseudobulbären Lähmung mit Schluckstörung und Sialorrhö.

Alle diese Punkte sind in der Therapieplanung möglicher konservativer, aber vor allem operativer Maßnahmen oder auch in der Festlegung von Therapiezielen entscheidend.

Etwas detaillierter ist die Untersuchung der peripheren Neurologie. Wie bereits in den vorigen Abschnitten beschrieben, ist die Krafttestung der Kennmuskeln der einzelnen Myotome erforderlich. Insbesondere bei Myelomeningozele(MMC)-Patienten oder Muskeldystrophikern ist die Verlaufsdokumentation dabei essenziell. Die Testung ist für die Therapieplanung und die Hilfsmittelversorgung entscheidend! So ist bei gelähmten Patienten ohne ausreichende Muskelkraft in der Hüfte die operative Hüftrekonstruktion oft nicht erfolgreich und daher zu unterlassen ( Abb. 4.12).

Die weitere periphere neurologische Untersuchung umfasst die Sensibilität und den Reflexstatus. Auch hier sollte dermatombezogen getestet und die periphere Innervation separat überprüft werden. Hauptsächliches Augenmerk liegt auf den Nervenfunktionstests, die aber eine gewisse Compliance des Patienten voraussetzen ( Abb. 4.13).

**Wichtige Kennmuskeln im menschlichen Körper**

| Nervenwurzel | Kennmuskel | Reflex | Funktion |
|---|---|---|---|
| C5 | M. deltoideus | | Seitliches Anheben des Armes (Abduktion) |
| (C5-)C6 | M. biceps brachii | Bizepssehnenreflex | Beugung im Ellenbogen (Flexion) |
| (C5-)C6 | M. brachioradialis | Brachioradialisreflex / Supinatorreflex | Außendrehung Ellenbogens (Supination) |
| C7 | M. triceps brachii | Trizepssehnenreflex | Streckung im Ellenbogen (Extension) |
| C7 | M. pronator teres | Pronator-teres-Reflex | Eindrehung des Ellenbogens (Pronation) |
| C8 | Kleinfingerballenmuskeln | | |
| C8 | M. interossei | | |
| (L3-)L4 | M. vastus | Patellarsehnenreflex | Streckung des Beins (Extension) |
| L5 | M. tibialis anterior | | |
| L5 | M. extensor hallucis longus | Tibialis-posterior-Reflex (TPR) | Streckung der Großzehe |
| L5 | M. tibialis posterior | Tibialis-posterior-Reflex (TPR) | Eindrehung des Fußes (Supination) |
| S1(-S2) | M. trizeps surae | Achillessehnenreflex | Fußsenkung (Plantarflexion) |

■ **Abb. 4.12** Myotome

**4**

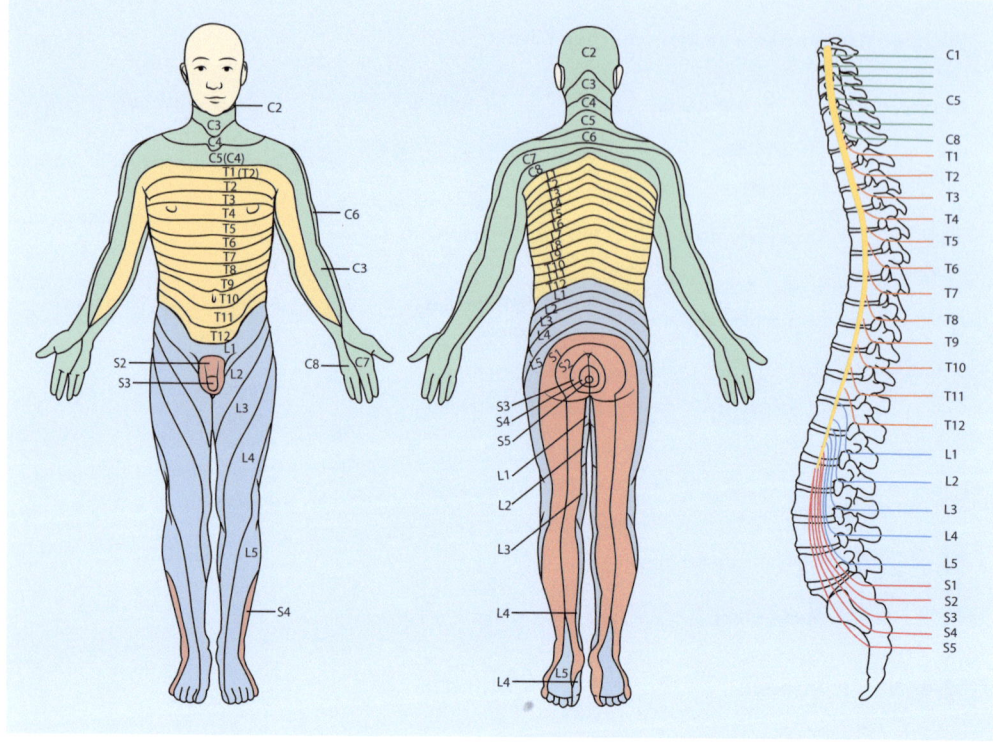

☐ **Abb. 4.13**  Dermatome

## 4.6  Grundsätze der Analyse der vier motorischen Funktionszustände

### 4.6.1  Stehen – Gehen – Sitzen – Liegen

Sofern der Patient gehfähig ist, empfiehlt sich immer die Durchführung einer klinischen Ganganalyse. Die Grundlagen und Details dazu werden in ▶ Kap. 5 erläutert. Zwar ist die klinische Ganganalyse („observational gait analysis") der instrumentellen Ganganalyse deutlich unterlegen, jedoch weitaus einfacher und kostengünstiger durchzuführen. Um eine ausreichende Vergleichbarkeit herzustellen, sollte eine gewisse Systematik eingehalten werden. Zudem können validierte Instrumente wie der „Observational Gait Scale" oder der „Edinburgh Visual Gait Score" eingesetzt werden (☐ Abb. 4.14).

Grundvoraussetzung sind Basiskenntnisse des normalen Gangablaufs. Am besten wird der Gang per Video aufgezeichnet (von vorne, hinten und von der Seite), um so später nochmals auf die Daten zurückgreifen zu können. Beurteilt werden Gehgeschwindigkeit, Schrittweite und Schrittbreite sowie Kadenz, Stand- und Schwungphase der beiden Beine. Grob orientierend sollte dabei Körperhaltung und das Vorliegen von Deformitäten und deren Änderung im Verlauf des Gangzyklus beschrieben werden. Zusätzlich werden die Standphasenstabilität, die Bodenfreiheit in der Schwungphase,

| Gait Parameter | Definition | Right | Left |
|---|---|---|---|
| **Knie Position in der mittleren Standphase** | Kauergang | 0 | 0 |
| | Schwer >15° | 0 | 0 |
| | Moderat 10–15° | 1 | 1 |
| | Mild <15° | 2 | 2 |
| | Neutral | 3 | 3 |
| | **Recurvatum** | | |
| | Mild <5° | 2 | 2 |
| | Moderat 5–10° | 1 | 1 |
| | Schwer >10° | 0 | 0 |
| **Initialer Bodenkontakt** | Zehen | 0 | 0 |
| | Vorfuß | 1 | 1 |
| | Plantigrad | 2 | 2 |
| | Ferse | 3 | 3 |
| **Bodenkontakt mittlere Standphase** | Zehe/Zehe | -1 | -1 |
| | Plantigrad/früher Fersenhub | 0 | 0 |
| | Platigrad/kein vorzeitiger Fersenhub | 1 | 1 |
| | Gelegentli Fersenerstkontakt/plantigrad | 2 | 2 |
| | Ferse/Zehe (normales Abrollverhalten) | 3 | 3 |
| **Zeitpunkt Fersenhub** | Kein Fersenbodenkontakt | 0 | 0 |
| | vor 25% Standphase | 1 | 1 |
| | Zwischen 25–50% Standphase | 2 | 2 |
| | Bei terminaler Standphase | 3 | 3 |
| | Kein vorzeitiger Fersenhub | 0 | 0 |
| **Rückfuß in der mittleren Standphase** | Varus | 0 | 0 |
| | Valgus | 1 | 1 |
| | Neutral | 2 | 2 |
| **Standbreite** | Offensichtiches Überkreuzen der Beine | 0 | 0 |
| | Engbasig | 1 | 1 |
| | Breitbasig | 2 | 2 |
| | Normal | 3 | 3 |
| **Hilfsmittel** | Gehilfe mit personeller Untertützung | 0 | 0 |
| | Gehilfe | 1 | 1 |
| | Unterarmgestützen/Stützen | 2 | 2 |
| | Keine | 3 | 3 |
| **Veränderung** | Schlechter | -1 | -1 |
| | Keine | 1 | 1 |
| | Besser | 2 | 2 |
| | Gesamtscore 22 pro Extremität | | |

■ **Abb. 4.14** Observational Gait Scale Angelehnt an slideshare „gait assesment in children with CP"

**4**

der Bodenerstkontakt, die Gangsymmetrie und Kompensationsmechanismen beurteilt. Die einzelnen Gelenkebenen, sollten, sofern erfassbar, einzeln beschrieben werden. Einige weitere wichtige Aspekte sollen an dieser Stelle kurz erwähnt werden:

— Die Analyse sollte mit den Hilfsmitteln durchgeführt werden, welche der Patient im Alltag verwendet.

— Der Gang, falls denn möglich, sollte auch ohne Orthesen, nur mit den Gehhilfen (Unterarmgehstützen, Rollator etc.) erfolgen, um so die Wirkungsweise der Orthesen und deren Einfluss auf den Gang besser beurteilen zu können.

Dies ist mitunter oftmals zeitaufwendig und erfordert neben dem Zeitfaktor auch ausreichend große Räumlichkeiten, in welchen eine entsprechende Untersuchung durchgeführt werden kann. Ebenso hilfreich kann die Untersuchung bei niedrigen und hohen Geschwindigkeiten verschiedene Ergebnisse liefern, und subtile Pathologien zeigen sich oft erst bei erhöhter Geschwindigkeit.

Schwierig ist mitunter auch, dass viele Patienten sich durch die gezielte Beobachtung besondere Mühe geben, die Gangpathologie zu kaschieren, dies kann aber oftmals durch ein lockeres Gespräch während des Gehens oder das Lösen von Rechenaufgaben umgangen werden. Zu bemerken ist, dass die klinische Ganganalyse im Untersuchungszimmer immer einen Idealzustand darstellt, da es sich um einen ebenen Untergrund ohne Richtungswechsel oder eine ablenkende oder fremde Umgebung und eine kurze Strecke handelt. Im Alltag stehen die Patienten oftmals vor deutlich größeren Herausforderungen, daher sollte bei der Beurteilung immer auch die Wegstrecke im Alltag von den Patienten und den Eltern/Begleitpersonen erfragt werden, da nur so eine entsprechende Therapieentscheidung getroffen werden kann.

## 4.7 Klinische Scores

Klinische Scores dienen in erster Linie zur Kommunikation von Information in präziser, kompakter Form, zum anderen auch zu Studienzwecken, allerdings auch in bestimmten Situationen zur Verlaufsdokumentation oder auch Therapieplanung. Es existieren derzeit zahlreiche Scores, die wichtigsten sollen in diesem Abschnitt kurz dargestellt und besprochen werden. Alle unten genannten Scores können über die entsprechenden Internetseiten heruntergeladen und genutzt werden.

### 4.7.1 ICF und ICF-CY

Ursprünglich von der WHO entwickelt, ist die ICF inzwischen auch als ICF-CY für die Kinder und Jugendmedizin verfügbar. Dabei handelt es sich um ein ganzheitliches Klassifikationssystem, das den Patienten nicht nur mit seinen medizinischen Problemen darstellt, sondern auch seine soziale Funktion und Partizipation sowie die Umweltfaktoren mit einbindet. Erstmals 2001 als ICF erstellt, sind inzwischen, aufgrund der Komplexität und des Umfanges, kurze Zusammenfassungen für die Verwendung im klinischen Alltag entstanden (siehe ▶ Kap. 28).

### 4.7.2 GMFCS

Das Gross Motor Function Classification System (GMFCS) wurde erstmals 1997 entwickelt und dient in erster Linie zur Klassifikation der Mobilität der Patienten mit Cerebralparese. In der Klassifikation wird die Funktion beurteilt, die Qualität der Fortbewegung bleibt unberücksichtigt. Aufgrund der einfachen Klassifizierbarkeit und inzwi-

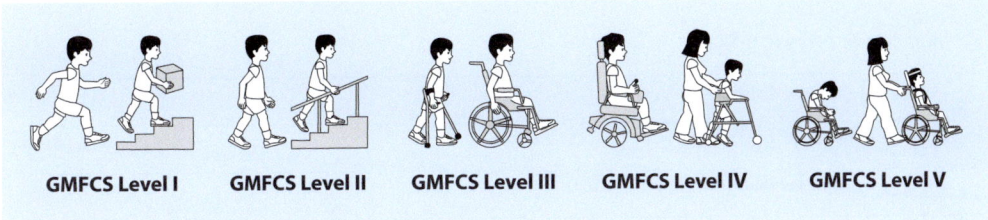

GMFCS Level I  GMFCS Level II  GMFCS Level III  GMFCS Level IV  GMFCS Level V

◘ **Abb. 4.15**  GMFCS-Level

schen breiten Anwendung wird das System auch zur Beurteilung von anderen Erkrankungen verwendet (◘ Abb. 4.15).

### 4.7.3 GMFM

Die Basis für den GMFCS bildet der Gross Motor Function Measure (GMFM), der allerdings wesentlich umfangreicher ist.

### 4.7.4 MACS

Das Manual Ability Classification System (MACS) beinhaltet ebenfalls fünf Level und beurteilt die Handfunktion in der Ausübung der ADL (Activities of Daily Living).

### 4.7.5 CFCS

Auch ursprünglich für Patienten mit Cerebralparese entworfen und ausgelegt, stellt das Communication Function Classification System (CFCS) eine Bewertungsmatrix zur Einteilung der Kommunikationsfähigkeiten dar.

### 4.7.6 EDACS

Das erst sehr neu eingeführte Klassifikations- und Bewertungssystem Eating and Drinking Ability Classification Scale (EDACS) stellt ebenso wie die zuvor beschriebenen Klassifikationen einen wichtigen Baustein zur Basisbeurteilung eines Patienten mit neuromuskulären Erkrankungen dar.

### 4.7.7 Modifizierte Ashworth-Skala und Tardieu-Skala

Diese beiden Skalen wurden bereits zuvor erwähnt und dienen der Beurteilung des Muskeltonus (◘ Abb. 4.16).

**4**

Modifizierte Ashworth-Skala

| Score | Beschreibung |
|-------|--------------|
| 0 | Normal |
| 1 | Leichter Widerstand am Ende oder Anfang (catch), in eine Richtung |
| 1+ | Leichter Widerstand kleiner 50% der ROM |
| 2 | Deutlicher Widerstand größer 50% der ROM, volle ROM möglich |
| 3 | Starker Widerstand, passive ROM erschwert |
| 4 | ROM teilweise eingeschränkt |

Tardieu-Skala

| Skala | Beurteilung |
|-------|-------------|
| 1 | Leichter durchgehender Widerstand während der passiven Bewegung ohne klaren festen Anschlag in einer bestimmten Gelenkstellung |
| 2 | Klarer Stopp in einer bestimmten Gelenkstellung (catch), blockiert die passive Bewegung |
| 3 | Erschöpflicher Klonus in einer bestimmten Gelenkstellung, blockiert die passive Bewegung |
| 4 | Unerschöpflicher Klonus in einer bestimmten Gelenkstellung |
| 5 | Gelenkbewegung nicht möglich |

**Abb. 4.16**   Ashworth-Skala und Tardieu-Skala

Name:                                    Aktenzeichen:

Untersuchungstag:

☐ Rechtshänder          ☐ Linkshänder

## Messblatt für obere Gliedmaßen (nach der Neutral - 0 - Methode)

**Schultergelenke:**

| | Rechts | | | | Links | | | |
|---|---|---|---|---|---|---|---|---|
| Arm seitwärts / körperwärts (Abb. 1) | | | | | | | | |
| Arm rückwärts / vorwärts (Abb. 2) | | | | | | | | |
| Arm auswärts / einwärts drehen (Oberarm anliegend) (Abb. 3) | | | | | | | | |
| Arm kopfwärts/ fußwärts(Oberarm 90° seitwärts abgehoben) (Abb. 4) | | | | | | | | |

180°        150° - 170°

20° - 40°

0°

seitw./körperw.        rückw./vorw.
Abb. 1                Abb. 2

**Ellenbogengelenke:**

Streckung / Beugung (Abb. 5)

0°        90°

70° - 80°    50° - 70°

80°

Drehg. ausw./einw.    Drehg. kopf-/fußwärts.
Abb. 3                Abb. 4

**Unterarmdrehung:**

auswärts / einwärts (Abb. 6)

**Handgelenke:**

handrückenwärts / hohlhandwärts (Abb. 7)

speichenwärts / ellenwärts (Abb. 8)

135°        0°

0°
10°

80° - 90°    80° - 90°

Streck./Beugg.        Drehg. ausw./einw.
Abb. 5                Abb. 6

**Fingergelenke:**
Abstände in cm:

| | II | III | IV | V | II | III | IV | V |
|---|---|---|---|---|---|---|---|---|
| Fingerkuppe von der queren Hohlhandbeugefalte (Abb. 9) | | | | | | | | |
| Fingerkuppe von der verlängerten Handrückenebene (Abb. 10) | | | | | | | | |

**Daumengelenke:**
Streckung / Beugung:

Grundgelenk

Endgelenk

**Abspreizung (Winkel zwischen 1. und 2. Mittelhandknochen)**

In der Handebene (Abb. 11)      0            0

Rechtwinklig zur Handebene (Abb. 12)      0            0

0°

40° - 60°    20° - 30°    30° - 40°

0°

50° - 70°

handrückenw./hohlhandw.    speichenw./ellenw.
Abb. 7                    Abb. 8

| | II | III | IV | V | II | III | IV | V |
|---|---|---|---|---|---|---|---|---|
| Ankreuzen, welche Langfingerkuppen mit der Daumenspitze erreicht werden können | | | | | | | | |

**Handspanne:**
Größter Abstand in cm zwischen Daumen- und Kleinfingerkuppe

Abb. 9        Abb. 10

**Umfangmaße in cm:**
(Hängender Arm)

15 cm oberhalb äußerem Oberarmkno rren

Ellenbogengelenk

10 cm unterhalb äußerem Oberarmkno rren

Handgelenk

Mittelhand (ohne Daumen)

**Armlänge in cm:**

Schulterhöhe / Speichenende

**Stumpflängen in cm:**

Schulterhöhe / Stumpfende

Äußerer Oberarmknorren/ Stumpfende

50° - 70°        50° - 70°

Abb. 11        Abb. 12

F 42220117Messblatt obere Gliedmaßen

Name: Aktenzeichen:

Untersuchungstag:

Standbein:  ☐ rechts    ☐ links

**Messblatt für untere Gliedmaßen (nach der Neutral - 0 - Methode)**

| | Rechts | | | Links | | |
|---|---|---|---|---|---|---|

**Hüftgelenke:**

Streckung / Beugung (Abb.1 a und 1 b)

Abspreizen / Anführen (Abb. 2)

gebeugt) (Abb. 3)
Drehung auswärts / einwärts (Hüftgelenk gestreckt) (Abb. 4)

**Kniegelenke:**

Streckung / Beugung (Abb. 5)

**Obere Sprunggelenke:**

Heben / Senken des Fußes (Abb. 6)

**Untere Sprunggelenke:**

Gesamte Beweglichkeit (Fußaußenrand heben Abb. 7 a / senken Abb. 7 b)
(in Bruchteilen der normalen Beweglichkeit)

**Zehengelenke:**
(in Bruchteilen der normalen Beweglichkeit)

**Umfangmaße in cm:**

20 cm ob. innerer Knie-Gelenkspalt

10 cm ob. innerer Knie-Gelenkspalt

Kniescheibenmitte

15 cm unterhalb innerer Gelenkspalt

Unterschenkel, kleinster Umfang

Knöchel

Rist über Kahnbein

Vorfußballen

**Beinlänge in cm:**

Vorderer oberer Darmbeinstachel
- Außenknöchelspitze

**Stumpflänge in cm:**

Sitzbein - Stumpfende

Innerer Knie-Gelenkspalt - Stumpfende

Abspreiz./Anführen
Abb. 1a    Abb. 1b    Abb. 2

Drehg. ausw./einw.  Drehg. ausw./einw.
Abb. 3    Abb. 4

Streck./Beugg    Abb. 5

Heben/Senken    Abb. 6

Gesamtbeweglichkeit
Abb. 7 a    Abb. 7 b
Außenrand heben    Außenrand senken

4

Az.:                          Name:

Untersuchungstag:

**Messblatt Wirbelsäule**
(nach der Neutral-0-Methode)

Größeincm:                          Gewicht in kg:

**HWS**

Abb. 1

Vorneigen / Rückneigen          (Abb. 1)

Abb. 2

Seitneigen          rechts / links          (Abb. 2)

Abb. 3

Drehen          rechts / links          (Abb. 3)

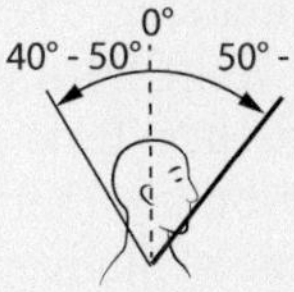

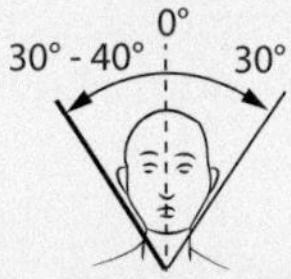

**BWS / LWS**

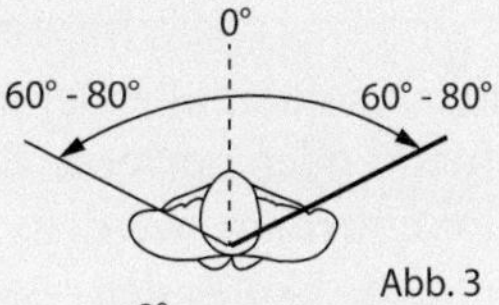

Abb. 4

Seitneigen          rechts / links          (Abb. 4)

Abb. 5

Drehen im Sitzen          rechts / links          (Abb. 5)

Finger - Boden - Abstand (cm)

a) Ott          (Abb. 6)
   Messstrecke DF C7 30 cm caudal

b) Schober          (Abb. 6)
   Messstrecke DF S1 10 cm cranial

c) Messstrecke 10 cm          (Abb. 6)
   mit Mittelpunkt DF L 1

Seitverbiegung

Schulterstand (rechts tief/links tief)

Sagittale Verbiegung (kyphotische oder
lordotische Fehlform)

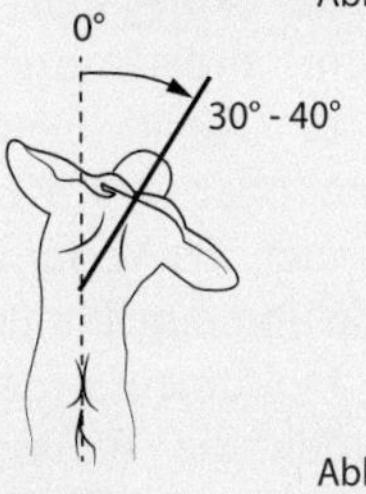

a : a' = 30 : 32
b : b' = 10 : 15
c : c' = 10 : 14

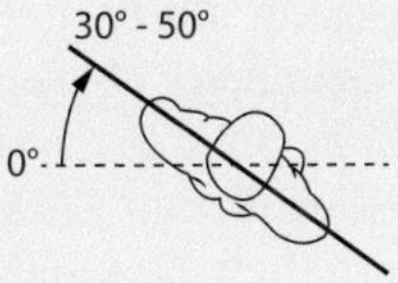

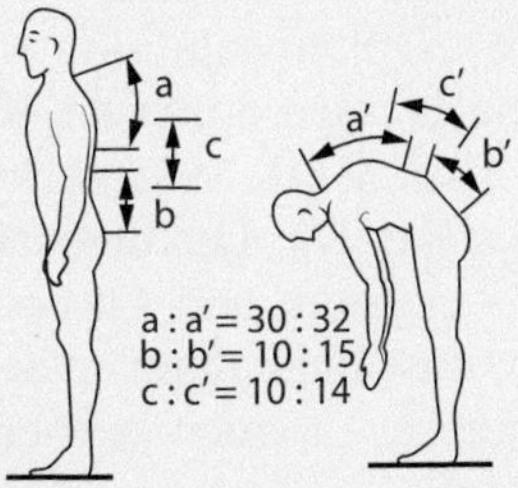

Abb. 6

F 6222 0418 Messblatt Wirbelsäule BK 2108, 2109, 2110

## 4.7.8 Weitere Scores

Es existieren noch unzählige weitere Scores zur Beurteilung der Handfunktion (z. B. ABILHAND, AHA, CHEQ, CPQOL, House, MUUL, PedsQLCP, and SHUEE) und auch weiterer Körperfunktionen (TCMS, SCALE, PEDI u.v.m.). Diese zum Teil sehr spezifischen Tests sind oftmals nur bei der Evaluation und Verlaufsbeurteilung besonderer Fragestellungen hilfreich und können im neuropädiatrischen oder rehabilitativen Bereich eingesetzt werden.

## 4.8 Dokumentation

Letztendlich sollten alle Befunde, auch Negativbefunde oder normale Bewegungsumfänge dokumentiert werden. Dies ist zum einen aus medikolegalen Aspekten erforderlich, zum anderen auch als Gedächtnisstütze für Rückfragen seitens weiterer Parteien oder der Kostenträger sinnvoll. Aber auch als Verlaufsdokumentation bei wiederkehrenden Patienten ist die vollständige Dokumentation unabdingbar. Gerne werden die Befunde parallel zum Untersuchungsgang diktiert, welches aus praktischen Gründen aber oft schwierig ist. Allerdings birgt ein verspätetes Dokumentieren die Gefahr des Vergessens oder der fehlerhaften Dokumentation. Bewährt hat sich zudem, eine video- und fotobasierte Dokumentation vorzuhalten, um bei Nachfragen durch die Krankenkassen und den MDK entsprechend reagieren zu können. Die Dokumentationsbögen sollten so etabliert und QM-technisch erfasst sein, dass diese dann später archiviert oder digitalisiert werden können, z. B. BG-Formblätter.

Sinnvollerweise sollten zukünftig primär IT-basierte Systeme verwendet werden. Entscheidend ist aber, dass eine vollständige Dokumentation als Referenz vorliegt!

### Kernaussagen

- Die neuroorthopädische Anamnese, Untersuchung und Assessment sind Basis jeder Therapieplanung und Behandlungskonzeptes.
- Besonders wichtige Schritte sind die Erhebung von Gelenkfunktion, Muskelfunktion, Hebelarmen, Muskelkraft, Alltagsaktivitäten, Hilfsmittelversorgung, täglicher Bewegung, Therapie, Sport und psychosozialem Umfeld.
- Jeder Untersucher sollte sich ein eigenes Vorgehen aneignen und dieses standardisiert verwenden, um die Erhebung wichtiger Informationen nicht zu vergessen.
- Für die konkrete Therapieplanung ist der interdisziplinäre Untersuchungsbedarf individuell abzuschätzen und einzuleiten.

## Literatur

Baumann T, Dierauer S, Meyer – Heim A (2018) Zerebralparese: Diagnose, Therapie und multidisziplinäres Management. Thieme

Buckup J, Hoffmann R (2018) Klinische Tests an Knochen, Gelenken und Muskeln, Zeichen, Phänomene, 6. Aufl. Thieme

Döderlein L (2007) Infantile Zerebralparese: Diagnostik, konservative und operative Therapie, 1. Aufl. Springer

Hefti F, Brunner R, Freuler F, Hasler C, Jundt G, Krieg A (2014) Kinderorthopädie in der Praxis, 3. Aufl. Springer

Magee DJ (2014) Orthopedic physical assessment, 6. Aufl. Elsevier, USA

Michaelis R, Niemann GW, Wolff M (2017) Entwicklungsneurologie und Neuropädiatrie: Grundlagen und diagnostische Strategien, 4. Aufl. Thieme

Miller F, Bachrach SJ (2006) Cerebral palsy: a complete guide for caregiving. A. Johns Hopkins Press Health Book

Müller – Felber W, Schara U (2015) Neuromuskuläre Erkrankungen bei Kinder und Jugendlichen – Leitfaden für die klinische Praxis. Kohlhammer

Panteliadis CP (2018) Cerebral palsy – a multidiscinary approach. Springer

Schara U, Schneider – Gold C, Schrank B (2015) Klinik und Transition neuromuskulärer Erkrankungen. Springer

# Methoden und Praxis der Bewegungsanalyse

*Andreas Kranzl*

## Inhaltsverzeichnis

© Springer-Verlag GmbH Deutschland, ein Teil von Springer Nature 2021
W. Strobl et al. (Hrsg.), *Therapeutisches Arbeiten in der Neuroorthopädie*,
https://doi.org/10.1007/978-3-662-60493-9_5

Dieses Kapitel beschreibt die grundlegenden Begriffe der klinischen Ganganalyse und deren Methoden. Die beobachtende Ganganalyse (Videoanalyse) ist ein gängiges Mittel im täglichen klinischen Alltag. Verschiedene Untersuchungsbögen zur Gangbildbeurteilung helfen eine systematische Beurteilung durchzuführen. Ein Verständnis für die gemeinsame Sprache zur Beurteilung des Gangbilds ist eine wichtige Voraussetzung für eine interdisziplinäre Therapiefindung. Die Kräfte bleiben aber bei der beobachtenden Ganganalyse im Verborgenen, deshalb ist eine Kombination mit Kraftmessplatten eine gute, praktikable Anwendung für die tägliche Routine. Druckverteilungsmessungen und Messung der Muskelaktivität unterstützen bei der Therapieplanung. Die klinische Ganganalyse ist als Baustein zur Therapiefindung zu sehen, ein Baustein, der die Dynamik des Gangbildes erfasst.

## 5.1 Methoden der Bewegungsanalyse und neuroorthopädische Indikationen

Bei der Beurteilung von Bewegungsstörungen ist neben der klinischen Untersuchung und den bildgebenden Verfahren auch die dynamische Beurteilung der Bewegungen ein wichtiger Baustein für die Diagnostik und die Therapieplanung. Zuallererst kommt die Betrachtung durch den Untersucher. Dies ist die einfachste und schnellste Methode, um die Bewegungsqualität zu beurteilen. Der Vorteil liegt darin, dass die Information sofort verfügbar ist. Jedoch bleibt diese Beurteilung subjektiv, verschiedene Untersucher beurteilen die Bewegungsqualität unterschiedlich, je nach Einschätzung, Wissensstand und Erfahrung. Untersuchungen über die Reproduzierbarkeit von Analysen des Gangbildes mittels Video konnten aufzeigen, dass die Reproduzierbarkeit der Ergebnisse von

gut bis eher sehr mäßig ausfällt. Eine gute Reproduzierbarkeit zeigte z. B. die Beurteilung des initialen Bodenkontakts (Mackey et al. 2003), eher schlecht fielen die Winkel im Hüft-, Knie- und Sprunggelenk in den unterschiedlichen Phasen des Gangbildes aus (Borel et al. 2011; Brunnekreef et al. 2005; Eastlack et al. 1991; Hillman et al. 2010; Krebs et al. 1985; Rathinam et al. 2014). Um die Reproduzierbarkeit der Beurteilung zu verbessern, wurden verschiedene Fragebögen entwickelt, die eine systematische Beurteilung zulassen. Dabei bleibt jedoch die Beschreibung der Merkmale des Gangbildes subjektiv. Im Bereich der Neuroorthopädie werden verschiedenste Fragebögen, wie Edinburgh Gait Scale, Visual Gait Assessment Scale, Observational Gait Scale, Physician's Rating Scale, oder der Beurteilungsbogen nach Götz-Neumann (Götz-Neumann 2015; Müller et al. 2018) eingesetzt. Der Einsatz dieser Bögen bedarf aber der Übung und dauert je nach Untersuchungsbogen eine gewisse Zeit. Jedoch erhält man am Ende eine gute, wenn auch subjektive Beschreibung des Gangbildes. Somit lassen sich Therapieerfolge gut und einfach sowie nachvollziehbar dokumentieren. Nach Gage et al. (2009) sind dies die fünf wichtigen Kriterien, die ein effizientes Gangbild beschreiben (Gage et al. 2009):
- Vorbereitung zum initialen Bodenkontakt
- Schrittlänge
- Stabilität in der Standphase
- Bodenfreiheit in der Schwungphase
- Energieverbrauch

Man muss sich bewusst sein, dass dem Patienten eine gewisse Länge an Gehstrecke zur Verfügung stehen muss, um das Gangbild bewerten zu können. Eine Gangbilduntersuchung in einem Untersuchungsraum von 3–5 m Länge ist hier nicht ausreichend. Die zur Verfügung stehende Gehstrecke sollte zwischen 8 und 10 Metern liegen. Das heißt, dass der Raum eine Länge von 8–12 m haben sollte. Natürlich hängt die benötigte Länge auch davon ab, wie schwer die Patienten betroffen sind. Bei stark beeinträchtigten Gangbildern kann auch die Gehstrecke zur Beurteilung deutlich kürzer ausfallen. Um die Beurteilung des Gangbildes objektiver zu gestalten, werden zweidimensionale Videoaufnahmen eingesetzt, wo sich im Anschluss verschiedene Gelenkwinkel aus dem Videobild herausmessen lassen. Der Vorteil von Videoaufnahmen ist auch, das Gangbild in verlangsamter Form bzw. in Einzelbildabfolgen darstellen zu können. Somit kann man sich wiederholt auf einzelne Aspekte des Gangbildes fokussieren. Diese Aufnahmen sollten standardisiert von frontal und sagittal durchgeführt werden. Bei komplexeren Gangstörungen muss jedoch eine dreidimensionale Erfassung der Bewegung stattfinden. Nur so lässt sich objektiv die Bewegung detailliert beschrieben.

> **Wozu dient eine Ganganalyse**
> — zur Unterstützung in der Diagnosefindung
> — zur Dokumentation
> — zur Therapieplanung (operativ, konservativ)
> — zur Überprüfung der durchgeführten Therapien
> — zur Evaluierung der eingesetzten Hilfsmittel wie Orthesen, Elektrostimulation

Generell gilt es, sich bei jeder Zuweisung zu einer Ganganalyse vorher eine Fragestellung zu überlegen. Diese lässt sich dann über die Ganganalyse beantworten, oder es kann auch dazu kommen, dass am Ende mehr Fragen als Antworten auftauchen.

## 5.2 Messung der Kinematik

Als Kinematik versteht man die Untersuchung der Bewegung, hierbei werden relevante Winkelverläufe der Gelenke beschrieben. Auch ist hier die Beschreibung der Gangparameter wie Schrittlänge,

Schrittbreite, Schrittfrequenz inkludiert. Diese Werte werden auch als Zeit-Weg-Parameter bezeichnet. Die Erfassung der Gelenkwinkel bzw. Segmentbewegungen bedarf neben der messtechnischen Gerätschaft auch einer Übereinkunft, wie die einzelnen Gelenkwinkel definiert sind. Hier kann man sich an die Vorgaben der internationalen Gesellschaften wie der European Society of Movement Analysis for Adults and Children (ESMAC, ▶ www.esmac.org), der Gait and Clinical Movement Analysis Society (GCMAS, ▶ www.gcmas.org) oder der deutschsprachigen Gesellschaft für die Analyse Menschlicher Motorik in ihrer klinischen Anwendung (GAMMA, ▶ www.g-a-m-m-a.org) halten.

Eine einfache Messmethode ist die Erfassung der Bewegung mittels einer normalen Videokamera oder Handykamera. Sollte jedoch diese Aufnahme zur Analyse von Gelenkwinkeln genutzt werden, so sind bei der Aufnahme einige wichtige Punkte wie Kameraposition, Blickwinkel, Belichtungszeit, Aufnahmefrequenz zu beachten. Die Kamera sollte bei frontalen Aufnahmen in der Gehstrecke positioniert sein, bei sagittalen Aufnahmen im rechten Winkel zur Fortbewegungsrichtung. So lassen sich Parallaxenfehler bei der Messung vermindern bzw. vermeiden. Die Belichtungszeit sollte kurz gewählt werden, damit das Videobild speziell in der Schwungphase ausreichend scharf abgebildet wird. Die Aufnahmefrequenz sollte bei 50 Bildern pro Sekunde liegen oder darüber, um alle Bewegungsabläufe im Detail erfassen zu können. Die Höhe der Kamera sollte so gewählt werden, dass der im Fokus stehende Winkel im Zentrum der Aufnahme ist. Praktisch bedeutet das: Wenn man die ganze Person filmen möchte, sollte die Kamera in Hüfthöhe positioniert werden, bei der Betrachtung des Beckens und abwärts in Kniehöhe und beim Fokus auf den Fuß in Sprunggelenkhöhe. Der Parallaxenfehler kommt auch dann zum Tragen, wenn die Gelenkbewegung nicht in der Fortbewegungsebene

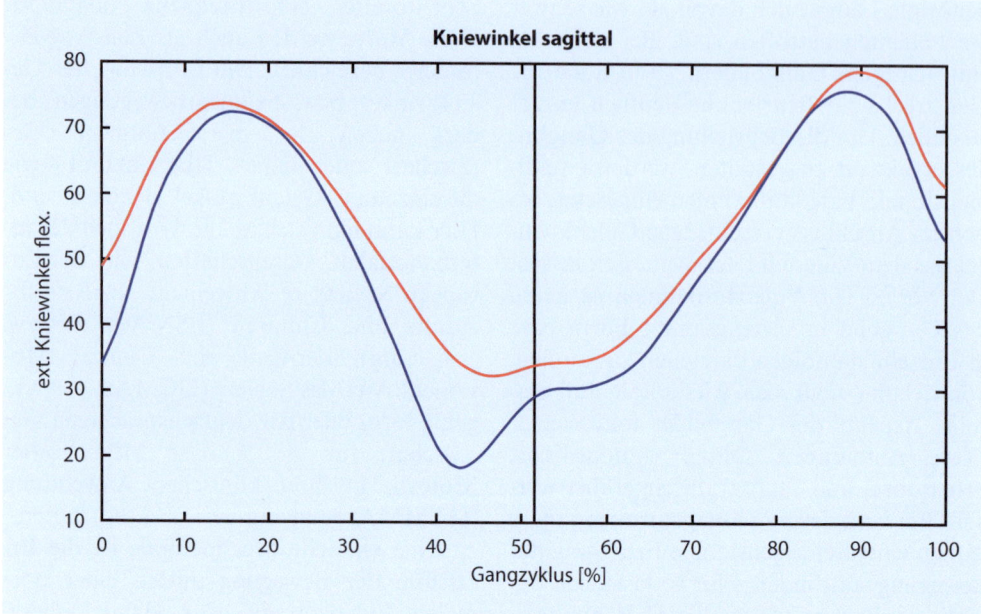

**Abb. 5.1** Kniewinkel sagittal, in Rot wird der Winkel zweidimensional dargestellt, in Blau dreidimensional. Durch die vermehrte Oberschenkeleinwärtsdrehung beim Gehen wird der Kniewinkel speziell in der Phase der Gewichtsübernahme und in der Vorschwungphase unterbestimmt

liegt. Dies ist bei Patienten mit Rotationsfehlern meist der Fall (■ Abb. 5.1). Dann wird der betrachtete Gelenkwinkel fehlerhaft bestimmt. Anhand von Beobachtungen und Videoaufnahmen lässt sich keine Abschätzung der wirkenden Kräfte durchführen. Kräfte und deren Auswirkungen müssen gemessen werden (siehe Kinetik, ▶ Abschn. 5.3).

Die erfasste Kinematik und Kinetik sowie die Muskelaktivität lassen sich aber nur gut interpretieren, wenn man auch den Gelenk- und Muskelstatus des Patienten kennt. Man muss Bescheid wissen, ob ein Gelenk frei beweglich ist (aktiv und passiv), um eventuell auftretende Abweichungen zur Norm im Gangbild interpretieren zu können. Die Messung der Muskelverkürzungen, Kontrakturen, knöchernen Fehlstellungen, des Kraftniveaus sowie eine Erhebung des Muskeltonus komplementieren die klinische Untersuchung, die für die Ganganalyseergebnisse als Zusatz dient.

Durch den technologischen Fortschritt der letzten Jahre drängen mehr und mehr Initialsensorsysteme verschiedenster Hersteller auf den Mark und finden auch ihre Anwendung im klinischen Umfeld. Diese Initialsensorsysteme, auch IMU genannt, arbeiten mit Beschleunigungssensoren, Gyroskopen und Magnetfeldsensoren und können so ihre Lage im Raum bestimmen. Jeder, der ein modernes Smartphone nutzt, besitzt so ein System. Diese Systeme zeichnen sich durch ihre einfache und schnelle Anbringung aus und ermöglichen so eine schnelle Bewegungserfassung auch außerhalb eines Labors, besitzen jedoch auch einige Einschränkungen, wie die Messgenauigkeit über einen längeren Zeitraum oder die Erfassung von anatomischen Fehlstellungen. An den Lösungen dieser Limitationen wird weiter geforscht.

Durch den technischen Fortschritt ergeben sich immer wieder neue Messmethoden/-geräte wie z. B. der Einsatz der Kinect

(Microsoft). Dieses hat den Vorteil des günstigen Preises, ist aber nicht als Medizinprodukt zugelassen. Deshalb ist eine Anwendung solcher Messgeräte zur klinischen Therapiefindung nicht gestattet.

## 5.3 Messung der Kinetik

Kinetik beschreibt die zugrunde liegenden Kräfte. Diese werden beim Gehen mittels im Boden eingelassener Kraftmessplatten erhoben. Aus der Kombination der gemessenen Bodenreaktionskraft und der Kinematik lassen sich die Netto-Drehmomente und Gelenkleistungen berechnen. Mittels Kraftmessplatten, die meist dreidimensional arbeiten, lässt sich die Bodenreaktionskraft hinsichtlich ihrer Größe, Richtung und des Kraftangriffspunktes (Center of Pressure, COP) bestimmen.

Für den einfachen klinischen Alltag ist eine Kombination aus einem zweidimensionalen Video und einer Kraftmessplatte ein sinnvolles System. Im Video lässt sich der Bodenreaktionsvektor nach erfolgter Kalibrierung des Systems einzeichnen und so zeigt sich optisch sehr gut, wo die Bodenreaktionskraft am Hüft-, Knie- und Sprunggelenk vorbeigeht (🔲 Abb. 5.2). Dieses System ist speziell für die Evaluierung von Orthesen bestens geeignet, denn mit den Orthesen möchte man den Kraftangriffspunkt der Bodenreaktionskraft entscheidend beeinflussen.

Eine weitere Methode ist die Pedobarografie. Die dynamische Druckmessung erlaubt eine detaillierte Analyse der Belastung der einzelnen Fußregionen hinsichtlich ihrer Belastung. Die Messmethode lässt sich sowohl im Schuh anwenden als auch eingebaut im Boden für Barfußmessungen.

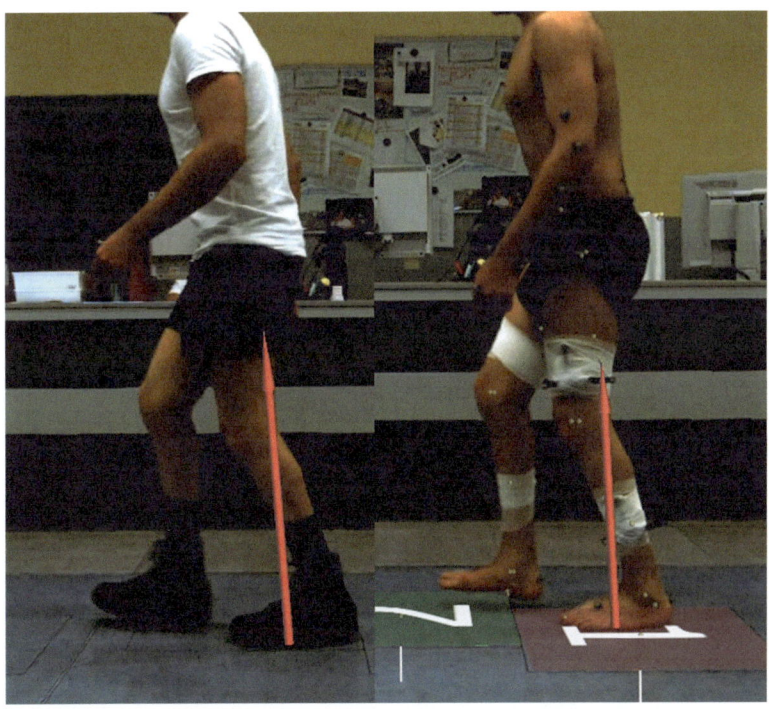

🔲 **Abb. 5.2** Videobild mit einblendender Bodenreaktionskraft *(roter Pfeil)*, Vergleich barfuß und orthopädischer Schuh

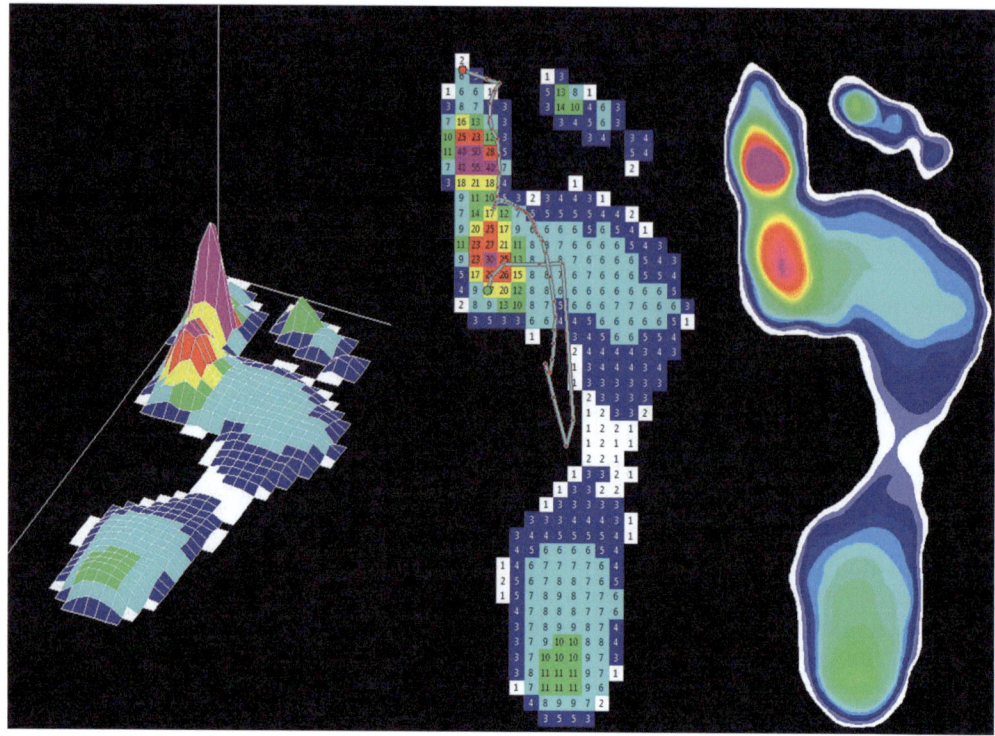

**Abb. 5.3** Verschiedene Darstellungsoptionen eines Druckverteilungsbildes, helle Farben symbolisieren höhere Druckwerte. *Links:* Druckgebirge, *Mitte:* Sensorendarstellung mit Druckwerten in N/cm², *rechts:* Isobarendarstellung

Bei den Messungen im Schuh geht es meist darum festzustellen, wie der Schuh und/oder die Einlage die Belastungssituation verändern. Bei den Barfußmessungen geht es um die Erhebung des Istzustandes.

Es gibt verschiedene Messprinzipien wie kapazitive, piezoresistive oder resistive Systeme. Je nach Einsatzgebiet hat jedes der Messprinzipien seine Vorteile. Generell wichtig ist die Anzahl der Sensoren pro cm², die Aufnahmefrequenz und die Eichbarkeit des Systems. Im klinischen Setting wird bei den Messsystemen meist eine Sensorauflösung von 4 Sensoren pro cm² genutzt und eine Aufnahmefrequenz von 100 Hz. Der wesentliche Einflussfaktor auf die Druckwerte neben der Sensorgröße ist die Ganggeschwindigkeit. Mit dieser steigen auch die Druckwerte, und die Gangli-

nie, gebildet aus dem Kraftangriffspunkt über die Zeit, verläuft dann medialer im Mittel- und Vorfußbereich (■ Abb. 5.3).

## 5.4 Messung der Muskelaktivität (EMG)

Hierbei werden die Summenaktionspotenziale des Muskels erfasst und es lässt sich feststellen, wenn sich der Muskel im Verlauf eines Gangzyklus aktiviert. Die Erfassung der Signale kann mittels Oberflächenelektroden erfolgen oder speziell bei tieferliegenden Muskeln mittels Dünndrahtelektroden (Fine-Wire Elektroden). Durch diese Methode lassen sich die Muskelaktivitäten in der Bewegung abbilden. Die Erfassung der Aktivität bedarf einiger Vorbereitung bzw. Aufbereitung der erfassten Signale (weiterführende Literatur: Freiwald et al. 2007; Merletti and Farina 2016). Über das EMG-Signal können folgende Aussagen getroffen werden: Wann ist der Muskel im Bewegungsablauf aktiv und wie stark in den einzelnen Phasen der Bewegung? Besteht eine verfrühte Aktivität, eine verspätete oder gar eine fehlende Aktivität im Gangzyklus? Oder sind vielleicht die Antagonisten gemeinsam mit den Agonisten aktiv (CO-Aktivität)? Eine Aussage über das entwickelte Kraftniveau ist jedoch klassischerweise mittels EMG bei dynamischen Bewegungen nicht möglich.

> Bei Patienten mit neuromotorischer Störung gilt es immer, wenn möglich, alle drei Komponenten Kinematik, Kinetik und EMG zu erfassen. So lässt sich ein gesamtes Bewegungsbild darstellen und eine adäquate Therapieplanung durchführen.

Sauerstoffverbrauchsmessungen stellen eine zusätzliche Möglichkeit dar, das Gangbild hinsichtlich der Effizienz bzw. der Effizienzverbesserung zu analysieren. Dazu wird aber eine längere Gehstrecke benötigt, um eine aussagekräftige Analyse zu bekommen.

## 5.5 Weiterführende Literatur

Generell einen guten Überblick über die biomechanischen Verfahren bekommt man in der sehr ausführlichen Zusammenfassung im Buch „Handbook of Human Motion" (Müller et al. 2018). Die Beiträge wurden von internationalen Spezialisten in ihren Gebieten verfasst. Für die Ganganalyse gibt es einige gute deutsche Bücher: K. Götz-Neumann (2015), O. Ludwig (2015). Empfehlenswerte Literatur in Englisch: J. Perry (1992), C. Kirtley (2005). Für die dreidimensionale Ganganalyse ist das Buch von Richard Baker (2013) zu empfehlen. Es behandelt viele technische Aspekte der in-

strumentierten Ganganalyse, die Hintergründe werden hier gut beschrieben. Einen weiteren guten Überblick bietet das Buch „The Identification and Treatment of Gait Problems in Cerebral Palsy" (Gage et al. 2009).

**Kernaussagen**
- Kinematik beschreibt und berechnet die menschliche Bewegung im Raum.
- Kinetik misst die Drehmomente und Kräfte, die bei der menschlichen Bewegung an definierten Gelenken auftreten.
- Dynamische Elektromyografie bildet die Aktivität der Muskulatur während der Bewegung ab.
- Die dreidimensionale instrumentierte Ganganalyse erfasst die Dynamik des Gangbildes und stellt so einen wichtigen Baustein zur Therapiefindung bei neuromotorischen Störungen dar.
- Die gemeinsame Sprache bei der Beurteilung des Gangbildes im interdisziplinären Team ermöglicht die Umsetzung einer optimalen Therapieplanung.

## Literatur

Baker RW (2013) Measuring walking: a handbook of clinical gait analysis. Mac Keith Press, London

Borel S, Schneider P, Newman CJ (2011) Video analysis software increases the interrater reliability of video gait assessments in children with cerebral palsy. Gait Posture 33:727–729

Brunnekreef JJ, van Uden CJ, van Moorsel S, Kooloos JG (2005) Reliability of videotaped observational gait analysis in patients with orthopedic impairments. BMC Musculo Disord 6:17

Eastlack ME, Arvidson J, Snyder-Mackler L, Danoff JV, McGarvey CL (1991) Interrater reliability of videotaped observational gait-analysis assessments. Phys Ther 71:465–472

Freiwald J, Baumgart C, Konrad P (2007) Einführung in die Elektromyographie: sport – prävention – rehabilitation. Spitta

Gage JR, Schwartz MH, Koop SE, Novacheck TF (2009) The identification and treatment of gait problems in cerebral palsy. Mac Keith Press, London

Götz-Neumann K (2015) Gehen verstehen: Gangana-lyse in der Physiotherapie. Georg Thieme Verlag, Stuttgart-New York

Hillman SJ, Donald SC, Herman J, McCurrach E, McGarry A, Richardson AM, Robb JE (2010) Repeatability of a new observational gait score for unilateral lower limb amputees. Gait Posture 32:39–45

Kirtley C (2005) Clinical gait analysis, theory and practice. S.L., Elsevier – health sciences division

Krebs DE, Edelstein JE, Fishman S (1985) Reliability of observational kinematic gait analysis. Phys Ther 65:1027–1033

Ludwig O (2015) Ganganalyse in der Praxis: anwendung in Prävention, Therapie und Versorgung. Maurer, C.

Mackey AH, Lobb GL, Walt SE, Stott NS (2003) Reliability and validity of the Observational Gait Scale in children with spastic diplegia. Dev Med Child Neurol 45:4–11

Merletti R, Farina D (2016) Surface electromyography: physiology, engineering, and applications. Wiley.

Müller B, Wolf S, Brueggemann GP, Deng Z, Miller F, Selbie WS (2018) Handbook of human motion. Springer International Publishing

Perry J (1992) Gait analysis, normal and pathological function. Thorofare, NJ, SLACK

Rathinam C, Bateman A, Peirson J, Skinner J (2014) Observational gait assessment tools in paediatrics – a systematic review. Gait Posture 40:279–285

**5**

# Krankheitsbilder, Deformitätenentwicklung, Prinzipien der Prävention und Behandlung

*Walter Michael Strobl*

## Inhaltsverzeichnis

© Springer-Verlag GmbH Deutschland, ein Teil von Springer Nature 2021
W. Strobl et al. (Hrsg.), *Therapeutisches Arbeiten in der Neuroorthopädie*,
https://doi.org/10.1007/978-3-662-60493-9_6

Angeborene und erworbene Erkrankungen des Gehirns, des Rückenmarks, der Nerven und Muskeln verursachen Veränderungen der Bewegungsfunktion und der Form der Bewegungsorgane. Diese Funktions- und Formveränderungen folgen Gesetzmäßigkeiten, die für eine erfolgreiche Vorbeugung und Behandlung berücksichtigt werden müssen. Funktionsstörungen sind abhängig vom Ausmaß und der Lokalisation der primären neuromotorischen Schädigung und Kompensation, während Formveränderungen neben Funktion und Gebrauch von Alter und Entwicklung des Bewegungssystems abhängen. Im vorliegenden Kapitel wird versucht, diese Gesetzmäßigkeiten der Entwicklung von Deformitäten bei verschiedenen neuromotorischen Grunderkrankungen aufzuzeigen und die Dynamik neuroorthopädischer Krankheitsbilder zu erklären, um Möglich-

keiten der Prävention und Behandlung rechtzeitig erkennen zu können.

## 6.1 Organ- und altersspezifische neuromotorische Grunderkrankungen

Erkrankungen des Gehirns, des Rückenmarks, der peripheren Nerven und der Muskulatur können angeboren oder erworben auftreten und pränatal, bei Geburt, im Wachstums- oder Erwachsenenalter diagnostiziert werden (siehe ◘ Abb. 6.1 und 6.2).

Der Zeitpunkt der Diagnose und Beginn der kausalen oder symptomatischen Behandlung ist entscheidend für die weitere Entwicklung, Funktion und Form des Bewegungssystems. Besonders während des Wachstums

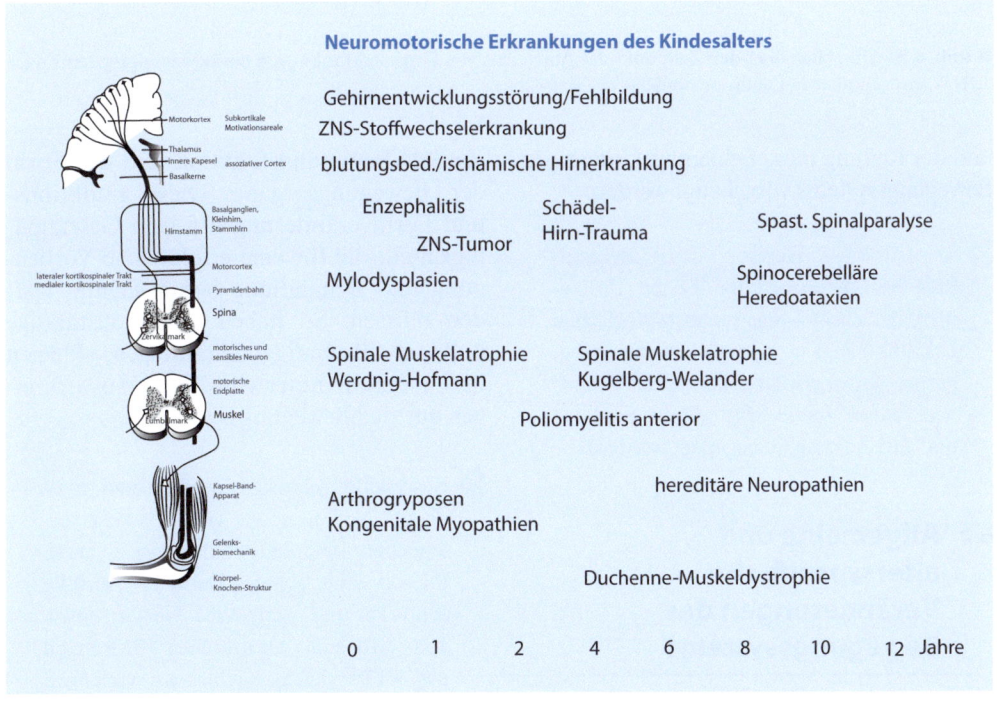

◘ **Abb. 6.1**   Überblick über den Zeitpunkt des Auftretens von Grunderkrankungen des Bewegungssystems im Wachstumsalter mit neuroorthopädischer Relevanz

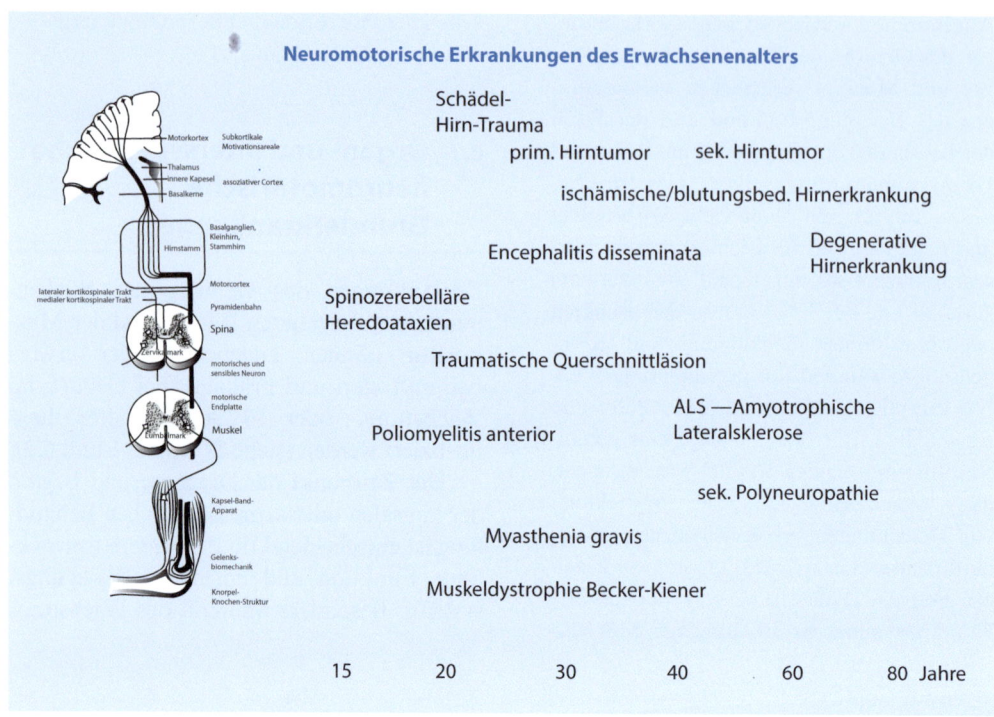

**Abb. 6.2**    Überblick über den Zeitpunkt des Auftretens von Grunderkrankungen des Bewegungssystems nach dem Wachstumsalter mit neuroorthopädischer Relevanz

und der Reifung muss Fehlentwicklungen des Bewegungssystems vorgebeugt werden.

> Je früher Prävention und Behandlung von neuroorthopädischen Problemen bei chronischen neuromotorischen Erkrankungen in jeder Altersgruppe beginnen, umso erfolgreicher kann Fehlentwicklungen sowie sekundären Schäden und Behinderungen begegnet werden.

## 6.2 Allgemeine und altersspezifische Veränderungen des Bewegungssystems

Angeborene und erworbene Erkrankungen des Gehirns, des Rückenmarks, der Nerven und Muskeln verursachen Veränderungen der Bewegungsfunktion und der Form der Bewegungsorgane. Diese Funktions- und Formveränderungen folgen Gesetzmäßigkeiten, die für eine erfolgreiche Vorbeugung und Behandlung berücksichtigt werden müssen. So haben etwa vollständige und unvollständige Lähmungen, Plegien und Paresen, unterschiedliche Auswirkungen auf das Bewegungssystem.

> Komplette Ausfälle zentraler und peripherer Nerven sowie von Muskeln verursachen komplette Lähmungen. Diese Plegien sind selten. Teilweise Ausfälle zentraler und peripherer Nerven sowie von Muskeln verursachen Störungen des Kräftegleichgewichtes an Gelenken zwischen Agonisten und Antagonisten. Diese Paresen sind häufig.

Beispiel: Eine zervikale Querschnittsläsion kann zu einer vollständigen Tetraplegie führen. Ein kompletter traumatischer Ausriss des Plexus lumbalis kann eine vollständige Monoplegie eines Beines verursachen. Bei Erhalt einzelner Nervenbahnen ist jeweils eine Teillähmung mit Schwächen und Überaktivitäten von Muskelgruppen zu erkennen.

Funktionsstörungen und Formveränderungen bedürfen einer differenzierten Behandlung. Bei flexiblen Fehlhaltungen muss die Frage der aktiven Korrigierbarkeit durch Therapie, z. B. Koordinations- und Krafttraining, beantwortet werden. Eine Persistenz führt zu einer Progredienz, Kräfteungleichgewichte verursachen Fehlstellungen. Regelhaft bestehen Störungen der physiologischen Biomechanik. Zum Beispiel entwickelt sich bei Muskelschwäche eine Instabilität der primär muskelgesicherten Gelenke, wie des unteren Sprunggelenks, des Hüftgelenks, des Schultergelenks, des Radioulnargelenks, des Handgelenks und Wirbelgelenke. Veränderungen der Hebelarme von primär nicht betroffenen Muskeln können zu einer massiven Progredienz der Kräfteimbalance und dadurch zu einer ausgeprägten Fehlstellung führen. Auch der fehlende Gebrauch („Non-use") trägt zu einer sekundären Muskelschwäche, später Gelenkkontrakturen, strukturellen Fehlstellungen und knöchernen Fehlformen bei. Funktionsstörungen, die während des Wachstums auftreten, bewirken eine Veränderung der Skelettentwicklung und -reifung. Regelhaft kann ein Ausbleiben der physiologischen Achsentwicklung der großen Röhrenknochen beobachtet werden. Die allmähliche Reduktion der Femurantetorsion findet nicht oder nur unvollständig statt, ebenso die allmähliche Erhöhung der Tibia-Außentorsion (siehe ◨ Abb. 6.3).

❯ Funktionsstörungen, wie schlaffe, spastische und dystone Lähmungen, Kontrakturen und Luxationen mit z. B. Gang-, Greif- und Sitzstörungen, sind abhängig von der Lokalisation und vom Ausmaß der primären neuromotorischen Schädigung und deren Kompensation. Kurzzeitige Erkrankungen können zu reversiblen Veränderungen führen, während persistierende Ausfälle meist irreversible Veränderungen verursachen.

❯ Formveränderungen, wie strukturelle Wirbelkörper-, Handskelett-, Fußskelett-, Beinachsen-, Gelenkdeformitäten sind, neben Funktion und Gebrauch, auch vom Lebensalter und von der Reife des Bewegungssystems abhängig.

Beispiel: Die lähmungsbedingte Schwäche einzelner Fußmuskeln führt bei einem Erwachsenen zu einer Fußfehlhaltung in Richtung der überaktiven Muskelgruppen. Diese Fehlhaltung ist zunächst noch nicht strukturell fixiert und im Falle einer Remission, d. h. vollständigen Heilung der Lähmung, reversibel. Sie verursacht Gangstörungen und kompensatorische Veränderungen der Muskelaktivität, die sich klinisch als Überlastungen und Schmerzen äußern. In diesem Stadium ist in sehr leichten Fällen ein bewegungstherapeutisches Training, in allen anderen Fällen ein Ausgleich durch eine Funktionsorthese oder eine motorische Ersatzoperation mittels Sehnentransfer möglich. Bei Persistenz, d. h. bei längerem Kräfteungleichgewicht über einem Gelenk, entwickelt sich eine fixierte Fehlstellung. Diese verursacht in der Regel ausgeprägte Gangstörungen mit Schmerzen und Druckstellengefahr. Zusätzlich können nun andere Muskeln ihre Hebelarme

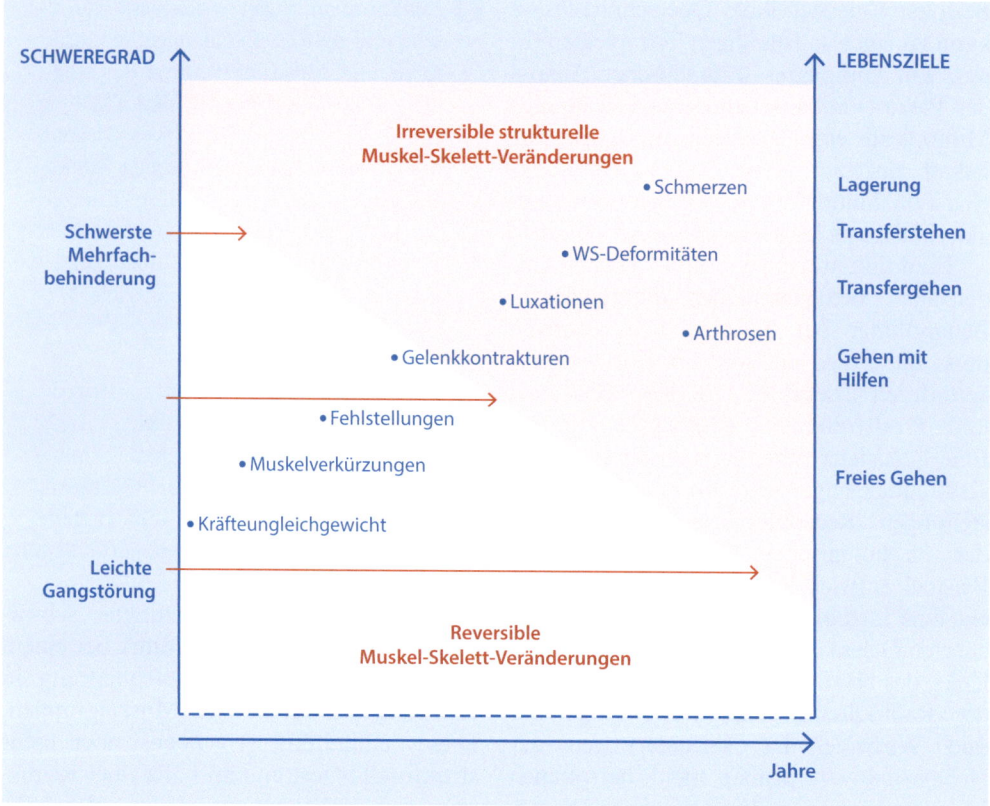

**◘ Abb. 6.3** Bei schweren Beeinträchtigungen der Bewegungsfunktion entwickeln sich irreversible strukturell-fixierte Muskel-Skelett-Deformitäten bereits in den ersten Monaten, bei leichten Bewegungsstörungen oft erst nach mehreren Jahren

verändern, z. B. der Tibialis anterior von einem Fußheber zu einem Adduktor und Supinator des Fußes werden, und die Fehlentwicklung massiv beschleunigen. Die strukturelle Fehlstellung ist nur noch durch eine operative Korrektur inklusive motorischer Ersatzoperation behandelbar. Während des Wachstums verursacht die gleiche lähmungsbedingte Muskelschwäche ein Fehlwachstum und damit eine strukturelle Fehlform von Fußwurzelknochen. Diese Deformität ist nur durch eine knöcherne Rekonstruktion des Fußskeletts in Verbindung mit den genannten kraftba-

lancierenden Eingriffen korrigierbar (siehe ◘ Abb. 6.4).

Die Grunderkrankungen, cerebrale und neuromuskuläre Bewegungsstörungen, müssen von neuroorthopädischen Krankheitsbildern unterschieden werden.

❯ Unterschiedliche neuromotorische Erkrankungen mit einem ähnlichen Lähmungsmuster führen zu ähnlichen Störungen des Bewegungssystems. Bei Patienten mit derselben neuromotorischen Erkrankung und unterschiedlichem Lähmungsmuster finden sich unterschiedliche Veränderungen der Bewegungsorgane.

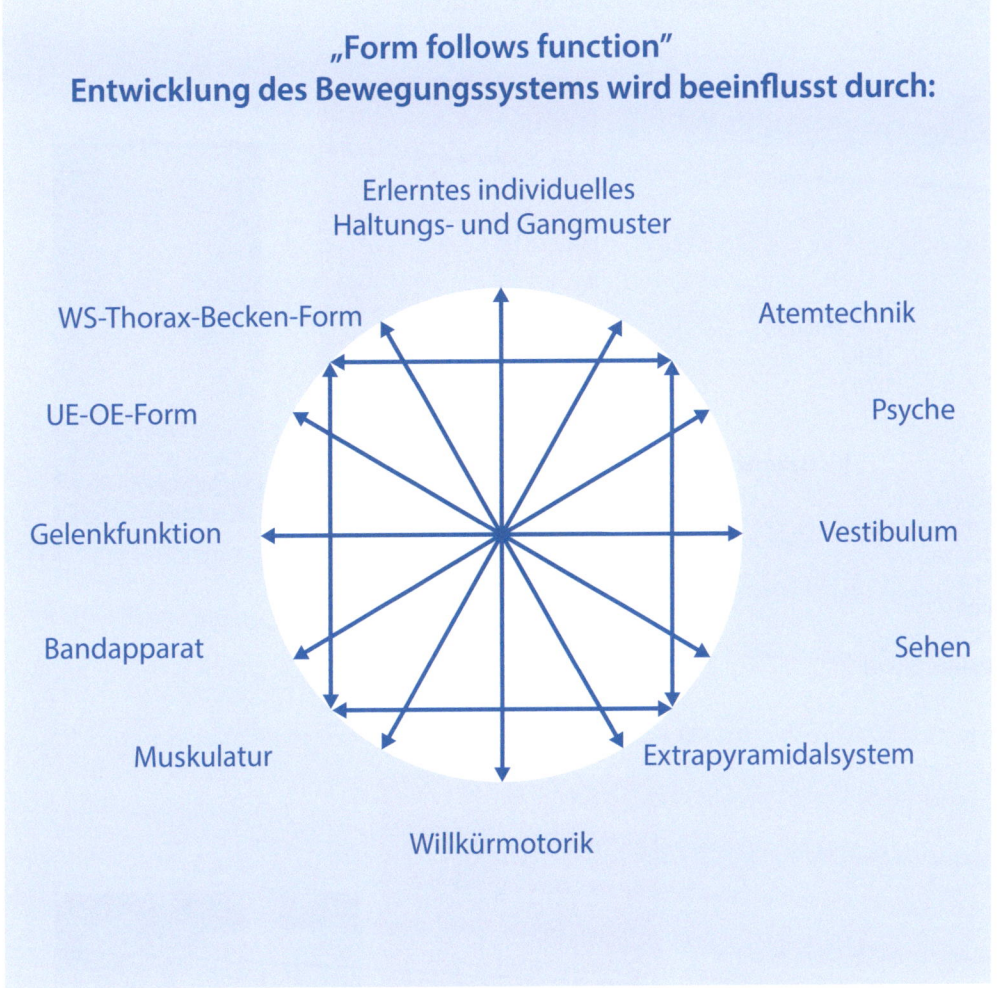

**„Form follows function"**
**Entwicklung des Bewegungssystems wird beeinflusst durch:**

Erlerntes individuelles
Haltungs- und Gangmuster

WS-Thorax-Becken-Form

UE-OE-Form

Gelenkfunktion

Bandapparat

Muskulatur

Willkürmotorik

Atemtechnik

Psyche

Vestibulum

Sehen

Extrapyramidalsystem

🔹 **Abb. 6.4** Zwischen den Bestandteilen des Bewegungssystems bestehen komplexe Autoregulationsmechanismen, die die Entwicklung von irreversiblen Muskel-Skelett-Deformitäten im Sinne eines Circulus vitiosus verstärken können

Beispiel: Fußfehlstellungen, wie neurogene Klumpfüße, werden bei spastischen Hemiparesen, Myelomeningozele (MMC), hereditären motorisch-sensiblen Neuropathien (HMSN) und Arthrogryposen von Ausfällen der gleichen Muskelgruppen verursacht. Bei Menschen mit Cerebralparese (CP), wie auch mit MMC, HSMN und Arthrogryposen, führen Ausfälle der Pronatoren zur Entwicklung neurogener Klumpfüße, Ausfälle der Supinatoren zu neurogenen Knickplattfüßen (siehe 🔹 Abb. 6.5).

## 6.3 Überblick über spezifische Veränderungen des Bewegungssystems bei den häufigsten Grunderkrankungen

### 6.3.1 Spastische Hemiparese

(bei Grunderkrankungen wie cerebralem Insult, unilateraler spastischer CP)

a    **Der Spitzfuß - Anatomie & Mechanik**

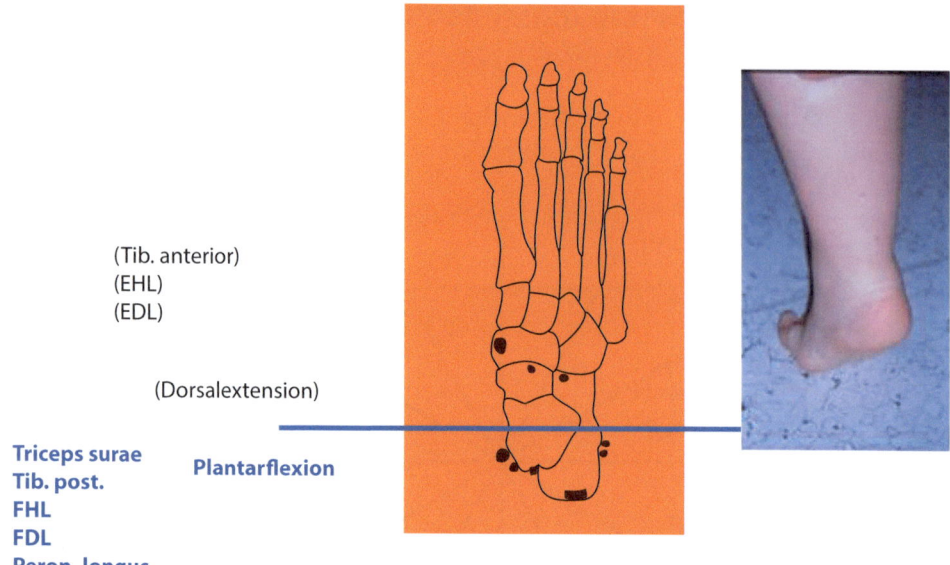

(Tib. anterior)
(EHL)
(EDL)

(Dorsalextension)

**Triceps surae**    **Plantarflexion**
**Tib. post.**
**FHL**
**FDL**
**Peron. longus**
**Peron. brevis**

b    **Der Hakenfuß - Anatomie & Mechanik**

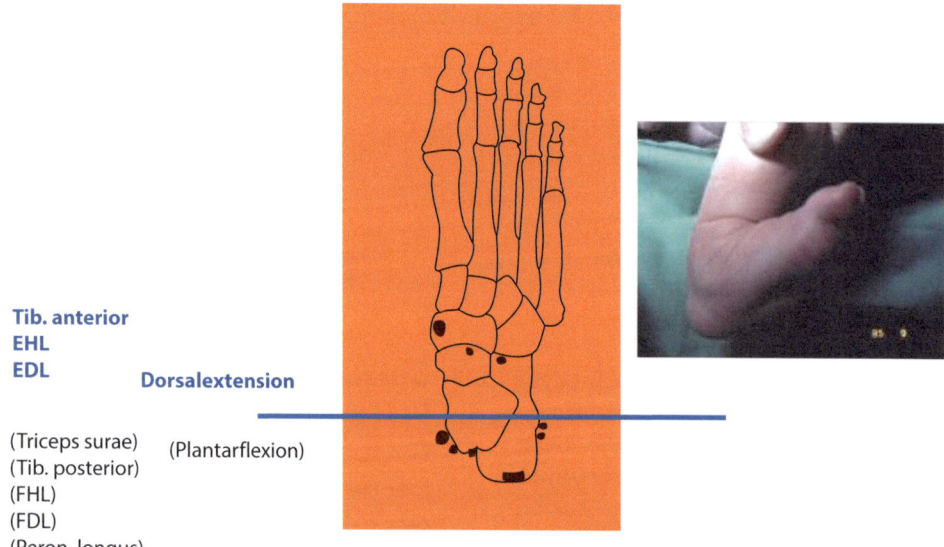

**Tib. anterior**
**EHL**
**EDL**    **Dorsalextension**

(Triceps surae)    (Plantarflexion)
(Tib. posterior)
(FHL)
(FDL)
(Peron. longus)
(Peron. brevis)

**▫ Abb. 6.5    a–d** Störung des Kräftegleichgewichtes am Beispiel des oberen und unteren Sprunggelenks mit Entwicklung der typischen neuromuskulären Fußfehlstellungen: **a** Spitzfuß, **b** Hackenfuß, **c** Klumpfuß, **d** Knickplattfuß. *EDL* M. extensor digitorum longus, *EHL* M. extensor hallucis longus, *FDL* M. flexor digitorum longus, *FHL* M. flexor hallucis longus

c

### Der Klumpfuß - Anatomie & Mechanik

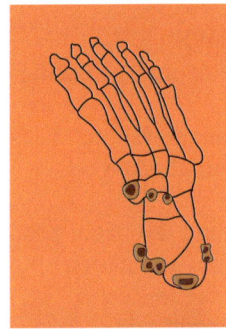

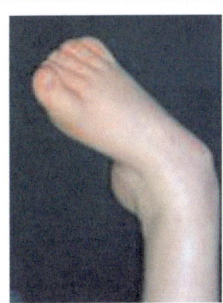

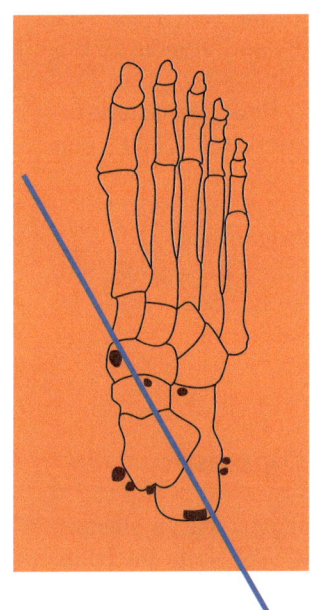

**Supination**

**Tib. posterior**
**FHL**
**FDL**
**Tib. anterior**
**Triceps surae**

(Pronation

(Peron. longus)
(Peron. brevis)
(EHL)
(EDL)

d

### Der Knickplattfuß - Anatomie & Mechanik

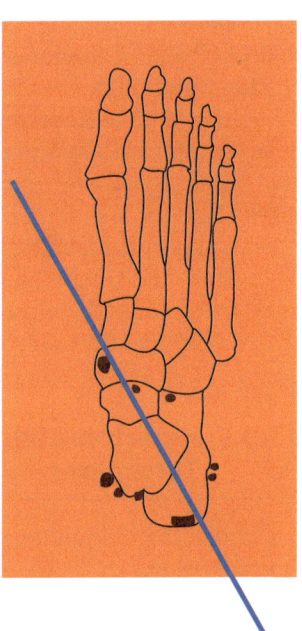

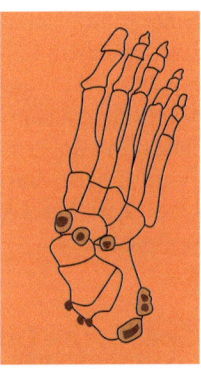

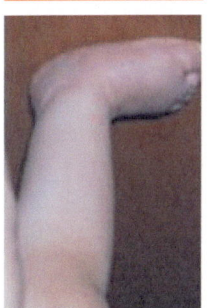

Supination

(Tib. posterior)
(Tib. anterior)
(FHL)
(FDL)
(Triceps surae)

**Pronation**

**Peron. longus**
**Peron. brevis**
**EHL**
**EDL**

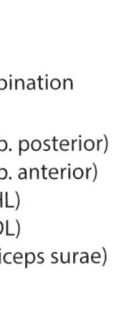

■ **Abb. 6.5**   (Fortsetzung)

Die mangelhafte Steuerung der einseitigen Hand- und Beinmuskulatur und die gestörte Oberflächen- und Tiefenwahrnehmung der oberen (OE) und unteren Extremität (UE) führen zu:

- Fußplantarflexion und -inversion/-supination, Knieflexion mit Steh- und Gangstörung
- funktioneller Beinlängendifferenz
- grobmotorischer Asymmetrie
- Handgelenk- und Ellbogenflexion, Handgelenkpronation, Schulteradduktion und -innenrotation mit Greif- und Stützstörung

### 6.3.2 Spastische Diparese

(bei Grunderkrankungen wie bilateraler spastischer CP – GMFCS I–III, Encephalitis disseminata, hereditäre spastische Spinalparalyse)

Die mangelhafte Steuerung der beidseitigen Beinmuskulatur und die gestörte Oberflächen- und Tiefenwahrnehmung beider UE verursachen:

- Fußplantarflexion und -eversion/-pronation, selten -inversion/-supination bds.
- Knieflexion bds.
- Hüftadduktion, -innenrotation, -flexion bds. mit Steh- und Gangstörung
- Hyperlordose

### 6.3.3 Spastische Tetraparese

(bei Grunderkrankungen wie cerebralem Insult, bilateraler spastischer CP – GMFCS III–V, Zustand nach Schädel-Hirn-Trauma, Zustand nach Enzephalitis, Encephalitis disseminata, schweren Stoffwechselerkrankungen und Hirnfehlbildungen)

Die mangelhafte Steuerung der beidseitigen Extremitäten- und gesamten Rumpfmuskulatur und die gestörte Oberflächen- und Tiefenwahrnehmung verursachen:

- mangelhafte Kopfkontrolle
- Rumpfinstabilität und progrediente Kyphoskoliose
- Hyperlordose der LWS
- Hüftgelenkinstabilität und progrediente Hüftluxation bds.
- Hüftadduktion, -innenrotation, -flexion mit Steh- und Gehunfähigkeit bds.
- Knieflexion bds.
- Fußplantarflexion und -eversion/-pronation, selten -inversion/-supination
- funktionelle Beinlängendifferenz
- grobmotorische Asymmetrie
- Handgelenk- und Ellbogenflexion, Handgelenkpronation, Schulteradduktion und -innenrotation mit Greif- und Stützstörung

### 6.3.4 Dyskinetische Tetraparese

(schwere extrapyramidale Bewegungsstörungen, schweres Parkinson-Syndrom, choreatisches Syndrom, dystone Syndrome)

Die mangelhafte Feinsteuerung der beidseitigen Extremitäten- und gesamten Rumpfmuskulatur verursacht:

- mangelhafte Kopfkontrolle
- Rumpfinstabilität und progrediente Skoliose
- Hyperlordose der LWS
- mangelnde Stabilität der Beinachsen mit Steh- und Gehunfähigkeit bds.
- mangelnde Stabilisierung der OE mit Greif- und Stützstörung

### 6.3.5 Hypoton-ataktische Tetraparese

(Stoffwechselerkrankungen, Kleinhirnerkrankungen)

Die mangelhafte Haltungs- und Tonussteuerung der beidseitigen Extremitäten- und gesamten Rumpfmuskulatur verursacht:

- generalisierte muskuläre Hypotonie
- mangelhafte Kopfkontrolle
- Rumpfinstabilität und progrediente Kyphoskoliose
- Hyperlordose der LWS
- mangelnde Stabilität der Beinachsen mit Steh- und Gehunfähigkeit bds.
- mangelnde Stabilisierung der OE mit Greif- und Stützstörung

### 6.3.6  Spinale Erkrankungen

Spinale Fehlbildungen, Dysraphien, MMC, Status posttraumatischer Querschnittsläsion, vaskuläre Myelopathien, spinale Raumforderung, Status postentzündliche Erkrankung, Myelitis: verursachen Veränderungen des Bewegungssystems abhängig vom Lähmungsniveau.

#### Zervikale Paraplegie

Der Ausfall der beidseitigen Extremitäten- und gesamten Rumpfmuskulatur und die Störungen der Oberflächensensibilität, Propriozeption und Durchblutung verursachen:

- mangelhafte Kopfkontrolle
- Rumpfinstabilität und progrediente Skoliose
- Hyperlordose der LWS
- hochgradige Druckstellengefahr
- fehlende Aktivität der UE mit Steh- und Gehunfähigkeit
- fehlende Aktivität der OE mit Greif- und Stützstörung

#### Thorakale Paraplegie

Der Ausfall der beidseitigen UE- und gesamten Rumpfmuskulatur und die Störungen der Oberflächensensibilität, Propriozeption und Durchblutung verursachen:

- Rumpfinstabilität und progrediente Kyphoskoliose
- Hyperlordose der LWS
- hochgradige Druckstellengefahr

- fehlende Aktivität der UE mit Steh- und Gehunfähigkeit

#### Hochlumbale Paraplegie (M. quadriceps Kraftgrad <3)

Der Ausfall der beidseitigen UE-Muskulatur und die Störungen der Oberflächensensibilität, Propriozeption und Durchblutung verursachen:

- LWS- und Sitzinstabilität
- Hüftinstabilität und Luxation
- hochgradige Druckstellengefahr
- mangelhafte Aktivität der UE mit fehlender aktiver Steh- und Gehfunktion

#### Tieflumbale Paraplegie (M. quadriceps Kraftgrad >4)

Der teilweise Ausfall der beidseitigen UE-Muskulatur und die Störungen der Oberflächensensibilität, Propriozeption und Durchblutung verursachen:

- Ausfall der Hüftstrecker-, Waden- und Fußmuskulatur
- Instabilität der Beinachse bds. mit gestörter Gehfunktion
- Hüftinstabilität, selten Luxation
- hochgradige Druckstellengefahr der distalen UE

#### Sakrale Paraplegie

Der teilweise Ausfall der beidseitigen UE-Muskulatur und die Störungen der Oberflächensensibilität, Propriozeption und Durchblutung verursachen:

- mangelhafte Hüftstrecker-, Waden- und Fußmuskulatur
- Instabilität der Beinachse bds. mit gestörter Gehfunktion
- hochgradige Druckstellengefahr der Füße

### 6.3.7  Spinozerebelläre Heredoataxien

(Spinale Heredoataxie Friedreich, zerebelläre Heredoataxie Pierre-Marie)

Die angeborene, langsam fortschreitende Degeneration von Rückenmarksbahnen zum Kleinhirn mit mangelhafter Steuerung der Muskulatur verursacht:
- progrediente Koordinationsstörung
- progrediente Fußfehlstellung bds.
- Rumpfinstabilität und progrediente Skoliose
- Hüftgelenkinstabilität und progrediente Hüftluxation bds.
- Gangunsicherheit mit allmählicher Steh- und Gehunfähigkeit
- progrediente Ungeschicklichkeit mit Handfunktionsstörung

### 6.3.8  Spinale Muskelatrophien (SMA)

(Progressive spinale Muskelatrophie Duchenne-Aran, amyotrophische Lateralsklerose, infantile subakute proximale SMA Werdnig-Hoffmann, intermediärer Typ der SMA, chronische proximale SMA Kugelberg-Welander, adulte Form der SMA)
Der langsam fortschreitende Kraftverlust der Muskulatur verursacht bei den schweren Formen der SMA je nach Verlaufsform in unterschiedlichem Alter:
- progrediente generalisierte Muskelschwäche
- mangelhafte Kopfkontrolle
- Rumpfinstabilität und progrediente Kyphoskoliose
- Hyperlordose der LWS
- progrediente Instabilität der Beinachsen mit Steh- und Gehunfähigkeit
- progredienten Kraftverlust der OE mit Greif- und Stützstörung

### 6.3.9  Poliomyelitis anterior

Je nach betroffenen Vorderhornzellen und Nervenwurzeln liegen lokal sehr heterogene Phänotypen vor. Spastische und schlaffe

Paresen mit mangelhafter Steuerung der Bein- und Armmuskulatur und die gestörte Oberflächen- und Tiefenwahrnehmung verursachen:
- Fußheber- und andere UE-Schwäche
- Spastik einzelner Muskelgruppen bds.
- Steh- und Gangstörung
- Greif- und Stützstörung
- progrediente Skoliose

### 6.3.10  Hereditäre Neuropathien

(hereditäre motorisch-sensorische Neuropathien – HMSN, HMSN Typ I Charcot-Marie-Tooth)
Der langsam fortschreitende Kraft- und Steuerungsverlust zunächst der kurzen Fuß- und Handmuskulatur, später der Gesamtmuskulatur verursacht je nach Verlaufsform in unterschiedlichem Alter:
- progrediente distal beginnende Muskelschwäche
- progrediente Hohlfußfehlstellung
- progrediente Skoliose
- progrediente Instabilität der Beinachse mit Steh- und Gehunfähigkeit
- progredienten Kraftverlust der OE mit Greif- und Stützstörung

### 6.3.11  Erworbene Neuropathien

(diabetische Neuropathien, alkoholische Neuropathien, andere toxische Neuropathien)
Der langsam fortschreitende Kraft- und Steuerungsverlust der kurzen Fuß- und Handmuskulatur und der Oberflächen- und Tiefensensibilität sowie die Störung der Durchblutung verursacht je nach Verlaufsform in unterschiedlichem Alter:
- langsam progrediente Koordinationsstörung und Gangunsicherheit
- progrediente Fußfehlstellung
- langsam progrediente Greifstörung

**6**

### 6.3.12 Kongenitale und metabolische Myopathien

Die angeborene mangelhafte Muskelkraft verursacht mit großer Varianz je nach Krankheitsbild:
- generalisierte Muskelschwäche
- Rumpfinstabilität und progrediente Kyphoskoliose
- Hyperlordose der LWS
- Hüftinstabilität und -luxation
- Instabilität der Beinachsen mit eventueller Steh- und Gehunfähigkeit
- mangelhafte Kraft der OE mit Greif- und Stützstörung
- evtl. mangelhafte Kopfkontrolle

### 6.3.13 Progrediente Dystrophinopathien

(Muskeldystrophie Duchenne, Muskeldystrophie Becker)

Der langsam fortschreitende Kraftverlust der Muskulatur verursacht je nach Verlaufsform in unterschiedlichem Alter:
- progrediente generalisierte Muskelschwäche
- Rumpfinstabilität und progrediente Skoliose
- Hyperlordose der LWS
- progrediente Instabilität der Beinachse mit Steh- und Gehunfähigkeit
- progredienten Kraftverlust der OE mit Greif- und Stützstörung

### 6.3.14 Arthrogryposen

(Arthrogryposis multiplex congenita, Pterygium-Syndrome, Freeman-Sheldon-Syndrom)

Die angeborene fehlende Kraft bzw. Muskelaktivität und die strukturelle Verkürzung der Muskulatur mit bindegewebigen Kontrakturen verursachen je nach Krankheitsbild:

- multiple progrediente Gelenkkontrakturen
- progrediente Kyphoskoliose
- progrediente Fußfehlstellungen
- Hüftgelenkinstabilität und progrediente Hüftluxation bds.
- progrediente Kniebeugekontrakturen mit Steh- und Gehunfähigkeit
- progrediente Handfehlstellungen mit Greif- und Stützstörung

## 6.4 Grundprinzipien der Prävention und Behandlung

Grundprinzipien der neuroorthopädischen Behandlung zur Verbesserung der Lebensqualität wurden nach jahrzehntelangen Erfahrungen und wissenschaftlichen Analysen bei Kindern mit Poliomyelitis und Cerebralparesen erstmals bei diesen beiden Krankheitsbildern beschrieben und weiterentwickelt. Heute werden diese auch bei Erwachsenen und anderen neurologischen und Muskelerkrankungen erfolgreich angewendet.

❯ Bei bekannter Grunderkrankung ist eine Prognose für die Entwicklung von typischen Muskel-Skelett-Deformitäten möglich. Präventive Maßnahmen sollen eingeleitet werden. Die Beobachtung beginnender Auffälligkeiten bestätigen die Fehlentwicklung und sollten zu einer umgehenden Behandlung führen.

Beispiel: Bei Kindern mit Cerebralparese wird zur Prävention schmerzhafter neurogener Hüftluxationen und Skoliosen die Hüft- und Wirbelsäulenampel verwendet. Bei radiologischer Dezentrierung des Hüftkopfes sind je nach Schweregrad/GMFCS-Level zunächst engmaschigere Kontrollen, konservative Therapien oder auch operative Eingriffe indiziert.

> Frühestmögliche Interventionen mit dem Ziel einer (Wieder-)Herstellung des Muskelkraftgleichgewichtes zwischen Agonisten und Antagonisten verhindern die Entwicklung von Fehlhaltungen und Fehlstellungen und – im Wachstum – von Fehlformen.

Kompensationsmechanismen, sekundäre Schäden, Arthrosen, Druckstellen und Schmerzen, beispielsweise bei Fuß-, Handfehlstellungen, Beinachsenfehlformen, Kyphoskoliosen, Hüft-, Patella-, Schulterluxationen, sollen vermieden werden.

Dies kann primär durch Krafttraining der abgeschwächten und operative Verkürzung der überdehnten Muskeln (z. B. Tibialis anterior, Quadriceps femoris, Hüftabduktoren, Hüftextensoren) oder stabilisierende Orthetik (z. B. AFO [Ankle Foot Orthosis] für unteres Sprunggelenk oder Kniegelenk) oder motorische Ersatzoperation durch Sehnentransfers (z. B. Tibialis posterior, Flexor digitorum longus) erreicht werden. Falls diese Maßnahmen nicht ausreichen, kann zusätzlich eine Reduktion der Kraft der überaktiven und eine operative Verlängerung der verkürzten Muskeln in Erwägung gezogen werden.

> Bei irreversiblen Muskel-Skelett-Deformitäten mit veränderten Hebelarmen der Muskulatur ist eine (Wieder-)Herstellung der korrekten Hebelarme für einen effizienten Krafteinsatz der Muskeln erforderlich.

Dies kann primär durch führende Funktionsorthetik (z. B. AFO, Korsett) erfolgen, wenn notwendig durch operative knöcherne Achsenkorrekturen (z. B. Femur-, Tibia-, Humerus-, Radiusderotation) oder Formrekonstruktion (z. B. knöcherne Fuß- oder Hüftrekonstruktion).

> Bei allen, gerade den schwersten Formen neuromotorischer Erkrankungen ist eine Kontraktur- und Druckstellen-Prophylaxe durch Erhalten der Beweglichkeit zwischen Muskel- und Faszienschichten und Erhalten der vollen ROM aller Gelenke, Erhalten/Erreichen der Vertikalisierung bzw. Steh- oder Transfergehfähigkeit zur Nutzung der Schwerkraft zu empfehlen.

Das aufrechte Stehen ist die physiologische Grundposition des Bewegungssystems und ermöglicht normale Organfunktionen:
- Training des Herz-Kreislauf-, Gefäß-Systems und Blutdruckregulation
- Training der Lungenfunktion und Sauerstoffversorgung
- Funktion des gastrointestinalen Systems
- Funktion der ableitenden Harnwege mit Nieren-, Blasenfunktion
- Ausschüttung von Serotonin für Hirnstoffwechsel
- Kalzium-Phosphat-Stoffwechsel der Knochen der UE
- Funktion des Knorpelgewebes der UE-Gelenke
- Stoffwechsel der Muskulatur
- Epiphysenfugen der UE während des Wachstums
- Längenwachstum der UE-Muskulatur während des Wachstums
- physiologische Entwicklung der Wirbelsäule, Hüft-, Knie- und Fußgelenke

Arbeiten der Neurowissenschaften, Neuroradiologie, Schmerztherapie, Materialforschung, Neurorehabilitation, Bewegungsanalyse und Neuroorthopädie haben in den vergangenen Jahren auch einige neue Ansätze der Behandlung von Kindern und Erwachsenen mit Bewegungsbehinderung aufgezeigt.

- Im Grundschulalter beurteilen Kinder mit Cerebralparesen ihre **Lebensqualität gleich wie Kinder ohne Erkrankungen** (Vinson et al. 2010). Eltern und Behandler sehen dies grundsätzlich anders, sie beurteilen deren Lebensqualität signifikant schlechter (Ramstad et al. 2012).
- **Schmerzen des Muskel-Skelett-Systems im Jugend- und jungen Erwachsenenalter werden von Eltern und Behandlern unterschätzt.** Betroffene schätzen in der Folge ihre Lebensqualität deutlich schlechter ein als angenommen. Bereits junge Erwachsene mit Cerebralparesen berichten doppelt so häufig chronische Schmerzen, vor allem des Bewegungsapparates, dreimal so häufig chronische Ermüdbarkeit, besonders der Muskulatur (Jahnsen et al. 2003). In einem hohen Prozentsatz beurteilen sie ihre Versorgung trotz Behandlung seit dem Kindesalter als nicht zufriedenstellend. Für Schmerzfreiheit, Mobilität, Selbstständigkeit und soziale sowie berufliche Teilhabe benötigen sie eine permanente Unterstützung und Behandlung. (Kraus de Camargo 2011; Strobl 2012)
- Kontrakturen entstehen nicht primär durch Spastik, sondern durch die **mangelnde Bewegung zwischen Muskeln und Faszien,** die zur Entwicklung von Fibrosen beiträgt (Koman et al. 2010).
- Trotz Vermeidung von Spastik konnten weder die intrathekale Baclofen-Therapie noch Botulinumtoxin-Programme, selbst in Kombination mit Orthesen, die **Entwicklung von Kontrakturen und Luxationen** und somit den Prozentsatz der notwendigen Operationen reduzieren und z. B. die Hüftgelenksentwicklung verbessern (Willoughby et al. 2012).
- Muskelschwäche ist Hauptfaktor für Gangpathologien, **Spastik kompensiert Muskelschwäche** (Schweizer et al. 2014). Schwerkraft, Massenträgheit und Beschleunigung werden auch bei cerebralen Bewegungsstörungen durch muskuläre Hyperaktivität geschickt genutzt, um Energie zu sparen. Neuromuskuläre Kontrolldefizite scheinen nicht für die muskuläre Hyperaktivität verantwortlich zu sein (Brunner und Rutz 2013).
- Erste **Patientenregister, Screening- und Präventionsprogramme** konnten in Skandinavien die Zahl schwerer Muskel-Skelett-Veränderungen bei Cerebralparesen im Jugendalter zusammen mit früh beginnenden, konservativ-operativen orthopädischen Behandlungsprogrammen auf einen Bruchteil des üblichen Prozentsatzes senken (Elkamil et al. 2011; Robb und Hägglund 2013; Hägglund et al. 2014).
- Spastik, Dystonie und das primäre Problem der Muskelschwäche können durch **Gewichtsübernahme und Krafttraining** positiv beeinflusst werden (Dodd et al. 2002).
- **Neuronale Vernetzung und motorisches Lernen** werden besonders durch regelmäßige, rhythmische, akustische, repetitive Übungen gefördert (Bütefisch et al. 1995; Sterr et al. 2002).
- Funktionelle Magnetresonanztomografie macht den Funktionsgewinn durch **Neuroplastizität** sichtbar.
- **Steh- und Gehtherapie** regulieren – neben der geförderten kardiopulmonalen Leistungsfähigkeit – die Neurotransmitterausschüttung und helfen, psychische Stabilität und Motivation zu verbessern. (Strobl et al. 2012)
- **Mentales Training** erreicht über eine Aktivierung des Spiegelneuronensystems eine motorische Verbesserung durch Imagination oder Imitation (Müller und Ebeling 2007; Rizzolatti und Craighero 2004; Suchan et al. 2008).
- Robotik-gestützte Bewegungstherapie, **Lokomotionstherapie und Vibrationstherapie** scheinen besonders dafür geeignet (Hesse et al. 1998; Schroeder et al. 2014; El-Shamy 2014).

- **Operative Muskelverkürzung,** neue Nahttechniken und winkelstabile Osteosynthesen ermöglichen eine frühere postoperative Vollbelastung mit geringerem Verlust an Muskelkraft (Haefeli et al. 2010; Thompson et al. 2010).
- Wiederentdeckte **perkutane Operationstechniken** ermöglichen bei vertretbar erhöhtem Risiko einen schmerzfreien Therapiebeginn am ersten postoperativen Tag (Strobl 2012; Strobl 2013).
- Neue videobasierte 3D-Ganganalyse-Systeme verbinden die exakte Datengewinnung mit den Vorteilen anschaulicherer Patienten- und Team-Schulungen sowie den Möglichkeiten einer Gangschulung mittels Biofeedback und mentalem Training.
- **Patientenschulung** ermöglicht „Fast-Track"-Behandlungspläne mit hoher Akzeptanz und Patientenzufriedenheit. Unterstützte Kommunikation und Smartphone-Apps sind hilfreich einsetzbar.

## 6.5 Empfehlungen für die Umsetzung der Grundprinzipien und neuen Ansätze in der Behandlungspraxis

### 6.5.1 Grundsätzlich sollen Gelenke und Gelenkachsen stabilisiert werden

- Für die wichtige Vertikalisierung ohne Muskelüberaktivität (Überlastung und „Spastik") ist eine stabile und neutrale Position des unteren Sprunggelenks, eine Einstellung des oberen Sprunggelenks von 0°, des Kniegelenks von 0°–5° physiologische Extension, des Hüftgelenks von 0° und eine stabile Wirbelsäule in Neutralstellung erforderlich.

- Eine Frühversorgung mit USG-, Knie-, hüftgelenkstabilisierender Funktionsorthetik ist hilfreich, um dieses Ziel zu erreichen.
- Bei lähmungsbedingten Muskelkraftimbalancen an Gelenken sind frühe hebelarmrekonstruierende Operationen wie balancierende Sehnentransfers, z. B. Tibialis-anterior- oder -posterior-Split-Transfer, ab dem Kleinkindalter erforderlich.
- Bei bereits aufgetretenen Muskel-Skelett-Deformitäten können knöcherne Korrekturen von Hebelarmveränderungen, Beinachsen-, Fuß-, Hand-, Wirbelsäulen-Fehlstellungen oder Luxationen notwendig sein. In kinderorthopädischen Zentren sehr bewährte und evidenzbasierte Verfahren sind z. B. Femur-Extensionsosteotomien, Hüft- und Fußrekonstruktionen und Spondylodesen.

### 6.5.2 Bei stabilen Gelenken und korrekten Hebelarmen können Muskeln gekräftigt werden

- Es soll der Versuch eines gezielten Krafttrainings der abgeschwächten Muskelgruppen erfolgen, um zu testen, inwieweit eine selektive Steuerung möglich ist.
- Eine Verbesserung der Muskelkraft kann durch muskel- und sehnen**verkürzende** Operationen, z. B. der Quadrizepssehne, der Fußheber, der Handgelenkextensoren, Hüftstrecker und Hüftabduktoren erreicht werden.
- Wenn keine strukturelle Muskelverkürzung vorliegt, können einige Muskelgruppen nach gezielter Botulinumtoxin-Injektion ihrer Antagonisten leichter gekräftigt werden.
- Wenn eine strukturelle Verkürzung vorliegt, können einige Muskelgruppen nach gezielter minimalinvasiver Muskel-

verlängerung ihrer Antagonisten leichter gekräftigt werden.

### 6.5.3 Eine Schwächung der Muskeln muss vermieden werden

- Immobilitätsphasen können vermieden werden, indem während Phasen mit weniger Motivation Therapien, Übungen und Geräte zur passiven Bewegung eingesetzt werden.
- Nach Operationen können Immobilitätsphasen durch das Vermeiden von Gipsen und einer Frühmobilisation mittels bereits präoperativ gefertigter Orthesen verhindert werden.
- Botulinumtoxin-Injektionen sollten nur zur Unterstützung der Muskelkräftigung an deren Antagonisten nach exakter Funktionsanalyse erfolgen.
- Ebenso sollen ungezielte Mehretagen-Muskelverlängerungen möglichst vermieden werden. Falls diese aufgrund schwerer struktureller Veränderungen bereits unvermeidbar sind, sollten diese nur zur Unterstützung der Muskelkräftigung an deren Antagonisten nach exakter Funktionsanalyse und mittels minimalinvasiver Techniken erfolgen.
- Die selektive dorsale Rhizotomie als ebenso muskeltonusreduzierendes Verfahren bedarf gleichfalls einer strengen Indikation, ergänzt das Behandlungsspektrum aber besonders bei Kindern mit guter selektiver Muskelsteuerung, die durch eine funktionell störende Spastik überlagert wird.

Synergien zwischen den beschriebenen konservativen und operativen Verfahren müssen genutzt werden. Studien konnten sowohl postoperativ als auch nach Jahren und Jahrzehnten sehr gute und anhaltende Effekte auf Alltagsaktivitäten, wie die Geh-, Steh-, Sitz- und Greiffähigkeit nachweisen.

❯ Die beschriebenen Prinzipien der konservativen und operativen Therapie müssen wohlüberlegt und auf den jeweiligen Patienten individualisiert angewendet werden. Ein für alle Patienten nutzbares „Kochrezept" gibt es nicht!

## 6.6 Aktuelle Entwicklungen der Behandlung und Ausblick

In der Behandlung von Menschen mit neuromotorischen Erkrankungen spielt der Skelettmuskel eine zentrale Rolle. Bei Muskelerkrankungen und Plegien ist die Trainierbarkeit nicht oder nur sehr begrenzt möglich. Bei cerebralen Bewegungsstörungen zeigen zahlreiche Studien der Biomechanik, Sportwissenschaften und Medizin, dass das Wissen zur Struktur, Funktion und vor allem zur erstaunlich guten Adaptationsfähigkeit und Trainierbarkeit des Muskels in den letzten Jahren rasch zugenommen hat. Aber nach wie vor bleiben zahlreiche Fragen ungeklärt. Wir gehen heute daher davon aus, dass jede Behandlung, die zu einer Schwächung der Muskulatur führt, für den Patienten ungünstig ist.

Alle die Muskelkraft schwächenden medikamentösen und operativen Behandlungsverfahren müssen heute kritisch hinterfragt oder überhaupt vermieden werden, während Muskelkrafttraining gezielt eingesetzt werden soll. Die Indikation zur Funktionsverbesserung sollte biomechanisch begründet und streng gestellt werden. Der Stellenwert der Botulinumtoxin-Injektionen für die Funktionsverbesserung hat deutlich abgenommen, für die Schmerztherapie bei Kindern und vor allem Erwachsenen mit cerebralen Bewegungsstörungen und Spastik kann er jedoch nicht hoch genug eingeschätzt werden. Schmerzhafte Spastik bleibt oft unerkannt, trägt jedoch deutlich zu einer reduzierten Lebensqualität bei.

Behandlungsverfahren, die die Muskelkraft verbessern, rücken zunehmend in den Mittelpunkt des Interesses. Kraftverbesserung ist neben den therapeutischen und gerätetherapeutischen Verfahren durch die Stabilisierung von instabilen Gelenken möglich. Sehr effektiv kann sie durch Orthesen oder Sehnentransfers, die operative Verkürzung überdehnter Muskelgruppen, Normalisierung fehlgestellter Hebelarme, richtig aufgebautes Krafttraining, eventuell in Kombination mit der minimalinvasiven Verlängerung pathologisch strukturell verkürzter Muskeln oder Faszien erreicht werden.

### Kernaussagen

– Alle angeborenen und erworbenen Erkrankungen des Gehirns, des Rückenmarks, der Nerven und Muskeln verursachen Veränderungen der Bewegungsfunktion und der Form der Bewegungsorgane.
– Neuroorthopädische Krankheitsbilder mit ihren Funktions- und Formveränderungen folgen Gesetzmäßigkeiten, die für eine erfolgreiche Vorbeugung und Behandlung berücksichtigt werden müssen.
– Funktionsstörungen sind abhängig vom Ausmaß und der Lokalisation der primären neuromotorischen Schädigung und Kompensation, während Formveränderungen neben Funktion und Gebrauch von Alter und Entwicklung des Bewegungssystems abhängen.
– Neuroorthopädische Krankheitsbilder mit ihren Funktions- und Formveränderungen müssen rechtzeitig erkannt werden, um eine erfolgreiche Prävention und Behandlung einzuleiten.

## Literatur

Brunner R, Rutz E (2013) Biomechanics and muscle function during gait. J Child Orthop 7(5):367–371

Bütefisch C, Hummelsheim H, Denzler P, Mauritz KH (1995) Repetitive training of isolated movements improves the outcome of motor rehabilitation of the centrally paretic hand. J Neurol Sci 130(1):59–68

Dodd KJ, Taylor NF, Damiano DL (2002) A systematic review of the effectiveness of strength-training programs for people with cerebral palsy. Arch Phys Med Rehabil 83(8):1157–1164

Elkamil AI, Andersen GL, Hägglund G, Lamvik T, Skranes J, Vik T (2011) Prevalence of hip dislocation among children with cerebral palsy in regions with and without a surveillance programme: a cross sectional study in Sweden and Norway. BMC Musculoskelet Disord 12:284

El-Shamy SM (2014) Effect of whole-body vibration on muscle strength and balance in diplegic cerebral palsy: a randomized controlled trial. Am J Phys Med Rehabil 93(2):114–121

Haefeli M, Huber H, Dierauer S, Ramseier LE (2010) Fixation of subtrochanteric extending/derotational femoral osteotomies with the locking compression plate in ambulatory neuro-orthopaedic patients. J Child Orthop 4(5):423–428

Hägglund G, Alriksson-Schmidt A, Lauge-Pedersen H, Rodby-Bousquet E, Wagner P, Westbom L (2014) Prevention of dislocation of the hip in children with cerebral palsy: 20-year results of a population-based prevention programme. Bone Joint J 96-B(11):1546–1552

Hesse S, Schauer M, Petersen M, Jahnke M (1998) Sit-to-stand manoeuvre in hemiparetic patients before and after a 4-week rehabilitation programme. Scand J Rehabil Med 30(2):81–86

Jahnsen R, Villien L, Stanghelle J. K, Holm I (2003) Fatigue in adults with cerebral palsy in Norway compared with the general population. Dev Med Child Neurol 45(5): 296–303

Kraus de Camargo O (2011) Systems of care: transition from the bio-psycho-social perspective of the international classification of functioning, disability and health. Child Care Health Dev 37(6):792–799

Koman LA, Sarlikiotis T, Smith BP (2010) Surgery of the upper extremity in cerebral palsy. Orthop Clin North Am 41(4):519–529

6

Müller NG, Ebeling D (2007) Attention-modulated activity in visual cortex – more than a simple ‚spotlight'. Neuroimage 40(2):818–827. ► https://doi.org/10.1016/j.neuroimage.2007.11.060

Ramstad K, Jahnsen R, Skjeldal OH, Diseth TH (2012) Mental health, health related quality of life and recurrent musculoskeletal pain in children with cerebral palsy 8-18 years old. Disabil Rehabil 34(19): 1589–1595

Rizzolatti G, Craighero L (2004) The mirror-neuron system. Annu Rev Neurosci 27:169–192

Robb JE, Hägglund G (2013) Hip surveillance and management of the displaced hip in cerebral palsy. J Child Orthop 7(5):407–413

Schroeder AS, Von Kries R, Riedel C, Homburg M, Auffermann H, Blaschek A, Jahn K, Heinen F, Borggraefe I, Berweck S (2014) Patient-specific determinants of responsiveness to robot-enhanced treadmill therapy in children and adolescents with cerebral palsy. Dev Med Child Neurol 56(12):1172–1179

Schweizer K, Romkes J, Coslovsky M, Brunner R (2014) The influence of muscle strength on the gait profile score (GPS) across different patients. Gait Posture 39(1):80–85

Sterr A, Elbert T, Berthold I, Kölbel S, Rockstroh B, Taub E (2002) Longer versus shorter daily constraint-induced movement therapy of chronic hemiparesis: an exploratory study. Arch Phys Med Rehabil 83(10):1374–1377

Strobl W (2012) Verbesserung der Lebensqualität bei schwerstbehinderten Patienten. In: Themenheft „Klinische Ethik". Imago Hominis 19(3):197–208, Wein

Strobl W (2013) Seating. In: Brunner R Cerebral Palsy. J Child Orthop 7:395–399

Strobl W et al. (2012) Standards der orthopädietechnischen Versorgung von Menschen mit neuromotorischen Erkrankungen. Eigenverlag

Suchan B, Melde C, Herzog H, Hömberg V, Seitz RJ (2008) Activation differences in observation of hand movements for imitation or velocity judgement. Behav Brain Res 188(1):78–83

Thompson N, Stebbins J, Seniorou M, Wainwright AM, Newham DJ, Theologis TN (2010) The use of minimally invasive techniques in multi-level surgery for children with cerebral palsy: preliminary results. J Bone Joint Surg Br 92(10):1442–1448

Vinson J, Shank L, Thomas PD, Warschausky S (2010) Self-generated Domains of Quality of Life in Children with and Without Cerebral Palsy. J Dev Phys Disabil. 1;22(5): 497–508

Willoughby K, Ang SG, Thomason P, Graham HK (2012) The impact of botulinum toxin A and abduction bracing on long-term hip development in children with cerebral palsy. Dev Med Child Neurol 54(8):743–747

# Orthopädie der cerebralen Bewegungsstörungen

*Reinald Brunner*

## Inhaltsverzeichnis

© Springer-Verlag GmbH Deutschland, ein Teil von Springer Nature 2021
W. Strobl et al. (Hrsg.), *Therapeutisches Arbeiten in der Neuroorthopädie*,
https://doi.org/10.1007/978-3-662-60493-9_7

Erkrankungen des Gehirns im Kindes- und Erwachsenenalter, wie Schlaganfall und Cerebralparese, verursachen Störungen der Bewegungskontrolle, Muskelschwächen, Spastik, Dystonie, Greif- und Gangstörungen, Kontrakturen, Luxationen und Fehlstellungen. Grundprinzipien für deren neuroorthopädische biomechanische Analyse, Prävention und Behandlung können für die meisten neurologischen Krankheitsbilder in sehr ähnlicher Weise definiert werden. Aufgrund der deutlich besseren Studienlage wird in diesem Kapitel vorwiegend auf Cerebralparesen Bezug genommen.

## 7.1 Orthopädie bei cerebralen Gangstörungen

Gehen und Störungen der Gehfähigkeit stehen für die meisten Menschen mit cerebralen Bewegungsstörungen, Erwachsenen, deren Betreuer, Kindern und deren Eltern, im Zentrum der Aufmerksamkeit, weshalb die größten rehabilitativen Anstrengungen auf dieses Ziel ausgerichtet sind.

Gehen als aufrechte Fortbewegung lässt sich mit verschiedenen Strategien bewältigen: Normalerweise gehen wir im Fersen-Ballen-Gang, aber das Ziel lässt sich auch auf den Zehenspitzen, mit gebeugten Knien oder anderen Deformitäten erreichen. In den allermeisten Fällen benötigen diese nicht normalen Gangbilder aber mehr Energie und haben eine Tendenz zur Verschlechterung, weshalb ein möglichst normales Gangbild angestrebt wird. Dies ist aber nur unter gewissen Voraussetzungen überhaupt möglich. Allgemein muss eine genügende Körperkontrolle vorhanden sein, was von Gleichgewicht und Propriozeption abhängig ist. Beides ist bei Patienten mit Cerebralparese beeinträchtigt. Oft können sie kaum auf einem Bein stehen, was aber die Voraussetzung für eine Entlastung des Gegenbeines zur Vorwärtsbewegung darstellt. Damit wird das Gehen

instabil, und diese Instabilität wird gefühlt. Die Patienten entwickeln Strategien, um mit dieser Instabilität klarzukommen. Eine liegt in einer relativ hohen Geschwindigkeit, was als kontrolliertes Fallen interpretiert wird. Viel häufiger aber machen sich die Patienten steif, was als **Spastizität** imponiert. Verbesserung der Stabilität wirkt sich damit günstig auf die steife Form der Spastizität aus. Diese steife Form der Spastizität ist ursächlich nicht geklärt. Kognitiv gute Patienten mit Cerebralparese und multipler Sklerose beschreiben den Zusammenhang zwischen empfundener Instabilität und Zunahme der Steifigkeit. Entsprechend steigt die Steifigkeit, je mehr die Patienten in instabile und schwierig zu kontrollierende Positionen kommen, wie z. B. im Crouch Gait. Neben der meist wenig beachteten Affektion der sensorischen Funktionen besteht eine motorische Dysfunktion. Einerseits resultiert sie aus der ungenügenden sensorischen Information, andererseits aber auch aus der Affektion der motorischen Anteile. Neben der bereits beschriebenen steifen Spastik kommt es auch zu einer ungenügenden Hemmung der Motoneurone auf Rückenmarksebene, was sich in einer Hyperreflexie der Muskelsehnenreflexe zeigt. Vor allem weniger betroffene Patienten können immerhin lernen, diese Reflexe für das Gehen zu kontrollieren. Sicher spielen für das Gangbild auch Entwicklung und Bewegungserfahrung eine wesentliche Rolle. Während der Entwicklung zum Gehen ist es typisch, dass die Plantarflexoren mehr Aktivität aufbringen, um über den Vorfußdruck die Tibia nach hinten zu drücken und damit das Knie zu strecken. Wie beim Gehen als Kleinkind ist diese Stellung auch für Patienten mit Cerebralparese wichtig, um Stabilität im Bein ohne erhöhte Anforderung an die muskuläre Kontrolle zu erreichen. Dieser Mechanismus wird als „plantarflexor/knee extension couple" bezeichnet und bleibt für Patienten mit Cerebralparese mit Entwicklungsverzögerung ein typischer Mechanismus für die Kontrolle des Kniegelenks unter Belastung. Möglich ist, dass erst andere Bewegungsmuster erlernt werden, wenn ein breiteres Bewegungsspektrum gefordert wird, was sich dann wieder auf das Gangbild niederschlägt. Auch wir beschäftigen uns ja normalerweise nicht nur mit Gehen, sondern vollführen und erfahren damit auch viele andere Bewegungen.

Neben den allgemeinen Voraussetzungen bestehen aber auch biomechanische Voraussetzungen. Schon für ein energetisch günstiges Stehen, bei dem die Haltung mehrheitlich über den Bandapparat gehalten wird, sind eine volle Hüft- und Kniestreckung unabdingbar. Sobald Beugestellungen vorhanden sind, müssen Muskeln die beugenden Momente, die aus dem Einfall der Schwerkraft resultieren, kompensieren. Und wieder wird der Druck der Plantarflexoren eingesetzt, um diese Haltung zu stabilisieren. Dabei ist eine Rechtwinkelstellung des Fußes nur für die Situation barfuß wesentlich. Kann diese Stellung nicht eingenommen werden, kann das Defizit orthopädietechnisch ausgeglichen werden. Wesentlich ist dann nur der Winkel zwischen Schuhsole und Tibia.

Solange der ganze Fuß von Ferse bis Vorfuß aufliegt, ist die Stabilität optimal. Dabei kann der vermehrte Druck der Plantarflexoren auch zu einer Hyperextension im Knie führen. Das Ausmaß dieser Kompensation ist aber limitiert, und bei stärkerer Plantarflexion kommt es zum Stehen auf den Zehen. Die Auflagefläche wird kleiner, die Stabilität geringer und die Spastizität und damit der Druck der Plantarflexoren steigt. Mit dem Stehen auf den Zehen wird auch das Kniegelenk gebeugt, was vermehrte Haltearbeit der Kniestrecker erfordert. Diese sind nahe der Streckstellung nicht sehr effizient. Zur Reduktion der Last auf die Kniestrecker beugt sich der Patient nach vorne. Dies erfordert aber mehr Haltearbeit der Hüftstrecker, darunter auch der ischiocruralen Muskeln. Wird dieser Mechanismus längerfristig eingesetzt, werden die Kniestrecker in die Länge gezogen

(entweder innerhalb des Lig. patellae oder innerhalb der Quadrizepssehne), was sich klinisch in einem aktiven Streckdefizit äußert. Umgekehrt werden die ischiocruralen Muskeln kurz und können einen beugenden Effekt auf das bereits gebeugte Knie ausüben. Solange die Kniestrecker aber gegenhalten, wird die Leistung der ischiocruralen Muskeln auf die Hüfte übertragen (Frigo et al. 2010). Als weiteres Problem des vermehrten Vorfußdrucks hält der Fuß dieser Belastung oft nicht stand und verformt sich. Er knickt im Mittelfuß weg und im Rückfuß in Valgusstellung, was als „Midfoot Break" bekannt ist. Damit wird der Hebelarm für die Haltungskontrolle kürzer und der Effekt zur Kniestreckung reduziert sich. Die Instabilität der Haltung steigt. Schließlich hält der Druck der Plantarflexoren die Vorwärtsbewegung des Beines während eines Schrittes auf oder führt sogar zur gegenläufigen Bewegung von Bein und Schwerpunkt. Daraus resultiert eine Innenrotation, Flexion und Adduktion der Hüfte sowie ein Anheben, Vorwärtskippen und eine Rotation des Beckens nach hinten (Brunner et al. 2008), die typische Haltung des Hemiplegikers. Der Mechanismus spielt aber generell. Auf der anderen Seite ist der Midfoot Break mit einer Außenrotation des Fußes verknüpft. Dies gilt aber nur, wenn der Fuß mobil und das Bein festgestellt sind. Unter Belastung ist die Situation gerade umgekehrt, und das Wegknicken des Fußes führt zu einer Innenrotation des Beines (Gaston et al. 2011). Mit diesen Innendrehungen ändern sich die Kraftverhältnisse im Hüftgelenk, was zu einer Verstärkung der Antetorsion führt (Carriero et al. 2011). Aus diesen Überlegungen betreffend Rotationen erstaunt es wenig, dass die Korrektur bei einer reinen Operation am Femur oft unbefriedigend ist und dass die Deformität rekurriert. Dieses Konzept der Entwicklung der pathologischen Gangbilder und der Deformitäten ist genauer beschrieben (Brunner 2018) und umfasst im Wesentlichen zwei Teufelskreise: Die Überaktivität der Plantarflexoren und der ischio-cruralen Muskeln (■ Tab. 7.1).

Aus diesem Konzept ergeben sich die Möglichkeiten für eine Prophylaxe:

1. Fersen-Ballen-Gang: Ein Absenken der Ferse auf den Boden nach initialem Vorfuß-/Zehenkontakt hat nicht den gleichen Effekt, da sich das Bein trotzdem relativ zum Körperschwerpunkt nach hinten bewegt.

2. Verhinderung einer Fußdeformität: Solange ein Fersen-Ballen-Gang besteht, kann der Fuß über den Druck des Fußes auf die Unterlage mit einer Fußbettung gehalten werden. Besteht kein Fersenkontakt mehr, muss die Fußbettung gegen den Fuß gedrückt werden (Nancy Hylton-Orthesen oder AFO).

3. Die lockere volle Kniestreckung muss erhalten bleiben. Wenn das Bein am Fuß angehoben wird, muss das Knie in volle Streckung fallen. Braucht es dazu auch schon nur geringen Druck, wird sich ein Kniebeugegang aufbauen, da

der Patient gegen diesen Widerstand nicht arbeitet.

Therapeutisch muss das Schema 90-0-0 (Fuß rechtwinklig, Knie und Hüfte gestreckt) passiv wieder erreicht werden. Die Verlängerung der ischiocruralen Muskeln kann die Kniestreckung deutlich verbessern, meist aber auf Kosten der Kontrolle über das Becken, welches verstärkt nach vorne kippt. Aus diesem Grunde vermeiden wir bei frei gehfähigen Patienten (GMFCS I und II) wenn immer möglich einer solche Verlängerung und gehen direkt zu einer supracondylären Extensionsosteotomie, bei der gleichzeitig auch die Rotation eingestellt werden kann. In den allermeisten Fällen muss auch der Kniestreckapparat, meist innerhalb des Lig. patellae, verkürzt werden, um auch die aktive Streckung wiederaufzubauen. Patienten mit GMFCS III oder IV stützen sich ohnehin auf eine Laufhilfe. In diesen Fällen ist die Einbuße bei der Beckenkontrolle von geringerer Bedeu-

■ **Tab. 7.1**    Die Entwicklung der Gangpathologien und Deformitäten bei Cerebralparese und die zwei Teufelskreise

| Primäres Problem | Folge-probleme | | | | | | | |
|---|---|---|---|---|---|---|---|---|
| Sensorik | Instabilität | Tonus steigt | | | | | | |
| Gleichgewicht | | Plantarflexoren-überaktivität | Kontraktur | | | | | |
| | | | Fußdeformität | Reduktion Effizienz Plantarflexoren | Instabilität | Tonus steigt | | |
| | | | | | | Plantarflexoren-überaktivität | | |
| | | | | Rotations-deformität Bein | Instabilität | Tonus steigt | | |
| | | | | | | Plantarflexoren-überaktivität | | |
| | | | Rotationsdeformität Bein | | | | | |
| | | | Kniebeugung | Überdehung Kniestrecker | Zunahme Kauergang | Instabilität | Tonus steigt | |
| | | | | | | | Plantarflexoren-überaktivität | |
| | | | | Kontraktur ischiokrurale Muskeln | Zunahme Kauergang | Instabilität | Tonus steigt | |
| | | | | | | | Plantarflexoren-überaktivität | |
| | | | | Hüftbeuge-kontraktur | Kontraktur Hüftbeuger | | | |

tung, dafür wird der Eingriff weniger invasiv und ist weniger von der Kooperation des Patienten nach der Operation abhängig. Wir sind dazu übergegangen, nicht mehr alle medialen ischiocruralen Muskeln intramuskulär zu verlängern, da der Effekt vom postoperativen, oft schmerzhaften Dehnen abhängig ist. Wir tenotomieren den M. semitendinosus, allenfalls auch den M. gracilis distal. Die Tenotomie geht schnell, ist wenig schmerzhaft und die Verlängerung stellt sich auch ohne intensive postoperative Nachbehandlung ein. Den M. semitendinosus dagegen lassen wir intakt. Statt einer Tenotomie kann der M. semitendinosus auch auf die Adduktoren verlagert werden, um ihn als monoartikulären Hüftstrecker einzusetzen. Wir hatten mit einer ossären Reinsertion am Tuberculum adductorium keine guten Ergebnisse. Bei guten GMFCS III dehnen wir die Kniekapsel im Anschluss an die Tenotomie auf und schließen, wenn nötig, nach 3–4 Monaten eine supracondyläre Korrektur an.

Eine gleichzeitig vorhandene Hüftbeugekontraktur bessert sich in der Regel selbst nach Korrektur der Kniebeugestellung. Wenn immer möglich vermeiden wir eine Verlängerung des Iliopsoas, da dieser Muskel bei den Patienten mit schwachem Triceps surae und Orthesenbehandlung als einziger Beschleuniger für das Bein in der Schwungphase bleibt. Bei einer Verlängerung riskiert man ein Nachziehen des Beines, welches kaum korrigiert werden kann.

Heute werden möglichst viele Eingriffe miteinander kombiniert, um die Zahl der immer aufwendigen Rehabilitationsperioden möglichst klein zu halten. Dies wird als Mehretageneingriff oder Multilevel Surgery bezeichnet. Etwas störend ist dabei der Ausdruck SEMLS (Single-Event Multilevel Surgery), da er suggeriert, dass operiert werden soll. Mindestens am Fuß kann aber oft ebenso gut konservativ behandelt werden, und eine konservative Behandlung lässt sich sehr wohl mit operativen Verfahren kombinieren.

## 7.2 Orthopädie bei cerebralen Fußdeformitäten

Betreffend Fußkorrekturen sehen wir praktisch immer die Möglichkeit eines konservativen oder (im geeigneten Alter) operativen Verfahrens und lassen den Entscheid beim Patienten. Bei Knicksenkfuß-Deformität oder in ihrer schweren Ausprägung Midfoot Break entwickelt sich nach einiger Zeit immer eine Supinationsdeformität im Mittel-/Vorfuß (siehe ◘ Abb. 7.1a, b).

Konservativ kann eine solche Deformität nicht mit einer simplen Unterstützung der medialen Fußwölbung, die auf einer rein statischen Überlegung basiert, korrigiert werden. Beim Aufsetzen mit der Ferse ist lediglich die Ferse unter Druck, und deshalb muss bereits die Ferse varisierend gebettet werden. Dann läuft der Vektor der Bodenreaktionskraft beim Abrollen zum Mittelfuß in der Mitte der Standphase, was eine plateauförmige Abstützung unter dem Mittelfuß erfordert. Während des Abstoßens läuft der Vektor weiter nach vorne in den Vorfuß, und auch dieser muss in die Korrektur mit einbezogen werden. Besteht eine fixierte Supinationsdeformität, muss auch der Vorfuß supinierend gebettet werden (siehe ◘ Abb. 7.2).

Sollte die Bettung dieser Deformitäten nicht akzeptiert werden, muss operativ korrigiert werden. Zudem muss auch ein vorhandener Spitzfuß (Kontraktur des Triceps surae resp. der Achillessehne) mit einem entsprechenden Absatz kompensiert werden. Alternativ sehen wir – unabhängig von der Verlängerung des Triceps surae – die Notwendigkeit der Korrektur von Deformität und Instabilität. Letzteres erfordert im Fußbereich eine Arthrodese. Wir setzen deshalb in der Regel auf eine verlängernde Kalkaneokuboid-Arthrodese kombiniert mit entweder einer Flexionsosteotomie im 1. Strahl (bei leichten Supinationsdeformitäten) oder einer zusätzlichen Talonavikular-Arthrodese, die den Vorfuß rotieren lässt (siehe ◘ Abb. 7.3).

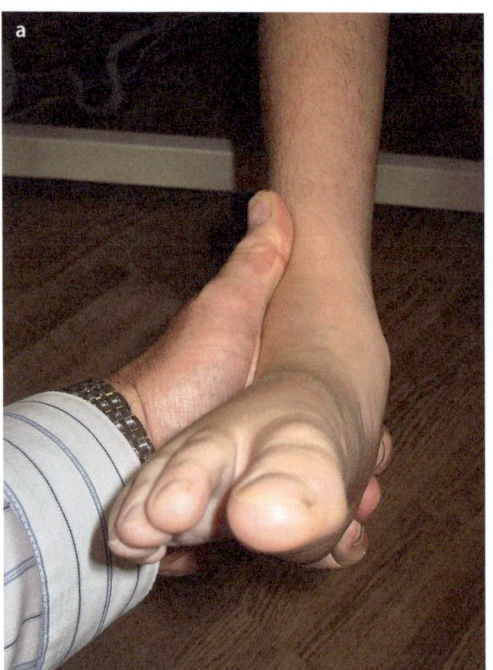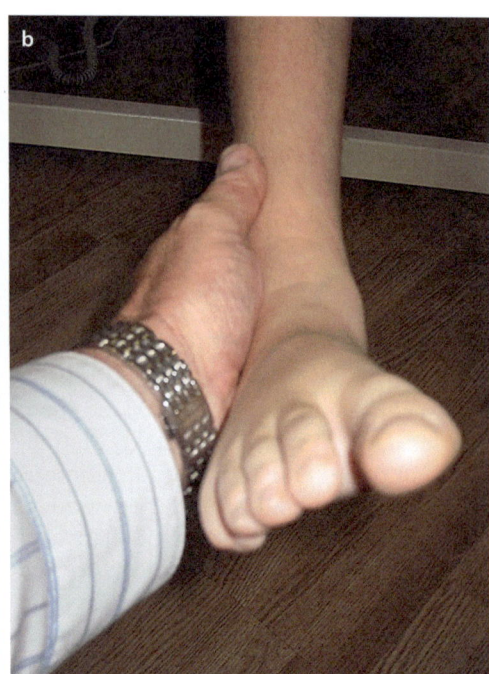

**◘ Abb. 7.1**    Fuß in spontaner Stellung mit Midfoot Break (**a**) und mit reponiertem Rückfuß (**b**)

Nur bei GMFCS I sehen wir eine Indikation für eine Kalkaneusverlängerung. Bei massiver Instabilität im unteren Sprunggelenk kommen entweder eine Stützschraube nach Pelegrin oder eine Arthrodese infrage. Bei Supinationsdeformität sehen wir eine Indikation für einen Tibialis-anterior-Split, allenfalls mit korrigierender Arthrodese bei steifen Deformitäten. Den Tibialis posterior verlängern wir sehnig, wenn sich unter Botulinumtoxin injiziert in diesen Muskel eine Verbesserung einstellt. Konservativ betten wir den Fuß valgisch und abduziert.

## 7.3 Orthopädie bei cerebral bedingter Hüftinstabilität

Zu einer wichtigen Deformität des Bewegungsapparates bei Schwerbehinderten zählt die Hüftinstabilität. Sensorische und motorische Kontrolle sind notwendig, um langfristig den Bewegungsapparat vor Deformitäten zu schützen. Bei Patienten mit

Cerebralparesen ist beides nicht gegeben. Spannungen an der Hüftgelenkskapsel werden nicht adäquat empfunden, und die einwirkenden Kräfte, die Summe aller von außen und von innen wirkenden Kräfte, drückt den Femurkopf gegen den Pfannenrand, welcher nachgibt. Es bildet sich eine Rinne aus, als gotischer Bogen zu erkennen, in welcher der Kopf luxiert (siehe ◘ Abb. 7.4).

Diese Rinne ist nur in ca. zwei Dritteln der Fälle nach lateral gerichtet (Brunner et al. 1997). Nur in diesen Fällen ist die Messung des Lateralisationsindex korrekt. Weicht die Richtung der Rinne ab, unterschätzt diese Messung zunehmend die Subluxation, und vordere oder hintere Luxationen lassen sich auf dem Beckenübersichtsbild nicht ausmessen. Bei klinisch symptomatischer Hüfte mit relativ gut zentrierter Hüfte im Übersichtsbild ist deshalb ein 3D-CT indiziert. Da mit steigender Behinderung das Risiko für eine Hüftluxation gegen 90 % ansteigt (Elkamil et al.

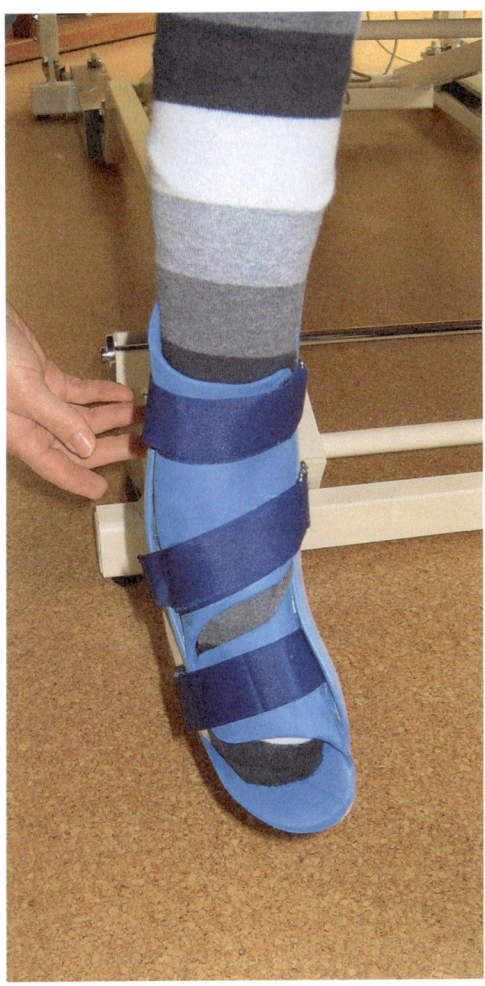

○ **Abb. 7.2**  Fuß in extremer Supinationsstellung in AFO

2011), ist eine jährliche Röntgenkontrolle zwischen dem 3. und dem 15. Altersjahr gefordert **(Hip Surveillance)** (Robb und Hagglund 2013). Besteht eine Hüftdezentrierung,

wird die Hüfte am besten rekonstruiert, was je nach Ausmaß der Luxation eine Kombination aus Femur-, Beckenosteotomie, offener Reposition und allfälligen Weichteilkorrekturen erfordert (siehe ○ Abb. 7.5a, b).

Je früher der Eingriff, desto geringer sind der operative und der rehabilitative Aufwand und desto besser das Endergebnis. Ein rein motorisches Defizit dagegen prädisponiert nicht zu Luxationen, solange die Sensibilität erhalten ist, wie Patienten mit Duchenne-Muskeldystrophie zeigen.

❯ Die Hüftinstabilität ist eine häufige Folge cerebraler Bewegungsstörungen. In einem Drittel der Fälle erfolgt die Luxation des Femurkopfes nicht nach lateral, sondern nach ventral oder dorsal, sodass der radiologische Lateralisationsindex nicht gemessen werden kann. Besteht eine Hüftdezentrierung, wird die Hüfte am besten so früh wie möglich rekonstruiert.

## 7.4 Orthopädie bei cerebral bedingten Wirbelsäulendeformitäten

Die gleichen Defizite prädisponieren auch zu Wirbelsäulendeformitäten, bedingt durch Gleichgewichtsstörung und Muskelschwäche (Persson-Bunke et al. 2012). Der relativ steifere Thorax kann über der beweglichen Lumbalwirbelsäule nicht gehalten werden, und der thorakolumbale Übergang knickt ein (siehe ○ Abb. 7.6).

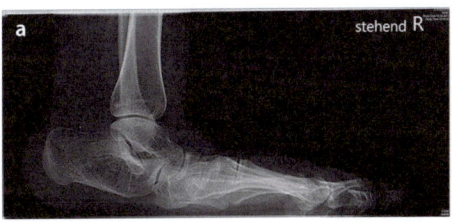
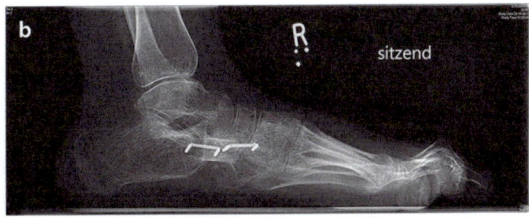

○ **Abb. 7.3**  **a** Fuß vor und **b** nach verlängernder Kalkaneokuboidal-Arthrodese

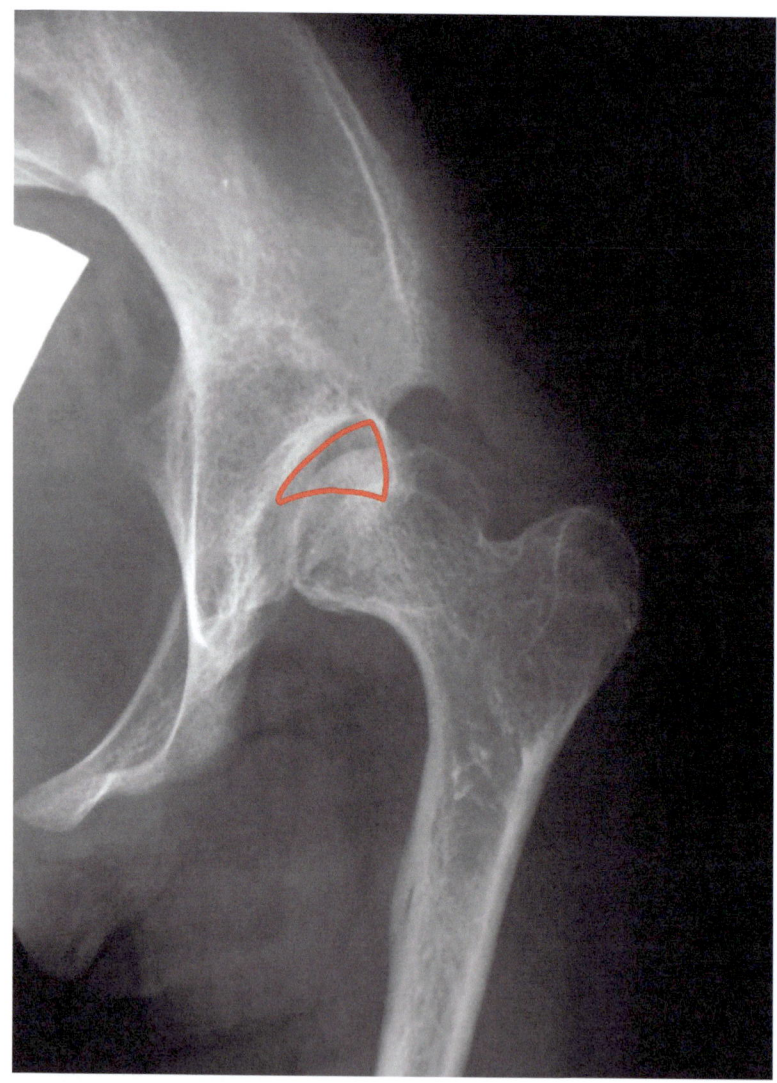

**◻ Abb. 7.4**    Subluxierte Hüfte mit gotischem Bogen

Die Deformität kann in allen drei Dimensionen auftreten. Mit zunehmender Deformität wird vor allem die Atemfunktion eingeschränkt, was die eigentliche Indikation zur Behandlung darstellt. Früh, wir behandeln schon bei einer funktionellen Instabilität, ist eine Korsettbehandlung sinnvoll. Eine Sitzschale kann nicht gleich gut korrigieren, da sie nicht eng anliegen kann. Obwohl umstritten, schiebt eine Korsettbehandlung eine Operation hinaus, und manche Patienten erlernen die Haltungskontrolle verzögert. Sie profitieren von einer geraden Wirbelsäule, wenn das Korsett weggelassen werden kann. Bei genügender Skelettreife ist bei schwerer Instabilität (hypotone Tetraparese wie bei Muskeldystrophie Duchenne) oder/und schwerer Deformität die Spondylodese die Behandlung der Wahl, wobei Instabilität und Deformität zusammen korrigiert werden müssen.

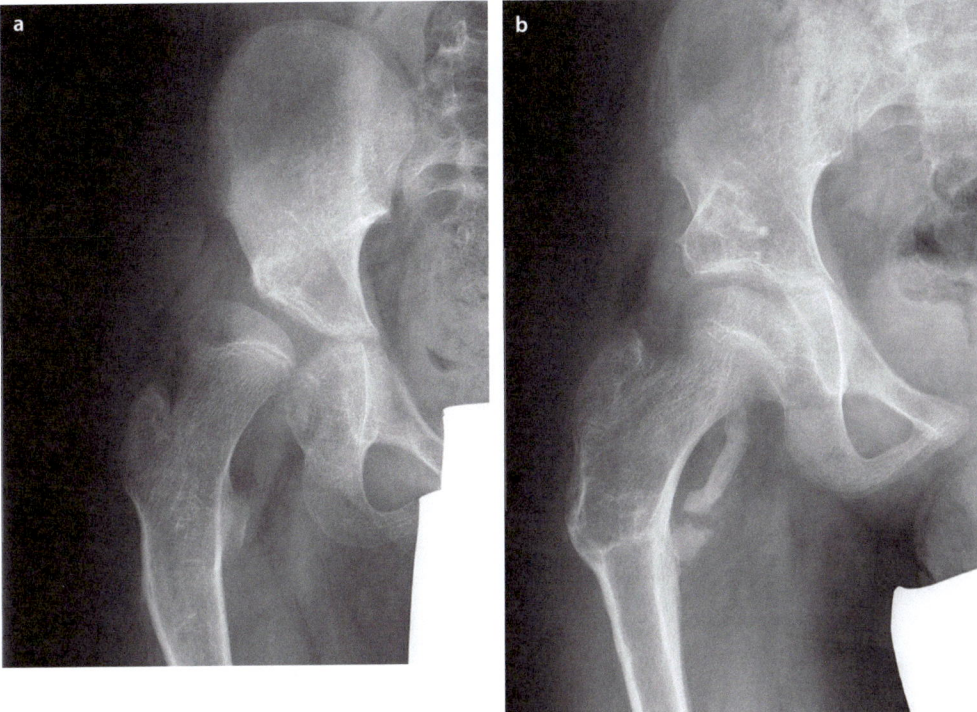

**Abb. 7.5** **a** Hüfte vor und **b** nach Rekonstruktion, der Sporn am Trochanter minor ist bedeutungslos

---

**Kernaussagen**

- Grundprinzipien der neuroorthopädischen Diagnostik, Prävention und Behandlung können bei den verschiedenen cerebralen Erkrankungen in ähnlicher Weise wie bei der Cerebralparese angewendet werden.
- Durch die Klärung von Ursachen von Schwäche, Spastik und Deformitätenentwicklung kann die symptomatische Behandlung zunehmend durch Prävention und gezieltere Behandlung ersetzt werden.
- Muskeltonuserhöhungen können in 1) strukturelle Veränderungen, 2) Hyperreflexie und 3) globale Steifigkeit mit Kontrakturrisiko unterteilt werden, die grundsätzlich unterschiedliche Behandlungsansätze erforderlich machen.

- Die konservative Behandlung umfasst je nach Diagnostik unterschiedliche Lagerungs-, Dehnungs- sowie vor allem Funktionsorthesen und Physiotherapie mit Kraft-, Koordinationstraining und variablen Sportarten.
- Ziel der operativen Behandlung ist die Funktionsverbesserung, der Wegfall von Orthesen oder die Verbesserung der Ästhetik. Entscheidend ist der optimale Zeitpunkt, der im interdisziplinären Behandlungsteam festgelegt werden soll, wobei frühe weichteilige Multilevel-Eingriffe späteren rekonstruktiven knöchernen Operationen prinzipiell vorzuziehen sind. Stets ist das höhere Rezidivrisiko Ersterer gegen die deutlich längere Rehabilitation Letzterer abzuwägen.

Die Hüftinstabilität ist eine häufige Folge cerebraler Bewegungsstörungen. In einem Drittel der Fälle erfolgt die Luxation des Femurkopfes nicht nach lateral, sondern nach ventral oder dorsal, sodass der radiologische Lateralisationsindex nicht gemessen werden kann. Besteht eine Hüftdezentrierung, wird die Hüfte am besten so früh wie möglich rekonstruiert.

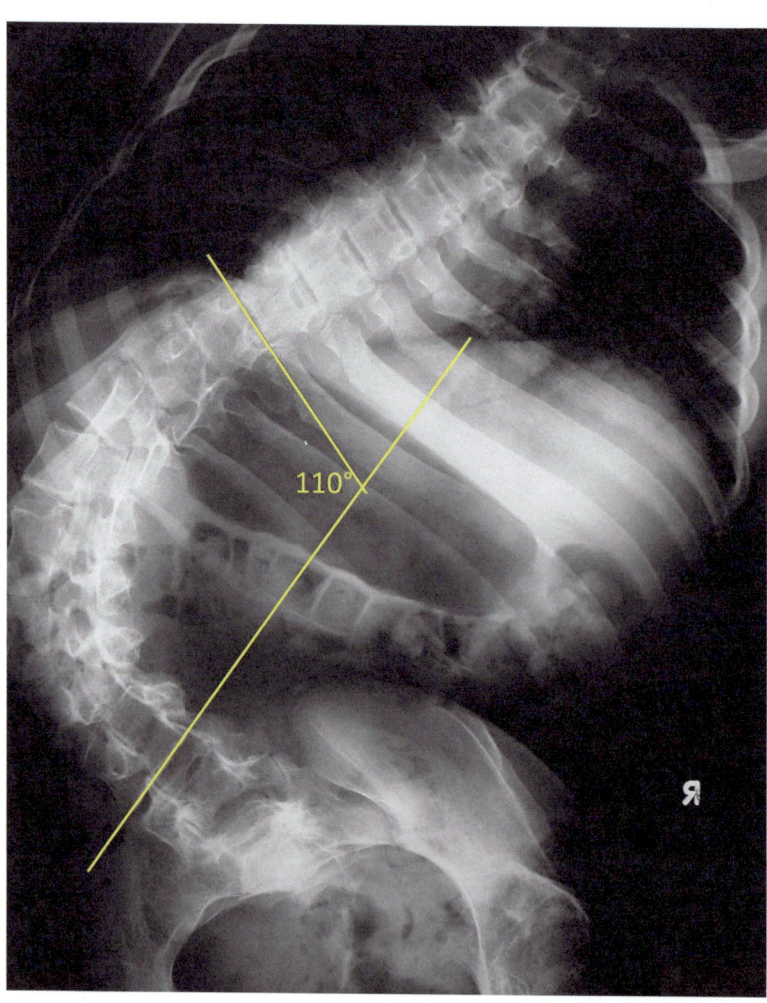

**Abb. 7.6** Typische Skoliose

# Literatur

Brunner R (2018) The evolution of knee flexion during gait in patients with cerebral palsy. In: Miller F, Bachrach S, Lennon N, O'Neil M (Hrsg) Cerebral palsy. Springer, Cham, S 1–14. ▶ https://doi.org/10.1007/978-3-319-50592-3_221-1

Brunner R, Picard C, Robb J (1997) Morphology of the acetabulum in hip dislocations caused by cerebral palsy. J Pediatr Orthop Part B 6:207–211

Brunner R, Dreher T, Romkes J, Frigo C (2008) Effects of plantarflexion on pelvis and lower limb kinematics. Gait & posture 28:150–156

Carriero A, Jonkers I, Shefelbine SJ (2011) Mechanobiological prediction of proximal femoral deformities in children with cerebral palsy. Computer methods in biomechanics and biomedical engineering 14:253–262. ▶ https://doi.org/10.1080/10255841003682505

Elkamil AI, Andersen GL, Hagglund G, Lamvik T, Skranes J, Vik T (2011) Prevalence of hip dislocation among children with cerebral palsy in regions with and without a surveillance programme: a cross sectional study in Sweden and Norway. BMC Musculoskelet Disord 12:284. ▶ https://doi.org/10.1186/1471-2474-12-284

Frigo C, Pavan EE, Brunner R (2010) A dynamic model of quadriceps and hamstrings function. Gait & posture 31:100–103. ▶ https://doi.org/10.1016/j.gaitpost.2009.09.006

Gaston MS, Rutz E, Dreher T, Brunner R (2011) Transverse plane rotation of the foot and transverse hip and pelvic kinematics in diplegic cerebral palsy. Gait & posture 34:218–221. ▶ https://doi.org/10.1016/j.gaitpost.2011.05.001

Persson-Bunke M, Hagglund G, Lauge-Pedersen H, Wagner P, Westbom L (2012) Scoliosis in a total population of children with cerebral palsy. Spine 37:E708–713. ▶ https://doi.org/10.1097/BRS.0b013e318246a962

Robb JE, Hagglund G (2013) Hip surveillance and management of the displaced hip in cerebral palsy. J Child Orthop 7:407–413. ▶ https://doi.org/10.1007/s11832-013-0515-6

# Orthopädie bei spinalen Erkrankungen

*Bettina Westhoff*

## Inhaltsverzeichnis

© Springer-Verlag GmbH Deutschland, ein Teil von Springer Nature 2021
W. Strobl et al. (Hrsg.), *Therapeutisches Arbeiten in der Neuroorthopädie*,
https://doi.org/10.1007/978-3-662-60493-9_8

Schädigungen des Nervensystems auf spinaler Ebene führen zunächst zu einer vorübergehenden schlaffen Lähmung (spinaler Schock), die einige Tage bis Wochen anhalten kann. Danach kommt es durch Reorganisation des sog. „Eigenapparats" des Rückenmarks (i.e. seiner Interneuronensysteme) in Verbindung mit der Unterbrechung der kortikospinalen Efferenzen in der Regel distal der Läsion zur Ausprägung eines „Syndroms des oberen motorischen Neurons": dieses umfasst neben einer Störung der Muskelkraft (Parese bis Plegie) und Atrophie der Skelettmuskulatur eine Steigerung der Muskeleigenreflexe, die Enthemmung sogenannter Flexor-Reflex-Afferenzen und eine „spastische" Erhöhung des Muskeltonus. Durch Unterbrechung der afferenten aufsteigenden Bahnen, über die protopathische (Schmerz und Temperatur) und epikritische (sanfte Berührung, Tasten, Vibration) Informationen nach zentral geleitet werden, entwickeln sich unterschiedlich ausgeprägte Sensibilitätsstörungen; die Unterbrechung efferenter insbesondere parasympathischer Efferenzen führt zu vegetativen Störungen (z. B. Blasen-Mastdarm-Kontrolle). Oft kommt es zusätzlich in segmentaler Höhe der Läsion zur Beeinträchtigung der α-Motoneurone im Vorderhorn des Rückenmarks, die dann zu „peripheren schlaffen" Lähmungen und sog. „nukleären" Störungen der involvierten Motoneuronen-Pools in diesem oder benachbarten Segmenten führen. Die Unterscheidung zentraler und peripherer Pareseanteile erfolgt in der Regel durch geeignete elektrophysiologische Untersuchungen.

Im Folgenden soll nun zunächst ein Überblick über die orthopädischen Probleme bei spinalen Bewegungsstörungen gegeben werden, bevor dann die wichtigsten spinalen Bewegungsstörungen eingehender beleuchtet werden.

## 8.1 Überblick über die orthopädischen Probleme bei spinalen Bewegungsstörungen

Schädigungen des Nervensystems auf spinaler Ebene können Störungen der Sensibilität und Sensorik, Regulationsstörungen des autonomen Systems und vorwiegend schlaffe Lähmungen unterhalb der Schädigungshöhe zur Folge haben. Spastiken können bei Schädigung des zentralen Nervensystems zusätzlich vorliegen.

**Das klinische Bild ist bestimmt von dem Ausmaß und der Lokalisation der Schädigung:**
Die Muskeln sind hypotroph, Muskelungleichgewichte um ein Gelenk führen zu Kontrakturen und Fehlstellungen wie z. B. häufige Hüft- und Kniebeugekontrakturen, Fußdeformitäten und Gelenkluxationen (vor allem Hüfte). Die Schwäche der rumpfstabilisierenden Muskulatur führt zu Skoliosen, Hyperlordosen und Kyphosen. Die Mobilität und Gehfähigkeit werden wesentlich bestimmt von der Lähmungshöhe.

Ziel sämtlicher therapeutischer Bemühungen ist eine bestmögliche Eingliederung des Patienten in sein gesellschaftliches und soziales Umfeld. Aus orthopädischer Sicht sollen die vorhandenen körperlichen Möglichkeiten optimal genutzt und eine maximal mögliche Mobilität angestrebt werden. Die Entwicklung von Deformitäten gilt es zu vermeiden (Prävention) und funktionell störende zu behandeln. Die Therapie umfasst zahlreiche Bausteine und immer ist eine gute Zusammenarbeit der verschiedenen Disziplinen erforderlich:

- **Physiotherapie:** Muskelkräftigung und -dehnung, auch geräteunterstützt; Einüben von funktionell kompensatorischen Bewegungsabläufen

- **Funktions- und Lagerungsorthesen:** abhängig vom Lähmungsniveau müssen zur Mobilisation Fuß- und Sprunggelenke, Knie- und Hüftgelenke und der Rumpf durch unterschiedlich hoch gebaute Orthesen stabilisiert werden; Lagerungsorthesen zur Nacht – insbesondere während des Wachstums – sollen der Deformitätenentwicklung entgegenwirken
- **Orthopädietechnische Hilfsmittelversorgung:** Stehständer, an die Behinderung adaptierte Fortbewegungsmittel wie Rollator, Walker, Rollstuhl, Therapiefahrrad etc. sollen ein möglichst hohes Maß an Selbstständigkeit und Teilnahme am gesellschaftlichen Leben ermöglichen
- **Ganzkörpervibration** zur Muskelkräftigung und Prophylaxe der Inaktivitätsosteoporose
- **Ergotherapie:** Vermittlung von Mechanismen zur Adaptation und Bewältigung des Alltags angepasst an die funktionellen Defizite
- **Botulinumtoxin:** Behandlung funktionell störender Spastiken mittels lokaler Injektionen
- **Operationen:** Korrektur funktionell störender Deformitäten, die das Gehen, die Vertikalisierung, die Hilfsmittelversorgung oder aber auch die Sitzfähigkeit beeinträchtigen, durch Weichteil- und/oder knöcherne Eingriffe. Muskel- und Sehnenverlängerungen oder -verkürzungen sowie Transferoperationen sollen das Kräftegleichgewicht um ein Gelenk balancieren. Progrediente schwere Deformitäten der Wirbelsäule erfordern korrigierende und stabilisierende Eingriffe. Postoperativ ist eine frühfunktionelle Therapie anzustreben

Auch bei nicht geh- und stehfähigen Patienten ist eine geräteunterstützte Vertikalisierung unbedingt anzustreben. Nachweislich lassen sich dadurch vielfältige positive Effekte erzielen – wie Vermeidung bzw. Reduktion von Kontrakturen, Verbesserungen der Knochenqualität mit Senkung der Frakturrate aufgrund der Inaktivitätsosteoporose, positive Auswirkungen auf Herz-, Kreislauf- und gastrointestinale Funktionen und – nicht zu unterschätzen – der positive Einfluss auf die psychologische Situation.

> Schädigungen des Nervensystems auf spinaler Ebene führen zu komplexen motorischen, sensiblen und autonomen Ausfällen.

In den folgenden Abschnitten werden orthopädische Aspekte bei verschiedenen Krankheitsbildern, die sich auf spinaler Ebene und teils zusätzlich auch cerebral abspielen, dargestellt.

## 8.2 Spina bifida

Bei der Spina bifida handelt es sich um eine angeborene Fehlbildung des Rückenmarks mit mangelndem Verschluss des Neuralrohrs und offenen Wirbelbögen. Eine begleitende Ausstülpung des Duralsacks mit Myelon und Nerven (Meningomyelozele) führt zu neurologischen Ausfallerscheinungen auf Höhe der Schädigung und distal davon. Betroffen sind die Motorik (überwiegend schlaffe Lähmung), die Sensibilität sowie die Funktion von Blase und Darm. Klinisch besteht das Bild einer Querschnittlähmung (Paraplegie) (◘ Abb. 8.1). Begleitende Fehlbildungen des ZNS sind häufig, ein Hydrozephalus muss mit einem ventrikuloperitonealen Shunt versorgt werden. Die Primärversorgung erfolgt unmittelbar postpartal durch Verschluss der Zele. Die vielfältigen Probleme erfordern langfristig ein interdisziplinäres, spezialisiertes Team von Neuropädiatern, Neurochirurgen, Orthopäden, Urologen, Physio- und Ergotherapeuten sowie Orthopädietechnikern.

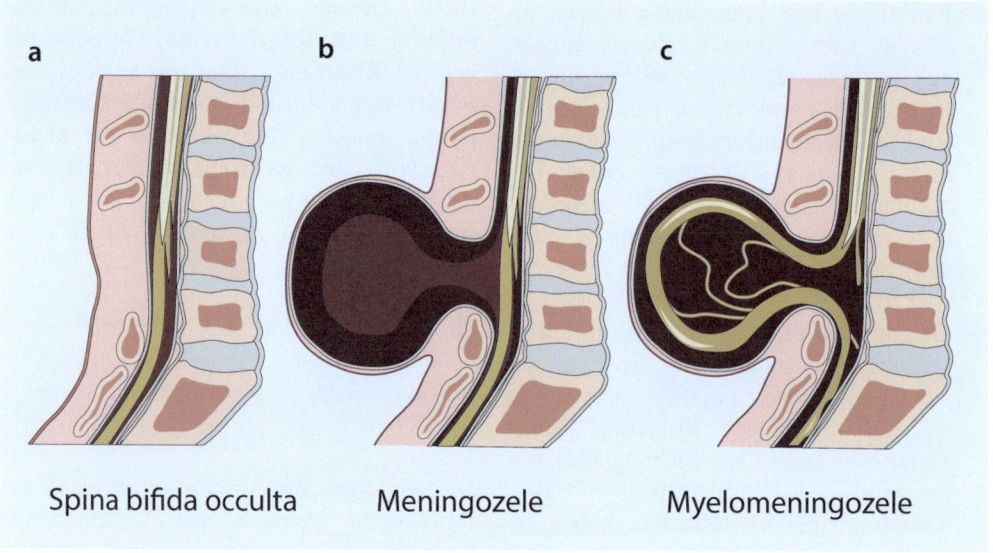

**□ Abb. 8.1** Formen der Neuralrohrfehlbildungen. **a** Spina bifida occulta: Wirbelbogendefekt bei voll ausdifferenziertem Rückenmark. **b** Meningozele: zusätzlich Ausstülpung der Rückenmarkshäute, klinisch inapparenter Verlauf möglich. **c** Myelomeningozele: zusätzlich Ausstülpung von Myelon (Rückenmark) und Nerven mit der Folge motorischer und sensibler Ausfallerscheinungen

Die funktionellen Beeinträchtigungen ergeben sich aus der Lähmungshöhe und den betroffenen Muskeln (□ Tab. 8.1 und □ Abb. 8.2). Deformitäten bestehen teilweise bereits bei Geburt, sekundär entwickeln sich weitere Deformitäten als Folge von Muskelungleichgewicht und Wachstumsstörungen unter Einwirkung diverser Kräfte. Durch die Kenntnis des Lähmungsniveaus lassen sich viele Probleme antizipieren und durch konsequente präventive Maßnahmen vermeiden.

### 8.2.1 Läsionshöhe, Gehfähigkeit und Orthopädietechnik

Entsprechend der Läsionshöhe und der funktionellen Fähigkeiten lassen sich drei unterschiedliche Gruppen differenzieren (Biedermann 2014; Michael et al. 2018).

■ **Thorakales und hochlumbales Lähmungsniveau**

Bereits nach Geburt haben viele Kinder eine Froschhaltung. Gehfähigkeit wird in aller Regel langfristig nicht erreicht. Bei Läsionen zwischen L2 und L4 erlangen Kinder vielfach eine gewisse unterstützte Gehfähigkeit, diese wird aber im Verlauf der Entwicklung wieder verloren. Die Fortbewegung mittels Rollstuhl wird bei zunehmend insuffizienter Muskelkraft und steigendem Körpergewicht, gleichzeitig auftretender Adipositas und mangelnder Motivation bevorzugt. Zur Vertikalisierung und Mobilisation werden hüftgelenkübergreifende Orthesen benötigt. Die erste Versorgung mit einer Stehorthese sollte im üblichen Lauflernalter erfolgen.

Kinder, die früh vertikalisiert wurden und konsequentes Gehtraining durchgeführt ha-

Orthopädie bei spinalen Erkrankungen

◻ **Tab. 8.1** Innervation wichtiger Kennmuskeln der unteren Extremität (Aksu 2011)

| Gelenk | Bewegung | Muskel | Segment |
|--------|----------|--------|---------|
| Zehen | Extension | Mm. extensor hallucis und digitorum brevis et longus | L5–S2 |
| | Flexion | Mm. flexor hallucis und digitorum brevis et longus | S1–S2 |
| Fuß | Plantarflexion | M. triceps surae | L5–S2 |
| | Dorsalextension | M. tibialis anterior | L4–L5 |
| | Supination | Mm. tibialis posterior | L4–L5 |
| | Pronation | Mm. peronei brevis und longus | L5–S1 |
| Knie | Extension | M. quadriceps | L2–L4 |
| | Flexion | M. semimembranosus et semitendinosus | L4–S1 |
| Hüfte | Extension | M. gluteus maximus | L5–S2 |
| | Flexion | M. iliopsoas | Th12–L3 |
| | Abduktion | M. gluteus medius | L4–S1 |
| | Adduktion | Mm. adductores longus, magnus, brevis et minimus | L2–L4 |

ben, zeigen im Verlauf weniger pathologische Frakturen, seltener Druckstellen, ein höheres Maß an Unabhängigkeit sowie eine bessere Transferfähigkeit als Kinder, die früh mit Rollstuhl versorgt wurden.

■ **Tieflumbales Lähmungsniveau**

Die Patienten haben eine schwache Gluteal- und Unterschenkelmuskulatur. Stabilisierende Unterschenkelorthesen führen zu einer signifikant verbesserten Gehfunktion, bei Rotationsdeformitäten mit vermehrtem Valgusstress am Knie sind Oberschenkelorthesen zum Schutz des Kniegelenks sinnvoll. Bei erheblicher Schwäche der Hüftabduktoren und -extensoren ist die Verwendung von Unterarmstützen erforderlich (◻ Abb. 8.3).

■ **Sakrales Lähmungsniveau**

Insbesondere ist der M. triceps surae bei hohen sakralen Läsionen insuffizient. Folgen sind ein Hackenfuß und Kauergang. Stabilisierende Unterschenkelorthesen ermöglichen in der Regel freie Gehfähigkeit. Bei tiefen sakralen Läsionen besteht lediglich eine Schwäche der intrinsischen Fußmuskulatur, die zu Krallenzehen führt.

❯ Die funktionelle Entwicklung des Kindes und die Entwicklung von Deformitäten werden wesentlich durch die Höhe der Lähmung bestimmt. Daraus können viele Probleme antizipiert und durch konsequente präventive Maßnahmen vermieden oder abgemildert werden.

Im Folgenden soll auf weitere spezielle orthopädische Aspekte eingegangen werden.

### 8.2.2 Wirbelsäule

Mit zunehmendem Lähmungsniveau nimmt das Risiko und das Ausmaß von **Skoliosen** deutlich zu. Eine frühzeitige Behandlung ist unbedingt erforderlich zur Vermeidung einer fortschreitenden Deformität und Asymmetrie – auch von Becken und Hüftgelenken –, die die Sitzfähigkeit sowie die Funktion innerer Organe gefährdet. Die Behandlung umfasst regelmäßige Physiotherapie, ab einem Cobb-Winkel von 20–30° eine Korsettversorgung und bei rascher Progredienz, Beckenschiefstand und Cobb-Winkeln über 50° eine operative Korrektur – während des Wachs-

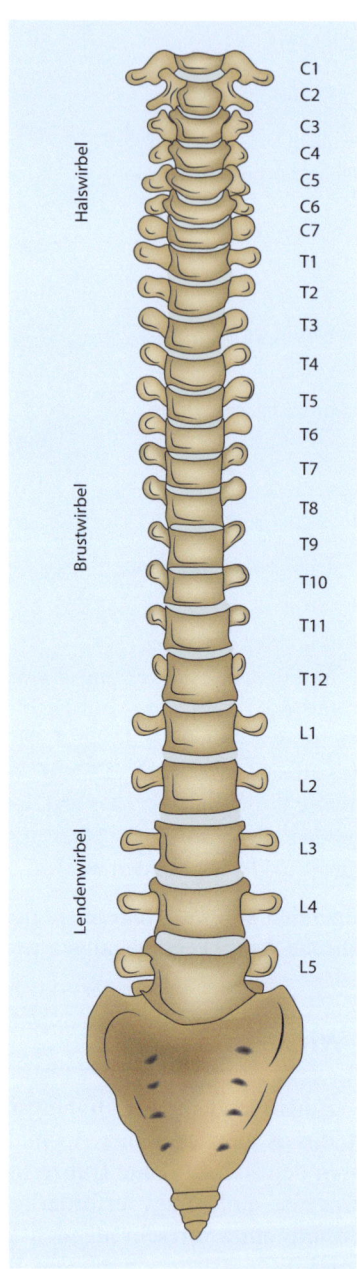

C1
C2
C3
C4
C5
C6
C7
T1
T2
T3
T4
T5
T6
T7
T8
T9
T10
T11
T12
L1
L2
L3
L4
L5

Halswirbel

Brustwirbel

Lendenwirbel

**Abb. 8.2** Muskuläre Defizite in Abhängigkeit vom Lähmungsniveau. Von distal nach proximal nehmen die muskulären Defizite zu. („Grad" entspricht Kraftgrad nach Janda)

tums mit Distraktionssystemen, später mit dorsaler Spondylodese.

Circa 15 % der Patienten haben eine **Kyphose** lumbal, die bei Geburt bereits über 90° betragen kann; die Rückenstreckmuskulatur kommt ventral der Wirbelsäule zu liegen, sodass sie nun als Beuger wirkt und zu einer raschen Progredienz der Deformität führt (■ Abb. 8.4). Konservative Maßnahmen sind kaum erfolgreich, daher ist eine operative Korrektur notwendig (Wright JG 2011).

> Abhängig vom Lähmungsniveau, dem Ausmaß der Skoliose, der Rumpfstabilität und der Sitzfähigkeit sollte bei der Skoliose die entsprechende Therapie im interdisziplinären Team ausgewählt werden. Konservative Maßnahmen sind bei der Lumbalkyphose kaum erfolgreich. Daher ist eine operative Korrektur notwendig in den ersten 5 Lebensjahren, wenn die Deformität noch gering und die kompensatorische Lordose im Thorakalbereich noch nicht kontrakt ist (Niethard 2010).

### 8.2.3 Hüfte

**Hüftbeugekontrakturen** entstehen aufgrund des Muskelungleichgewichtes sowie überwiegend sitzender Position. Kontrakturen von mehr als 25° sind problematisch, da Stehen und Gehen nur durch eine kompensatorische Hyperlordose, Kniebeugung und Hackenfußstellung möglich ist und die Versorgung mit Orthesen schwierig macht. Säuglinge und Kleinkinder mit ausgeprägten Beuge- und ggf. auch Abduktions- und Außenrotationskontrakturen müssen neben der Physiotherapie frühzeitig mit Lagerungsorthesen versorgt werden. Wichtigste funktionelle Therapie für die Hüften ist das Stehen und Gehen. Störende Kontrakturen müssen frühzeitig operativ gelöst werden.

8

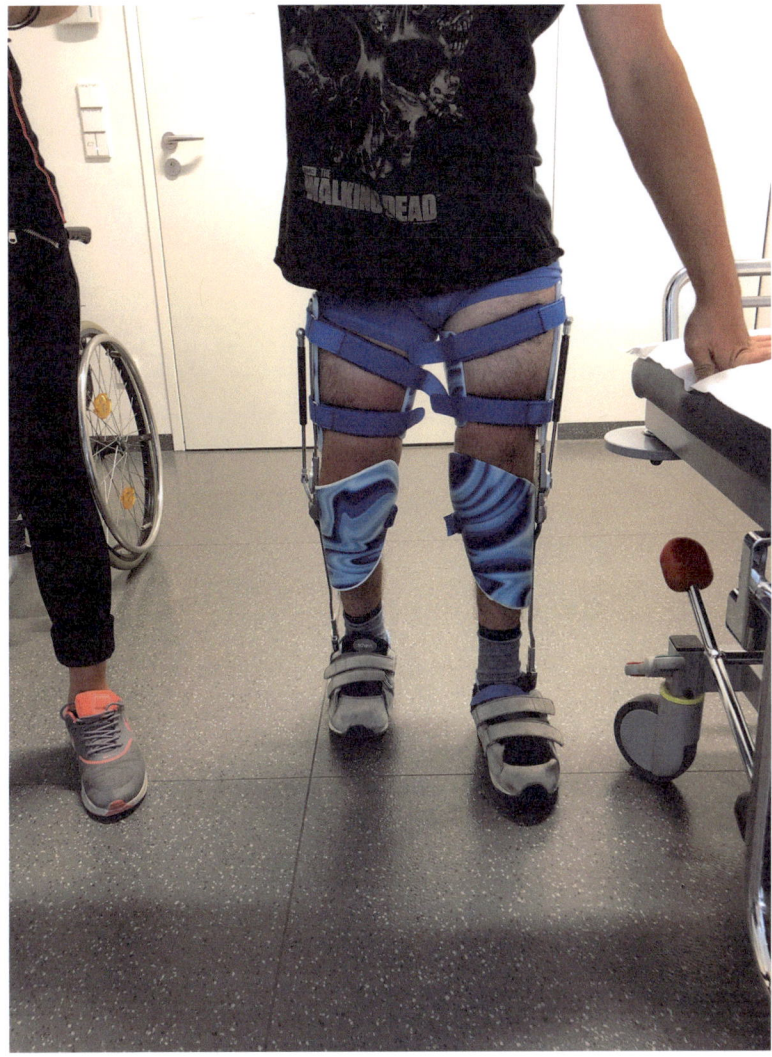

◘ **Abb. 8.3** Der 15-jährige Junge hat eine Spina bifida mit Lähmungsniveau in Höhe L3/4; eine Kniebeugekontraktur wurde im Alter von 10 J. mit einer ventralen Hemiepiphyseodese am distalen Femur behandelt. Mit der Oberschenkel-Gehorthese, die mit einer Gasdruckfeder am Knie zur Unterstützung der Knieextension ausgestattet ist, ist er am Rollator 100 m gehfähig

**Hüftluxationen** finden sich entweder bereits bei Geburt oder entwickeln sich sekundär während der Wachstumsphase. Die Gehfähigkeit wird dadurch nicht beeinflusst. Eine konservative Therapie im Säuglingsalter bleibt einzelnen Fällen vorbehalten. Die operative Rezentrierung der Hüften wird kontrovers diskutiert. Einerseits wird nach rekonstruktiven Eingriffen nicht selten eine funktionelle Verschlechterung vor allem in Bezug auf Mobilität und Sitzfähigkeit bei Verschlechterung der Gelenkbeweglichkeit beobachtet, die Reluxationsgefahr ist hoch; andererseits sind symmetrische Verhältnisse erstrebenswert – insbesondere für eine gute Sitzposition und die weitere Entwicklung

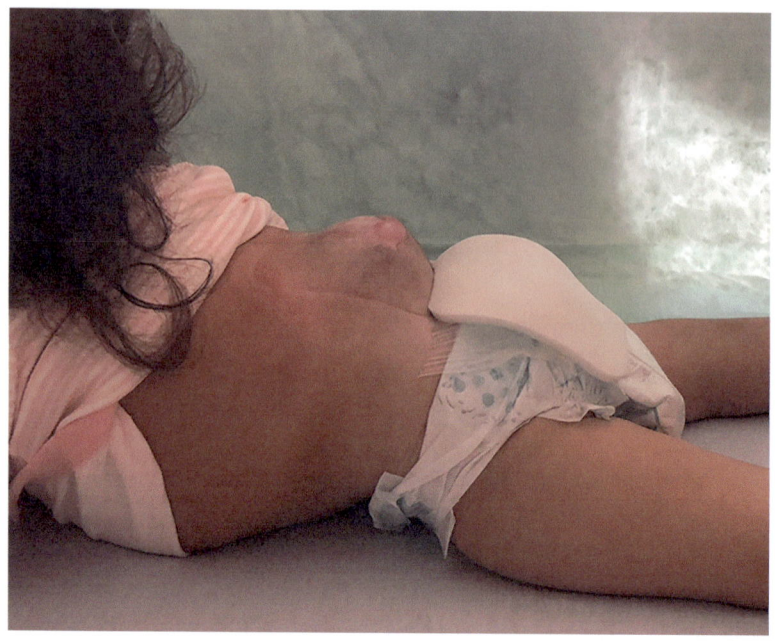

**Abb. 8.4** Schwere Lumbalkyphose bei thorakalem Lähmungsniveau. Mehrfach kam es bereits zu Druckulzera über dem Gibbus

der Wirbelsäule. Die Indikation für eine Operation muss daher sehr sorgfältig abgewogen werden (Wright JG 2011).

> Wichtigste funktionelle Therapie für die Hüften ist das Stehen und Gehen. Im Lauflernalter sollte unabhängig vom Lähmungsniveau mit entsprechend angepassten Hilfsmitteln die Vertikalisierung begonnen und konsequent fortgeführt werden. Treten störende Kontrakturen auf, sollten diese operativ gelöst werden. Eine operative Rekonstruktion der Hüftluxation ist bei beidseitiger symmetrischer Luxation nur bei guter Quadrizepskraft sinnvoll, bei unilateraler asymmetrischer Dislokation in jedem Fall.

### 8.2.4 Knie

Funktionell störende **Kniebeugekontrakturen** werden operativ behandelt. Während des Wachstums sind ventrale Epiphyseo-

desen am distalen Femur eine elegante, komplikationsarme Methode zur Korrektur. Zur Rezidivprophylaxe ist eine Oberschenkel-Nachtlagerungsorthese notwendig.

Gelegentlich findet sich insbesondere bei Kindern, die aus Beckenendlage geboren wurden, ein **Genu recurvatum** – häufig in Kombination mit Klumpfüßen und Hüftluxationen. Die Therapie erfolgt mit Oberschenkelredressionsgipsen unmittelbar nach Geburt.

> Für Patienten, die ausschließlich den Rollstuhl benutzen, sind Kniebeugekontrakturen belanglos. Für Steh- und Gehfähige stellen sie ein erhebliches Problem dar. Eine operative Korrektur kann mittels wuchslenkender ventraler Epiphysiodesen oder einer korrigierenden supracondylären Extensionsosteotomie erfolgen. In jedem Falle bedarf es postoperativ einer angepassten Hilfsmittelversorgung.

8

## 8.2.5 Füße

Bei nahezu allen Patienten treten Fußdeformitäten auf. Die häufigsten kongenitalen Deformitäten sind der **Klumpfuß** (30–50 % der Patienten) und der **Plattfuß** mit **Talus verticalis.** Charakteristisch ist, dass die Deformitäten bei Spina bifida rigider sind und häufiger rezidivieren. Die Behandlung erfolgt postpartal mit Redressionsgipsen, residuelle Deformitäten werden operativ korrigiert. Bis zur Vertikalisierung sollen orthograde, belastungsfähige Füße erzielt worden sein. Eine kontinuierliche orthetische Versorgung Tag und Nacht ist zur Rezidivprophylaxe unbedingt erforderlich.

Diverse Fußdeformitäten wie **Spitz-, Platt-, Klump-, Hacken- und Hohlfuß** sowie **Zehenfehlstellungen** können sich sekundär entwickeln. Die Therapie erfolgt bei flexiblen Fehlstellungen meist konservativ, rigide Deformitäten werden operativ korrigiert. Ziel sämtlicher Maßnahmen ist ein möglichst flexibler, plantigrad einzustellender Fuß, der druckstellenfrei orthetisch zu versorgen ist.

> Bei nahezu jedem Patienten treten Fußdeformitäten auf. Charakteristisch ist, dass die Deformitäten bei Spina bifida rigider sind und häufiger rezidivieren. Die therapeutischen Optionen gehen von konservativen Redressionsmaßnahmen im Gips bis zu aufwendigen operativen Maßnahmen. Allen gemeinsam ist eine entsprechende konsequente orthetische Versorgung im Nachgang.

## 8.2.6 Frakturen, Epiphyseolysen

Infolge der lähmungsbedingten Inaktivitätsosteoporose sind vor allem die langen Röhrenknochen der unteren Extremitäten frakturgefährdet – auch Spontanfrakturen werden beobachtet. Klinisch manifest werden die Läsionen durch Schwellung, Rötung, Überwärmung und Fehlstellung. Bei fehlendem Schmerzempfinden findet der erste Arztkontakt oft Tage nach Auftreten der Symptome statt. Die Therapie ist in der Regel konservativ. Prophylaktisch ist die konsequente Vertikalisierung unabdingbar, auch Ganzkörpervibrationstraining ist sinnvoll.

## 8.2.7 Druckulzera

Aufgrund der gestörten Sensibilität und des fehlenden Schmerzempfindens besteht ein großes Risiko für die Entwicklung von Druckulzera durch zu enges Schuhwerk, nicht passende Orthesen oder zu wenig Entlastung während längerer Sitzperioden. Besonders gefährdet sind knöcherne Prominenzen, die kaum durch Weichteile geschützt sind – z. B. die Ferse, Innen- und Außenknöchel, das Tuber ischiadicum und das Steißbein (□ Abb. 8.5). Prophylaktisch müssen die gefährdeten Regionen regelmäßig entlastet (u. a. Lagewechsel, spezielle Sitzkissen) und täglich inspiziert werden (Kontrolle der Füße – auch der Fußsohlen!). Die Lokalbehandlung von Ulzera erfolgt nach den allgemeinen Grundsätzen der Ulkusbehandlung. Superinfektionen und Osteomyelitiden sind schwere Komplikationen.

## 8.3 Spinale Muskelatrophien (SMA)

Bei den spinalen Muskelatrophien handelt es sich um eine Gruppe autosomal-rezessiv vererbter Erkrankungen, die durch eine Degeneration der α-Motoneurone im Vorderhorn des Rückenmarks und seltener der Motoneurone in den bulbären Kernen des Hirnstamms gekennzeichnet sind. Dadurch kommt es zu einer progredienten, symmetrischen Muskelatrophie und -schwäche, von der die Beine mehr als die Arme betroffen sind. Folgen sind Pro-

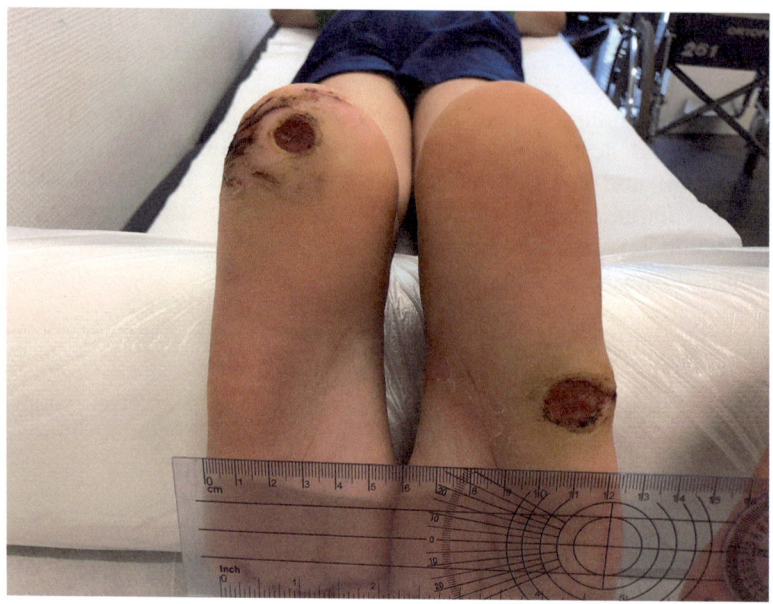

**Abb. 8.5** Druckulkus im Bereich der Ferse und der Metatarsale-5-Basis bei nicht adäquater Schuhversorgung

bleme auf orthopädischem Fachgebiet (Kontrakturen, Skoliose, Hüftluxation), Ernährungsstörungen (ggf. künstliche Ernährung im Verlauf) sowie respiratorische Insuffizienz, die zur Notwendigkeit der Beatmung führen kann und lebenslimitierend ist. Die geistige und sprachliche Entwicklung der Kinder ist vollständig intakt.

In Abhängigkeit von Krankheitsbeginn, Schweregrad und Verlauf werden unterschiedliche Typen unterschieden

(Tab. 8.2). Die Betreuung erfordert eine multidisziplinäre Behandlung unter Beteiligung von Neuropädiatern, Orthopäden, Physio- und Ergotherapeuten sowie Orthopädietechnikern. Aus pädiatrischer Sicht stehen die respiratorischen und gastrointestinalen Probleme im Vordergrund. Die Einführung der intrathekalen Behandlung mit Nusinersen (Spinraza®) ermöglicht seit Kurzem, den Krankheitsverlauf und damit die Prognose maßgeblich zu verbes-

**8**

**Tab. 8.2** Klassifikation der spinalen Muskelatrophie

|  | Typ 1 | Typ 2 | Typ 3 | Typ 4 |
|---|---|---|---|---|
|  | Werdnig-Hoffmann | Intermediäre Form | Kugelberg-Welander | Adulte Form |
| Schweregrad | Schwer | Intermediär | Mild | Leicht |
| Manifestationsalter | Pränatal bis 6 Mo. | 7 bis 18 Mo. | >18 Mo. | 2. bis 3. Dekade |
| Höchster erreichbarer Funktionslevel | Kein Sitzen | Freies Sitzen | Gehen | Gehen |
| Lebenserwartung | <2 J. | 70 % >25 J. | 40 J. und länger | Normal |

sern (Haaker und Fujak 2013, Mesfin et al. 2012, Wang et al. 2007).

Insbesondere SMA-Typ-2- und -3-Patienten bedürfen einer intensiven orthopädischen Mitbetreuung, um die Auswirkungen der Erkrankung auf den Stütz- und Bewegungsapparat zu behandeln. Bei der Physiotherapie ist zu beachten, dass die Muskulatur von SMA-Patienten eine längere Regenerationsphase benötigt und daher nicht bis zur völligen Erschöpfung trainiert werden soll.

### 8.3.1 Kontrakturen

Bereits im frühen Kleinkindalter entwickeln sich häufig ausgeprägte Hüft- und Kniebeugekontrakturen sowie Spitzfuß- oder Klumpfußdeformitäten. Physiotherapie und Orthesen gehören ebenso wie frühzeitiges assistiertes Stehen zur Standardbehandlung. Operative Maßnahmen müssen sorgfältig nach Definition des Behandlungsziels – z. B. Verbesserung der Stehmöglichkeit, Erleichterung der Schuhversorgung – indiziert werden.

### 8.3.2 Skoliose

Die Prävalenz der Skoliose – häufig in Kombination mit Kyphose und Beckenschiefstand – liegt zwischen 60 und 95 %. Insbesondere bei Nichtgehfähigen sind die Progredienz rasch und die resultierenden respiratorischen Beeinträchtigungen schwerwiegend. Die konservative Therapie mit Korsett ist wenig erfolgversprechend und allenfalls zur Stabilisierung des Rumpfes beim Sitzen sinnvoll. Die operative Stabilisierung der Wirbelsäule ist die Methode der Wahl – bei nicht Gehfähigen ab Cobb-Winkeln größer als 20°. Im Wachstumsalter werden mitwachsende Systeme implantiert. Postoperativ ist eine Verbesserung der Sitzfähigkeit, der Lungenfunktion und damit auch der Lebensqualität zu erwarten.

### 8.3.3 Hüfte

Insbesondere bei Nichtgehfähigen treten Hüftluxationen auf, die meist keine Probleme verursachen. Daher ist eine operative Korrektur nicht zu empfehlen – lediglich bei Gehfähigen mit guter Muskelfunktion sollte eine operative Maßnahme erwogen werden.

### 8.3.4 Frakturen

Insbesondere Nichtgehfähige haben aufgrund der Inaktivitätsosteoporose ein hohes Frakturrisiko der langen Knochen der unteren Extremität. Präventiv sollte daher auf eine gute Knochenqualität geachtet werden (z. B. Stehtraining, Ganzkörpervibration).

❯ Grundsätzlich sollte unmittelbar nach Diagnosestellung mit einer interdisziplinären Behandlung begonnen werden. Essenziell ist eine konsequente Atemtherapie. Passive Muskeldehnung soll die Entwicklung von Kontrakturen verlangsamen, aktives Muskeltraining die verbleibende Kraft optimal erhalten. Zu beachten ist, dass die Muskulatur bei SMA-Patienten eine längere Regenerationsphase benötigt; daher ist es wichtig, nicht bis zur völligen Erschöpfung zu trainieren. Stehtraining – ggf. geräteunterstützt – sowie Ganzkörpervibrationstraining sollten ebenfalls frühzeitig begonnen und so lange wie möglich durchgeführt werden. Positive Effekte zeigen sich bezüglich verzögerter Kontraktur- und Skolioseentwicklung, Knochenqualität, Lungenfunktion sowie psychosozialer Entwicklung. Orthesen sind entsprechend dem Benefit für den Patienten und einer möglichen Korrektur der Deformität anzuwenden. Operative Maßnahmen sind kritisch in Hinblick auf den Benefit für den Patienten und den Erfolg der operativen Maßnahme zu diskutieren und zeitgerecht einzusetzen.

## 8.4 Hereditäre Ataxien

Patienten mit hereditärer Ataxie sind gekennzeichnet von einer Dysfunktion des Cerebellums – sei es exklusiv oder auch in Kombination mit Störungen des Hirnstamms, spinalen Anomalien, extrapyramidalen Veränderungen, Neuropathie, Retinopathie, Taubheit, Katarakt, Anfallsleiden und/oder Demenz.

Die Gruppe der spinozerebellären Ataxien umfasst mehr als 30 unterschiedliche Typen. Gemeinsame klinische Merkmale sind die progrediente Gangataxie und die Dysarthrie. Im Kindesalter sind Symptome eher selten, der Erkrankungsbeginn ist typischerweise jenseits des 3. Lebensjahrzehnts.

Die autosomal-rezessiv vererbte **Friedreich'sche Ataxie** ist eine der häufigsten Typen. Hierbei kommt es zu einer progressiven Degeneration der spinozerebellären und kortikospinalen Bahnen sowie der Hinterstränge, das Kleinhirn zeigt eine ausgeprägte Atrophie. Die Erkrankung manifestiert sich zwischen dem 7. und 15. Lebensjahr mit Gangauffälligkeiten, Gehunsicherheit und Fallneigung. Nahezu alle Patienten entwickeln eine Skoliose und eine Hohlfußdeformität. Der Verlauf ist langsam progredient: in der 2. bis 3. Lebensdekade verlieren die Patienten ihre Gehfähigkeit; es entwickelt sich häufig eine Schwäche der oberen Extremitäten, eine Störung der Tiefensensibilität, eine Dysarthrie und Dysphagie sowie ein Diabetes mellitus. Eine Kardiomyopathie führt häufig in der 4. bis 5. Lebensdekade zum Tod (Cook und Giunti 2017; Parkinson et al. 2013).

❯ Das Krankheitsbild der hereditären Ataxien stellt eine klinische Herausforderung dar. Patienten mit hereditärer Ataxie sind gekennzeichnet von einer Dysfunktion des Cerebellums, spinalen Anomalien, extrapyramidalen Veränderungen, Neuropathie, Retinopathie, Taubheit, Katarakt, Anfallsleiden und/oder Demenz.

Die ataxiebedingten Gangstörungen sind für die Patienten funktionell folgenschwer und besonders belastend. Physiotherapie ist daher äußerst wichtig mit dem Ziel, die Balance, die Flexibilität, die Kraft und einen weitgehend physiologischen Bewegungsablauf möglichst lange zu erhalten. Ergotherapie unterstützt die Patienten, einen möglichst hohen Grad an Selbstständigkeit und damit Lebensqualität zu erhalten. Eine stationäre Rehabilitationsmaßnahme ist in vielen Fällen für eine optimale Versorgung hilfreich.

❯ Spezielle orthopädische Probleme sind bei den diversen Heredoataxien kaum systematisch evaluiert. Entsprechende Manifestationen und Probleme sind daher pragmatisch anzugehen. Lediglich bezüglich der Friedreich-Ataxie finden sich in der Literatur detailliertere Informationen mit einer typischen Entwicklung einer Skoliose und einer Hohlfußdeformität (Milbrandt et al. 2008, Tsirikos und Smith 2012).

## 8.5 Amyotrophe Lateralsklerose

Die amyotrophe Lateralsklerose (ALS) ist eine seltene progrediente degenerative Erkrankung des motorischen Nervensystems. Die Degeneration des 1. Motoneurons führt zu einem erhöhten Muskeltonus mit Spastik und die Schädigung des 2. Motoneurons – der Vorderhornzellen des Rückenmarks – zu progredienter Muskelschwäche.

Klinisch entwickeln sich Gang-, Sprech- und Schluckstörungen sowie eine respiratorische Insuffizienz. Die Muskulatur at-

8

rophiert – je nach Lokalisation der Schädigung – im Bereich der oberen und unteren Extremität, der bulbären Muskulatur und der Rumpfmuskulatur. Kontrakturen, Faszikulationen und schmerzhafte Muskelkrämpfe sind typisch. Als besonders störend, da auch sozial stigmatisierend, wird der Speichelfluss aus dem Mund empfunden. Die Selbstständigkeit geht schrittweise verloren, die Funktionen der defizienten Muskulatur müssen von extern übernommen werden (u. a. Einsatz von Orthesen, Rollstuhl, unterstützte Kommunikation u. a. mit Touchscreens oder Kommunikationscomputer mit Kopf- oder Augensteuerung, PEG-Sonde, Beatmung). Die Überlebenszeit beträgt ca. 3 bis 5 Jahre. Die Todesursache ist häufig eine Pneumonie, deren Auftreten durch die Insuffizienz der Schluck- und Atemmuskulatur begünstigt wird.

Die Therapie der ALS erfordert ein interdisziplinäres Team mit Beteiligung von Pflegekräften, Physiotherapeuten, Ergotherapeuten, Logopäden, Orthopäden, Pneumologen, Neurologen, Palliativmedizinern, Psychologen sowie Orthopädietechnikern; das familiäre und soziale Umfeld ist unbedingt einzubeziehen (Groß und Summ 2019, Khan et al. 2017).

Die medikamentöse Therapie (Rilutek®) soll die Progression verlangsamen. Die symptomatische Therapie dient der Vermeidung von Komplikationen sowie der Verbesserung der Lebensqualität.

■ **Orthopädische Aspekte**

Die Probleme am Stütz- und Bewegungsapparat sind bedingt durch die progrediente Muskelschwäche und die Spastik. Muskelungleichgewichte führen zu Kontrakturen an oberer und unterer Extremität, Haltungsinsuffizienz, Verschlechterung und schließlich Verlust der Gehfähigkeit. Insbesondere in der Frühphase kann durch Übungsbehandlung ein Zugewinn an Muskelkraft erzielt werden. Hand- und Fahrradergometer-Training, Laufbandtrai-

ning, aktive Übungsbehandlung gegen die Schwerkraft, isometrisches Training, passives Stretching können die motorische Verschlechterung nachweislich verlangsamen. Zu den modernen Konzepten gehört auch der Einsatz von Robotik- und Telemonitoring-Technik. Orthopädietechnische Hilfsmittel sollen bestmögliche Funktion, Selbstständigkeit und Lebensqualität unterstützen, die Entwicklung von Kontrakturen prolongieren und schmerzlindernd wirken. Insbesondere Handorthesen, Unterschenkel-Fuß-Orthesen sowie Halsorthesen bei Schwäche der Nackenmuskulatur werden eingesetzt.

❯ Die Therapie der ALS ist äußerst komplex und sollte in einem interdisziplinären Team mit Beteiligung von Pflegekräften, Physiotherapeuten, Ergotherapeuten, Logopäden, Orthopäden, Pneumologen, Neurologen, Palliativmedizinern, Psychologen sowie Orthopädietechnikern unter Einbindung des familiären und sozialen Netzwerks erfolgen.

## 8.6 Ebenen der traumatischen Querschnittsläsionen

In Deutschland treten jährlich etwa 1000 Fälle von neuen Querschnittlähmungen auf, von denen 78 % traumatisch verursacht sind. Rund 50 % der unfallbedingten Patienten sind zwischen 15 und 39 Jahre alt. Die Querschnittlähmung entsteht meist infolge einer mechanischen Einengung durch dislozierte Wirbelanteile oder einer Blutung, sehr selten durch Zerreißung des Rückenmarks.

Unmittelbar nach einer Verletzung zeigen sich bei ca. 80 % der Patienten Zeichen des spinalen Schocks unterhalb der Läsion mit kompletter schlaffer Lähmung, vollständiger Atonie der Blase und des Darms, Ausfall der Sensibilität sowie Ausfall der Gefäß- und Wärmeregulation. Innerhalb von Tagen bis etwa 8 Wochen nach dem akuten Ereignis klingen die Symptome des spinalen Schocks allmählich ab. Dann zeigen sich die typischen Symptome einer zentralen Lähmung mit gesteigertem Muskeltonus (Spastik) mit Beugereflexsynergien vor allem an den Beinen, gesteigerten Muskeldehnungsreflexen und einem positiven Babinski-Zeichen. Zusätzlich zeigen sich schlaffe Lähmungen umschriebener Kennmuskeln als Folge einer Vorderhorn- bzw. Vorderwurzelschädigung. Das Ausmaß der Ausfallserscheinungen wird ganz entscheidend von der Höhe des spinalen Schadens bestimmt. Als wesentliche höhenspezifische Besonderheiten der Querschnittssyndrome sind herauszustellen:

- **Halsmarkläsionen** führen zu einer mehr oder weniger kompletten Tetraplegie. Die Interkostalmuskulatur ist ganz oder teilweise gelähmt und damit das Atmen erschwert. Die Patienten sind auf die Bauchatmung durch das Zwerchfell und die Atemhilfsmuskulatur angewiesen, diese funktioniert bei Läsionen unterhalb C4. Bei Läsionen in Höhe von C4 oder oberhalb besteht eine vollständige Zwerchfelllähmung, ein Überleben ist daher ohne maschinelle Beatmung nicht möglich. Typisch für mittlere Halsmarksyndrome sind peripher-motorische Ausfälle im Schultergürtel- und Oberarm-Bereich, für untere Halsmarksyndrome Ausfälle der kleinen Handmuskeln.
- **Brustmarkläsionen** führen charakteristischerweise zu einer spastischen Paraparese der Beine bei normal funktionsfähigen Armen. Je tiefer die Läsion, umso geringer ist die Beeinträchtigung der Atemfunktion und der Rumpfmuskulatur, die für die Stabilisierung der Wirbelsäule im Sitzen wesentlich ist.
- **Lumbalmarkläsionen** führen typischerweise zur schlaffen Lähmung der Beine.

> Die Folgen einer Querschnittsläsion sind vielfältig; neben den orthopädischen Aspekten sind die Probleme bezüglich Blasen-, Darm- und Sexualfunktion, Hautläsionen (Druckulzera), soziale Einbindung sowie psychologische Bewältigung von großer Relevanz. Spastik und Schmerz sind weitere zentrale Faktoren, die die Lebensqualität der Patienten nachhaltig beeinträchtigen. Daher ist in der Phase der Rehabilitation ein interdisziplinäres professionelles Team mit entsprechender Erfahrung unerlässlich, um eine adäquate Versorgung und erfolgreiche Reintegration des Patienten in den Alltag zu ermöglichen. Aus orthopädischer Sicht ist bereits in der Frühphase durch konsequentes passives Durchbewegen vor allem auf die Vermeidung von Kontrakturen zu achten.

## Kernaussagen

- Spinale Schädigungen und Erkrankungen führen zu komplexen motorischen, sensiblen und autonomen Ausfällen.
- Mobilität und sekundäre Veränderungen des Bewegungssystems sind abhängig von der Lähmungshöhe.
- Im Mittelpunkt der neuroorthopädischen Betreuung steht die Prävention und Behandlung von Gelenkkontrakturen und -luxationen, Fuß- und Wirbelsäulendeformitäten.
- Eine Vertikalisierung ist in jedem Fall unbedingt anzustreben. Nicht gehfähige Patienten sind aufgrund der Inaktivitätsosteoporose frakturgefährdet.
- Bei Störung der Sensibilität sind Druckulzera an den Füßen ein häufiges Problem.

8

▬ Die Behandlung aller spinalen Erkrankungen und Schädigungen ist komplex und erfordert ein erfahrenes interdisziplinäres Team.

## Literatur

Aksu F (2011) Neuropädiatrie, 4. Aufl. UNI-Med Verlag AG, Bremen

Biedermann R (2014) Orthopädisches Management der Spina bifida. Orthopäde 43:603–610

Cook A, Giunti P (2017) Friedreich's ataxia: clinical features, pathogenesis and management. Br Med Bull 124:19–30

Groß M, Summ O (2019) Rehabilitation bei Amyotropher Lateralsklerose. Nervenheilkunde 30:249–256

Haaker G, Fujak A (2013) Proximal spinal muscular atrophy: current orthopedic perspective. Appl Clin Genet 14:113–120

Khan F, Young CA, Galea M, Ng L (2017) Symptomatic treatments for amyotrophic lateral sclerosis/motor neuron disease. Cochrane Database Syst Rev 1. ▶ https://doi.org/10.1002/14651858.CD011776.pub2

Mesfin A, Sponseller PD, Arabella IL (2012) Spinal muscular atrophy: manifestations and management. J Am Acad Orthop Surg 20:393–401

Michael T, Moers von A, Strehl E, Haberl H, Lebek S (2018) Spina bifida, 2. Aufl. De Gruyter, Berlin

Milbrandt TA, Kunes JR, Karol LA (2008) Friedreich's ataxia and scoliosis. J Pediatr Orthop 28:234–238

Niethard FU (2010) Kinderorthopädie, 2. Aufl. Thieme, Stuttgart

Parkinson MH, Boesch S, Nachbauer W, Mariotti C, Giunti P (2013) Clinical features of Friedreich's ataxia: classical and atypical phenotypes. J Neurochem 126(Suppl 1):103–117

Tsirikos AI, Smith G (2012) Scoliosis in patients with Friedreich's ataxia. J Bone Jt Surg 94A:684–689

Wang CH, Finkel RS et al (2007) Consensus statement for standard of care in spinal muscular atrophy. J Child Neurol 22:1027–1049

Wright JG (2011) Hip and spine surgery is of questionable value in spina bifida – an evidence based review. Clin Orthop Relat Res 469:1258–1264

# Orthopädie bei Muskelerkrankungen

*Andreas Forth*

## Inhaltsverzeichnis

© Springer-Verlag GmbH Deutschland, ein Teil von Springer Nature 2021
W. Strobl et al. (Hrsg.), *Therapeutisches Arbeiten in der Neuroorthopädie*,
https://doi.org/10.1007/978-3-662-60493-9_9

Es gibt eine Vielzahl von Muskelerkrankungen mit unterschiedlichen Ursachen. Kausale Therapien stehen bisher in der Regel nicht zur Verfügung. Dargestellt werden krankheitsspezifisch die orthopädischen Probleme am Bewegungsapparat an den oberen und unteren Extremitäten sowie der Wirbelsäule. Zu jedem Krankheitsbild werden die konservativen und operativen Behandlungsmöglichkeiten erörtert. Die wichtigste Gruppe stellen die Dystrophinopathien (Duchenne- und Becker-Kiener-Muskeldystrophie) dar. Im Fokus steht der Erhalt der Geh- und Stehfähigkeit, die Therapie der Skoliose sowie die Frakturbehandlung. Beschrieben werden auch die Probleme bei der Gliedergürtelmuskeldystrophie, fazioskapulohumeralen und Emery-Dreifuss-Muskeldystrophie sowie den kongenitalen Muskeldystrophien. Ebenso werden die Besonderheiten der kongenitalen Myopathien und der myotonen Dystrophie erläutert.

## 9.1 Überblick über die orthopädischen Probleme bei Muskelerkrankungen

Im Folgenden werden Muskelerkrankungen mit unterschiedlichen Pathomechanismen dargestellt (Müller-Felber und Schara 2015; Zierz 2014). Bei der Vielzahl von Untertypen werden hier nur die Erkrankungen erörtert, die orthopädische Probleme aufweisen und eine entsprechende Behandlung benötigen. Durch Muskelatrophie/-dystrophie und/oder Muskelhypotonie sind Alltagsfunktionen bedroht oder gehen im Verlauf der Erkrankung verloren.

Abhängig von der Art der Erkrankung treten diese Einschränkungen früh oder spät, rasch progredient oder langsam verlaufend auf. Kausale Therapieverfahren stehen bisher in der Regel nicht zur Verfügung. Medikamente können bei einigen Erkrankungen die Verläufe abmildern. Alle zur Verfügung stehenden Maßnahmen,

konservativ (Physiotherapie, Ergotherapie, Bewegungstherapie und orthopädische Hilfsmittel) wie operativ, können nur die Folgen der jeweiligen Erkrankung adressieren, die Progredienz verlangsamen bzw. Funktionen sichern oder vorübergehend wiederherstellen. Ziel der multidisziplinären Behandlung ist die Sicherung der Teilhabe, größtmögliche Selbstständigkeit und Lebensfreude. Da einige Muskelerkrankungen auch mit kognitiven Defiziten einhergehen, ist dieses in die Behandlungsplanung mit einzubeziehen (Müller-Felber und Schara 2015; Zierz 2014). Die Mitarbeit der Betroffenen ist ein wesentliches Element einer erfolgreichen Therapie. Einschränkungen der pulmonalen und kardialen Funktion sind ebenfalls zu berücksichtigen.

Es entwickeln sich Kontrakturen und eine zunehmende Muskelschwäche. Bis zu einem gewissen Punkt können Muskelverkürzungen die Muskelschwäche einer anderen Muskelgruppe kompensieren. Da sich die Veränderungen schleichend über einen längeren Zeitraum entwickeln, werden zusätzlich Kompensationsmechanismen erlernt und genutzt, um die Muskelschwäche in Kombination mit einer Kontraktur auszugleichen. Bei Kraftverlust der Kniestrecker wird dieses z. B. durch eine vermehrte Recurvation im Kniegelenk und einen Innenrotationsgang kompensiert. Das Pendeln des Rumpfes kompensiert die Schwäche der Hüftbeuger. Orthesen, aber auch operative Maßnahmen dürfen diese Mechanismen nicht stören.

> Unabhängig von der Pathologie sind die Auswirkungen auf den Bewegungsapparat immer unter funktionellen Gesichtspunkten zu betrachten. Konservative wie operative Maßnahmen dürfen die Kompensationsmechanismen nicht stören. Ziel der multidisziplinären Behandlung ist die Sicherung der Teilhabe, größtmögliche Selbstständigkeit und Lebensfreude.

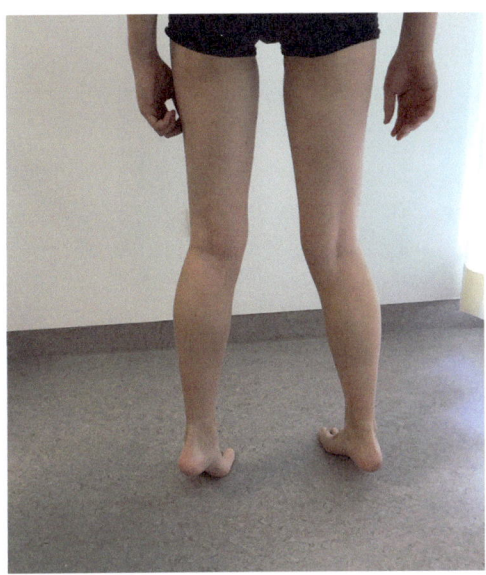

<🚀>◻ **Abb. 9.1** Asymmetrischer Spitzfuß im Stand

Im Vordergrund stehen die Probleme an den unteren Extremitäten. Es entwickeln sich Spitzklumpfüße, Hüftbeuge- und Abduktionskontrakturen sowie Kniebeugekontrakturen (◻ Abb. 9.1 und 9.2). Diese beeinträchtigen Funktionen wie Gehen, Stehen, Transfer und Sitzen.

Die Kombination aus Kraftverlust und Kontraktur führt zur Verschlechterung der Gehfähigkeit und Gehleistung sowie zu einer vermehrten Sturzneigung. Bei einigen Erkrankungen droht der Verlust der Geh- und Stehfähigkeit oder der Sitzfähigkeit.

Neben der Kontrakturprophylaxe über Physiotherapie können bei moderaten Fußfehlstellungen Schuhzurichtungen die Gangsicherheit verbessern. Maßschuhe oder Orthesen können bei stärkeren Spitz(klump)füßen eingesetzt werden (Case et al. 2018). Orthesen sind nicht in der Lage, eine Zunahme der Kontrakturen aufzuhalten.

An den oberen Extremitäten bilden sich Beugekontrakturen im Ellbogengelenk, seltener auch im Handgelenk. Im Schultergürtel schränkt eher eine Muskelschwäche die Funktion des Armes ein. Mit Ergo- und Physiotherapie lassen sich Alltagsfunktionen sichern.

An der Wirbelsäule sehen wir zweierlei Probleme. Bei ausgeprägter Muskelschwäche und Hyperlordose kommt es zu Überlastungsbeschwerden. Diese können mit Physiotherapie und mit elastischen Rumpforthesen therapiert werden. Bei vielen Muskelerkrankungen entwickelt sich eine Skoliose. Eine Korsettbehandlung ist problematisch. Zum einen ist insbesondere bei Muskelerkrankungen ein Korsett nicht in der Lage, das Fortschreiten der Krümmung nachhaltig aufzuhalten. Kompensationsmechanismen wie Oberkörperpendel werden durch eine Rumpforthese gestört. Zum zweiten beeinträchtigen Korsette die häufig schon eingeschränkte pulmonale und kardiale Leistungsfähigkeit zusätzlich. Auch bei operativen Maßnahmen sind die jeweils krankheitstypischen Veränderungen und Kompensationsmechanismen zu berücksichtigen (◻ Tab. 9.1).

❯ Alle Muskelerkrankungen weisen ähnliche Probleme des Bewegungsapparates auf. Dabei gilt immer, dass das fragile Gleichgewicht zwischen Kontrakturen und Kompensationsmechanismen, aber auch Wirbelsäulendeformitäten und Herz-/Lungenfunktion nicht beeinträchtigt werden darf, weder durch konservative noch durch operative Maßnahmen.

## 9.2 Dystrophinopathien – progressive Muskeldystrophien

### 9.2.1 Duchenne-Muskeldystrophie (DMD)

Die häufigste und bekannteste Muskeldystrophie ist die Muskeldystrophie Duchenne (Müller-Felber und Schara 2015; Zierz 2014). In der Regel fällt im Kleinkind-/Kindergartenalter eine verzögerte statomoto-

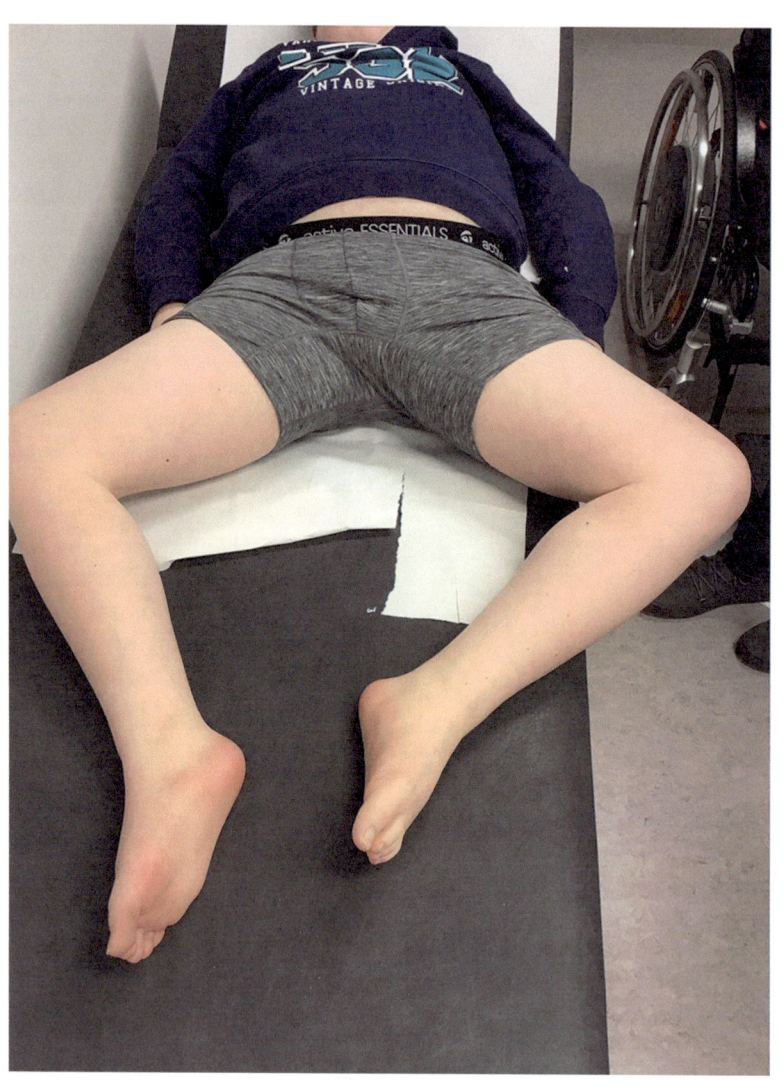

**□ Abb. 9.2**    Ausgeprägte Kontrakturen an den unteren Extremitäten bei einem jugendlichen Patienten

rische Entwicklung auf. Im Schulalter bilden sich zunehmend Kontrakturen. Mit der Zeit entwickelt sich ein Spitzfuß. Bei leichteren Fehlstellungen können orthopädische Schuhzurichtungen wie keilförmige Absatzerhöhung und Gleitspitzen das Gangbild und die Gangsicherheit verbessern (Case et al. 2018). Im weiteren Verlauf entstehen Hüftbeuge- und Abduktionskontrakturen, die letztlich die Gehfähigkeit einschränken. Häufig sind die Kontrakturen asymmetrisch.

Im Alter von 9 bis13 Jahren verliert der Patient die Geh- und Stehfähigkeit. Durch eine gute multidisziplinäre Behandlung (Birnkrant et al. 2018; Bushby et al. 2010; Case et al. 2018) mit Physiotherapie und Einsatz von Steroiden hat sich in den letzten Jahren der Eintritt des Gehverlustes deutlich verzögert (Koeks et al. 2017; Mc Adam et al. 2012). Durch eine operative Kontrakturlösung, die sogenannte „Rideau-Operation", kann die Gehfähigkeit erhalten oder wiederhergestellt und um

◻ **Tab. 9.1**    Orthopädische Probleme bei Muskelerkrankungen

| Erkrankung | Obere Extremitäten | Untere Extremitäten | Wirbelsäule |
|---|---|---|---|
| Duchenne-Muskeldys-throphie | Kontrakturen Ellbo-gen, Hand, Finger Muskelschwäche | Spitzklumpfuß, Knie-beuge-, Hüftbeugeab-duktionskontraktur | Skoliose |
| Becker-Kiener-Muskel-dystrophie | Kontrakturen Ellen-bogen Muskelschwäche | Spitzfuß, Muskelschwä-che | Skoliose |
| Gliedergürtelmuskel-dystrophie | Muskelschwäche | Spitzfuß Muskelschwäche | Hohlrundrücken, Sko-liose |
| Fazioscapulohmerale Muskeldystrophie | Scapulae alatae, Mus-kelschwäche | Muskelschwäche | Hohlrundrücken, Sko-liose |
| Emery-Dreifuss-Mus-keldystrophie | Kontraktur Ellbogen | Spitzfuß | Kontraktur Muskula-tur HWS, Rückenstrecker |
| Dystrophia myotonica Curschmann Steinert | Muskelschwäche | Spitzklumpfuß, Fußhe-berschwäche | |
| Kongenitale Myopa-thien | Muskelschwäche | Muskelschwäche | Skoliose, Rigid Spine |
| Kongenitale Dystro-phien | Kontrakturen Ellbo-gen, Hand Muskel-schwäche | Muskelschwäche, Spitz-klumpfuß, Knie- und Hüftbeugekontraktur | Skoliose |
| Myasthenien | Muskelschwäche | Muskelschwäche | |

ein bis zwei Jahre verlängert werden. Hierbei ist die gesamte Statik einschließlich des Muskelkraftstatus zu betrachten.

❯ Die Duchenne-Muskeldystrophie fällt in der Regel mit einer verzögerten stato-motorischen Entwicklung im Kleinkind-/Kindergartenalter auf. Im Alter von 9 bis13 Jahren verliert der Patient in der Regel die Geh- und Stehfähigkeit!

Aus neuroorthopädischer Sicht ist es wichtig, die Kinder frühzeitig zu begleiten und spätestens ab dem Schulalter regelmäßig, also mindestens einmal jährlich, im interdisziplinären Setting zu untersuchen (Bushby et al. 2010; Fujak et al. 2014). Mit Verschlechterung des Kontrakturstatus sind die Kontrollabstände kürzer zu halten, um gegebenenfalls den richtigen Zeitpunkt für eine operative Maßnahme frühzeitig zu planen. Die OP-Entscheidung ist individuell zu treffen. Bei dem Eingriff ist die Symmetrie wiederherzustellen. Dabei sind alle Kontrakturen auf den verschiedenen Etagen zu adressieren. Wichtig ist auch der Muskelkraftstatus, weil bei zu schwacher Knie-streckmuskulatur die Wiedererlangung der Gehfähigkeit erschwert sein kann oder weil stabilisierende Orthesen eingesetzt werden müssen. Zusätzlich sind auch mentale Retardierungen in die Überlegungen mit-einzubeziehen, da eine intensive Mitarbeit der Jungen im postoperativen Verlauf unabdingbar ist. Auch nach Verlust der Geh- und Stehfähigkeit ist die operative Korrektur noch möglich.

Der Eingriff besteht aus einem Hüftbeuger-Release, einer distalen Tractusresektion und einer Achillessehnenverlängerung, eventuell zusätzlich einem Kniebeuger-Release. In einzelnen Fällen kann auch ein zusätzlicher Transfer der Tibialis-posterior-Sehne mit angezeigt sein (Scher und

Mubarak 2002). Unmittelbar nach der Operation muss der Patient remobilisiert werden. Auch bei zu geringer Kraft der Kniestrecker kann eine Operation sinnvoll sein, wenn der Wunsch besteht, weiter stehen oder gehen zu können. Dann wird die Versorgung mit Gehorthesen mit entsperrbarem Kniegelenk erforderlich.

> Die operative Indikation der weichteiligen Kontrakturlösung ist individuell zu stellen und muss in Abhängigkeit von den Ressourcen des Patienten im interdisziplinären Team besprochen werden.

Wichtig ist im Verlauf ein intensives Geh- und Stehtraining zur Rezidivprophylaxe. Ist der Patient permanent an den Rollstuhl gebunden, nehmen die Knie- und Hüftbeugekontrakturen und Fußfehlstellungen wieder zu. Zur Vorbeugung ist auch hier ein intensives Stehtraining empfehlenswert, idealerweise in einem Rollstuhl mit Aufstehvorrichtung. Es können auch konventionelle oder elektrisch verstellbare Stehständer zum Einsatz kommen. Häufig entwickelt sich aber ein Spitzklumpfuß. Dieser führt letztlich zu einer schlechten Aufstellfläche der Füße auf dem Fußbrett und in Kombination mit den Hüftkontrakturen zu einer Abduktionsstellung der Beine und damit zu einer schlechten Sitzposition. Der Einsatz von orthopädischem Schuhwerk ist allerdings grundsätzlich limitiert.

Treten diese Probleme auf, ist ein neuerliches operatives Vorgehen zu diskutieren. Um das Operationsergebnis zu sichern, empfehlen sich Lagerungselemente zur Nacht, Unterschenkelorthesen sowie eine Anpassung des Rollstuhls mit einer Adduktionsführung. Solange es möglich ist, sollte auch hier das Stehtraining fortgeführt werden.

> Treten bei nicht gehfähigen Patienten im Rollstuhl Spitzklumpfüße und eine Verschlechterung der Sitzposition auf, ist ein neuerliches operatives Vorgehen zu diskutieren.

In der Pubertät entwickelt eine große Zahl der Betroffenen eine Skoliose (Hsu und Quinlivan 2013). Die Inzidenz ist in den letzten Jahren durch die Kortisonbehandlung reduziert (Koeks et al. 2017; Lebel et al. 2013; Raudenbush et al. 2016). Eine gute Sitzposition im Rollstuhl ist wichtig. So lange wie möglich sollte der Rollstuhl aktiv angetrieben werden. Lässt die Muskelkraft an den Armen nach, kann ein Restkraftverstärker eingesetzt werden. Pelotten können die aufrechte Sitzposition unterstützen. Wird ein Elektrorollstuhl erforderlich, sollte dieser idealerweise mit einer Mittelsteuerung versehen sein. Diese wird jedoch aus praktischen Gründen im Alltag von den Betroffenen häufig nicht akzeptiert. Grundsätzlich ist bei der Rollstuhlanpassung das persönliche Empfinden des Patienten bezüglich der „richtigen" Sitzposition mit zu berücksichtigen. Nur er kann ermessen, in welcher Sitzhaltung er z. B. bei nachlassender Kopfkontrolle am besten zurechtkommt. Deshalb ist häufig eine nicht vollständig aufrechte Sitzposition zu akzeptieren.

> Die Rollstuhlversorgung ist nach Verlust der Steh- und Gehfähigkeit sehr individuell. Häufig ist eine nicht vollständig aufrechte Sitzposition günstiger, da nur der Patient selbst beurteilen kann, wie er am besten sitzt, abhängig von der nachlassenden Muskelkraft.

Das Fortschreiten der Erkrankung macht häufig eine operative Wirbelsäulenaufrichtung und Stabilisierung erforderlich. Mit dem Eintritt der permanenten Rollstuhlpflicht sollten halbjährliche Kontrollen des Wirbelsäulenbefundes erfolgen. Sobald eine Krümmung sichtbar wird, sollte eine erste Röntgendiagnostik der Wirbelsäule a.-p. und seitlich im Sitzen durchgeführt werden; abhängig vom klinischen Verlauf dann in der Folge Röntgenaufnahmen einmal jährlich. Mit zunehmender Progredienz ist dann die Wirbelsäulenoperation zu diskutieren. Bei der Indikationsstellung sind nicht nur Progredienz und Stärke der Krümmung

(>20°), Einschränkung der Sitzfähigkeit sowie Flexibilität der Krümmung, sondern auch die kardiale und pulmonale Situation zu berücksichtigen. Bei einer zu starken Einschränkung der Vitalkapazität und kardialen Funktion steigt das Risiko perioperativer Komplikationen deutlich (Apkon et al. 2018; Birnkrant et al. 2018).

Wird rechtzeitig operiert, reicht eine Instrumentierung von BWK3 bis LWK5. Dieses hat den Vorteil, dass mit Verschlechterung der Kopfkontrolle eine bessere Sitzpositionierung im Rollstuhl möglich ist. Das Becken kann unter Berücksichtigung der Kontrakturen unabhängig vom Rumpf positioniert werden.

> ❯ Bei der Indikationsstellung zur Wirbelsäulenoperation sind nicht nur Progredienz, Ausmaß (>20°), Flexibilität der Krümmung und die Einschränkung der Sitzfähigkeit, sondern auch die kardiale und pulmonale Situation zu berücksichtigen.

Im Bereich der oberen Extremitäten führt die Muskelschwäche im Schultergürtel zu einer eingeschränkten Mobilität der Arme. Im Verlauf entwickeln sich Ellbogen- und Handgelenkskontrakturen. Die Arme sind deshalb frühzeitig in die physiotherapeutische Behandlung mit einzubeziehen. Wie an den unteren Extremitäten sind Orthesen nicht in der Lage, die Entwicklung und Progredienz aufzuhalten. In vielen Fällen sind insbesondere Kontrakturen in Hand- und Fingergelenken zu respektieren, da nur in dieser Position z. B. die Steuerung des Elektrorollstuhls bedient werden kann. Bei stark reduzierter Muskelkraft kann ein „Roboterarm" zur Unterstützung eingesetzt werden (Case et al. 2018).

Eine Besonderheit bei der Duchenne-Muskeldystrophie stellen die Frakturen dar. Bedingt durch langjährige Steroidbehandlung und Immobilität kommt es zu einer Osteoporose (James et al. 2015). Bei der Therapie zu bedenken ist, dass eine schnellstmögliche Remobilisierung zwingend geboten ist, um einen weiteren Muskelkraftverlust zu verhindern. Bei erhaltener Gehfähigkeit sollte umgehend wieder vertikalisiert werden. Durch die Immobilität und langjährige Steroidbehandlung treten auch osteoporotische Wirbelkörperfrakturen auf (Shapiro und Specht 1991; Singh et al. 2018). Diese können medikamentös sowie unterstützend mit Rumpforthesen behandelt werden (Birnkrant et al. 2018; Bushby et al. 2010).

> ❯ Frakturen an der oberen und unteren Extremität können bei Duchenne-Patienten gut konservativ mit entsprechenden Casts in Funktionsstellung behandelt werden. Operative Maßnahmen sollten aufgrund der osteoporotischen Knochenstruktur kritisch hinterfragt werden.

### 9.2.2 Muskeldystrophie Becker-Kiener

Diese Erkrankung verläuft deutlich langsamer (Müller-Felber und Schara 2015; Zierz 2014). Die Muskelschwäche tritt häufig erst mit Beginn der Pubertät auf. Durch den dystrophen Umbau der Muskulatur kommt es zur Einschränkung der Mobilität. Wie bei der DMD entwickeln sich Spitzfüße. Sie können anfangs konservativ therapiert werden, bei drohendem Verlust der Gehfähigkeit sollten Spitzfüße operativ korrigiert werden. Lässt die Muskelkraft an den unteren Extremitäten nach, wird der Aktionsradius kleiner und somit eine Rollstuhlversorgung erforderlich (Aktivrollstuhl eventuell mit Restkraftverstärker). Eine Skoliose entwickelt sich seltener und erst im fortgeschrittenen Stadium der Erkrankung. Operative Wirbelsäulenkorrekturen sind in der Regel nicht erforderlich. Eine intensive Physiotherapie und Ergotherapie sind elementare Bestandteile der Behandlung. Sie haben das Ziel, die Entstehung von Kontrakturen zu verzögern oder diese zu behandeln. Der Erhalt der Gelenkbeweglichkeit ist wichtig für größtmögliche Mobilität und Selbstständigkeit.

> Die Probleme bei Muskeldystrophie Becker-Kiener treten häufig erst in der Pubertät auf, diese Muskeldystrophie verläuft wesentlich langsamer und ist sozusagen der „kleine Bruder" der Duchenne-Muskeldystrophie. Die orthopädischen Probleme sind im Wesentlichen die kontrakten Spitzfüße und die milden Hüft- und Kniebeugekontrakturen.

## 9.3 Kongenitale Myopathien

Wesentliches Merkmal der kongenitalen Myopathien ist eine bereits früh beginnende Muskelschwäche. Abhängig von der jeweiligen Erkrankung kann diese stabil oder auch progredient vorkommen (Müller-Felber und Schara 2015; Zierz 2014). Neben der generalisierten Muskelschwäche besteht häufig auch eine ausgeprägte muskuläre Hypotonie sowie Gelenkhypermobilität. Neben der Muskelhypotonie an Rumpf und Extremitäten ist in der Regel auch die Atmung und kardiale Leistungsfähigkeit eingeschränkt. Dieses ist sowohl bei der konservativen wie der operativen Behandlung zu berücksichtigen. Die krankengymnastische Behandlung hat hauptsächlich das Ziel, die vorhandene Mobilität zu erhalten. Orthopädisch steht die Entwicklung einer Skoliose im Fokus. Hier sind rumpfstabilisierende Maßnahmen angezeigt. Bei Entwicklung von Spitzfüßen ist primär eine konservative Behandlung mit angezeigt. Eine operative Korrektur birgt die Gefahr eines Gehverlustes, da Kompensationsmechanismen für die proximale Muskelschwäche wie die Kniegelenksrecurvation nicht mehr genutzt werden können.

> Patienten mit kongenitalen Myopathien haben eine muskuläre Hypotonie und

eine Gelenkhypermobilität. Orthopädisch steht die Entwicklung einer Skoliose im Fokus. Die Therapie ist zunächst konservativ. Die Indikation für operative Interventionen am Bewegungsapparat ist sehr zurückhaltend zu stellen.

## 9.4 Andere Muskeldystrophien

### 9.4.1 Gliedergürtelmuskeldystrophie (GGMD)

Bei der Gliedergürtelmuskeldystrophie findet sich eine proximal betonte, anfangs mehr die Beine betreffende Muskelschwäche. Die Schwere und Progredienz ist abhängig vom Typ und variabel (Müller-Felber und Schara 2015; Zierz 2014). Ein moderater Spitzfuß ist häufig erforderlich zur Kompensation der Muskelschwäche. Physiotherapie ist wichtig zum Erhalt der Mobilität (Siciliano et al. 2015). Im Bereich der Wirbelsäule fällt anfangs eine starke Hyperlordose auf, die symptomatisch werden kann. Hier können neben physiotherapeutischen Maßnahmen entlordosierende Mieder die Probleme abmildern. Sie müssen jedoch so gearbeitet werden, dass sie die Kompensationsmechanismen (Oberkörperpendel) nicht stören.

### 9.4.2 Fazioskapulohumerale Muskeldystrophie (FSHD)

Bei dieser Muskelerkrankung beginnt die Muskelschwäche und Atrophie im Gesichts- und Schultergürtelbereich (Müller-Felber und Schara 2015; Zierz 2014). Später greift sie auch auf die Becken- und untere Extremitätenmuskulatur über. Durch die Schwäche der Schultergürtelmuskulatur entwickeln sich Scapula alatae mit abnormen Bewegungen der Schulterblätter bei Abduktion. Im Verlauf sind die Armhebefunktion und das Arbeiten über Schulterhöhe einge-schränkt. Bei zu starker Beeinträchtigung ist eine operative Fixierung der Skapulae zu diskutieren (Ersen et al. 2018; Fujak et al. 2010; Le Hanneur und Sait Cast 2017). In späteren Stadien entwickelt sich eine Be-ckenkippung und häufig eine symptomati-sche Hyperlordose (Moris et al. 2018). Die sich häufig entwickelnde Fußheberschwä-che sowie der Steppergang können orthe-tisch behandelt werden. Es können sich auch Skoliosen entwickeln.

### 9.4.3 Muskeldystrophie Emery-Dreifuss

Bei dieser Form der Muskeldystrophie ent-wickeln sich regelhaft Kontrakturen im El-lenbogenbereich im Sinne einer Beugekon-traktur. Betroffen ist auch die Wirbelsäule (Shapiro und Specht 1991). Die Verkürzung der Nackenmuskulatur führt zu einer Über-streckung der Halswirbelsäule. Im Verlauf verändert sich die gesamte Rückenstreck-muskulatur dystroph. Über Physiotherapie kann versucht werden, die Auswirkungen im Alltag abzumildern. Häufig entwickelt sich auch ein Spitzfuß, der therapeutisch angegangen werden muss. In der Regel rei-chen konservative Maßnahmen wie ortho-pädische Schuhzurichtungen. Eine opera-tive Korrektur ist selten erforderlich.

### 9.5 Kongenitale Muskeldystrophien (CMD)

Bei dieser Form der Muskeldystrophie han-delt es sich um seltene Erkrankungen mit unterschiedlichen Pathomechanismen (Mül-ler-Felber und Schara 2015; Zierz 2014). Charakteristisch sind Muskelhypotonie und Muskelschwäche. Durch diese können Ge-lenkkontrakturen sowie eine Skoliose entste-hen. Auch eine schwerwiegende Beteiligung des zentralen Nervensystems ist bei einigen

Vertretern dieser Krankheitsgruppe mög-lich. Abhängig von Schwere und Verlauf der Erkrankung erreichen die Patienten maxi-mal eine Sitz- und assistierte Stehfähigkeit bis hin zum freien Laufen. Bei Patienten mit frühzeitiger Rollstuhlpflicht entwickelt sich eine zum Teil ausgeprägte Skoliose. Sie be-einträchtigt häufig die Sitzstabilität und da-mit Sitzfähigkeit. In solchen Fällen ist über eine operative Wirbelsäulenaufrichtung zu diskutieren. Eine Korsettbehandlung kann die Progredienz nicht beeinflussen. In Ein-zelfällen kann jedoch eine Versorgung indi-ziert sein, z. B. um Zeit bis zur OP zu gewin-nen oder bei Inoperabilität bzw. Ablehnung einer Operation.

### 9.6 Dystrophia myotonica Curschmann-Steinert

Diese Erkrankung tritt in unterschiedlich schweren Formen auf (Fujak et al. 2010; Müller-Felber und Schara 2015; Zierz 2014). Am stärksten eingeschränkt sind die Patienten mit einer kongenitalen Form. Bei der milden Ausprägung beginnen die ortho-pädischen Probleme erst im Erwachsenen-alter. Patienten mit klassischer Form be-kommen bereits in der Adoleszenz Prob-leme. Häufig ist diese Erkrankung mit einer mentalen Retardierung assoziiert, was so-wohl bei konservativer als auch operativer Therapie zu berücksichtigen ist. Orthopä-disch ist das Hauptsymptom die Entwick-lung eines Klumpfußes und Steppergangs (Canavese und Sussmann 2009). Reicht die konservative Therapie mit Orthese oder Schuhen nicht mehr aus, ist eine operative Therapie zu diskutieren.

### 9.7 Myasthenien

Die Myasthenia gravis und die myasthenen Syndrome sind selten. Der Schwerpunkt der Probleme liegt nicht auf orthopädischem

Fachgebiet. Bedingt durch eine Muskelschwäche kann die Mobilität beeinträchtigt sein. Ziel der krankengymnastischen Therapie ist, die Mobilität zu erhalten und Alltagsfunktionen zu sichern. Eine weiterführende orthopädische Behandlung ist in der Regel nicht erforderlich.

> Die unter ▶ Abschn. 9.4 bis 9.7 genannten Erkrankungen sind sehr seltene Erkrankungen mit einem heterogenen Bild an Veränderungen des Bewegungsapparates. Allen gleich ist, dass die konservative Therapie zu bevorzugen ist, um das diffizile Gleichgewicht der Kompensationsmechanismen nicht zu stören und den Patienten nicht zu immobilisieren!

**Kernaussagen**

- Alle Muskelerkrankungen weisen ähnliche Probleme des Bewegungsapparates auf: Muskelschwäche, -hypotrophie, -atrophie; Bewegungseinschränkungen, Kontrakturen und Luxationen der Extremitätengelenke, Wirbelsäulenfehlstellungen wie Hyperkyphosen, Hyperlordosen und Skoliosen.
- Im Fokus steht der Erhalt der Geh- und Stehfähigkeit, der Sitz-, Greif-, Schluck- und Atmungsfähigkeit, die Therapie der Kyphose, Lordose und Skoliose sowie die Frakturbehandlung.
- Dabei gilt immer, dass das fragile Gleichgewicht zwischen Kontrakturen und Kompensationsmechanismen, aber auch Wirbelsäulendeformitäten und Herz-/Lungenfunktion nicht beeinträchtigt werden darf – weder durch konservative noch durch operative Maßnahmen.

## Literatur

Apkon SD et al (2018) Orthopedic and surgical management of the patient with Duchenne muscular dystrophy. Pediatrics (Suppl.,Oct.):82–89

Birnkrant DJ et al (2018) Diagnosis and management of Duchenne muscular dystrophy, part 2: respiratory, cardiac, bone health, and orthopaedic management. Lancet Neurol 17(Apr.):347–361.

Bushby K et al (2010) Diagnosis and management of Duchenne muscular dystrophy, part 2 implementation of multidisciplinary care. Lancet Neurol 9( Febr.):177–189

Canavese FS, Sussmann MD (2009) Orthopaedic manifestations of congenital myotonic dystrophy during childhood and adolescence. J Pediatr Orthop 29 (2&Mar):208–213.

Case LE et al (2018) Rehabilitation management of the patient with Duchenne muscular dystrophy. Pediatrics 142(8Oct.):17–33

Ersen A et al (2018) Long-term results of scapulothoracic arthrodesis with multiple cable method for facioscapulohumeral dystrophy: do the results deteriorate over time? J Bone Joint Surge 100-B(Jul):953–956.

Fujak A et al (2010) Aktuelle Strategien der konservativen und operativen Therapie der häufigsten Muskelerkrankungen. Der Orthopäde 39(Jan.):38–52

Fujak A et al (2014) Aktuelle Betreuungsstrategien bei Duchenne-Muskeldystrophie. Der Orthopäde 43(Juli):636–642

Hsu JD, Quinlivan R (2013) Scoliosis in Duchenne muscular dystrophy. Neuromuscular Disorders 23:611–617

James KA et al (2015) Risk factors for first fractures among males with Duchenne or Becker muscular dystrophy. J Pediatr Orthop 35(May):640–644

Koeks Z et al (2017) Clinical outcomes in Duchenne muscular dystrophy: a study of 5345 patients from the TREAT-NMD DMD global database. J Neuromuscul Dis 4(Apr.):293–306

Le Hanneur M, Sait Cast Y (2017) Long-term results of Letournel scapulothoracic fusion in facioscapulohumeral muscular dystrophy: a retrospective study of eight cases. Orthop Traumatol Surg Res 103(May):421–425

Lebel DE et al (2013) Glucocorticoid traetment for the prevention of scoliosis in children with Duchenne muscular dystrophy: long term follow up. J Bone Jt Surg Am 95(12):1057–1061

Müller-Felber W, Schara U (2015) Neuromuskuläre Erkrankungen bei Kindern und Jugendlichen, 1. Aufl. Kohlhammer, Stuttgart

Mc Adam L et al (2012) The Canadian experience with long term deflazacort treatment in Duchenne muscular dystrophy. Acta Myol 31:6–20

Moris G et al (2018) Chronic pain has a strong impact on quality of life in facioscapulohumeral muscular dystrophy. Muscle Nerve 57(Mar):380–387

Raudenbush BL et al (2016) Impact of a comparative study on the management of scoliosis in Duchenne muscular dystrophy: are corticosteroids decreasing the rate of scoliosis surgery in the United States? Spine 41(17):E1030–E1038

Scher DM, Mubarak SJ (2002) Surgical prevention of foot deformity in patients with Duchenne muscular dystrophy. J Pediatr Orthop 22(Mar):384–391

Shapiro F, Specht L (1991) Orthopedic deformities in Emery Dryfuss muscular dystrophie. J Pediatr Orthop 11(3):326–340

Siciliano G et al (2015) Muscle exercise in limb girdle muscular dystrophies: pitfall and advantages. Acta Myol 34(1):3–8

Singh A et al (2018) Vertebral fractures in Duchenne muscular dystrophy patients managed with deflazacort. J Pediatr Orthop 38(Jul):320–324

Zierz S (2014) Muskelerkrankungen, 4. Aufl. Thieme, Stuttgart

# Orthopädie bei peripheren Nervenerkrankungen

*Michael Wachowsky*

## Inhaltsverzeichnis

© Springer-Verlag GmbH Deutschland, ein Teil von Springer Nature 2021
W. Strobl et al. (Hrsg.), *Therapeutisches Arbeiten in der Neuroorthopädie*,
https://doi.org/10.1007/978-3-662-60493-9_10

Erkrankungen und Verletzungen peripherer Nerven führen zu Funktionsausfällen des Bewegungssystems. In Abhängigkeit vom geschädigten Nerven und dem Mechanismus der Nervenschädigung durch die Erkrankung kommt es zu Störungen der Sensibilität, des Schmerzempfindens, der Tiefensensibilität, vegetativen Störungen oder schlaffen Lähmungen. Bei Persistenz oder Progredienz können muskuloskelettale Veränderungen beobachtet werden, die zu einer Reduktion der Lebensqualität führen und einer neuroorthopädischen Behandlung bedürfen.

## 10.1 Überblick über die orthopädischen Probleme bei Erkrankungen der peripheren Nerven

### 10.1.1 Funktionsstörungen bei Erkrankungen und Schäden peripherer Nerven

Bei Erkrankungen und Schäden peripherer Nerven können folgende Funktionsstörungen unterschieden werden, wobei ein Nerv für alle Funktionen verantwortlich sein kann oder nur für eine Teilfunktion (z. B. rein sensibler Nerv).

- **Sensorische Funktionsstörungen:**
  - Oberflächensensibilität
  - Temperaturempfindung
  - Schmerzempfindung
  - Tiefensensibilität: Hierunter versteht man Informationen über die Position des Körpers im Raum, Stellung der Gelenke und des Kopfes (Lagesinn), den Spannungszustand von Muskeln und Sehnen (Kraftsinn) und die Bewegung und Bewegungsrichtung (Bewegungssinn).
- **Motorische Funktionsstörungen:**
  - Selektive Muskelsteuerung
  - Muskelkraft

- **Vegetative Funktionsstörungen:**
  - Steuerung der Homöostase über das vegetative Nervensystem. An den Extremitäten spielen hier insbesondere das Blutgefäßsystem und die exokrinen Drüsen wie z. B. Schweißdrüsen eine Rolle.

Die Folge der Sensibilitätsstörung können Druckstellen und Ulzerationen sein, aber auch Knochen- und Gelenkschädigungen wie z. B. bei der Charcot-Arthropathie. Die gestörte Tiefensensibilität führt z. B. zu einem unsicheren Gangbild insbesondere bei Dunkelheit. Bei Betroffenheit des Schmerzempfindens können sowohl Schmerzen als auch eine verminderte Schmerzempfindlichkeit vorkommen.

Durch die fehlende Innervation des Muskels kommt es einerseits zu einem Ausfall der Muskelfunktion des direkt betroffenen Muskels, wie z. B. des Fallfußes bei Fußheberparese. Andererseits kann es durch Überwiegen der Antagonisten zu Fehlstellungen und Kontrakturen kommen wie z. B. bei der Spitzfußkontraktur nach Ausfall der Fußheber oder beim Ballenhohlfuß u. a. durch Schwäche von M. tibialis anterior und M. peronaeus brevis und Überwiegen von M. tibialis posterior und M. peroneus longus.

### 10.1.2 Neuroorthopädische Diagnostik

Um alle Funktionen des peripheren Nerven zu prüfen, ist eine genaue klinische Untersuchung des Patienten für die orthopädische Therapieplanung erforderlich. Bei der Inspektion der Haut wird auf trophische Störungen, Druckstellen, Ulzera und Schweißneigung geachtet. Es wird eine Prüfung aller sensiblen Qualitäten durchgeführt: Berührung (mit 2-Punkt-Diskrimination), Schmerz (z. B. Holzstäbchen), Temperatur-, Vibrations- (128-Hz-Stimmgabel) und Bewegungsempfinden. Muskeleigenreflexe werden dokumentiert. Bei der Beurteilung der Muskulatur wird auf Atrophien geachtet, die Muskelkraft und die Fähigkeit der selektiven Ansteuerung wird beurteilt, sowohl von betroffenen Muskeln als auch von Muskeln, die z. B. bei einer motorischen Ersatzoperation als Transfermuskeln infrage kommen. Das Bewegungsausmaß der Gelenke, insbesondere funktionell relevante Kontrakturen, werden dokumentiert, wie Deformitäten. Bei Letzteren sollte zusätzlich die passive (Teil-)Korrigierbarkeit beachtet werden. Bei der Untersuchung des Gangbildes werden die funktionellen Auswirkungen der Muskelschwäche, aber auch z. B. einer sensiblen Ataxie beschrieben. Vorhandene Hilfsmittel werden auf Passgenauigkeit und Funktionalität überprüft.

> Für die orthopädische Behandlung von Krankheitsbildern mit peripherer Nervenbeteiligung ist es daher von entscheidender Bedeutung, welche Nerven und Nervenqualitäten betroffen sind und welcher Krankheitsverlauf zu erwarten ist. Eine Kenntnis der ursächlichen Erkrankung und des Schädigungsmechanismus des Nervensystems ist hierbei sehr hilfreich.

## 10.1.3 Behandlungsprinzipien

Bei Krankheiten, bei denen eine **kausale Therapie** möglich ist, sollte diese möglichst früh eingeleitet werden. Dies kann z. B. die mikrochirurgische Naht eines akut durchtrennten Nerven sein oder die Beendigung der Zufuhr einer neurotoxischen Substanz wie z. B. bei der Alkoholpolyneuropathie.

> Ziel der neuroorthopädischen Behandlung ist die Reduktion motorischer Defizite und hieraus resultierender funktioneller Defizite durch den Einsatz von konservativen und operativen Therapieverfahren, die Prävention oder Behand-

lung von Druckläsionen und deren Folgeerkrankungen wie Infektionen sowie Osteoarthropathien.

Durch **Physiotherapie** werden gezielt die verbliebene Muskelkraft und -funktion trainiert, Kompensationsmechanismen und die Anwendung von Hilfsmitteln wie Orthesen oder Gehhilfen erlernt und eingeübt. Über die Gelenkmobilisation werden Kontrakturen verhindert oder behandelt.

Ziel der **Ergotherapie** ist unter anderem eine Funktionsverbesserung der oberen Extremitäten, es werden Kompensationsmechanismen für Alltags- und spezifische weitere Tätigkeiten erlernt sowie erforderliche Hilfsmittel wie Orthesen und Anpassungen von Alltagsgebrauchsgegenständen ausgetestet und angepasst.

**Orthesen** sollen den Funktionsausfall kompensieren, instabile Gelenke stabilisieren und Deformitäten verhindern, korrigieren oder betten.

Die Vielfalt der eingesetzten Orthesen ist groß. Ein einfacher Gummizügel zur Unterstützung der Fußhebung kann bei leichter Fußheberschwäche ausreichen, um ein Auftreten und Abrollen über die Ferse zu ermöglichen (siehe ◘ Abb. 10.1). Federorthesen aus verschiedenen Materialien (z. B. Polypropylen oder Carbon) oder Orthesen mit Federgelenken können ausgeprägtere Muskelschwächen der Fußheber, Plantarflexoren oder auch der Kniestrecker kompensieren (◘ Abb. 10.2). Bei der Wahl des Orthesentyps steht immer das funktionelle Behandlungsziel im Vordergrund. Hierbei spielt das Gewicht der Orthese bei vorhandener proximaler Muskelschwäche und die Anwendbarkeit bei z. B. einer Muskelschwäche der oberen Extremitäten eine wichtige Rolle. Bei komplexen Versorgungen zur Gangbildverbesserung hat es sich hier bewährt, die vorgesehene Orthese im Rahmen einer Testversorgung in der Ganganalyse zu überprüfen.

Bei ausgeprägten Deformitäten oder Instabilitäten der Fußgelenke werden

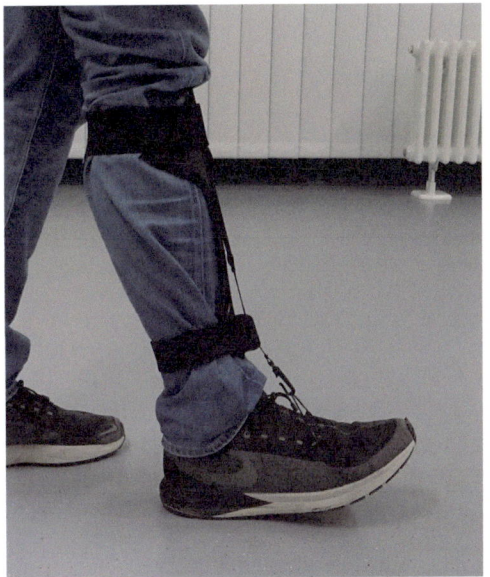

diese über zirkuläre, nach Abdruck gefertigte Fußfassungen gebettet und/oder korrigiert. Dies kann als Fußfassung in einer Orthese oder über einen orthopädischen Schuh erfolgen.

Bei Erkrankungen mit verminderter Sensibilität oder vermindertem Schmerzempfinden müssen Druckspitzen vermieden werden, sodass Fußbettungen zur Optimierung der Druckverteilung zum Einsatz kommen (◻ Abb. 10.3). Über Messsysteme, die die Druckverteilung im individuellen Schuh messen können, kann die Wirkung der Fußbettung überprüft werden. Zusätzlich kommen Schuhe mit weichem Innenfutter und verdeckten Nähten zum Einsatz, über Sohlenzurichtungen sollen Druckschmerzen minimiert werden.

Bei verminderter Gehfähigkeit wird zusätzlich die Notwendigkeit eines Rollstuhls überprüft. Bei der Rollstuhlversorgung sollte die eigenständige Bedienbarkeit möglich

◻ **Abb. 10.1** Beispiel für Fußheberorthese mit Gummizug zur Verbesserung der Fußhebung in der Schwungphase (Navigait, Allard Int. Helsingborg Sweden)

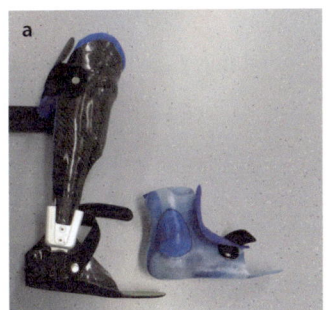
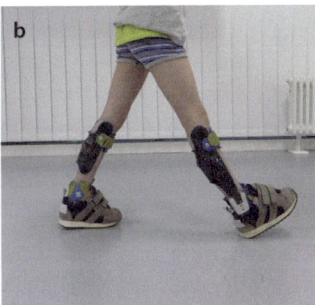
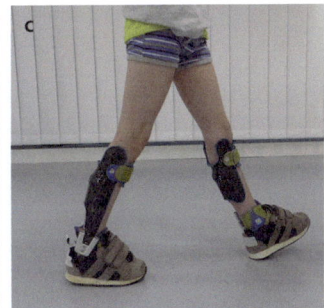

◻ **Abb. 10.2** **a** Unterschenkelorthese mit getrennt einstellbarem Federgelenk zur Fußhebung in der Schwungphase und Rückstellung der Tibia in der Standphase (Neuroswinggelenk, Fior und Gentz GmbH Lüneburg, Orthesenbau ORTHOTechnik Rummelsberg GmbH) **b, c** Wirkweise des Neuroswinggelenkes: **b** In der Schwungphase führt die erste Feder den Fuß aus der Plantarflexion in die Grundstellung der Orthese, unterstützt damit die Fußhebung in der Schwungphase und ermöglicht das Auftreten über die Ferse und die kontrollierte Plantarflexion. **b** In der Standphase führt die zweite Feder die Orthese aus der Dorsalextension in die Grundstellung und unterstützt damit die Rückstellung des Unterschenkels und hierdurch die Kniestreckung

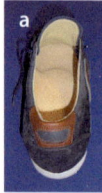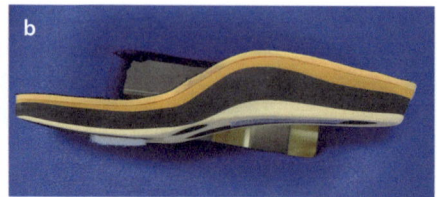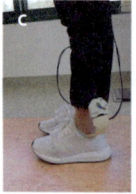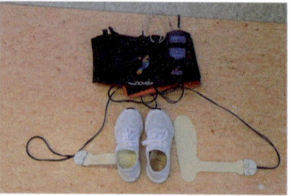

▫ **Abb. 10.3** **a** Beispiel für einen Spezialschuh für Diabetiker mit weichem Innenfutter und verdeckten Nähten (Diabeticus + Rheumaticus, Thanner GmbH, Höchstädt/Donau). **b** Beispiel für eine individuell gefertigte Einlage zur optimalen Druckverteilung. Hierzu werden Schaumstoffe unterschiedlicher Härte (Shorehärte) kombiniert (ORTHOTechnik Rummelsberg GmbH). **c** Beispiel für ein Messsystem zur Darstellung der Druckverteilung zwischen Fuß und Schuh (Pedar, Novel GmbH, München). Hierdurch lässt sich die Fußbettung/Schuhzurichtung so anpassen, dass eine optimale Druckverteilung entsteht

sein. Bei Muskelschwäche der oberen Extremität kann eine Elektrounterstützung erforderlich sein. Wenn Sensibilitätsstörungen am Gesäß vorhanden sind, werden spezielle Sitzkissen verwendet, bei Deformitäten der Wirbelsäule entsprechend angepasste Rückenelemente.

■ **Operationen**

Durch den Transfer funktionstüchtiger Muskeln kann eine Verbesserung der Funktionalität erreicht werden. An der unteren Extremität sind gleichphasige Transfers, d. h. Muskeln, die in der gleichen Gangphase aktiv sind (z. B. Rücktransfer des M. extensor hallucis longus zur Unterstützung der Fußhebung), gegenüber gegenphasigen Transfers zu bevorzugen. Bei Letzteren muss z. B. ein Standphasenmuskel „umlernen", in der Schwungphase aktiv zu sein (z. B. Transfer des M. tibialis posterior auf den Fußrücken als Fußhebererersatz). Zusätzlich sollen durch die Muskeltransfers die deformierenden Kräfte reduziert und damit ein Fortschreiten der Deformität verhindert werden.

Bei kontrakten Deformitäten werden die verkürzten Strukturen verlängert (z. B. Verlängerung der Achillessehne bei kontraktem Spitzfuß). Überkorrekturen sind hier zu vermeiden, durch die Verlängerung der Sehnen kommt es zu einer Schwächung

der Muskulatur, welche dann zu erneuten Funktionsdefiziten führen kann. Gelenkkontrakturen können durch Arthrolysen verbessert werden, alternativ kommen hier Umstellungsosteotomien in Frage, die das Bewegungsausmaß des Gelenks zwar nicht verbessern, aber in eine günstigere Ausgangsposition verlagern.

Bei kontrakten Fußdeformitäten werden zusätzlich korrigierende Osteotomien durchgeführt, bei starken Gelenkdeformitäten und Instabilitäten sowohl an der unteren als auch an der oberen Extremität Arthrodesen.

❯ Das Ziel von Operationen an der unteren Extremität ist, durch Sehnentransfers die aktive Steh- und Gehfunktion zu verbessern und ein Fortschreiten der Deformität zu verhindern, durch Arthrolyse und knöcherne Operationen den Bewegungsumfang zu optimieren und damit eine dauerhaft funktionelle und belastbare Extremität zu erreichen, gegebenenfalls auch den Umfang der orthetischen Versorgung zu reduzieren. An der oberen Extremität stehen funktionelle Aspekte für das Greifen und Stützen im Vordergrund, die durch den Transfer oder die Verlängerung von Sehnen und die Stabilisierung von Gelenken erreicht werden können.

## 10.2 Geburtstraumatische Plexusläsionen

### 10.2.1 Pathologische Veränderungen der Bewegungsorgane

Anatomisch werden Primärstränge (oberer, mittlerer und unterer) des Plexus brachialis unterschieden, aus denen sich die Sekundärstränge bilden (lateraler, dorsaler und medialer). Sowohl aus den Primär- als auch aus den Sekundärsträngen gehen Nerven für den Arm und die Thoraxwand ab. Je nach betroffenem Plexusanteil entstehen so unterschiedliche motorische und sensible Ausfallmuster.

Es werden mehrere Formen unterschieden (Ho 2014; Frade et al. 2019):

Bei der **oberen Plexusläsion** (oberer Primärstrang aus den C5-C6-Wurzeln, Duchenne-Erb) sind motorisch vor allem die Schulteraußenrotatoren, Beuger des Ellenbogens und der M. supinator betroffen. Sensibilitätsausfälle betreffen die Außenseite der Schulter und den radialen Unterarm. Die Handmotorik ist erhalten.

Bei zusätzlicher Beteiligung des **mittleren Primärstranges** (C7-Wurzel) sind auch der M. triceps brachii, M. pectoralis und die langen Fingerbeuger betroffen mit Sensibilitätsausfällen an den mittleren Fingern.

Bei der **unteren Plexusläsion** (unterer Primärstrang C8-Th1-Wurzeln, Déjerine-Klumpke) sind motorisch die die kleinen Handmuskeln und langen Fingerbeuger und Handgelenkbeuger betroffen, Sensibilitätsausfälle betreffen die ulnare Hand und ulnare Unterarmseite. Ein Horner-Syndrom kann vorkommen (mit Pupillenverengung [Miosis], Herabhängen des Oberlids [Ptosis] und einem gering in die Augenhöhle eingesunkenen Augapfel [Enophthalmus]).

Kombinationen kommen bis zur **Panplexusläsion** vor. Bei Faszikelschäden sind die aus den Primärsträngen abgehenden Nerven betroffen.

Nach der Geburt zeigen sich eine verminderte Spontanmotorik und eine Reflexasymmetrie. Nach anderen geburtstraumatischen Läsionen wie Frakturen und Nervenläsionen sollte gesucht werden.

Die Regenerationsmöglichkeit der Nerven ist vom Schädigungsgrad abhängig und liegt bei etwa 50 %. Bei der Neurapraxie kommt es zur Leitungsstörung ohne relevante strukturelle Veränderungen der Nervenfasern. Eine vollständige Erholung ist zu erwarten. Bei der Axonotmesis kommt es zur Kontinuitätsunterbrechung von Axonen unter Erhalt der bindegewebigen Hüllen. Die Regeneration erfolgt über Neueinsprossung der Nerven. Bei der Neurotmesis ist der Nerv vollständig durchtrennt, sodass ein Neueinsprossen und somit eine spontan Erholung des Nerven in der Regel nicht möglich ist. Bei der geburtstraumatischen Plexusläsion liegt in der Regel ein **Mischbild** vor (Ho 2014; Frade et al. 2019).

### 10.2.2 Grundprinzipien der Prävention, Behandlung und Rehabilitation

Das Therapiekonzept sollte im Behandlungsteam, bestehend aus Ärzten (Pädiater, Neurochirurg, Orthopäde) und Therapeuten (Physiotherapeuten und Ergotherapeuten) erstellt werden.

Die **konservative Therapie** sollte früh in den ersten Tagen bis wenige Wochen nach der Geburt begonnen werden. In den ersten Tagen wird der Arm angelagert mit gebeugtem Ellbogengelenk zur Entlastung der verletzten Halsregion (Ho 2014; Bahm et al. 2009). Ein abgestimmtes Behandlungskonzept von Physiotherapie und Ergotherapie beinhaltet danach die sanfte Mobilisation mit Dehnung, aktive Übungen und bimanuelles Training sowie sensorische Stimulation (z. B. Tasten, Temperatur, Vibration). Essenziell ist die Einbindung der Familie in das therapeutische Konzept, damit Übungen mehrmals täglich durchgeführt werden (Frade et al. 2019).

Zusätzliche Maßnahmen sind die Verwendung von Schienen für die physiologische Lagerung, Erleichterung motorischer Funktionen und Verhinderung von Kontrakturen. Elektrostimulation verbessert die Muskelkraft und vermindert die Muskelatrophie. Botulinumtoxin wird zur temporären Schwächung des gesunden Antagonisten verwendet. Durch die Balancierung der Muskelkraft wird der Aufbau und Funktion des reinnervierten Muskels erleichtert (Frade et al. 2019; Bahm et al. 2009).

> Ziel der konservativen Therapie ist es, die Voraussetzungen zu schaffen, dass nach Reinnervation des Nerven eine optimale Funktion des Armes möglich ist. Hierzu müssen Muskelverkürzungen, Kontrakturen und Gelenkdeformitäten, insbesondere die Schulterluxation, verhindert werden (Frade et al. 2019).

Ab dem 3. Lebensmonat können neurografisch Reinnervationen nachgewiesen werden. Bei ausbleibender Reinnervation werden **neurochirurgische Operationen** am Plexus in der Regel zwischen dem 3. Lebensmonat und 1. Lebensjahr durchgeführt (Bahm et al. 2009; siehe Abschn. 39.1.3). Die Schulter muss während der ganzen Reinnervationsphase zentriert und beweglich gehalten werden. Eine Schulterluxation wird operativ behandelt (Ho 2014; Bahm et al. 2009).

Bei persistierenden motorischen Defiziten kann eine Funktionsverbesserung durch gut innervierte Transfermuskeln erreicht werden. Wenn die muskulären Defizite kein stabiles Schultergelenk ermöglichen, sollte frühzeitig eine Kontrakturlösung und ein Muskeltransfer auf die Außenrotatoren/Abduktoren er-

wogen werden, bevor eine Gelenkdeformität eintritt (Ho 2014; Bahm et al. 2009). Bei kongruentem, nicht deformiertem Schultergelenk sind auch später **muskelkraftbalancierende Operationen** sinnvoll, bei Inkongruenz Osteotomien zur besseren Position des Armes (Ho 2014) – siehe Band „Neuroorthopädie – Disability Management", Kap. 37.

Weitere Muskeltransfers werden zur Verbesserung der Ellenbogenbeugung/-streckung, Supination, Handgelenkextension durchgeführt (Ho 2014; Bahm et al. 2009), zusätzlich können bei kontrakter Situation Osteotomien indiziert sein. Bei Osteotomien ist das Ziel ein neutral bis leicht proniert eingestellter Unterarm sowie eine funktionelle Position des Handgelenks und Oberarms (Ho 2014).

## 10.3   Hereditäre motorische und sensible Neuropathien (HMSN)

### 10.3.1   Pathologische Veränderungen der Bewegungsorgane

Die HMSN sind eine Gruppe von genetisch bedingten, fortschreitenden peripheren Neuropathien. Die häufigste Gruppe ist die Charcot-Marie-Tooth-Erkrankung (CMT). Durch die Beschreibung der Gendefekte werden zunehmend mehr Untergruppen beschrieben. Allerdings ist der Zusammenhang zwischen Genotyp und Phänotyp gering, wie sich in der Variabilität der klinischen Ausprägung in einer Familie zeigt. Der Erkrankungsbeginn variiert vom 5. Lebensjahr bis in das Erwachsenenalter (Podeszwa 2014).

Die wichtigsten Merkmale, die auf eine HMSN hinweisen, wurden von Dyck und Lambert zusammengefasst (Podeszwa 2014):

- Vorrangig ist das periphere Motorneuron betroffen, weniger das sensible und autonome Neuron.

- Es ist eine Erbkrankheit.
- Die Krankheit ist langsam fortschreitend.
- Die neurologischen Symptome sind symmetrisch.
- Es handelt sich um eine systemische Degeneration, von der mehrere Gruppen von Nervenfasern ähnlicher Struktur und Funktion betroffen sind.
- Die pathologischen Merkmale sind nicht fokal, und die Degeneration der Nervenfasern besteht aus axonaler Atrophie und Degeneration.

Das orthopädische Hauptproblem ist die **progrediente, peripher beginnende Muskelschwäche.** An Fuß und Hand sind häufig die kleinen Muskeln (intrinsische Muskulatur) und Muskel(-gruppen) an Unterschenkel und Unterarm (extrinsische Muskeln) betroffen. Es besteht ein Muskelungleichgewicht zwischen intrinsischer und extrinsischer und verschiedenen extrinsischen Muskeln. Häufig betroffene extrinsische Muskeln am Fuß sind der M. peronaeus brevis und der M. tibialis anterior. Es kommt zu Kompensationsmechanismen (Aktivierung der langen Zehenheber zur Fußhebung [Extensorensubstitution] und des M. peronaeus longus zur Pronation), gemeinsam mit dem Über-

wiegen der Antagonisten kann es zur Ausbildung des **Ballenhohlfußes** mit Plantarisierung des 1. Strahles kommen ( Abb. 10.4). Krallenzehen entwickeln sich als Folge der Extensorensubstitution, sekundär kommt es zum Rückfußvarus. Die Deformitäten sind zunächst flexibel, nehmen im Krankheitsverlauf kontinuierlich oder in (Wachstums-) Schüben zu und werden kontrakt. Es kommt zu teils schmerzhaften Schwielen und bei Fersenvarus zu gehäuften Supinationsverletzungen (Ramchandren 2017).

Da die HMSN die häufigste Ursache des Ballenhohlfußes ist, sollte bei dieser Deformität immer eine neurologische oder neuropädiatrische Abklärung erfolgen (Yagerman et al. 2012).

An den Händen steht die **Atrophie der intrinsischen Muskulatur** und der **Oppositionsverlust des Daumens** im Vordergrund (Corrado et al. 2016).

Bei proximaler Muskelschwäche kann es zu **Hüftdysplasie** und Subluxation kommen. Diese wird in der Regel erst in der Adoleszenz auffällig. Bei starker Beteiligung der proximalen Muskulatur ist der Gehverlust möglich (Podeszwa 2014). **Skoliosen** sind mit der CMT assoziiert. Sensibilitätsstörungen sind häufig vorhanden, werden von den Betroffenen aber oft nicht wahrgenommen.

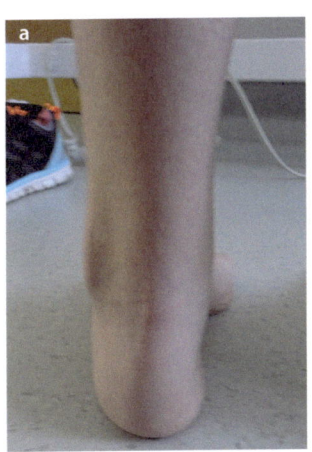 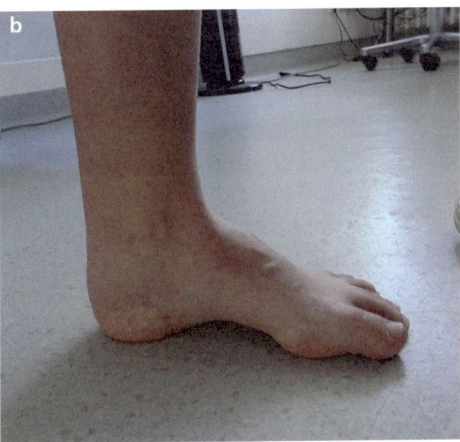

 **Abb. 10.4**    Ballenhohlfuß bei HSMN mit überhöhtem Längsgewölbe, steil stehendem 1. Strahl und Fersenvarus

In der klinischen Untersuchung wird die Deformität, die Korrigierbarkeit der Deformität, die Schwäche der betroffenen Muskeln und Kraft möglicher Transfermuskeln beurteilt.

## 10.3.2 Grundprinzipien der Prävention, Behandlung und Rehabilitation

> Da es sich bei den Deformitäten um eine Folge des Muskelungleichgewichtes handelt, sollten durch die therapeutischen Maßnahmen das Muskelungleichgewicht so weit wie möglich behoben und die Deformitäten am Ort der maximalen Deformität korrigiert werden.

Die konservative Therapie kann die Einschränkungen vorübergehend kompensieren, beeinflusst den Verlauf aber nicht. Durch **Physiotherapie** können die geschwächten Muskeln soweit möglich trainiert und eine Kontrakturprophylaxe/-therapie durchgeführt und Kompensationsstrategien erlernt werden (Sman et al. 2015; Corrado et al. 2016; Ramchandren 2017; Jani-Acsadi et al. 2015; Yagerman et al. 2012). Bei Beteiligung der Hände sollten über die **Ergotherapie** Kompensationsstrategien trainiert und Hilfsmittel angepasst werden, um die Defizite zu kompensieren (Corrado et al. 2016; Ramchandren 2017; Jani-Acsadi et al. 2015). **Orthopädietechnisch** werden Deformitäten gebettet (z. B. durch Höhenausgleich zwischen Vor- und Rückfuß) oder es kommen Orthesen zur Fußhebung zum Einsatz (Corrado et al. 2016; Ramchandren 2017; Jani-Acsadi et al. 2015; Yagerman et al. 2012). Eine

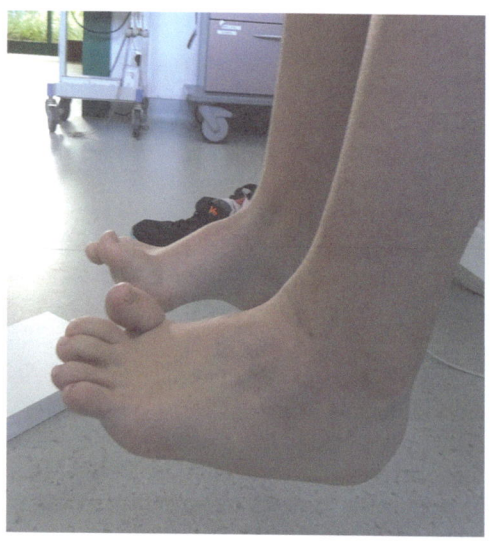

**◘ Abb. 10.5** Extensorensubstitution: Die Zehenheber werden zur Fußhebung eingesetzt

Korsettbehandlung sollte die Mobilität nicht beeinträchtigen, oft beeinflusst sie den Verlauf nicht. Bei Progredienz ist die operative Behandlung indiziert (Yagerman et al. 2012).

Der Dialog zwischen allen behandelnden Berufsgruppen ist wichtig, damit nicht zugewartet wird, bis z. B. schwere kontrakte Ballenhohlfüße entstehen (Ramchandren 2017). **Operativ** werden Muskel-Sehnen-Tranfers oder Verlängerungen, Osteotomien oder Arthrodesen durchgeführt (Jani-Acsadi et al. 2015; Yagerman et al. 2012) (◘ Abb. 10.5 und 10.6). Bei Hüftdysplasie/-subluxation wird diese mit Osteotomien des Femurs und des Beckens behandelt (Yagerman et al. 2012). Auch nach erfolgreich durchgeführten Operationen kann es bei fortschreitender Erkrankung zu Rezidiven kommen.

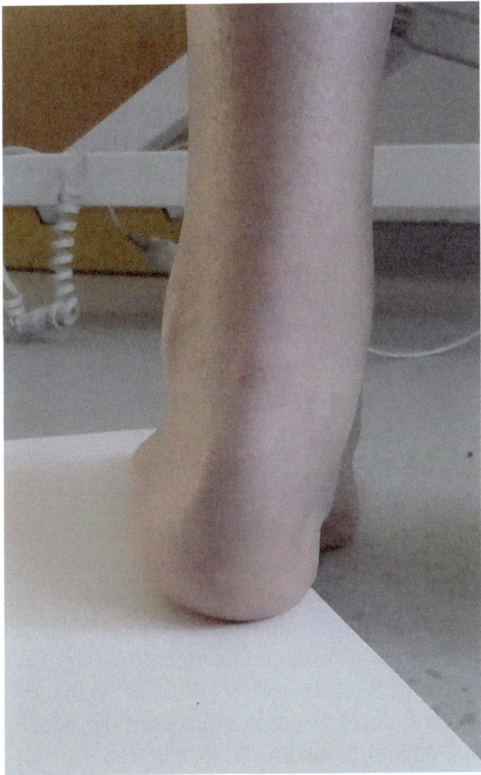

**◻ Abb. 10.6** Coleman-Block-Test: Ferse und 5. Strahl werden auf ein 3 cm hohes Brettchen gestellt, der steilgestellte 1. Strahl bekommt Raum neben dem Brettchen. Bei flexiblem Rückfuß stellt sich jetzt ein physiologischer Fersenvalgus ein

## 10.4 Diabetische Neuropathie

### 10.4.1 Pathologische Veränderungen der Bewegungsorgane

Diabetes mellitus (DM) ist die häufigste Ursache einer Polyneuropathie bei einem durchschnittlichen Auftreten etwa 8 Jahre nach Beginn des Diabetes. Das Risiko der Polyneuropathie korreliert positiv mit Alter, Gewicht, Körpergröße und anderen diabetesbedingten Störungen wie Retinopathie, Albuminurie und Hypertonie sowie Ausmaß und Dauer der Hyperglykämien (Glocker und Kottlors 2017).

Mehrere Formen der diabetischen Polyneuropathie werden unterschieden. **Die distal symmetrische Form ist die häufigste,** mit sensibler Symptomatik mit Schmerzen und Parästhesien. Daneben ist eine proximal betonte motorische Neuropathie mit progredienter Schwäche, meist der Oberschenkelmuskulatur und der Hüftbeuger bekannt. Auch asymmetrische Formen, wie die asymmetrische proximale diabetische Neuropathie (Multiplex-Typ) und die diabetische Radikulopathie sind beschrieben. Die autonome Polyneuropathie kann zu trophischen Störungen, Anhydrose, Kreislaufregulationsstörung, Gastroparese, Obstipation, nächtlicher Diarrhö, Blasenstörung, Impotenz und Osteoarthropathie führen.

Die kausale Behandlung mittels Blutzuckereinstellung, Behandlung eines Vitamin-D-Mangels, Therapie der neuropathischen Schmerzen, Therapie der autonomen Störungen wie kardiovaskulären Regulationsstörungen, gastrointestinalen Motilitätsstörungen, neurogenen Blasenstörungen, Störungen der männlichen Sexualfunktion und Störungen der Sudomotorik werden durch die entsprechenden Fachdisziplinen durchgeführt (Glocker und Kottlors 2017).

Aus orthopädischer Sicht hat das **diabetische Fußsyndrom** die wichtigste Relevanz. Die Entstehung ist multifaktoriell, neben der Neuropathie (sensorisch, motorisch, autonom) spielen die periphere arterielle Verschlusskrankheit, die eingeschränkte Gelenkmobilität, Druckfehlbelastungen (z. B. durch ungeeignetes Schuhwerk, Fußdeformitäten) und Hornhautbeschwielungen eine Rolle (Tanudjaja und Spraul 2015; Morbach et al. 2018). Daher sollten bei allen Patienten mit DM Füße und Schuhwerk regelmäßig untersucht werden. Hierzu gehört die Untersuchung des Hautstatus (Integrität, Turgor, Schweißbildung, Hyperkeratosen, Schwielen, Temperatur), der

Muskulatur, von Deformitäten und der Beweglichkeit. Die Drucksensibilität wird mit dem 10-g-Monofilament, die Vibrationsempfindung mit der Rydell-Seiffer-Stimmgabel durchgeführt. Der Status der Fußpulse wird erfasst (Tanudjaja und Spraul 2015; Morbach et al. 2018).

### 10.4.2 Grundprinzipien der Prävention, Behandlung und Rehabilitation

Das diabetische Fußsyndrom sollte durch ein multidisziplinäres Behandlungsteam betreut werden. Dies führt zu einer Reduktion von Amputationen, der Verbesserung der Wundheilung und Reduktion von Reulzerationen sowie einer Verkürzung von Krankenhausaufenthalten (Lavery et al. 2019). Wichtiger Bestandteil ist die Schulung von Patienten und Betreuern, da viele Diabetiker das Ausmaß der Fußbeteiligung unterschätzen (Tanudjaja und Spraul 2015). Zusätzlich zur Stoffwechseloptimierung und Behandlung internistischer Grunderkrankungen und Gefäßerkrankungen muss eine Infektionskontrolle, Débridement avitalen Gewebes, eine lokale Wundbehandlung, eine fußchirurgische Korrektur von Fuß- und Zehendeformitäten und eine effektive Druckentlastung und Reduktion von Scherkräften erfolgen. Zur Druckentlastung kommen therapeutisches Schuhwerk mit gleichmäßiger Druckverteilung, Orthesen mit Fußbettung und der Total Contact Cast zum Einsatz. Die Druckverteilungskontrolle mit plantarer Fußdruckmessung stellt hier eine effektive Methode dar (Tanudjaja und Spraul 2015). Eine Gefäßerkrankung sollte ebenso therapiert werden (Tanudjaja und Spraul 2015; Morbach et al. 2018).

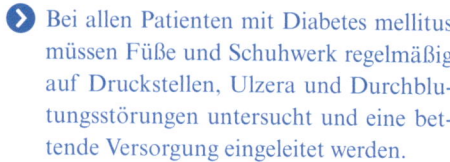 Bei allen Patienten mit Diabetes mellitus müssen Füße und Schuhwerk regelmäßig auf Druckstellen, Ulzera und Durchblutungsstörungen untersucht und eine bettende Versorgung eingeleitet werden.

## 10.5 Polyneuropathie bei Alkoholismus

### 10.5.1 Pathologische Veränderungen der Bewegungsorgane

Nach dem Diabetes mellitus stellt der Alkoholismus die zweihäufigste Ursache einer Polyneuropathie dar, nicht selten vergesellschaftet mit anderen alkoholabhängigen Erkrankungen wie Hepatopathie, Kleinhirndegeneration, Wernicke-Enzephalopathie und Demenz. Sie tritt bei über 40 % der Alkoholiker auf, die Schwere korreliert mit der Menge des Alkoholkonsums (Glocker und Kottlors 2017; Julian et al. 2019). Die Ursache ist nicht abschließend geklärt. Einerseits scheint die toxische Wirkung des Alkohols direkt auf die Nerven, andererseits scheinen Malnutrition mit Vitaminmangel (Thiamin, Vitamin $B_{12}$) und Blutglukoseschwankungen, Bestandteile der Getränke, wie z. B. Blei, oder genetische Faktoren eine Rolle zu spielen (Glocker und Kottlors 2017; Julian et al. 2019).

Klinisch zeigt sich eine **symmetrische distal und beinbetonte Neuropathie** mit vorwiegend sensiblen, aber auch motorischen Ausfällen, seltener autonome Störungen (z. B. Hyperhydrosis palmar und plantar). Motorisch zeigt sich eine Muskelschwäche der Beine, am häufigsten ist der N. tibialis betroffen. Die Symptome setzen über Wochen bis Monate ein, aber auch relativ akute Verläufe sind möglich.

### 10.5.2 Grundprinzipien der Prävention, Behandlung und Rehabilitation

Therapeutisch ist vor allem die Alkoholkarenz von Bedeutung, zusätzlich Vitamin-B-Substitution. Unter Abstinenz besteht eine gute, aber häufig nicht komplette Erholungstendenz durch Reinnervation über Monate. **Physikalische Therapie, Physiotherapie und Ergotherapie** werden durchgeführt, um die körperliche Fitness zu verbessern und geschwächte Muskeln gezielt zu trainieren und zu stärken und Alltagsfunktionen zu erhalten (Sadowski und Houck 2019). **Funktionsorthesen** sind oft nicht erforderlich, sollten aber, wenn bei deutlicher Muskelschwäche indiziert, bei gleichzeitiger Gangunsicherheit vorher ausgetestet werden.

### 10.6 Critical-Illness-Polyneuropathie (CIP)

### 10.6.1 Pathologische Veränderungen der Bewegungsorgane

Die Critical-Illness-Polyneuropathie (CIP) kommt häufig mit der Critical-Illness-Myopathie (CIM) als Mischformen im Sinne einer Critical-Illness-Neuromyopathie (CINM) vor oder wird „unspezifisch erworbene Skelettmuskelschwäche bei kritisch kranken Patienten" genannt. Sie tritt bei bis zu 70 % der Patienten mit Sepsis, Multiorganversagen oder ADRS auf, die länger beatmet werden. Die Pathophysiologie ist ungeklärt. Man geht jedoch davon aus, dass inflammatorische, metabolische und bioenergetische Prozesse zu einer neurotoxischen axonalen Schädigung führen (Judermann et al. 2011; Kramer 2017).

Klinisch zeigen sich **symmetrische Paresen,** beginnend an den unteren Extremitäten, im Sinne einer atrophischen und distal betonten Tetraparese, evtl. proximal betont, in schweren Fällen werden die oberen Extremitäten, Atem- und Gesichtsmuskulatur miteinbezogen. Sensible Ausfälle fehlen oder sind nur gering ausgebildet. Folge ist eine Beeinträchtigung der Funktion der Extremitäten- und Atemmuskulatur, was unmittelbar zu einer komplizierten und prolongierten Beatmung, einem längeren Intensivaufenthalt sowie einer verzögerten Mobilisation und Rehabilitation führen kann.

### 10.6.2 Grundprinzipien der Prävention, Behandlung und Rehabilitation

Eine spezifische Therapie ist nicht bekannt. Auf Muskelrelaxanzien sowie neurotoxische und myotoxische Medikamente sollte möglichst verzichtet werden, optimierte Blutzuckersteuerung und parenterale Ernährung werden empfohlen.

Eine **frühe intensive Physiotherapie** mit passiver und aktiver Mobilisation, auch außerhalb des Bettes auf der Intensivstation ist hilfreich. Die Mobilisation ist abhängig von der Kooperation des Patienten, der Muskelkraft, der Gelenkbeweglichkeit, des Funktionsstatus und der kardiopulmonalen Situation. Beim weniger kooperativen Patienten kommen Lagewechsel, passive Gelenkmobilisation und **Gerätetherapie** mit Motorschienenbehandlung und passive Fahrradergometer zum Erhalt des Bewegungsumfangs der Gelenke zum Einsatz. Der Fahrradergometer kann im weiteren Rehaverlauf bei wacherem Patienten zunehmend aktiv assistiert zur Muskelkraftverbesserung verwendet werden. Die **elektrische Muskelstimulation** kann zumindest partiell die Muskelatrophie verhindern. **Lagerungsorthesen** dienen der Kontrakturprophylaxe und der Tonusreduktion, auch die Vertikalisierung über den Kipptisch wird durchgeführt. Bei zunehmender aktiver

Mitarbeit beginnt die aktive Mobilisation an der Bettkante, Stand- und Gehmobilisation sowie das aktive Krafttraining und die Ergometerbehandlung. Dies verbessert Leistungsfähigkeit, Muskelkraft und Gehfähigkeit langfristig (Jang et al. 2019).

Prinzipiell ist die Symptomatik nach erfolgreicher Behandlung der Grunderkrankung nicht progredient und reversibel, jedoch können Residuen verbleiben. Hier kann dann eine Hilfsmittelversorgung oder ein operatives Vorgehen erforderlich werden. **Sekundäre Polyneuropathien** kommen auch bei Lebererkrankungen, Urämie, Amyloidose und paraneoplastisch vor. Bei der medikamenteninduzierten Polyneuropathie sollte das auslösende Medikament, wenn möglich, abgesetzt werden, bei Vitaminmangel-Polyneuropathie eine Substitution durchgeführt werden.

## 10.7 Entzündliche und immunvermittelte Polyneuropathien: Guillain-Barré-Syndrom (GBS)

### 10.7.1 Pathologische Veränderungen der Bewegungsorgane

Der Begriff der akuten inflammatorischen demyelinisierenden Polyneuropathie, das **Guillain-Barré-Syndrom (GBS),** beschreibt eine Gruppe von Krankheiten peripherer Nerven und Nervenwurzeln, mit typischerweise rasch fortschreitenden motorischen Defiziten **(symmetrisch aufsteigende Lähmung),** die zu autonomer Dysfunktion und sensorischen Defiziten bis hin zum Atemstillstand führen können. Üblicherweise wird das Krankheitsmaximum nach vier Wochen erreicht. Mehrere Varianten sind beschrieben. Bei 20 % der Patienten

persistieren nach 12 Monaten motorische Defizite (Khan und Amatya 2012) mit der Folge **struktureller Muskelveränderungen.**

In der Regel wird nach 3–4 Wochen das Beschwerdemaximum (Plateau) erreicht, dann erfolgt eine Rückbildung der Lähmungen in umgekehrter Reihenfolge der Entstehung 2–4 Wochen nach der Plateauphase. Nach einem Jahr nach Erkrankungsbeginn besteht bei 46 % der Patienten eine vollständige Erholung, bei 42 % milde Residuen, bei 4 % mäßige Restsymptomatik und bei 6 % schwere Restsymptomatik. Ein rezidivierendes GBS kommt bei 2–5 % der Patienten vor. Die Mortalität beträgt 2–3 % und steigt mit bleibenden neurologischen Störungen (Glocker und Kottlors 2017).

### 10.7.2 Grundprinzipien der Prävention, Behandlung und Rehabilitation

Eine interprofessionelle Rehabilitation, bestehend aus **Ergotherapie, Physiotherapie mit Gangtherapie, Sprachtherapie/Logopädie,** je nach den individuellen Bedürfnissen, führt zu einer funktionellen Verbesserung. In der Frühphase der Rehabilitation sollte die Muskulatur nicht überbeansprucht werden. Eine nicht ermüdende Bewegungstherapie wird empfohlen, um eine paradoxe Schwächung zu vermeiden, in späteren Phasen der Rehabilitation wird zu einem intensiveren Krafttraining geraten. Zusätzlich werden Dehnungsübungen, ggf. auch **Lagerungsorthesen** zur Vermeidung der Verkürzung der zweigelenkigen Muskeln empfohlen. Mobilitätsunterstützend kommen je nach Muskelschwäche, Lähmung oder Ermüdung Hilfsmittel wie Unterschenkel-**Funktionsorthesen,** Gehhilfen, Rollatoren oder ein Rollstuhl zum Einsatz (Khan und Amatya 2012). Operationen sind selten erforderlich und werden erst nach Abschluss der Erholungsphase durchgeführt.

## 10.8 Chronisch inflammatorische demyelinisierende Polyneuropathie (CIDP) (chronisches GBS, chronische Polyneuritis)

### 10.8.1 Pathologische Veränderungen der Bewegungsorgane

CIDP ist die häufigste chronische immunvermittelte Polyneuropathie mit einer Erkrankungsdauer von über zwei Monaten (in Abgrenzung zum GBS). Mehrere Subtypen sind beschrieben. Die genaue Pathogenese ist nicht abschließend geklärt.

Bei der typischen CIDP besteht eine **symmetrische Polyneuropathie mit proximaler und distaler Muskelschwäche.** Daneben sind atypische Formen und rein sensible und motorische Formen beschrieben.

Klinisch zeigt sich eine progrediente distale und proximale, vorwiegend symmetrische Muskelschwäche, Parästhesien und andere Sensibilitätsstörungen, selten eine rein sensible oder motorische Symptomatik.

### 10.8.2 Grundprinzipien der Prävention, Behandlung und Rehabilitation

Neben der internistischen Akuttherapie und der remissionserhaltenden Langzeittherapie kann durch Physiotherapie die aerobe Leistungsfähigkeit und Muskelkraft verbessert werden (Oaklander und Gimigliano 2019; Markvardsen et al. 2018).

## 10.9 Häufige Verletzungen peripherer Nerven

### 10.9.1 Pathologische Veränderungen der Bewegungsorgane

Traumatische Nervenschäden sind an der oberen Extremität häufiger als an der unteren. Auch iatrogene Nervenschäden, z. B. im Zusammenhang mit Operationen kommen vor.

Je nach Schweregrad des Traumas liegt nach Seddon eine

- **Neuroapraxie:** Passagere Leitungsstörung ohne relevante strukturelle Veränderung,
- **Axonotmesis:** Kontinuitätsunterbrechung von Axonen bei Erhalt der bindegewebigen Strukturen, Neuaussprossen des Nerven möglich, oder
- **Neurotmesis:** Kontinuitätsunterbrechung von Axonen und bindegewebigen Hüllen, die ein Neuaussprossen in der Regel unmöglich machen, vor (Glocker und Kottlors 2017).

Nach Sunderland werden fünf Schweregrade der Nervenverletzung unterschieden:

**Grad 1:** Die **Leitfähigkeit** ist zwar erloschen, die Struktur der Axone ist jedoch unversehrt. Eine Erholung ist innerhalb von Wochen zu erwarten.

**Grad 2:** Es kommt zu einer **Axonolyse** mit Waller'scher Degeneration. Die Basalmembran bleibt jedoch intakt, sodass eine spontane vollständige Regeneration möglich ist.

**Grad 3:** Zusätzlich zu Grad 2 erfolgt eine Schädigung des **Endoneuriums.** Perineurium und Faszikelstruktur bleiben intakt. Eine spontane Regeneration bleibt oft unvollständig.

**Grad 4:** Zusätzlich zu Grad 3 besteht eine Schädigung des **Perineuriums,** die Faszikelstruktur geht verloren, das Epineurium und damit die äußere Nervenkontinuität bleiben erhalten. Eine spontane Regeneration ist nicht möglich, es entwickelt sich ein Kontinuitätsneurom.

**Grad 5:** Zusätzlich zu Grad 4 erfolgt eine Durchtrennung des **Epineuriums** und damit der Kontinuität des Nerven. Eine spontane Regeneration ist nicht möglich, es entwickelt sich ein Stumpfneurom

Klinische Symptome sind die motorische Parese, die zu Atrophie, Atonie und Reflexverlust führt. Diese wird nach der MRC-Skala beurteilt. Es bestehen sensible Ausfälle aller Qualitäten, vegetative Störungen von Schweißsekretion, Hauttemperatur und Hautbeschaffenheit.

Zusatzdiagnostik: Die motorische und sensible Nervenleitgeschwindigkeit und die Elektromyografie. erlauben eine Einschätzung des Ausmaßes der Nervenschädigung. Die Nervendarstellung kann mit der Neurosonografie oder MRT erfolgen.

## 10.9.2 Grundprinzipien der Prävention, Behandlung und Rehabilitation

Durchtrennungen können bei glatter Durchtrennung primär End-zu-End genäht oder frühsekundär unter Resektion des Neuroms mit einen autologen Transplantat rekonstruiert werden. Bei erhaltener Kontinuität zunächst konservative Therapie mit Physio- und Ergotherapie, ggf. Elektrotherapie. Bei ausbleibender Regeneration Operation ab dem 3. Monat. Bei späterer Stagnation mit nicht tolerablen funktionellen Defiziten sollte eine operative Revision geprüft werden. Bei bleibenden funktionellen Defiziten kann eine orthetische Versorgung und eine ggf. motorische Ersatzoperation zur Funktionsverbesserung und Kontrakturprophylaxe beitragen (Schneider und Antoniadis 2019).

> **Kernaussagen**
> — Erkrankungen und Verletzungen peripherer Nerven führen zu Funktionsausfällen des Bewegungssystems. In Abhängigkeit vom geschädigten Nerven und dem Mechanismus der Nervenschädigung durch die Erkrankung kommt es zu Störungen der Sensibilität, des Schmerzempfindens, der Tiefensensibilität, vegetativen Störungen oder schlaffen Lähmungen.
> — Bei Persistenz oder Progredienz können muskuloskelettale und Hautveränderungen beobachtet werden, die zu einer Reduktion der Lebensqualität führen und einer neuroorthopädischen Prävention und Behandlung bedürfen.
> — In der Frühphase mit mehrwöchigen motorischen Ausfällen können neben der Bewegungstherapie prophylaktische Lagerungsorthesen indiziert sein, um Muskelverkürzungen und -überdehnungen vorzubeugen.
> — Die langfristige Rehabilitation umfasst neben der Behandlung der Grunderkrankung eine Bewegungstherapie mit Kraft- und Koordinationstraining im Alltag, ggf. Lagerungs- und Funktionsorthesen und/oder motorische Ersatzoperationen. Bei traumatischen Nervenschädigungen können frühe neurochirurgische Rekonnektionen oder spätere neuroorthopädische motorische Ersatzoperationen zur Verbesserung der Lebensqualität indiziert sein.

# Literatur

Bahm J, Ocampo-Pavez C, Disselhorst-Klug C, Sellhaus B, Weis J (2009) Obstetric brachial plexus palsy: current treatment strategy, long-term results, and prognosis. Dtsch Arztebl Int 106(6):83–90

Corrado B, Ciardi G, Bargigli C (2016) Rehabilitation management of the charcot-marie-tooth syndrome: a systematic review of the literature. Medicine (Baltimore) 95:e3278

Frade F, Gómez-Salgado J, Jacobsohn L, Florindo-Silva F (2019) Rehabilitation of neonatal brachial plexus palsy: integrative literature review. J Clin Med 8:980

Glocker FX, Kottlors M (2017) Polyneuropathien; Periphere Nervenläsionen. In: Andreas Hufschmidt A, Carl Hermann Lücking CA, Sebastian Rauer S, Franz Xaver Glocker FX (Hrsg) Neurologie compact: Für Klinik und Praxis, 7. Aufl. Thieme, Stuttgart, S 563–603

Ho C (2014) Neonatal brachial plexus palsy. In: Herring JA (Hrsg) Tachdjian's pediatric orthopaedics, 5. Aufl. Saunders, Philadelphia, S 464–471

Jang MH, Shin MJ, Shin YB (2019) Pulmonary and Physical Rehabilitation in Critically Ill Patients. Acute Crit Care 34:1–13

Jani-Acsadi A, Ounpuu S, Pierz K, Acsadi G (2015) Pediatric charcot-marie-tooth disease. Pediatr Clin North Am 62:767–786

Judemann K, Lunz D, Zausig YA, Graf BM, Zink W (2011) Erworbene Muskelschwäche beim kritisch Kranken. Anaesthesist 60:887–901

Julian T, Glascow N, Syeed R, Zis P (2019) Alcohol-related peripheral neuropathy: a systematic review and meta-analysis. J Neurol 266:2907–2919

Khan F, Amatya B (2012) Rehabilitation interventions in patients with acute demyelinating inflammatory polyneuropathy: a systematic review. Eur J Phys Rehabil Med 48:507–522

Kramer CL (2017) Intensive care unit-acquired weakness. Neurol Clin 35:723–736

Lavery LA, Oz OK, Bhavan K, Wukich DK (2019) Diabetic foot syndrome in the twenty-first century. Clin Podiatr Med Surg 36:355–359

Markvardsen LH, Overgaard K, Heje K, Sindrup SH, Christiansen I, Vissing J, Andersen H (2018) Resistance training and aerobic training improve muscle strength and aerobic capacity in chronic inflammatory demyelinating polyneuropathy. Muscle Nerve 57:70–76

Morbach S, Lobmann R, Eckhard M, Müller E, Reike H, Risse A, Rümenapf G, Sprau M (2018) Diabetisches Fußsyndrom. Diabetologie und Stoffwechsel 13(S 02):S244–S252

Oaklander AL, Gimigliano F (2019) Are the treatments for chronic inflammatory demyelinating polyradiculoneuropathy (CIDP) effective and safe? – A Cochrane Overview summary with commentary. NeuroRehabilitation 44:609–612

Podeszwa DA (2014) Disorders of the peripheral nervous system. In: Herring JA (Hrsg) Tachdjian's pediatric orthopaedics, 5. Aufl. Saunders, Philadelphia, S 285–311

Ramchandren S (2017) Charcot-marie-tooth disease and other genetic polyneuropathies. Continuum 23:1360–1377

Sadowski A, Houck RC (2019) Alcoholic Neuropathy. StatPearls [Internet], Treasure Island (FL)

Schneider M, Antoniadis G (2019) Traumatische Läsionen peripherer Nerven. Chirurg 90:941–954

Sman AD, Hackett D, Fiatarone Singh M, Fornusek C, Menezes MP, Burns J (2015) Systematic review of exercise for charcot-marie-tooth disease. J Peripher Nerv Syst 20:347–362

Tanudjaja T, Spraul M (2015) Update zum diabetischen Fußsyndrom. Diabetologe 11:309–319

Yagerman SE, Cross MB, Green DW, Scher DM (2012) Pediatric orthopedic conditions in charcot-marie-tooth disease: a literature review. Curr Opin Pediatr 24:50–56

# Was ist Behinderung?

*Gregor Steininger*

## Inhaltsverzeichnis

© Springer-Verlag GmbH Deutschland, ein Teil von Springer Nature 2021
W. Strobl et al. (Hrsg.), *Therapeutisches Arbeiten in der Neuroorthopädie*,
https://doi.org/10.1007/978-3-662-60493-9_11

Behinderung besteht zu einem hauptsächlichen Teil aus gesellschaftlichen Bildern, Konstruktionen und Normvorstellungen, deren Problematisierung sich nicht zuletzt in der gesellschaftlichen Wahrnehmung behinderter Menschen sowie einer unzureichenden Barrierefreiheit im Alltag zeigt. Als Maßnahmen der Inklusion braucht es Instrumente, die die Selbstbestimmung und Unabhängigkeit behinderter Menschen möglich machen. Dazu ist wesentlich das Modell der Persönlichen Assistenz zu nennen, aber auch Operationen sowie therapeutische Maßnahmen und Rehabilitationsansätze können dabei eine wichtige Rolle spielen.

## 11.1  Was ist Behinderung?

Was ist Behinderung? Diese Frage lässt sich nicht in einem Satz und auch nicht mit ein paar Sätzen mehr beantworten. Selbst ich, der von Geburt an mit einer Körperbehinderung aufgewachsen und auf den Rollstuhl angewiesen ist, wüsste ad hoc nicht, was ich antworten soll. Behinderung kann also nicht einfach mal bloß so umrissen werden. Demzufolge ist es auch nicht möglich, eine (wissenschaftlich) einheitliche Begriffsdefinition zu finden. Es hängt wesentlich davon ab, welche Fachdisziplin dem Begriff zugrunde gelegt wird. So wird ein Politologe oder Soziologe anders darauf antworten als ein Mediziner oder gar ein selbst Betroffener. Damit steht fest: Sie, die Sie dieses Fachbuch nun in den Händen halten oder am Bildschirm lesen, werden andere Assoziationen zum Begriff Behinderung haben als ich oder jemand anders. In diesem Faktum drückt sich ein sinnstiftendes Moment von Behinderung aus, nämlich die Individualität. So einzigartig jeder Mensch ist, so unterschiedlich sind auch die Erscheinungsweisen und Auswirkungen einer jeden Behinderung und die daraus resultierenden Bedürfnisse.

## 11.2  Medizinisches versus soziales Modell von Behinderung

Es ist mir in diesem Kapitel ein großes Anliegen, Behinderung nicht aus einer medizinischen Sichtweise zu denken, sondern vielmehr eine biopsychosozial-(ICF-)soziologische Perspektive einzunehmen. Dabei lehne ich mich sehr stark sowohl an die interdisziplinär ausgerichtete Forschungsstrategie der „Disability Studies" als auch an die „Selbstbestimmt Leben Bewegung" (Independent Living Movement) an, die sich beide maßgeblich als Partei für die Interessen von Menschen mit Behinderung verstehen.

❯ Behinderte Frauen und Männer werden dabei als Subjekt und Experte ihrer Lebenssituation gesehen.

Behinderung aus einer sozialen Dimension betrachtet, vertritt einen stark konstruktivistischen Ansatz. Sie geht nach Stefan Osbahr, Professor für Sonder- und Heilpädagogik in der Schweiz, davon aus, dass Behinderung nicht ein Wesensmerkmal eines Menschen, sondern ein von der Gesellschaft und Politik konstruiertes Phänomen darstellt. Behinderung ist also nichts Statisches, sondern stets den Bedingungen, der Macht und der Sprache einer Gesellschaft unterworfen.

❯ Es sind vielfach gesellschaftliche Normen und Wertvorstellungen, die der Begrifflichkeit „Behinderung" zugrunde liegen. Diesen Umstand der Normsetzung aufzuzeigen und in weiterer Folge zu dekonstruieren, versteht sich als Aufgabe der „Selbstbestimmt Leben Bewegung" wie auch der Disability Studies, die für eine sozial-konstruktivistische Sichtweise von Behinderung versus einer medizinisch-defizitären Auffassung plädiert.

In diesem Zusammenhang möchte ich in Abgrenzung zu dem bereits ausgeführten sozial-konstruktivistischen Ansatz von Behinderung auch kurz auf die medizinische Sichtweise von Behinderung zu sprechen kommen. Wesen der Medizin wird es immer und hauptsächlich sein, den Menschen als entweder gesund oder als krank zu kategorisieren. Anders gesagt, wird die Medizin immer an Klassifikationen, Diagnosen, Einstufungen und Ähnlichem festhalten. Diese Sichtweise ist aus unserer Welt wahrscheinlich nie mehr wegzudenken. Das soll auch nicht das Ziel sein, schließlich hat die Medizin den Menschen schon sehr viel Gutes beschert. Zweifelsohne stellt ein medizinischer Fokus aber eine sehr reduzierte Sichtweise auf den Menschen dar, die uns Menschen mit Behinderung das Leben oft sehr schwer macht, denn es geht um die äußerlichen Faktoren und Barrieren, die das Leben erschweren und weniger darum, dass man sich als behinderter Mensch fühlt.

> Man wird durch die Umstände behindert.

Was genau ich damit meine und weshalb eine (rein) medizinische Betrachtungsweise von Behindertenvertretern und Verbänden oftmals problematisiert wird, lässt sich gut am Beispiel des Pflegegeldbezugs illustrieren. Wie Sie alle wahrscheinlich wissen, sieht das österreichische Bundespflegegeldgesetz in seiner derzeitigen Fassung 7 Pflegegeldstufen vor. Je nach Unterstützungs- und Hilfebedarf bekommen behinderte und unterstützungsbedürftige Menschen zwischen 160,10 € (Stufe 1) und 1.719,30 € (Stufe 7) monatlich ausbezahlt (Vgl. ▶ https://www.ris.bka.gv.at).

Das Pflegegeld hat den Zweck, so steht es im Gesetz, „in Form eines Beitrages pflegebedingte Mehraufwendungen pauschaliert abzugelten, um pflegebedürftigen Personen soweit wie möglich die notwendige Betreuung und Hilfe zu sichern sowie die Möglichkeit zu verbessern, ein selbstbestimmtes, bedürfnisorientiertes Leben zu führen" (Vgl. ▶ https://www.ris.bka.gv.at).

Ich bin mittlerweile nun schon seit mehr als 10 Jahren bei einer Peer-Beratungsstelle in Wien für Menschen mit Behinderung angestellt. Ich kann Ihnen daher sowohl aus meiner persönlichen Betroffenheit als behinderter Mann als auch aus meiner jahrelangen Berufserfahrung sehr genau schildern, wo die Probleme bei einer rein medizinischen Sichtweise auf den Menschen liegen (Silmbroth 2017).

Der Pflegegeldeinstufung in Österreich, um das Beispiel wieder aufzugreifen, geht eine Pfleggeldbegutachtung durch einen von der Pensionsversicherungsanstalt zugeteilten Arzt voran, der über den in Stunden gemessenen „Pflegebedarf" eines Patienten entscheidet. Dieser orientiert sich maßgeblich an der Diagnose, der Gehfähig- oder -unfähigkeit, dem verwendeten Hilfsmittel, vorhandener Inkontinenz und so manch anderem. Kurz gesagt: Es geht darum, was ein Mensch HAT, anstatt was er BRAUCHT.

## 11.3 Herausforderungen für die Zukunft

Diese Denkweise, nämlich behinderte Menschen als ein zu betreuendes und oft auch immer noch als ein zu bevormundendes Objekt, statt als ein Subjekt der Selbstbestimmung wahrzunehmen, reicht leider bis zum heutigen Tag tief in unsere politischen und gesellschaftlichen Strukturen hinein. Insbesondere dann, wenn es sich um Menschen mit Lernschwierigkeiten und/oder Mehrfachbehinderungen handelt.

Ich sehe es als entscheidende Aufgabe der Landes- und Bundespolitik in Österreich an, endlich Schritte zu setzen, die die Inklusion behinderter Menschen in einem breiteren Umfang möglich machen. Der lückenlose Austausch von alten, hohen Straßenbahngarnituren zu barrierefreien Niederflurstraßenbahnen hätte zum Beispiel in Wien längst passieren sollen. Dies gilt auch für Kinos, Cafés, Bars,

Restaurants etc. (siehe auch Art 19, Art 29, Art 30 UN-BRK). Auch sie müssten seit dem 01.01.2018 barrierefrei zugänglich sein, so es nicht die wirtschaftliche Zumutbarkeit des Unternehmens übersteigt. Zumindest sieht es so das Bundesbehindertengleichstellungsgesetz vor. Barrierefreiheit erschöpft sich aber nicht an baulichen Voraussetzungen. Gebärdendolmetschen, Blindenleitsysteme, Induktionsschleifen, Kommunikation in leichter Sprache und vieles mehr hat ebenso mit Barrierefreiheit zu tun. All das sind Beispiele, die ich Ihnen aus meinem privaten und beruflichen Alltag geben kann und die Ihnen verdeutlichen sollen, wo Behinderung im Alltag zum Problem wird. Körperliche und geistige Voraussetzungen nehmen jedenfalls im Vergleich zum gesellschaftlichen Umgang mit Behinderung eine untergeordnete Rolle ein.

> ❯ Im Rahmen meiner Workshops ist mir aber auch immer mehr bewusst geworden, dass Barrierefreiheit nicht nur behinderte Personen selbst betrifft, sondern auch Angehörige, Freunde, Persönliche Assistenten, schwangere Frauen, Mütter und Väter mit Kinderwagen, ältere Personen etc. sind gleichermaßen mitzudenken.

### 11.3.1 Sexualität und Behinderung

Mehrmals habe ich nun schon auf den Stellenwert der Selbstbestimmung und die damit verbundene Teilnahme am gesellschaftlichen Leben von Menschen mit Behinderung verwiesen. In einem kurzen Exkurs werde ich des Weiteren noch auf das Thema Sexualität von Menschen mit Behinderung eingehen, da Sex einen wesentlichen Teil der Selbstbestimmung und der Teilnahme am gesellschaftlichen Leben ausmacht.

Viel zu lange wurde das Thema Sex und Behinderung sowohl gesellschaftlich als auch medizinisch tabuisiert. Mehr noch, behinderten Menschen wurde ihre Sexualität regelrecht abgesprochen. Durch viel Sensibilisierungs- und Aufklärungsarbeit (nicht zuletzt durch die betroffenen Personen selbst) hat sich die Situation mittlerweile verbessert. Aus meinem Beratungsalltag weiß ich allerdings auch sehr gut, dass beispielsweise Gynäkologen manchmal leider immer noch ein inadäquates Verhalten an den Tag legen und ihre Patientinnen zu wenig ernst nehmen. Außerdem lässt sich beobachten, dass viel Unsicherheit und Zweifel in der Familie herrschen.

> ❯ Die eigenen Kinder (auch) als geschlechtsreife Wesen wahrzunehmen, fällt vielen Eltern schwer. Bei Kindern mit Behinderung ist das oft umso schwerer, da der Beschützerinstinkt größer ist, aber auch die Entwicklung hin zu einem erwachsenen Menschen von der eigenen Familie oft übersehen wird.

Damit ein gesellschaftlicher Perspektivenwechsel stattfinden kann, der behinderte Männer und Frauen als autonome und gleichermaßen sexuelle Wesen wahrnimmt, braucht es allem voran ein Bewusstsein für die sexuelle Vielfalt und deren Äußerungsformen. Diese reichen von grundlegenden Körpererfahrungen über hetero- und homosexuelle Freundschaften und Beziehungen mit und ohne Kinderwunsch, Selbstbefriedigung bis hin zu genital-sexuellen Erfahrungen.

Das Besondere und oftmals auch Schwierige an der Sexualität von Menschen mit Behinderung liegt in den vielfältigen, sehr unterschiedlichen körperlichen Einschränkungen, die von den Betroffenen oftmals viel Kreativität und Anstrengung erfordern und mitunter auch sehr verunsichern können. Die Medien- und

Pornoindustrie ist an diesem Faktum natürlich nicht unschuldig, da sie es sind, die uns ein idealtypisches Bild zu vermitteln versuchen. Unter dem Stichwort der aktiven und passiven Sexualassistenz wird daher immer mehr versucht, behinderten Menschen Tipps und Hilfestellungen bei der Erfüllung ihres Sexuallebens zu geben.

> Oft haben Menschen mit Behinderung darüberhinaus einen unerfüllten Partnerwunsch, welcher mit einem negativen Selbstbild und einem schlechten Selbstvertrauen einhergeht, was natürlich die Partnersuche selbst ungemein erschwert, zumal auch die Berührungsängste von und gegenüber behinderten Menschen sehr groß sind (Leimgruber 2011).

Besonders erschreckend ist es allerdings, dass ich immer wieder auf Paare stoße, bei denen zumindest ein Partner eine Behinderung hat und deren Wusch es ist, ein Kind zu adoptieren oder in Pflege zu nehmen. Nicht nur, dass einem das von staatlicher Seite nahezu unmöglich gemacht wird, vielmehr wird behinderten Eltern(-teilen) unter dem Vorwurf der Unverantwortlichkeit die Kompetenz als Eltern vorschnell abgesprochen.

Diese Tatsache macht mich als jungen Rollstuhlfahrer sehr nachdenklich, wütend und traurig! Die Frage, ob sich das Bild von Sexualität und Behinderung in Staat und Gesellschaft heute grundlegend verbessert hat, würde ich daher mit „Nein" beantworten, möchte aber gleichzeitig betonen, dass Sexualität mittlerweile überwiegend als ein Grundrecht von Menschen mit Behinderung wahrgenommen wird. Vielleicht lässt sich die Frage in einem zweiten Schritt daher besser so beantworten.

> Die Entwicklung und Wahrnehmung behinderter Menschen als autonome, selbstbestimmte Wesen, die auch Sexualität in einem umfassenden Sinne mit einschließt, ist in den letzten Jahren sehr viel besser geworden, doch gibt es noch eine ganze Menge zu tun. An diesem Prozess des Umdenkens und der Sensibilisierung ist natürlich die Gesellschaft als Ganzes gefordert.

Es gibt eine ganze Menge positiver Beispiele: glückliche Beziehungen, engagierte Eltern, fröhliche Kinder, (behinderte) Männer und Frauen mit viel Engagement und Tatendrang. Daran gilt es anzuknüpfen, damit es gelingt, Vorurteile zu dekonstruieren und Ängste weiterhin abzubauen.

> Damit ein Umdenken möglich wird, braucht es viel Sensibilisierungsarbeit von den Betroffenen selbst, aber ganz entscheidend und vor allem auch von jenen Berufsgruppen und Verbänden, welche immer wieder mit dem Thema Behinderung konfrontiert sind: Ärzte, Therapeuten, Orthopädietechniker, Lehrer, Psychologen, Persönliche Assistenten etc.

All diese Facetten fließen ein, wenn ich dafür plädiere und dazu aufrufe, Behinderung stärker aus einem gesellschaftlich-sozialen Blickwinkel zu betrachten.

## 11.4 Inklusion und Partizipation am gesellschaftlichen Leben

Besonders wichtig scheint mir in diesem Prozess das **Recht auf Autonomie und Selbstbestimmung eines jeden Menschen,** das mit dem Verweis auf das Bundespflegegeldgesetz schon einmal kurz angeklungen ist. An dieser Stelle möchte ich Ihnen wieder Einblicke in mein Privat- und Berufsleben geben:

Ich bin 30 Jahre jung und lebe gemeinsam mit meiner bezaubernden Frau in einer eigenen Wohnung in Wien. Neben meiner Berufstätigkeit als Peer-Berater habe ich ein Bachelorstudium an der Universität Wien abgeschlossen und absolviere nun den

Master in Theologie. Damit solch ein bunter und organisatorisch oft hoch komplexer Alltag mit meiner Bewegungsbehinderung möglich wird, ist Persönliche Assistenz unverzichtbar.

Persönliche Assistenz stellt neben dem Ansatz der Peer-Beratung das zweite wichtige Instrument in der „Selbstbestimmt Leben Bewegung" dar. Es handelt sich dabei um ein Unterstützungssystem, das sich jeder behinderte Mensch auf seine individuelle Situation hin bezogen organisiert und schafft. An dieser Stelle sei unbedingt darauf hingewiesen, dass „jeder" insofern falsch ist, als viele behinderte Menschen nicht mit Persönlicher Assistenz leben können, da ihnen der Staat keine oder unzureichende Fördermittel zur Verfügung stellt. Die Gründe dafür sind unterschiedlich, liegen aber oftmals z. B. in einer (zu) niedrigen Pflegegeldstufe begründet. Sie sehen, dass sich der Teufelskreis an Folgewirkungen hier wieder schließt.

Persönliche Assistenz bedeutet, ein System zu erarbeiten, bei dem ich als Betroffener selbst die Expertise über meine eigene Behinderung habe. Ich wähle meine Persönlichen Assistenten selbst aus, lege mithilfe eines Dienstplans die Uhrzeit und den Ort des Dienstbeginns fest und entscheide selbst, welche Hilfestellung ich wie brauche. Dabei geht es nie um eine inhaltliche Tätigkeit, sondern immer nur um Hilfestellungen mechanischer Art, die behinderungsbedingte, körperliche Defizite ausgleichen sollen, um so eine (bessere) Chancengleichheit und Teilhabe am gesellschaftlichen und beruflichen Leben zu ermöglichen (siehe auch Art 27 und Art 30 UN-BRK).

In meinem Fall kommt täglich bereits früh am Morgen einer meiner momentan sieben Persönlichen Assistenten zu mir und hilft mir beim Aufstehen, beim Anziehen, bei der Körperpflege, bei der Zubereitung des Frühstücks und vielem mehr.

> Durch Persönliche Assistenz ist es mir möglich, selbstbestimmt und unabhängig einen Haushalt zu führen, regelmäßig ins Fitnesscenter und ins Schwimmbad zu gehen, Urlaubsreisen zu unternehmen, an Veranstaltungen und Festen teilzunehmen, aber natürlich auch Arzt- und Therapiebehandlungen wahrzunehmen sowie regelmäßig in meinem Stehtrainer zu trainieren.

Darüber hinaus ist die Persönliche Assistenz für mich und viele andere behinderte Menschen aus dem **Berufs- und Ausbildungsalltag** nicht mehr wegzudenken. Leider muss ich aber immer wieder feststellen, dass viele Berufsgruppen, obwohl sie dem Thema Behinderung sehr nahe stehen, oft erschreckend wenig bis nichts über Persönliche Assistenz wissen und daher auch keine Sensibilisierungsarbeit leisten können.

Neben dem Recht und der Möglichkeit, Selbstbestimmung wahrnehmen zu können, halte ich für die Teilhabe behinderter Menschen am gesellschaftlichen Leben noch einen weiteren Aspekt für äußerst zentral. Gleich vorweg ist es mir wichtig darauf hinzuweisen, dass es sich, wenn ich nun im Folgenden meine persönlichen Erfahrungen zu Operationen und Rehabilitationsmaßnahmen mit Ihnen teilen werde, um eine stark subjektive Sicht der Dinge handelt. Ich will an dieser Stelle nicht für andere behinderte Menschen sprechen, vielmehr sollen meine Erfahrungen anderen Betroffenen, deren Eltern, Therapeuten und natürlich auch den behandelnden Ärzten Mut und Perspektive geben.

Im Alter von 12 oder 13 Jahren bekam ich Schmerzen an meiner rechten Hüfte, die immer stärker wurden und mit der Zeit nicht mehr auszuhalten waren. Ich konnte nicht mehr gut im Rollstuhl sitzen, bekam Schwierigkeiten beim An- und Ausziehen, beim Duschen und bei praktisch jedem Transfer.

Als Folge daraus schränkte ich Dinge, die ich sehr gerne mochte, z. B. das Schwimmen, sehr ein. Ich ging seltener duschen oder auf die Toilette, denn das war mir mit einer schmerzenden Hüfte sehr anstrengend. Zwar nahm ich weiterhin Treffen mit Freunden, Restaurant- und Kinobesuche, Ausflüge etc. wahr, die Freude daran nahm aber deutlich ab und stattdessen der psychische und körperliche Belastungsfaktor deutlich zu. Im Alter von 15 Jahren entschloss ich mich, Kontakt zu Herrn Dr. Strobl vom orthopädischen Spital in Speising, Wien aufzunehmen. Er riet mir zu einer Hüftoperation, der ich, ohne auch nur lange überlegen zu müssen, da er mein volles Vertrauen gewonnen hatte, sofort zustimmte. Natürlich wollte ich den bevorstehenden Eingriff, in der Hoffnung und im Vertrauen, meine Lebensqualität zurückzuerhalten, so angstbesetzt und langwierig er auch sein mochte.

> Ich wollte mein Leben und meine Lebensfreude zurück.

Meine Vorhaben und Zukunftspläne waren durch die massiven Schmerzen und die damit verbundenen Lebenseinschränkungen massiv gefährdet!

Ich will schonungslos und vollkommen ehrlich zu Ihnen sein: Es dauerte etwa ein Jahr, bis ich mich von meiner Operation wieder erholt hatte, d. h. meine Mobilität und Beweglichkeit wieder so hergestellt war, dass ich sie im Alltag in gewohnter Weise einsetzen konnte. Das erste Jahr der Rekonvaleszenz und Rehabilitation war eine Mischung aus Horror und Albtraum. Das 6-wöchige Liegen in einer von oben bis unten eingegipsten Schale (heute hat sich das postoperative Behandlungskonzept gänzlich modernisiert) war natürlich sehr mühsam und kraftraubend! Ganz zu schweigen von den Schmerzen beim anfänglichen Durchbewegen der operierten Hüfte, die unvorstellbar waren.

Die gute Nachricht: Der Kampf hat sich ausgezahlt. Der Rehaaufenthalt in einem sehr heißen August brachte erste Erfolge. Es war ein harter und sehr kraftraubender Weg zurück ins Leben, aber er wurde auch jeden Tag ein Stückchen leichter. Längeres Sitzen war anfangs nicht möglich. Mit der Zeit ging aber auch das immer besser. Das erste Mal wieder allein anziehen war für mich ein Triumph unbeschreiblichen Ausmaßes. Entgegen aller Prophezeiungen musste ich das Schuljahr nicht einmal wiederholen. Es war zwar anstrengend, aber der Lernstoff diente mir auch als Ablenkung. Nach ca. einem Dreivierteljahr war ich komplett schmerzfrei und das eigentlich bis zum heutigen Tag.

Die wöchentliche Therapie in der Praxis, das Training zu Hause sowie der Sport im Fitnesscenter gehören natürlich nach wie vor zu meinem Leben dazu. All das ist für die Erhaltung und Verbesserung meines Gesundheitszustandes unverzichtbar. Einmal im Jahr plane ich einen Rehabilitationsaufenthalt, sofern mir dieser vom Versicherungsträger genehmigt wird. Doch selbst für einen jungen, berufstätigen Studenten, im Rollstuhl und mit einer operierten Hüfte, sieht die Versicherung nicht immer eine Veranlassung zur Übernahme der stationären Rehabilitationskosten.

Ich glaube, nur so konnte ich auch das für mich bestmögliche Ergebnis der Hüftoperation erzielen. Den Vorteil, den ich zweifelsohne hatte, war der, dass ich zu jeder Minute im Vollbesitz meiner geistigen Fähigkeiten war und wusste, wofür es sich zu kämpfen lohnt.

> Ich hatte das Glück, mich frei, wenn auch mit Unterstützung, für die Operation entscheiden zu können.

Hoffentlich brauche ich nie wieder einen solchen Eingriff, aber rückblickend würde ich diesen Schritt auf alle Fälle wieder tun.

Aus meiner persönlichen Sicht war für mich die durchgeführte Hüftrekonstruktion eine notwendige Voraussetzung, um weiterhin nach meinen Vorstellungen am gesellschaftlichen Leben teilhaben zu können, das Ausbildung, Beruf und Privatleben gleichermaßen mit einschließt. In diesem Sinne möchte ich, das wiederhole ich gerne noch einmal, zukünftigen Patienten, deren Eltern, aber auch den im Zusammenhang stehenden Berufsgruppen Mut machen!

> **Kernaussagen**
> - Man IST nicht behindert, sondern man WIRD durch äußere Umstände behindert.
> - Gesellschaft kann be-hindernd sein – Behinderung besteht zu einem hauptsächlichen Teil aus gesellschaftlichen Bildern, Konstruktionen und Normvorstellungen, deren Problematisierung sich nicht zuletzt in der gesellschaftlichen Wahrnehmung behinderter Menschen sowie einer unzureichenden Barrierefreiheit im Alltag zeigt.
> - Schmerzen können die Lebensqualität massiv einschränken.
> - Jeder Mensch hat ein Recht auf Autonomie und Selbstbestimmung.
> - Als Maßnahmen der Inklusion braucht es Instrumente, wie das Modell der Persönlichen Assistenz, oder aber auch Operationen sowie therapeutische Maßnahmen und Rehabilitationsansätze.
> - Damit ein gesellschaftlicher Perspektivenwechsel stattfinden kann, der behinderte Männer und Frauen als autonome und gleichermaßen sexuelle Wesen wahrnimmt, braucht es vor allem ein Bewusstsein für die sexuelle Vielfalt und deren Äußerungsformen.

## Literatur

Leimgruber S (2011) Christliche Sexualpädagogik. Eine emanzipatorische Neuorientierung für Schule, Jugendarbeit und Beratung. Kösel, München

Rechtsinformationssystem des Bundes (2020) ▶ https://www.ris.bka.gv.at/GeltendeFassung.wxe?Abfrage=Bundesnormen&Gesetzesnummer=10008859. Zugegriffen: 31. März. 2019

Silmbroth S (2017) Die Konstruktion von Behinderung bei Jugendlichen. Masterarbeit Universität Wien, Wien

**11**

# Besonderheiten geistiger Behinderung

*Peter Martin*

## Inhaltsverzeichnis

© Springer-Verlag GmbH Deutschland, ein Teil von Springer Nature 2021
W. Strobl et al. (Hrsg.), *Therapeutisches Arbeiten in der Neuroorthopädie,*
https://doi.org/10.1007/978-3-662-60493-9_12

Unter geistiger Behinderung versteht man eine neuronale Entwicklungsstörung, die sich in den Dimensionen „Kognition", „soziale Kompetenz" und „alltagspraktische Fähigkeiten" äußert. Der Begriff „geistige Behinderung" bezieht sich nicht nur auf die intellektuellen Fähigkeiten und ist nicht ohne Weiteres mit der Intelligenzminderung gleichzusetzen. Zusätzlich existieren viele Komorbiditäten und eine sehr unterschiedliche und oft unterschätzte Kommunikationsfähigkeit des Patienten. Alle therapeutischen und rehabilitativen Ansätze benötigen einen hohen zeitlichen Aufwand. Die Komplexität der medizinischen Befunde bei dieser Personengruppe, mit sich in vielfältiger Weise überlagernden Symptomen und Erkrankungen, erklärt die Notwendigkeit, Diagnostik und therapeutische Maßnahmen stets im interprofessionellen Team vorzunehmen.

## 12.1  Definition von geistiger bzw. kognitiver und Mehrfachbehinderung

Unter geistiger Behinderung versteht man eine neuronale Entwicklungsstörung, die sich im Verlauf der Gehirnentwicklung manifestiert und die sich in den Dimensionen „Kognition", „soziale Kompetenz" und „alltagspraktische Fähigkeiten" äußert, welche jeweils unterschiedlich stark betroffen sein können (American Psychiatric Association 2013). Der Begriff „geistige Behinderung" bezieht sich also nicht allein auf die intellektuellen Fähigkeiten einer Person und ist entsprechend nicht ohne Weiteres mit einer Intelligenzminderung gleichzusetzen. Nach der noch aktuellen WHO-Klassifikation (1991) kann jedoch eine geistige Behinderung nur dann diagnostiziert werden, wenn die Intelligenz der betroffenen Person unterhalb der Norm (IQ < 70) liegt. Es wird dann, orientiert am

jeweiligen IQ-Bereich zwischen **leichter, mittelschwer, schwerer und schwerster geistiger Behinderung** unterschieden. Dies, obwohl die meisten Instrumente zur Messung des IQ nur im Bereich der normalen Intelligenz (IQ von 70–130) validiert sind und es insbesondere im sehr tiefen Intelligenzbereich nahezu unmöglich ist, einen genauen IQ-Wert zu bestimmen (Schanze 2013).

Die Situation wird dadurch noch erschwert, dass mit zunehmender Schwere einer geistigen Behinderung motorische Einschränkungen sowie Hör- und Sehstörungen zunehmen. Daraus resultieren oftmals erhebliche klinische Fehleinschätzungen der Schwere der Entwicklungsstörung, mit dann dramatischen Auswirkungen, z. B. im Sinne einer unzureichenden Förderung kommunikativer Möglichkeiten. Dies ist auch der Fall, wenn zusätzlich zur geistigen Behinderung eine Störung des autistischen Spektrums (ASD) vorliegt.

> Mit zunehmender Schwere der Intelligenzminderung treten auch häufiger Epilepsien auf sowie Fehlbildungen und Funktionsstörungen innerer Organe (Robertson et al. 2015). Mit ansteigender Schwere einer geistigen Behinderung können motorische Einschränkungen sowie Hör- und Sehstörungen zunehmen.

Erheblich häufiger als bei Personen mit leichter geistiger Behinderung findet sich bei mittelschwer, schwer und schwerst geistig behinderten Personen eine Ursache für die Behinderung. Diese kann in vielen Fällen in genetischen Veränderungen (Mutationen von Einzelgenen, Mikrodeletionen und -duplikationen oder anderen chromosomalen Anomalien sowie Normabweichungen der Chromosomenzahl), prä- oder perinatalen hypoxisch-ischämischen oder entzündlichen Gehirnschädigungen sowie auch in toxischen (z. B. durch Alkohol) bzw. anderen Umweltfaktoren bestehen.

> Bei allen Schweregraden der geistigen Behinderung lassen sich in etwa 60 % entsprechende Ursachen identifizieren. Bei schwersten Formen trifft das in fast allen Fällen zu (Srivastava und Schwartz 2014). Oft handelt es sich um genetische Veränderungen, prä- oder perinatale, hypoxisch-ischämische, entzündliche oder toxische Gehirnschädigungen sowie andere Umweltfaktoren.

Die Personengruppe, der man eine schwerste geistige Behinderung zuschreibt und die sehr häufig auch von schweren Cerebralparesen, Störungen der Sinnesfunktionen, Epilepsien, Funktionsstörungen innerer Organe (im Rahmen eines genetischen Syndroms oder z. B. in Verbindung mit einer schweren neuromuskulären Skoliose) und auch häufig von sogenannten Verhaltensstörungen betroffen ist, wird vielfach als „mehrfachbehindert" oder „schwerstmehrfachbehindert" bezeichnet. Eine genaue Definition der mehrfachen oder der schwersten mehrfachen Behinderung gibt es jedoch nicht. Synonym wird auch von komplexer oder intensiver Behinderung gesprochen (Fröhlich 2003). Auch wenn zum Teil das Gegenteil beabsichtigt ist, ist diesen Bezeichnungen gemeinsam, dass sie die Behinderung, die Defizite der betroffenen Person betonen und auch eine Unübersichtlichkeit zum Ausdruck bringen, in der tatsächlich vorhandene Fähigkeiten möglicherweise übersehen und dann auch nicht gefördert werden. So kann es vorkommen, dass eine Person mit schwerster bilateraler Cerebralparese (Tetraparese), Störungen der Sinnesfunktionen und – aus diesen Beeinträchtigungen resultierenden – stark eingeschränkten expressiven Sprachfunktionen bis ins Erwachsenenalter hinein oder gar ein Leben lang keinerlei Angebote zur Unterstützung ihrer kommunikativen Funktionen erhält. Dies, obwohl sie in ihren intellektuellen Funktionen und in ihrer emotionalen Entwicklung nur wenig eingeschränkt ist.

Deshalb ist es geboten, sich Personen, die als schwermehrfachbehindert gelten, in differenzierter, subtile Details erfassender, nicht klassifizierend-wertender Weise zu nähern und das Erfassbare genau zu beschreiben (z. B. „nimmt andere Menschen durch Haut-/Körperkontakt wahr") (Fröhlich 2003).

> Wichtig ist es in jedem Fall, sich stets zu vergegenwärtigen, dass sich hinter dem Etikett „(schwere) mehrfache Behinderung" ganz unterschiedliche, individuelle Fähigkeiten und Einschränkungen verbergen.

## 12.2 Spezifische Herausforderungen bei der Verbesserung der Lebensqualität

Im Hinblick auf Fragen, welche sich allgemein auf die Verbesserung der Lebensqualität von Personen mit geistiger Behinderung beziehen, gelten prinzipiell die gleichen Grundsätze wie für Menschen mit typischer Entwicklung. Selbstbestimmung in möglichst großem Umfang stellt sowohl die ethische wie auch die juristische Maßgabe dar. Um diese Selbstbestimmung zu ermöglichen, müssen unterschiedliche Faktoren berücksichtig werden, die aus der Persönlichkeit der betroffenen Person, vor allem ihrer intellektuellen und emotionalen Entwicklung resultieren sowie aus der konkreten, mehr oder weniger komplexen und mit mehr oder weniger Konsequenzen verbundenen Situation.

> Von zentraler Wichtigkeit ist es, im Prozess der Entscheidungsfindung, mit Blick auf eine Verbesserung der Lebensqualität, die Kommunikationsfähigkeit der betroffenen, geistig behinderten Person einzuschätzen.

Dies erfolgt zunächst in einem freien Gespräch, in dem die jeweilige Thematik mit der betroffenen Person unter Verwendung einer gut verständlichen Sprache, die möglichst den Prinzipien der „Leichten Sprache" folgt, diskutiert wird. Eine zusätzlich bedeutungsvolle Rolle nehmen aber auch die Eltern, Angehörigen, Betreuer, Bezugspersonal in Heimen oder Assistenten ein.

Um der Vielschichtigkeit der Thematik gerecht zu werden, muss jedoch betont werden, dass es die unterschiedlichen Schweregrade einer Intelligenzminderung und häufig zusätzlich vorhandene Störungen und Erkrankungen (z. B. Störungen des autistischen Spektrums, Sinnesstörungen, schwere Cerebralparesen) in vielen Fällen kaum möglich machen, vor allem für wenig Erfahrene, eine angemessene Ebene der Kommunikation zu finden. Diese kann von der „Leichten Sprache" bei Patienten mit nur geringer intellektueller Beeinträchtigung bis zu differenzierter Kommunikation über die Nahsinne bei Personen mit angeborener Taubblindheit reichen. Entsprechend gilt es eine Vielzahl möglicher Mittel der unterstützten Kommunikation zu kennen und im Arzt-Patienten-Kontakt kompetent einzusetzen. In vielen Fällen wird es zu empfehlen sein, die Evaluation und den kompetenten Rat einer Beratungsstelle für Unterstützte Kommunikation (UK) einzuholen, um individuell adäquate Kommunikationswege und -hilfen zu identifizieren (Renner 2017) (vgl. hierzu auch ▶ Kap. 19).

Nicht nur als allgemeine und ohne jeden Zweifel berechtigte Forderung aus den Reihen der Betroffenen selbst, sondern auch unter juristischen Aspekten gilt: „nicht ohne uns über uns".

> Jeglicher Entscheidungsprozess ebenso wie die Aufklärung, insbesondere bezogen auf Gesundheitsfürsorge bzw. medizinische Eingriffe, muss dem geistig behinderten Person selbst dargelegt und erklärt werden (§ 630e Abs.5 BGB) und nicht nur der gesetzlichen Betreuung.

> Dies hat in einer Form zu geschehen, die dem Betroffenen möglichst gut verständlich ist (Damm 2016).

## 12.3 Zielsetzungen für Behandlungs- und Rehabilitationsansätze des Bewegungssystems

Was allgemein in Bezug auf die Autonomie bzw. Selbstbestimmung bei Personen mit intellektueller Beeinträchtigung zu fordern ist, gilt auch im Speziellen für medizinische Therapien und Rehabilitationsmaßnahmen, also selbstverständlich auch für solche, die sich auf den Bewegungsapparat beziehen. Hier sind auch von Beginn an spezielle Fragen zu eventuellen Schmerzen in einer Weise an die betroffenen Patientinnen und Patienten zu richten, die von diesen gut verstanden wird. Zudem müssen gegebenenfalls Fragen zu Schmerzen an Begleitpersonen, möglichst anhand eines auf Personen mit Entwicklungsstörungen zugeschnittenen Befragungsinstrumentes gerichtet werden. Geeignete Instrumente sind hier beispielsweise die Pain and Discomfort Scale (PADS) zur direkten Erfassung von Schmerzsymptomen bei der betroffenen Person oder der Bogen zur Evaluation der Schmerzzeichen bei Jugendlichen und Erwachsenen mit Mehrfachbehinderung (EDAAP-Skala). Auch sehr wenig zeitaufwendige, aber im klinischen Alltag durchaus nützliche Instrumente wie die Individualisierte Numerische Rating Skala (INRS) kommen in Betracht. Diese Skalen dienen selbstverständlich auch der Schmerzeinschätzung nach therapeutischen Eingriffen/ Operationen, Modifikationen von Hilfsmitteln usw. (Martin et al. 2014).

Bei allen Arten der Behandlung, von der Ergotherapie bei Handdeformitäten bis zu operativen Mehretageneingriffen, ist es unerlässlich, geistig oder mehrfach behinderte Patienten über Art, Ziel und mögliche unerwünschte Auswirkungen der jeweils geplanten Therapie mit dem entsprechend notwendigen zeitlichen Aufwand anschaulich und gut verständlich aufzuklären.

> Aufklärung und Beratung der betroffenen Person mit intellektueller Beeinträchtigung sollen möglichst im Rahmen einer unterstützten Entscheidungsfindung, die insbesondere auch das emotionale Entwicklungsniveau berücksichtigt, erfolgen (Schanze 2019).

Zu beachten ist, dass aus der Tatsache, dass für eine Person eine gesetzliche Betreuung, auch mit dem Aufgabengebiet Gesundheitsfürsorge, eingerichtet ist, nicht darauf geschlossen werden kann, dass diese Person grundsätzlich in einen Eingriff nicht einwilligen kann. Die Einwilligungsfähigkeit ist unabhängig von der gesetzlichen Betreuung zu beurteilen und hängt von der Art des geplanten Eingriffes bzw. der momentanen Situation der Patientin/des Patienten ab – insgesamt letztlich davon, ob diese zum Zeitpunkt der Entscheidungsfindung versteht, um was es geht und in der Lage ist, ihren Willen hierzu kundtun kann.

Bei jeder Form der Therapie sind die mit geistiger Behinderung häufig verbundenen Komorbiditäten und begleitenden Behinderungen zu bedenken, vor allem Epilepsien, Schluckstörungen, gastrointestinale Erkrankungen (z. B. gastroöso-phagealer Reflux, Obstipation) und Sinnesstörungen. Entscheidende Auswirkungen kann etwa eine duale Sinnesstörung (Taubblindheit) auf die Planung und Ausführung einer physiotherapeutischen Behandlung oder die Hilfsmittelversorgung haben und das Vorliegen einer Epilepsie auf die perioperative Behandlung oder eine tonusbeeinflussende antispastische Therapie.

Jede der aufgeführten Besonderheiten in der Behandlung von Patienten mit geistiger oder mehrfacher Behinderung trägt dazu bei, dass alle therapeutischen und rehabilitativen Ansätze einen hohen zeitlichen Aufwand einzuplanen haben. Die Komplexität der medizinischen Befunde bei dieser Personengruppe, mit sich in vielfältiger Weise überlagernden Symptomen und Erkrankungen, erklärt die Notwendigkeit, Diagnostik und therapeutische Maßnahmen hier stets im interprofessionellen Team, bestehend aus Physio- und Ergotherapeuten, Ärztinnen und Ärzten sowie Heilpädagogen oder auch Psychologinnen vorzunehmen.

> Alle therapeutischen und rehabilitativen Ansätze machen es nötig, bei Patienten mit geistiger Behinderung – egal welcher Ausprägung – einen hohen zeitlichen Aufwand einzuplanen, um den Wünschen und Zielen der Patienten gerecht zu werden.

---

**Kernaussagen**

- Unter geistiger Behinderung versteht man eine neuronale Entwicklungsstörung, die sich in den Dimensionen „Kognition", „soziale Kompetenz" und „alltagspraktische Fähigkeiten" äußert.
- Der Begriff „geistige Behinderung" bezieht sich nicht nur auf die intellektuellen Fähigkeiten und ist nicht ohne Weiteres mit der Intelligenzminderung gleichzusetzen. Zusätzlich existieren viele Komorbiditäten, wie Seh- und Hörstörungen, und eine sehr unterschiedliche und oft unterschätzte Kommunikationsfähigkeit der Patientinnen und Patienten.
- Alle therapeutischen und rehabilitativen Ansätze machen einen hohen zeitlichen Aufwand notwendig.
- Die Komplexität der medizinischen Befunde bei dieser Personengruppe, mit sich in vielfältiger Weise überlagernden Symptomen und Erkrankungen, erklärt die Notwendigkeit, Diagnostik und therapeutische Maßnahmen stets im interprofessionellen Team vorzunehmen.

## Literatur

American Psychiatric Association (2013) Diagnostic and statistical manual of mental disorders, 5. Aufl. DSM-5. American Psychiatric Association, Arlington

Damm R (2016) Einwilligungsunfähige Personen – Rechtskonzept der Einwilligungsfähigkeit und Teilhaberecht. Bundesgesundheitsbl 59:1075. ► https://doi.org/10.1007/s00103-016-2396-6

Fröhlich A (2003) Mehrfache Schädigungen und schwerste Behinderungen. In: Leonhardt A, Wember F (Hrsg) Grundfragen der Sonderpädagogik: Bildung, Erziehung, Behinderung. Beltz, Weinheim, S 661–685

Martin P, Walter-Fränkel S, Laukant K (2014) Schmerzerkennung bei Menschen mit geistiger oder mehrfacher Behinderung. In: Bruhn R, Straßer B (Hrsg) Palliative Care für Menschen mit geistiger Behinderung. Kohlhammer, Stuttgart, S 86–93

Renner G (2017) Unterstützte Kommunikation bei Menschen mit geistiger Behinderung insbesondere in medizinischen Kontexten. Inkl Med 14:7–18

Robertson J, Hatton C, Emerson E, Baines S (2015) Prevalence of epilepsy among people with intellectual disabilities: a systematic review. Seizure 29:46–62

Schanze C (2013) Intelligenzminderung und psychische Störung – Grundlagen, Epidemiologie, Erklärungsansätze. In: Schanze C (Hrsg) Psychiatrische Diagnostik und Therapie bei Menschen mit Intelligenzminderung. Schattauer, Stuttgart, S 21–33

Schanze C (2019) Unterstützte Entscheidungsfindung bei Menschen mit kommunikativen Einschränkungen (bei geistiger Behinderung, Mehrfachbehinderung, Autismus-Spektrum-Störung). In: Zinkler M, Mahlke C, Marschner R (Hrsg) Selbstbestimmung und Solidarität. Unterstützte Entscheidungsfindung in der Psychiatrie. Psychiatrie, Köln (im Druck)

Srivastava AK, Schwartz CE (2014) Intellectual disability and autism spectrum disorders: causal genes and molecular mechanisms. Neurosci Biobehav Rev 46(Pt2):161–174

World Health Organization (1991) Tenth revision of the international classification of diseases. Chapter F (V): mental and behavioural disorders (including disorders of psychological development). Clinical descriptions and diagnostic guidelines. World Health Organization, Geneva

# Ausgleich von „Behinderung"

*Elisabeth Pitz*

## Inhaltsverzeichnis

Jegliche Form des Ausgleichs von Behinderung kann die cerebrale und neurologische Beeinträchtigung nicht heilen, sondern trägt zur Verringerung der Symptome und Auswirkungen der Beeinträchtigung bei. Teilhabeeinschränkungen können reduziert oder bestenfalls aufgehoben werden. Um eine neue veränderte Lebensqualität muss gerungen werden.

Betroffene und Angehörige erfahren die Notwendigkeit, behinderungsspezifische Kompetenzen in den Bereichen Medizin, Therapie, Sozialrecht, Pflege, Ernährung, Zahngesundheit, Sexualität, (Förder-)Pädagogik und im sozialen Bereich inklusive den Fähigkeiten des „Meistern des Alltags" zu erwerben. Dies sind Möglichkeiten, um zu einer Zufriedenheit und somit einem Ausgleich von behinderungsbedingten Lebenseinschränkungen zu gelangen. Durch gezielte edukative Maßnahmen (Information, Beratung, Schulung) wird Grundlagenwissen durch die jeweiligen Professionen vermittelt. Hinzu kommen kompetente Ansprechpartner und Netzwerke. Die Fachwelt hat die Aufgabe, einen respektvollen Umgang mit Entscheidungen des Betroffenen und den Angehörigen/Sorgeberechtigten zu pflegen. Persönliche Eigenschaften in Bezug auf Resilienzfähigkeit, Trauerbewältigung und familiäre Coping-Strategien, schaffen die Möglichkeit des „Ausgleichs von Behinderung".

Gesellschaft, Politik und Rechtsprechung bieten Grundlagen und leisten schrittweise ihren Beitrag.

## 13.1    Was ist Behinderung?

Ein Kind fragt eine junge Frau (30 Jahre, Diagnose: beinbetonte Tetraparese), die im Rollstuhl sitzt: „Bist Du behindert?" Die junge Frau antwortet „Nein. Warum glaubst Du das?" Das Kind antwortet: „Weil Du im Rollstuhl sitzt." Junge Frau:

„Ich sitze im Rollstuhl, weil ich nicht so gut laufen kann."

An diesem Beispiel werden Fragen deutlich:
- Was versteht das Kind unter Behinderung?
- Wie ist das Selbstbild der jungen Frau?

Grundsätzliche Fragen drängen sich auf:
- Wer legt fest, was normal ist?
- Wer ist gesund? Wer ist krank? Wer ist behindert?
- Woran erkennt das Umfeld Behinderung?
- Ist nicht jeder Mensch in irgendeiner Weise eingeschränkt oder „be-hindert"?
- Woran werde ich „ge-hindert"?
- Ist meine Teilhabe am Leben „be-hindert"?
- Können „Be-hinderungen" ausgeglichen werden?
- Was heißt eigentlich „Be-hinderung"?

In der Ausstellung und dem dazugehörigen Buch „Der (im-)perfekte Mensch – Vom Recht auf Unvollkommenheit" (Raulff 2001) wird deutlich, dass **der Mensch von jeher sogenannte „Mängel" versucht hat auszugleichen. Der Begriff „Normalität" wird hinterfragt.**

Ein Blick in die Welt der Kunst: In Arhus, Dänemark, der Kulturhauptstadt 2017, zeigt das GAIA Museum „Outsider Art" – Kunst von und über Menschen außerhalb der „sozialen Normalität" und dem Mainstream der Kunstwelt. Dort befindet sich eine Kunstschule für junge Künstler mit Behinderungen.

Im Band „Neuroorthopädie – Disability Management", Kap. 40 über die Geschichte der Neuroorthopädie und Körperbehindertenfürsorge sowie im Kap. 41 über die Entwicklung der Verbände und Selbsthilfegruppen, wird der historische Weg aus der anfänglichen Bezeichnung „Krüppel" zu emanzipierten **wertschätzenden vorurteilsfreien** Begriffen wie Menschen mit Behinderung, Beeinträchtigung oder Handicap beschrieben. Im ▶ Kap. 11 dieses Buches beschreibt Herr Steininger aus der Perspektive eines Betroffenen sich selbst als „glücklichen und zufriedenen Menschen". Der ethische und religiöse Aspekt der **Einzigartigkeit jedes einzelnen Menschen** wird deutlich.

Um die Einzigartigkeit jedes Menschen und gleichzeitig die Diversität zu unterstreichen, noch einige weitere Beispiele:

Im Europäischen Jahr der Menschen mit Behinderung 2003 hat der Paritätische Wohlfahrtsverband ein Projekt mit dem Titel: „ganz normal besonders" gestartet. Eine Wanderausstellung mit Fotografien von Menschen mit unterschiedlichen Behinderungen war entstanden. In der Ankündigung war zu lesen:

- Aufnahmen von Kindern und Erwachsenen **mit besonderen Interessen und Fähigkeiten**
- Fotos von Menschen, die aufgrund ihrer Behinderung **häufiger als andere ihre Grenzen erfahren**

Ein weiterer Blick in die Welt der Kultur: Herausragende Projekte, wie z. B. „barner16", ein inklusives Netzwerk in Hamburg professioneller Kulturproduktionen von Künstlern und Künstlerinnen mit und ohne Handicap in den Bereichen Musik, Kunst, Literatur, Theater, Digitalisierung, Film und Labor für künstlerische Experimente, zeigen innovative Wege auf (▶ www.barner16.de).

## 13.2 Wie definiert sich Behinderung?

Aufgrund der Behindertenrechtskonvention (UN-BRK), der Einführung der ICF (International Classification of Functioning, Disability and Health) – und in Deutschland der Einführung des Sozialgesetzbuches (SGB) IX und des Bundesteilhabegesetzes (BTHG),

gibt es wesentliche Paradigmenwechsel unter dem Fokus der Selbstbestimmung und Teilhabe.

Die ICF beschreibt die funktionale Gesundheit. „Eine Person ist in ihrer funktionalen Gesundheit (oder der Funktionsfähigkeit) beeinträchtigt (synonym: sie weist eine funktionale Problematik auf), wenn unter Berücksichtigung ihrer Kontextfaktoren in wenigstens einer der genannten Ebenen der funktionalen Gesundheit eine Beeinträchtigung vorliegt, d. h. eine Funktionsstörung, ein Strukturschaden, eine Beeinträchtigung einer Aktivität oder eine Beeinträchtigung der Teilhabe an einem Lebensbereich" (Schuntermann 2013). Siehe auch ▶ Kap. 16.

Die UN-BRK (seit März 2009 in Deutschland ratifiziert) legt im Art. 1 Satz 2 fest, wer zum Personenkreis der Menschen mit Behinderungen zu zählen ist: „Menschen, die langfristige körperliche, seelische, geistige oder Sinnesbeeinträchtigungen haben, welche sie in Wechselwirkung mit verschiedenen Barrieren an der vollen wirksamen und gleichberechtigten Teilhabe an der Gesellschaft hindern können."

Im deutschen Sozialgesetzbuch § 2 Absatz 1 SGB IX ist „Behinderung" folgendermaßen definiert:

》 „Menschen mit Behinderungen sind Menschen, die körperliche, seelische, geistige oder Sinnesbeeinträchtigungen haben, die sie in Wechselwirkung mit einstellungs- und umweltbedingten Barrieren an der gleichberechtigten Teilhabe an der Gesellschaft mit hoher Wahrscheinlichkeit **länger als sechs Monate** hindern können. Eine Beeinträchtigung nach Satz 1 liegt vor, wenn der Körper- und Gesundheitszustand von dem für das Lebensalter typischen Zustand abweicht. Menschen sind von Behinderung bedroht, wenn eine Beeinträchtigung nach Satz 1 zu erwarten ist."

> Um die Gleichstellung anzustreben, Teilhabe zu ermöglichen und der Diskriminierung entgegenzuwirken, sind Bemühungen auf allen Ebenen anzustreben: gesellschaftlich, politisch, rechtlich, sozial und individuell.

## 13.3 Gesellschaftspolitische „Ausgleichs"-Anforderungen

Durch die Verabschiedung der UN-Behindertenrechtskonvention (2009) wurde die Sensibilisierung und „Initialzündung" um die Bemühungen der Gesellschaft nach „Nicht-Diskriminierung, Schaffung von Teilhabemöglichkeiten und Gleichstellung" wesentlich vorangetrieben.

„Leichte Sprache", barrierefreier Umbau von öffentlichen Gebäuden, Vereinfachung von Antragsverfahren, Sprachausgabe von Internetseiten usw. sind einige (beginnende) Maßnahmen, die ergriffen wurden, um Teilhabe von Menschen mit Behinderung zu erleichtern. Wesentliche Nebeneffekte sind in der Nutzung dieser „Vereinfachungen" zu beobachten: auch ältere Menschen mit und ohne Rollator, Eltern mit Kleinkindern (z. B. im Kinderwagen), Menschen mit einer vorübergehenden Gehbeeinträchtigung profitieren ebenfalls. Nutznießer kann demnach jedermann sein. Ist es nicht einprägsamer, eine Broschüre in „leichter Sprache" zu studieren, oder wird es nicht bevorzugt, eine Rampe hinaufzugehen, oder benutzt man nicht einen elektrischen Türöffner in Rollstuhlhöhe lieber, als die schwere Türe manuell zu öffnen?

Der gewaltige gesellschaftliche Normierungsdruck der scheinbar grenzenlosen technischen, operativen „Machbarkeitsfantasien", das Streben nach vermeintlichen Schönheitsidealen lastet auf jedermann. Zivilisationskrankheiten nehmen rasant zu.

> Das Motto „normal" oder noch besser „perfekt" zu sein, das zunehmend erstrebenswerter zu sein scheint und über die

Medien suggeriert wird, wird fundamental infrage gestellt, wenn die Konfrontation mit dem Thema Behinderung, aus welchem Grund auch immer, lebensrelevant wird.

## 13.4 Wirtschaftliche und arbeitsrechtliche „Ausgleichs"-Anforderungen

Ausgewählte Beispiele:

Schwerbehinderte Bewerber für einen Ausbildungs- oder Arbeitsplatz sind aus Gründen der Gleichstellung immer zum Vorstellungsgespräch einzuladen und bei gleicher Eignung bevorzugt zu beschäftigen.

In Deutschland muss ein Arbeitgeber ab 20 Arbeitnehmern eine finanzielle Ausgleichsabgabe an das Inklusionsamt (Integrationsamt) entrichten, wenn er keine Menschen mit Schwerbehinderung (ab GdB 50) beschäftigt (§ 160 Absatz 1 Satz 1 SGB IX). Alternativ kann ein Unternehmen Aufträge an eine Werkstätte für behinderte Menschen (WfBM) vergeben.

## 13.5 Individuelle „Ausgleichs"-Möglichkeiten

„Von heute auf morgen"; „Man weiß nicht, was auf einen zukommt"; „Man hat immer ein schlechtes Gewissen"; „Da wird man total alleingelassen"; „Fürchterliche Angst"; „Schrecklichste Zeit meines Lebens"; „Balanceakt mit der Arbeit"; „Man wächst mit seinen Aufgaben"; „Wissen aneignen hat geholfen" usw. Diese Zitate spiegeln exemplarisch die Lebensrealität der Eltern wider (Bachmann und Schnepp 2014).

Je nach Behinderungsbild und Schweregrad der Betroffenheit stehen den Betroffenen und Angehörigen Kompetenzen in den nachfolgenden Bereichen zur Verfügung.

> Die Entscheidung, die einzelnen professionellen Vorschläge zum „Behinderungsausgleich" anzunehmen und umzusetzen, liegt beim Betroffenen und seinen Angehörigen/Sorgeberechtigten.
> Die Fachwelt hat die Aufgabe, einen respektvollen Umgang mit Entscheidungen des Betroffenen und der Angehörigen/Sorgeberechtigten zu pflegen.

In allen folgenden Bereichen sind edukative Maßnahmen (Information, Beratung, Schulung) erforderlich (Redman 2009). Jede Maßnahme für sich wirkt behinderungsausgleichend, leistet ihren Beitrag zu mehr Selbstbestimmung, steigert die Teilhabemöglichkeit und damit die Lebensqualität (Beuys 2017). Die Reihenfolge der Bereiche unterliegt keiner Gewichtung. Die Priorität der einzelnen Bereiche variiert individuell – je nach Alter, Schwere der Betroffenheit, Lebenssituation und Schmerzstatus. Die Erläuterungen bezüglich Zielsetzung und Ausgleichsmöglichkeiten erheben keinen Anspruch auf Vollständigkeit.

> Dies zeigt die Komplexität im ganzheitlichen Wissenserwerb in allen Fragestellungen. Es stellt das Dilemma dar, in dem sich Betroffene und Angehörige/Sorgeberechtigte befinden. Es sind permanent Prioritäten zu setzen, um den vielfältigen und sich mit steigendem Alter und evtl. Komorbiditäten verändernden Lebensanforderungen gerecht zu werden.

## 13.5.1 Medizinischer Bereich

Zahlreiche Kapitel in diesem Buch erläutern ausführlich unterschiedliche Behinderungsbilder, deren Entwicklungsverläufe und medizinische Interventionsmöglichkeiten. Niedergelassene Kinder- und Fachärzte (wie Orthopäden, Neurologen, Internisten) sollen

wie Spezialsprechstunden in Krankenhäusern, Sozialpädiatrische Zentren (SPZ) und die inzwischen in Deutschland gegründeten Medizinischen Zentren für erwachsene mit Behinderung (MZEB) bieten eine professionelle interdisziplinäre Beratungs- und Entwicklungsbegleitung für alle Altersstufen.

■■ **Zielsetzung**

Diagnostik, genetische Diagnostik, Beratung, Koordinierung des mit Patienten und Sorgeberechtigten/Angehörigen abgestimmten Therapiekonzepts, Rezeptierung und Verordnungen, Widerspruchsbegründungen aus medizinischer Sicht, Gutachten, Vorbereitung, Durchführung und Nachsorge von operativen Eingriffen, Verlaufskontrollen zur Stabilisierung des Gesundheitszustandes.

■■ **Ausgleichsmöglichkeiten**

Medikamentöse Behandlung, Schmerzbehandlung, unterschiedliche operative Behandlungen, Verordnung von Therapien und Hilfsmitteln, Einleitung von ambulanten, stationären und (falls verfügbar) mobilen Rehabilitationsmaßnahmen und altersadäquate Beratung bietet die professionelle ärztliche Begleitung mit dem Ziel der Erhöhung der Lebensqualität und dem Behinderungsausgleich.

Häufig werden von Betroffenen und deren Angehörigen/Sorgeberechtigten Leistungen der Komplementärmedizin in Anspruch genommen.

## 13.5.2 Bereich der Pflege

Im ► Kap. 14 wird der umfassende Bereich der Pflege dargestellt.

■■ **Zielsetzung**

Erlernen des Umgangs mit pflegerischen Anforderungen wie z. B. Nahrungsaufnahme, Medikamentengabe, Lagerung, Toiletten- und Körperhygiene, Blasen- und

Darmmanagement, hygienische Anforderungen bei Tracheostoma oder Beatmung inkl. Absaugen, PEG-Sonden, Kathetermanagement, Dekubitusprophylaxe, Dekubitusversorgung, Stomapflege usw.

Anleitung in aktivierender Pflege nutzt die Ressourcen des Patienten im Alltag (Hacker 2017).

■■ Ausgleichsmöglichkeiten

Der Gesundheitszustand wird stabilisiert und der Patient wird sukzessive teilhabefähig, um seinen Alltag im häuslichen Umfeld zu bewältigen. Durch korrekte Anleitung in der Pflege werden bestenfalls Infektionen und eine Rehospitalisierung vermieden und Fortschritte initiiert.

Bei jungem Alter und schwerer betroffenen Patienten erfolgt die Edukation der Angehörigen/Sorgeberechtigten. Bei Heimbewohnern erfolgt die Edukation zusätzlich durch ein Überleitungsmanagement.

### 13.5.3 Bereich der Ernährung

Dieser Punkt wird extra herausgegriffen, um der Bedeutung des Grundbedürfnisses der Nahrungsaufnahme entsprechend Gewicht zu verleihen.

■■ Zielsetzung

BMI-entsprechende Ernährung durch Edukation durch Ernährungsberater. Bei PEG-Sondenernährung entsprechende Kalorienzufuhr. Bei entsprechender Diagnose bei Anfallsleiden Edukation von diätetischer (z. B. ketogener) Ernährung. Im Paraplegiebereich notwendige Grundlage für Blasen- und Darmmanagement.

Geführte Essenseingabe (Mithilfe des Patienten) muss ebenso gelehrt werden, um im häuslichen Bereich angewendet zu werden. Fragestellungen: Wie kann der Patient maximal möglich die Hand zum Einsatz bringen? (Evtl. mit Einsatz von Hilfsmitteln wie z. B. Spezialbecher, Spezialbesteck,

Handlauf zur Fixierung der inaktiven Hand…).

Ausgewogener Ernährungszustand führt zur Aktivität und beugt Kraftverlust vor.

■■ Ausgleichsmöglichkeiten

Die Basis von Bewegungsfähigkeit und Aktivität ist u. a. ein ausgewogener Ernährungszustand. Ist dieser gewährleistet, so ist Teilhabe im Sinne von Aktivität als Ausgleich von Behinderung zu gewichten.

### 13.5.4 Bereich der Zahngesundheit

Die tägliche Zahnpflege und Mundhygiene stellt im Behinderungsbereich eine große Herausforderung dar, ebenso die zahnärztliche und/oder kieferorthopädische Versorgung. Mundvorhofplatten, das Lösen des Lippenbändchens, Zahnspangen, Herbst-Scharniere sind beispielhafte Interventionsmöglichkeiten, um auch im Behinderungsbereich Zahnfehlstellungen zu korrigieren. Die richtige Positionierung des Patienten, das Gewöhnen an neue Geräusche und Gerüche, aber auch schon das selbstständige Öffnen des Mundes des Patienten erfordern Geduld und Zeit und stellen besondere Herausforderungen an die Behandler dar. Barrierefreie Zahnarztpraxen und größere zeitliche Behandlungsslots sind Voraussetzung.

■■ Zielsetzungen

Vermeidung schmerzhafter und langwieriger Zahnerkrankungen, Vermeiden von Belägen oder fortgeschrittenen Entzündungen im Mundbereich, die ernste Lungenentzündungen oder schlimmstenfalls Herzerkrankungen auslösen können. Schmerzvermeidung durch Kariesprophylaxe, Entdecken von möglichen Schmerzherden, Korrektur von Zahnfehlstellungen und das Korrigieren von Kieferfehlstellungen sind wichtige Inhalte.

**▪▪ Ausgleichsmöglichkeiten**

Gesunde Zähne und Kieferstellungen bieten mehr Lebensqualität bei der Nahrungsaufnahme, dem Sprechen und dem Vermeiden von Spätfolgen. Hinzu kommen ästhetische Aspekte, die Inklusion und Akzeptanz erleichtern (KZBV et al. 2015).

## 13.5.5 Therapeutischer Bereich

Im Band „Neuroorthopädie – Disability Management", Kap. 21 wird eine Auswahl an neurophysiologischen Therapiemethoden vorgestellt. Darüber hinaus stehen ergotherapeutische und logopädische Maßnahmen zur Verfügung. In Deutschland finanziert über SGB V – Heilmittel. Verordnungen für Physio- und Ergotherapie sowie Logopädie außerhalb des Regelfalls (Dauerrezeptierung) ist bei entsprechender Diagnose möglich. Unterstützte Kommunikation wird ausführlich im ▶ Kap. 19 behandelt. Tiergestützte Methoden erfreuen sich immer größer werdender Beliebtheit und kommen immer häufiger in verschiedensten Einrichtungen, aber auch im privaten Kontext zum Einsatz.

**▪▪ Zielsetzung**

Am Alltag orientierte Zielabsprachen mit Patient und/oder Angehörigen/Sorgeberechtigten (SMART und ICF-basiert). Funktionelle Verbesserungen durch Kontrakturprophylaxe, Edukation im Bereich des Dehnens, der Schmerzprophylaxe oder -behandlung und aktivitätsfördernde Maßnahmen (ADL).

Aktivität und Partizipation wirkt lebensqualitätssteigernd.

**▪▪ Ausgleichsmöglichkeiten**

Durch Funktionsverbesserungen wird Partizipation, Selbstständigkeit, Selbstwirksamkeit und damit Selbstbewusstsein geschult. Der Transfer in den Alltag wird durch die Anwendung im alltäglichen Handeln initiiert. Sukzessive wird eine verbesserte Teilhabe sichergestellt und Lebensqualität gesteigert, somit der Ausgleich der Behinderung vorgenommen.

## 13.5.6 Orthopädie-, Schuh- und Rehatechnik

Die Hilfsmittelversorgung mit den rechtlichen Grundlagen in Deutschland werden im ▶ Kap. 28 präsentiert. Zahlreiche Anregungen sind in den therapeutischen Kapiteln eingearbeitet.

**▪▪ Zielsetzung**

Durch Orthopädie- und Rehatechnik werden körperliche, funktionelle und sich durch die Umweltfaktoren ergebende Teilhabeeinschränkungen ausgeglichen, z. B. durch Orthesenversorgung, therapeutische oder orthopädische Schuhversorgung, Lagerungsversorgung, Korsettversorgung, Rollatoren (posterior/anterior), Rollstühle (manueller Antrieb, durch E-motion-Räder unterstützter manueller Antrieb, Elektroantrieb, Rollstühle mit Aufstehhilfe), Buggys, Pflegerollstühle inkl. Sitzschalenanpassung, Stehständer, Gehhilfen, Therapiefahrräder mit Doppelrädern vorne oder hinten, Lifter usw.

Zu beachten ist der zeitliche Ablauf ab Verordnung, über das Genehmigungsverfahren bis hin zur Endanpassung. In der Regel ist ein ausreichendes Zeitfenster einzuplanen, insbesondere wenn Ablehnungen und daraus erfolgende Widerspruchsverfahren eingeleitet werden müssen (Wachstumsschübe sind mit entsprechendem zeitlichem Vorlauf zu berücksichtigen).

**▪▪ Ausgleichsmöglichkeiten**

Durch Orthopädie-, Schuh- und Rehatechnik wird erst Teilhabe möglich. Passgenaue individuell angefertigte Produkte stellen den Ausgleich von Behinderung sicher. Eine auf die Person und die Wohnsituation abgestimmte Beratung ist vorzunehmen.

### 13.5.7 Sexualität

Im Artikel 23 der UN-BRK ist das Recht in allen Fragen zu Ehe, Partnerschaft, Familie und Elternschaft verfasst. Die Enttabuisierung ist insbesondere in den letzten Jahren weiter vorangeschritten.

**■■ Zielsetzung**

Das Anrecht auf selbstbestimmte Sexualität und Sinnlichkeit von Menschen mit Behinderungen und damit die Befriedigung dieses Grundbedürfnisses findet sich in den verschiedenen Angeboten und Anbietern wieder. Die Wahrnehmung als Mädchen/ Frau oder Junge/Mann mit den damit einhergehenden hormonellen Veränderungen werden erlebt, Nähe, Berührung und Intimität erfahren, Entspannung und Zufriedenheit empfunden. Nicht nur Privatpersonen, sondern auch in Einrichtungen werden Betroffenen inzwischen Möglichkeiten der Lebensqualitätssteigerungen auch im Bereich Sexualbegleitung angeboten. Entsprechendes Aufklärungs- und Schulungsmaterial (Verhütung, Familienplanung) wird weiterentwickelt.

**■■ Ausgleichsmöglichkeiten**

Sterilisationsbetreuer wahren das selbstbestimmte Interesse der Betroffenen (Konsequenz aus der deutschen Geschichte, Zweiter Weltkrieg). Erotische Massagen, Sexualbegleiter, Sexualassistenten sind neben dem Recht auf Heirat und Familienplanung inzwischen gängige Möglichkeiten des Ausgleichs bei Behinderung auch in Bezug auf das Grundbedürfnis der selbstbestimmten Sexualität (BZgA 2017).

### 13.5.8 (Förder-)Pädagogischer Bereich

**■■ Zielsetzung**

Hineinwachsen der Familien in die (sonder-)pädagogischen Angebote und Möglichkeiten vom Kleinkind bis hin zum Erwachsenen im Regelbereich und sonderpädagogischen Bereich. Wahlmöglichkeiten der Sorgeberechtigten und später im Erwachsenenalter haben sich weitgehend durchgesetzt.

**■■ Ausgleichsmöglichkeiten**

Durch die UN-BRK und die Sozialgesetzgebung wurden die rechtlichen und somit finanziellen Rahmenbedingungen geschaffen, inklusive Angebote institutionell zu installieren, den Betroffenen anzubieten und ihnen Wunsch- und Wahlrecht einzuräumen. Somit wurden grundsätzlich in allen Altersstufen Ausgleichsmöglichkeiten geschaffen, individuelle, selbstbestimmte und inklusive Wege einzuschlagen (siehe ◘ Tab. 13.1).

### 13.5.9 (Sozial-)Rechtlicher Bereich

Sozialrechtliche Ansprüche bei Schwerbehinderung schaffen Entlastungs- und Unterstützungsmöglichkeiten. Im ▶ Kap. 27 werden die sozialrechtlichen Möglichkeiten in Deutschland, der Schweiz und Österreich in einer Übersicht dargestellt.

In Deutschland sind die sozialrechtlichen Ansprüche im SGB V und IX, XI wie auch im Grundgesetz verankert und im Aktionsplan der Bundesregierung und in kommunalen Aktionsplänen begründet durch die UN-BRK. Behindertenverbände, Patientennetzwerke und Angebote der Ergänzenden unabhängigen Teilhabeberatung (EUTB) beraten; Integrationsfachdienste und Inklusionsämter unterstützen im Arbeitsbereich.

**Tab. 13.1** Exemplarische Übersicht der regulären, inklusiven und förderpädagogischen Angebote in Deutschland

| Alter | Regelangebote | Inklusive Möglichkeiten | Förderpädagogischer Bereich (Relevanz dargestellt für den neuroorthopädischen Bereich) |
|---|---|---|---|
| 0–3 Jahre | Kinderkrippen | +Integrationsbegleitung (Antragstellung über Eltern) +Fachintegration (ca. 2–4 h pro Woche Antragstellung über Einrichtung) +Pflege bei Bedarf | Frühförderung |
| 3–6/7 Jahre | Kindergarten | +Integrationsbegleitung (Antragstellung über Eltern) +Fachintegration (ca. 2–4 h pro Woche, Antragstellung über Einrichtung) +Pflege bei Bedarf | In Bayern: Schulvorbereitende Einrichtung (SVE) mit speziellen Förderschwerpunkten z. B.: –Körperliche und motorische Entwicklung –Geistige Entwicklung In anderen Bundesländern: Schulkindergärten und/oder Vorklassen für schulpflichtige, aber nicht schulreife Kinder Sonderkindergärten mit heilpädagogischer Begleitung |
| 6/7–16/18 Jahre | Regelschule | +Schulbegleiter (Antragstellung über Eltern) +Mobiler Sonderpädagogischer Dienst (MSD) (ca. 2–4 h pro Woche, Antragstellung über Schule) +Pflege bei Bedarf Integrationsklassen in Form einer Außenklasse Schulen mit Schulprofil „Inklusion" Diagnoseförderklassen | Schulen mit speziellen Förderschwerpunkten z. B.: –Körperliche und motorische Entwicklung –Geistige Entwicklung Auch hier ist die Unterstützung, je nach Komplexität der Betroffenheit und Personalstruktur der einzelnen Klassen, durch zusätzliche Schulbegleitung möglich (Antragstellung über Eltern) +heilpädagogische Tagesstätten (nachmittags) |
| | Berufsvorbereitungsjahr mit Schwerpunkten | +Schulbegleitung +MSD +Pflege bei Bedarf | |
| Im Anschluss an Schulzeit | Berufsvorbereitende Bildungsmaßnahmen | | |

(Fortsetzung)

**◻ Tab. 13.1** (Fortsetzung)

| Alter | Regelangebote | Inklusive Möglichkeiten | Förderpädagogischer Bereich (Relevanz dargestellt für den neuroorthopädischen Bereich) |
|---|---|---|---|
| | Ausbildung Berufsschule Umschulung | +Ausbildungsassistenz +Berufsschulassistenz +Stützunterricht +Pflege bei Bedarf | Berufsbildungswerk (Erstausbildung) Berufsförderungswerk (Umschulung) |
| | Studium | +Studienassistenz | |
| Arbeit Berufsleben | 1. Arbeitsmarkt | +Arbeitsassistenz + Pflege bei Bedarf 2. Arbeitsmarkt (geförderte Arbeitsplätze mit dem Ziel Übergang in 1. Arbeitsmarkt) | Inklusive Arbeitsplätze (Außenarbeitsplätze für WfbM-Beschäftigte) Unterstützte Beschäftigung (UB) WfbM (Werkstatt für behinderte Menschen) |
| | | | Förderstätte (wenn kein Mindestmaß wirtschaftlich verwertbarer Arbeitsleistung erbracht werden kann) |
| Wohnen | Selbstbestimmtes Wohnen | +Wohnassistenz + Pflege bei Bedarf Betreutes Wohnen Integratives Wohnen | Wohnheime |
| Freizeit | | +Freizeitassistenz + Pflege bei Bedarf | Inklusive Reise- und Freizeitangebote (Hobbys, Kino, Discobesuche…) |

(Pitz, Zusammenstellung 2019)

**▪▪ Zielsetzung**

Entlastungs- und Unterstützungsmöglichkeiten durch: Schwerbehindertenausweis, Parkerleichterungen unter bestimmten Voraussetzungen, Pflegegrade, monatlicher Pflegehilfsmittelzuschuss, Kurzzeitpflege, Urlaubs- und Verhinderungspflege, Entlastungsbetrag, steuerliche Erleichterungen, Jugend- und Eingliederungshilfe, Krankenkassenzuschüsse bei behinderungsbedingten (Um-)Baumaßnahmen, persönliches Budget, Grundsicherung, Freifahrkilometer, Kündigungsschutz, 5 Tage mehr Urlaubsanspruch bei sozialversicherungsbeschäftigtem Arbeitsplatz usw.

**▪▪ Ausgleichsmöglichkeiten**

Durch Entlastungs- und Unterstützungsmöglichkeiten wird in finanzieller (z. B. Pflegegeld, Zuschüsse...) und gesellschaftlicher Hinsicht ein grundlegender Ausgleich durch außergewöhnliche zeitliche und persönliche Anforderungen geschaffen. Nachteilsausgleiche im schulischen, beruflichen und Freizeitbereich werden auf Antrag gewährt.

### 13.5.10 Sozialer Bereich

Eingebettet in ein Wohnumfeld und den Sozialraum bieten Nachbarschaft (z. B. „eine Stunde Zeit"), Vereine (z. B. Feuerwehr, Sportvereine), die Kirche, aber auch erweiterte Familie (Paten, Großeltern) und Selbsthilfegruppen interessante Inklusionsangebote und Unterstützungsmöglichkeiten. Die digitale Welt bietet ebenso Möglichkeiten der Vernetzung.

**▪▪ Zielsetzung**

Vorbeugung vor sozialer Isolation für den Betroffenen und dessen Angehörige/Sorgeberechtigte/Familie, Auf- und Ausbau von sozialen Netzwerken.

**▪▪ Ausgleichsmöglichkeiten**

Durch die Vermeidung von sozialer Isolation ist ein Ausgleich von Behinderung und das Erleben des Individuums als Gemeinschaftswesen sichergestellt.

### 13.5.11 Bereich „Meistern des (familiären) Alltags"

Das „Meistern des Alltags" stellt die größte Herausforderung dar. Neben allen oben erwähnten Bereichen muss der familiäre Alltag sichergestellt werden. Haushaltsführung, Einkaufen, Waschen, Kochen, Geschwisterkinder (auch manchmal als „Schattenkinder" bezeichnet), Ehepartner, Berufstätigkeit, Erholungsangebote für Pflegepersonen sind neben medizinisch-therapeutischen Terminen in Einklang zu bringen. Alleinerziehende, aber auch „Sandwichfamilien" müssen sich besonderen Anforderungen stellen.

**▪▪ Zielsetzung**

Eine Work-Life-Balance muss geschaffen werden, um die Zufriedenheit und die behinderungsbedingten Anforderungen zu bewältigen.

**▪▪ Ausgleichsmöglichkeiten**

Unterstützungsangebote und die Bereitschaft, diese anzunehmen, Vertrauen und „Loslassen-Können" stellen die Grundlage für Lebensqualität und Ausgleich von Behinderung dar, um so lange wie möglich die umfänglichen Anforderungen so gut wie möglich sicherzustellen.

Hinzu kommen kompetente Ansprechpartner auf kommunaler, Landes- und Bundesebene. Spezifische Netzwerke und Portale bieten digitale Informationsmöglichkeiten.

Siehe auch weiterführend Kap. 41 zur Entwicklung von Verbänden, Selbsthilfegruppen und Patientennetzwerken im Band „Neuroorthopädie – Disability Management".

> Unterstützungsangebote stehen vielfältig in allen Bereichen zur Verfügung, es obliegt jedem Einzelnen, diese anzunehmen. Diese bieten die Möglichkeiten, einen Ausgleich von Teilhabeeinschränkungen vorzunehmen, um so lange wie möglich die umfänglichen Anforderungen in jeder Lebens- und Entwicklungsphase sicherzustellen.

### 13.5.12 Coping-/ Bewältigungsstrategien

(Familiäre) Coping-Strategien, Resilienzfähigkeit und Trauerbewältigung sind für Betroffene und deren Angehörige von entscheidender Bedeutung, um die umfassenden komplexen behinderungsbedingten Anforderungen zu bewältigen und runden die Ausgleichsmöglichkeiten ab.

Büker (2010) teilt diesen Bewältigungsprozess in fünf Phasen ein:

- Sichtbarwerden der (kindlichen) Gesundheitsstörung – Blockierung
- Restabilisierung – Anpassungsbemühungen
- Annahme der Herausforderung – sukzessiver Kompetenzzuwachs
- Gewinn von Handlungssicherheit – Routinisierung
- Handlungssouveränität – Spezialistentum

Prof Dr Schuchardt (2013) beschreibt ein Spiralmodell der Krisenverarbeitung in acht Phasen:

1. Ungewissheit (Was ist eigentlich los…?)
2. Gewissheit (Ja, aber das kann doch nicht sein!)
3. Aggression (Warum gerade ich…?)
4. Verhandlung (Wenn…, dann muss aber…?)
5. Depression (Wozu…? Alles ist sinnlos!)
6. Annahme (Ich erkenne jetzt erst…!)
7. Aktivität (Ich tue das…!)
8. Solidarität (Wir handeln…!)

Selbst wenn eine betroffene Familie solidarisch (Phase 8), aktiv (Phase 7) handelt, kann durch eine Diagnose einer empfehlenswerten dringenden Hüftoperation die Spirale mit Phase 1 „Ungewissheit" wieder von unten beginnen. Schuchardts Spiralmodell skizziert den dynamischen Prozess, in dem sich Menschen/Familien mit Behinderung befinden.

Vertiefend wird das Thema Psychodynamik und psychologische Unterstützung im Band „Neuroorthopädie – Disability Management", Kap. 23 behandelt.

### 13.6 Ist es überhaupt möglich, eine Behinderung „auszugleichen"?

Die Möglichkeit des Ausgleichs von „Behinderung" ist auf politischer und damit auch juristischer Ebene vorangeschritten.

Gesellschaftlich müssen auch zukünftig Gleichstellungsbemühungen weiter verfolgt und umgesetzt werden.

> Lebenserschwernisse, wie Ängste, Entwürdigungen, Schmerzen und Einschränkungen unterschiedlichster Art dürfen nicht außer Acht gelassen werden. Situationen, in denen Betroffene besondere Zuwendung und tatkräftige bedarfsgerechte Unterstützung (Schlichting 2013) benötigen, dürfen trotz aller Bemühungen um Selbstbestimmung und Teilhabe nicht übersehen werden (Gembris-Nübel 2005).

Es bleibt das Recht jedes einzelnen Patienten und/oder seiner Familien/Angehörigen, einen „Ausgleich" vorzunehmen oder abzulehnen.

Die Fachwelt steht in jedem Fall beratend, behandelnd, unterstützend und als Wegbegleiter zur Verfügung.

Aufgrund der komplexen Anforderungen jedes einzelnen Behinderungsbildes in den oben ausgeführten erforderlichen Kompetenzbereichen wird deutlich, dass ein vollumfänglicher Ausgleich der „Behinderung" angestrebt werden kann, jedoch kaum vollumfänglich zu realisieren ist. Es kann immer nur ein Streben nach dem realisierbaren Möglichen sein, um Teilhabe, Autonomie und Lebensqualität nach den Potenzialen und Ressourcen des Betroffenen und dessen Familie zu erzielen.

> **Kernaussagen**
> - Teilhabeeinschränkungen können reduziert oder bestenfalls aufgehoben und eine neue veränderte Lebensqualität kann erzielt werden.
> - Sind nicht alle Menschen in irgendeiner Weise be-hindert?
> - Jeder Mensch ist einzigartig.
> - Ein Ausgleich von „Behinderung" ist dann indiziert, wenn er primär der Teilhabe und Lebensqualität des Be-
> troffenen dient, sekundär aber auch den Personen seines Umfeldes.
> - Das Unterstützungsangebot ist ein Puzzle aus personellen, materiellen und finanziellen Hilfen, die spezifisch für und von jedem einzelnen Menschen ausgewählt werden können.
> - Die Fachwelt steht in jedem Fall beratend, behandelnd, unterstützend und als Wegbegleiter zur Verfügung.

## Literatur

Bachmann S, Schnepp W (2014) Die Situation von Eltern chronisch kranker Kinder. Huber, Bern (Pflegeforschung – Kinderkrankenpflege)

Beuys B (2017) Eltern behinderter Kinder lernen neu leben, 1. Aufl. Rowohlt, Reinbek

Büker C (2010) Leben mit einem behinderten Kind. Bewältigungshandeln pflegender Mütter im Zeitverlauf, 1. Aufl. Huber, Bern (Studien zur Pflege- und Gesundheitswissenschaft)

Gembris-Nübel R (2005) Gesundheit und Behinderung. Eine empirische Untersuchung zu subjektiven Gesundheitsvorstellungen bei Fachleuten in der Behindertenhilfe. Mabuse, Frankfurt a. M. (Mabuse-Verlag Wissenschaft, 89)

Hacker M (2017) Edukation in der Pflege. Facultas, Wien

Heßling A, BZgA (Hrsg) (2017) FORUM Sexualaufklärung und Familienplanung. Verhütung und soziale Lage, Bd 2. BZgA, Köln

KZBV, BZÄK, BAGFW, bpa (2015) Zahnärztliche Betreuung zu Hause

Raulff H (2001) Der [im]perfekte Mensch. Hatje Cantz, Ostfildern-Ruit

Redman B (2009) Patientenedukation. Kurzlehrbuch für Pflege- und Gesundheitsberufe, 2., vollst. überarb. Aufl. Huber, Bern (Pflegeberatung, Patientenedukation)

Schlichting H (2013) Pflege bei Menschen mit schwerer Behinderung, 1., neue Ausg Aufl. Bundesverband f. körper- u. mehrfachbehinderte Menschen, Düsseldorf

Schuchardt E (2013) Warum gerade ich …? Leben lernen in Krisen – Leiden und Glaube/Fazit aus Lebensgeschichten eines Jahrhunderts: Der Komplementär-Spiralweg Krisenverarbeitung, 14., umfasse. verändert u. erweiterte Aufl. Vandenhoeck & Ruprecht, Göttingen

Schuntermann MF (2013) Einführung in die ICF. Grundkurs, Übungen, offene Fragen, 4., aktualisierte Aufl. Ecomed Medizin, Heidelberg

# Pflege bei Menschen mit schweren und mehrfachen Behinderungen

*Hedda Lienerth*

## Inhaltsverzeichnis

© Springer-Verlag GmbH Deutschland, ein Teil von Springer Nature 2021
W. Strobl et al. (Hrsg.), *Therapeutisches Arbeiten in der Neuroorthopädie*,
https://doi.org/10.1007/978-3-662-60493-9_14

Unabhängig davon, ob eine Behinderung angeboren oder erworben wurde, in den seltensten Fällen sind die Betroffenen und die Angehörigen darauf vorbereitet. Es werden teilweise sehr plötzlich spezielle Anforderungen an die Familienmitglieder gestellt. Das folgende Kapitel zeigt die Besonderheiten der Pflege und Versorgung von Menschen mit schweren und Mehrfachbehinderungen in allen Aktivitäten des täglichen Lebens auf und geht auf die physiologischen sowie psychosozialen Bedürfnisse ein. Es werden exemplarisch Pflegetechniken vorgestellt, individuelle Lösungsansätze und Einblicke in verschiedene Versorgungsmöglichkeiten schwer- und mehrfachbehinderter Menschen beschrieben. Der ideale pflegerische Alltag mit seinen komplexen Herausforderungen wird dargestellt, die personellen Anforderungen beleuchtet und die adäquate Dokumentation aufgezeigt.

Hinter der Pflege und Versorgung von Menschen mit schweren und mehrfachen Behinderungen verbergen sich „Elemente der Forschung, der Philosophie, der Praxis und der Theorie. Diese Elemente stehen in wechselseitiger Abhängigkeit zueinander und definieren das Aufgabenfeld der Pflege". Fachliche Kompetenz, pädagogische und ethische Aspekte im interdisziplinären Zusammenspiel gestalten diese (Neumann-Ponesch 2017).

Die Bedürfnisse und Vorlieben, das soziale Umfeld, die Gewohnheiten und die Teilhabe der beeinträchtigten Menschen stehen im Vordergrund. Bei nicht aktiv sprechenden Patienten müssen diese Aspekte besonders sorgfältig eruiert und erfasst werden.

Um den zu Pflegenden ganzheitlich zu betrachten und kein Bedürfnis des Betroffenen außer Acht zu lassen, bieten verschiedene Pflegetheorien und Pflegemodelle Hilfestellung und Orientierung. Dabei werden alle Bereiche, die den Alltag des behinderten Menschen betreffen, beleuchtet, Defizite erkannt und dementsprechende Maßnahmen und Techniken, die zur Lösung und/oder Linderung beitragen, eingeleitet (Neumann-Ponesch 2017; Kurz und Brandt 2017).

> ❯ Das Ziel ist, eine adäquate bedürfnis- und ressourcenorientierte Pflege durch Unterstützung, Anleitung und Förderung des Betroffenen zu gewährleisten. Bedürfnisse, die der beeinträchtigte Mensch nicht selbstständig erfüllen kann, werden erkannt und dementsprechend ergänzt und gegebenenfalls von der Pflegekraft und/oder den Angehörigen übernommen (Schlichting 2013; Menche 2011).

Virginia Henderson (1897–1996) wird heute als eine der ersten Pflegetheoretiker gesehen, neben Fay Glenn Abdellah, Dorothea Orem, Nancy Roper et al., die in den Bereich der Bedürfnistheorien eingeordnet werden (Menche 2011). Zusammen mit dem Modell der Aktivitäten des täglichen Lebens (ATL) (Activities of Daily Living = ADL) von Schwester Juliane Juchli legten sie einen wichtigen Grundstein für die professionelle Entwicklung der Pflege (Schaeffer 2008; Schewior-Popp et al. 2012; Menche 2011).

Auf den folgenden Seiten wird die Versorgung von schwer- und mehrfachbehinderten Kindern und Erwachsenen in Anlehnung an das Modell der Grundbedürfnisse nach Henderson und der ATL nach Juchli erläutert. (Schaeffer 2008). Kombiniert mit der Praxiserfahrung bilden diese beiden Modelle die Anforderungen an die Pflege von schwer- und mehrfachbehinderten Menschen am umfassendsten und geeignetsten ab.

**Tab. 14.1** In Anlehnung an die Modelle der Grundbedürfnisse nach Henderson und ATL von Juchli zusammengestellt von Lienerth, H. (2019)

| | |
|---|---|
| 1. Atmung | 8. Sauberkeit und Körperpflege |
| 2. Nahrungs- und Flüssigkeitaufnahme | 9. Vermeidung von Gefahren |
| 3. Ausscheidung | 10. Kommunizieren |
| 4. Bewegung | 11. Seiner religiösen Überzeugung nachgehen |
| 5. Ruhe und Schlaf | 12. Befriedigende Beschäftigung |
| 6. Auswahl passender Kleidung | 13. Spiel – Teilnahme an verschiedenen Beschäftigungen |
| 7. Körpertemperatur regulieren | 14. Lernen, Entdecken oder Befriedigen der Wissbegier |
| | (15.) Psychische Auffälligkeiten<br>Schmerz<br>Sexualität |

## 14.1 Bedürfnisorientierte, aktivierende Pflege

### 14.1.1 Atmung

Neurologische/cerebrale Erkrankungen, Fehlstellungen und/oder Spastiken des Bewegungsapparates können die Respiration behinderter Menschen stark erschweren, teilweise bis hin zur Übernahme durch eine Beatmungsmaschine. Die Atmung des Betroffenen muss täglich mehrmals hinsichtlich Frequenz und Qualität überprüft werden. Eine **Pneumonieprophylaxe** ist bei einer Atmungseinschränkung indiziert. Diese erfolgt ressourcenorientiert, kann der Patient Anleitungen folgen, können verschiedene Atemtechniken oder Inhalationen angewandt und eingeübt werden. Je nach Plan und Allgemeinzustand, können diese mithilfe eines Atemtrainingsgeräts mehrmals täglich wiederholt werden (■ Tab. 14.1).

Eine atemstimulierende Einreibung oder eine Kontaktatmung wirkt beruhigend. Dabei werden durch das Auflegen der Hände auf den Brustkorb oder den Rücken des Patienten Berührungsreize gesetzt. Somit erfolgt eine Stimulierung des Zwerchfells und anderer für die Atmung wichtige Muskelgruppen, die dann für eine bessere Belüftung der Lunge sorgen (Schewior-Popp et al. 2012; Kurz und Brandt 2017).

Wird die Atmung durch eine Beatmungsmaschine unterstützt oder übernommen, besteht in der Regel eine Tracheostomaversorgung. Die Pflege des Tracheostomas muss je nach Hautzustand und Sekretion mehrmals täglich aseptisch gewährleistet werden. Die Grund- und somit besonders die Händehygiene sind die wichtigsten Prioritäten zur Vermeidung einer Wundinfektion. Hautschäden durch Druck des Kanülenschildes oder im Bereich des Haltebändchens müssen unbedingt vermieden werden. Sich ansammelndes Sekret wird in regelmäßigen Abständen abgesaugt, damit es zu keiner Atmungseinschränkung des Betroffenen kommt (Menche 2011).

Findet eine häusliche Pflege statt, erhalten die Angehörigen eine Mikroedukation in Form von speziellen Kursen, gezielten Anleitungen/Schulungen und professionelle Unterstützung durch einen ambulanten Intensivpflegedienst (Redman 2009; Menche 2011).

### 14.1.2  Nahrungs- und Flüssigkeitsaufnahme

Um diesen Aspekt der Lebensqualität sicherzustellen, muss eine Vielzahl verschiedener Fragen abgearbeitet und geklärt werden. Besteht eine Dysphagie und/oder eine Aspirationsgefahr (Schewior-Popp et al. 2012)? Welche Kostform soll der Betroffene erhalten? Gibt es Vorlieben oder Rituale bei der Nahrungsaufnahme bzw. Nahrungsverabreichung? Hat der beeinträchtigte Mensch eine perkutane endoskopische Gastrostomie (PEG)? Welche Sondenkost wird in welchem Intervall verabreicht? Welche Ressourcen bestehen und wie können diese gezielt eingesetzt und gefördert werden? Wie ist der aktuelle Body-Mass-Index (BMI)?

Pflegekräfte unterstützen die Angehörigen bei der Einschätzung und der Dokumentation, gemeinsam werden Trink- und Esspläne/Protokolle für den Betroffenen erstellt.

Je nach kognitiver Einschränkung kann ein tägliches Schluck- und Esstraining erfolgen. Bei der Gefahr einer Aspiration werden entsprechende Maßnahmen eingeleitet, um diese zu verhindern. Die Nahrungsverabreichung benötigt **Zeit und Ruhe,** ergänzend erfolgt bei Bedarf eine stetige verbale Motivation. Jegliche Hektik und Eile setzt den Betroffenen unter Druck und erhöht somit die Gefahr des Aspirierens. Soweit der körperliche Allgemeinzustand und die Behinderung

es zulassen, erfolgt das Essen und Trinken im Sitzen oder einer Oberkörperhochlagerung, diese sollte einige Zeit nach dem Essen beibehalten werden, um somit auch eine **Refluxprophylaxe** sicherzustellen. Bei starken Schluckstörungen und einer erhöhten Aspirationsgefahr steht ein Absauggerät in unmittelbarer Nähe zur Verfügung. Erfolgt die Ernährung zudem parenteral, ist besonders auf eine hygienische Versorgung der PEG-Einstichstelle zu achten, um eine Infektion der Einstichstelle zu vermeiden.

Ein weiterer sehr wichtiger Aspekt ist die tägliche **Mundhygiene** und die **Zahngesundheit,** diese darf auch bei einer ausschließlich parenteralen Ernährung nicht in den Hintergrund geraten (Hammerla 2014; Kurz und Brandt 2017).

### 14.1.3  Ausscheidung

Besonders in diesem Bereich des täglichen Lebens muss auf die Intimsphäre und das Schamgefühl des Betroffenen besondere Rücksicht genommen werden.

Maßnahmen des Darmmanagements sind an die Gewohnheiten des Patienten anzupassen. Besteht eine Neigung zur **Obstipation,** sollte dieser mit einer Nahrungsumstellung, ausreichender Flüssigkeitszufuhr und eventuell zeitlich festgesetzten Abführmaßnahmen entgegengewirkt werden. Bei invasiven Maßnahmen zur Darmstimulation wird auf einen würdevollen und sensiblen Umgang mit dem Patienten geachtet. Konservative Methoden, wie sanfte Baucheinreibungen, können beruhigend wirken und die Peristaltik anregen.

Ebenso muss die Inkontinenzversorgung abgeklärt und dokumentiert werden. Bei einer Unterstützung oder Übernahme der Ausscheidung wird Urin, Stuhl und Erbrochenes begutachtet, und bei Veränderung oder Auffälligkeiten wie Farbe, Geruch und/oder Konsistenz muss entsprechend gehandelt und dokumentiert werden. Falls ein Blasendauerkatheter zur Urinausscheidung notwendig ist, erfolgt die tägliche Pflege des Katheters im Rahmen der Intimpflege. So wird eine Keimbesiedelung am Harnröhreneingang reduziert und die Gefahr einer daraus resultierenden Blasenentzündung vermindert. Ein suprapubischer Blasenkatheter erfordert die tägliche Inspektion und die aseptische Versorgung der Einstichstelle, um Infektionen frühzeitig zu erkennen oder zu vermeiden. Bei Bedarf wird der Urinauffangbeutel mehrmals täglich geleert. Besteht eine Stomaversorgung, wird die Hautschutzplatte in einem zeitlich festgelegten Rahmen oder bei Bedarf gewechselt, hierbei ist es besonders wichtig, die Haut um das Stoma zu beobachten, zu pflegen, zu schützen und zu versorgen. Zudem muss der Stomabeutel zum Teil mehrmals täglich ausgestrichen oder nach Plan gewechselt werden (Schewior-Popp et al. 2012).

Falls die Pflege im häuslichen Bereich geleistet wird, erfolgt eine gezielte Mikroedukation. Speziell ausgebildete Pflegekräfte schulen die Angehörigen intensiv im Umgang mit den verschiedenen Systemen und vermitteln die hygienischen Anforderungen und Techniken zur adäquaten Versorgung (Plessl-Schorn 2014; Elsevier GmbH und Menche 2019).

## 14.1.4 Bewegung

Aufgrund der körperlichen Bewegungseinschränkungen nehmen folgende Prophylaxen einen großen Stellenwert ein.

### ▪▪ Dekubitusprophylaxe

Sind keine Mikrobewegungen möglich, entstehen durch den hohen Auflagedruck auf einzelne Körperregionen, vor allem Hinterkopf, Schulterblätter, Steißbein, Ellenbogen, Hüfte, Fersen, rasch Rötungen bis hin zu Nekrosen. Häufig haben schwer- und mehrfachbehinderte Menschen ein vermindertes Durstgefühl oder erhalten nicht ausreichend Flüssigkeit. Eine daraus entstehende Exsikkose macht die Haut noch sensibler, des Weiteren erholt sich die Haut durch den Flüssigkeitsmangel verzögert von Defekten. Durch ein Trinkprotokoll (Flüssigkeitsbilanz) und einen Lagerungsplan mit zeitlich festgesetzten Umlagerungen des Betroffenen und einer gezielten Hautbeobachtung und Pflege werden Komplikationen vermieden (Roche 2012). Besonders bei orthopädischen Hilfsmittelanpassungen ist eine gewissenhafte Kontrolle des Hautzustands unverzichtbar.

### ▪▪ Kontrakturprophylaxe

Aufgrund von Immobilität und muskulären Dysbalancen kommt es vor allem bei cerebralen Schädigungen häufig zu Kontrakturen. Eine enge Zusammenarbeit mit Orthopädietechnikern und Physiotherapeuten ist notwendig. Je nach Allgemeinzustand des schwer- und mehrfachbehinderten Menschen sind aktive, assistive oder passive Bewegungsübungen ein wesentlicher Bestandteil.

### ▪▪ Thromboseprophylaxe

Je nach Ausmaß der Beeinträchtigung sind Bewegungsübungen und das Hochlagern und anschließende Ausstreichen der Beine zielführend. Nach ärztlicher Verordnung ist unter Umständen das tägliche Tragen von Kompressionsstrümpfen indiziert (Kamphausen 2019; Lunk 2018).

❯ Die gezielte Anleitung und Schulung der Familienmitglieder/Bezugspersonen über die unterschiedlichen Prophylaxen ist ein wichtiger, unverzichtbarer Bestandteil, um die verschiedenen Gefahren (Kontraktur, Dekubitus, Thrombose, Pneumonie, Obstipation, Exsikkose) zu vermeiden und eine aktivierende Pflege sicherzustellen (Hacker et al. 2017).

14

## 14.1.5 Ruhe und Schlaf

Rituale und bestimmte Vorlieben sind beim Einschlafen und Ruhefinden besonders zu berücksichtigen. Ob am Nachmittag als kurze Erholungspause oder zur Nachtruhe, es muss sorgfältig recherchiert werden, welche Schlafgewohnheiten bestehen. Ist der Schlaf-Wach-Rhythmus physiologisch? Bestehen Empfindlichkeiten auf Lärm, Beleuchtung, Temperatur? Wichtig ist ebenfalls abzuklären, ob eine bestimmte Positionierung zum Einschlafen bevorzugt wird und welche Lagerungshilfsmittel zum Schlafen benötigt werden (z. B. Lagerungsorthesen, Keile, Lagerungsmodule etc.). Zur Dekubitusprophylaxe werden auch nachts in zeitlich festgelegten Intervallen Umlagerungen durchgeführt. Nur wenn all diese wichtigen Fragen und Aspekte geklärt sind, können die Pflegekräfte adäquat auf die Bedürfnisse des Betroffenen im Hinblick auf das Schlafverhalten eingehen und ihn unterstützen, um zum erholsamen Schlaf zu finden (Schewior-Popp et al. 2012).

## 14.1.6 Auswahl passender Kleidung

Das gemeinsame Auswählen der Tageskleidung gehört zur Morgenroutine und zollt dem Menschen mit Behinderung entsprechenden Respekt und Wertschätzung (Schewior-Popp et al. 2012).

Bei vorhandenen Kontrakturen muss auf elastische, bequeme Kleidung geachtet werden. Um Druckstellen zu vermeiden, sollte bei stetigem Hautkontakt auf natürliche Materialbeschaffenheit (Baumwolle) besonderes Augenmerk gelegt werden.

## 14.1.7 Körpertemperatur regulieren

Friert oder schwitzt der Betroffene schnell? Im Hinblick auf die Raum- und Außentemperatur wird die Kleidung des zu Pflegenden dementsprechend angepasst. Bei Auffälligkeiten sollte die Körpertemperatur frühzeitig kontrolliert und adäquat gehandelt werden (Schewior-Popp et al. 2012; Kurz und Brandt 2017).

## 14.1.8 Sauberkeit und Körperpflege

Vorab wird der Patient über die geplanten Maßnahmen zur Körperpflege informiert, so kann sich der Betroffene bereits auf die Pflegemaßnahmen kognitiv einstellen. Je nach körperlichem und geistigem Zustand des beeinträchtigten Menschen werden die einzelnen Tätigkeiten während der Körperpflege und dem An- und Auskleiden gezielt ressourcenorientiert angeleitet, unterstützt und/oder übernommen. Hilfe zur Selbsthilfe und aktivierende Pflege stehen hierbei im Vordergrund. Findet eine Übernahme der Körperpflege statt, ist es wichtig, den Betroffenen miteinzubeziehen. Auf Wünsche und Vorlieben ist besonders zu achten: Ist die Wassertemperatur angenehm? Welche Pflegeutensilien sollen verwendet werden? Welche Duftnote wird bevorzugt? Eine stetige Information über den weiteren Ablauf und die Kommunikation während der Grundpflege sorgen für eine entspannte Atmosphäre. Zudem werden alle oben erwähnten Prophylaxen in die Grundpflege miteinbezogen und durchgeführt (Lunk 2018).

### 14.1.9  Vermeiden von Gefahren

Die zuverlässige und zeitgerechte **Medikamentenapplikation** nach der 6-R-Regel ist ein sehr wichtiger Aspekt zur Vermeidung von Gefahren. (Georg Thieme Verlag 2015). Zudem müssen Notfallmedikamente z. B. bei Epilepsie, Diabetes oder möglichen allergischen Reaktionen gewissenhaft mitgeführt werden (□ Tab. 14.2).

Eine adäquate **Sturzprophylaxe** beinhaltet das Erkennen und das Einschätzen eines möglichen Sturzrisikos. Bei behinderten Menschen mit einem Anfallsleiden und/oder einschießenden Spastiken ist die Gefahr zu stürzen sehr hoch. Auch bei einer medikamentösen Ein- oder Umstellung ist besondere Vorsicht geboten.

Niedrigflurbetten oder Bettgitter minimieren die Sturzgefahr aus dem Bett (Thomas 2019), zudem kommen verschiedene Sicherungssysteme und Gurte an Rollstühlen etc. zum Einsatz. Weitere **freiheitsentziehende Maßnahmen** müssen sorgfältig bedacht und individuell ausgewählt werden. Die Gesetzesgrundlage (in Deutschland § 293 StGB; § 1906 Abs. 2 BGB) ist zwingend für den Einzelfall zu prüfen. In den meisten Fällen ist ein richterlicher Beschluss erforderlich (Art. 104 Abs. 2 GG). Nur in Ausnahmesituationen ist das kurzzeitige Fixieren, z. B. bei einer Selbstgefährdung (Autoaggressionen) rechtlich erlaubt. Für den Zeitraum der Fixierung ist eine besondere Überwachung (Sitzwache) und eine ausführliche Dokumentation erforderlich.

### 14.1.10  Kommunizieren

Bei Menschen mit schweren Behinderungen und fehlender Lautsprachentwicklung ist die korrekte Einschätzung der Entwicklungsbereiche sehr schwer. Oft werden diese Menschen unterschätzt, da die körperliche Verfassung häufig das einzige Merkmal ist, das klar diagnostiziert werden kann. Die Pflege benötigt Informationen, um adäquat handeln zu können. Die Patientenbeobachtung (wahrnehmen, beobachten, beurteilen) rundet dann das Bild ab (Elsevier GmbH und Menche 2019).

Verschiedene Hilfsmittel und Techniken zur nonverbalen Kommunikation stehen zur Verfügung. Mit Tafeln, Bildern und leichter Sprache gelingt eine einfache Konversation meist problemlos, teilweise kommt die Gebärdensprache zum Einsatz.

In gut ausgebildeten Pflegeteams liegen entsprechende Fortbildungen vor.

Vertraute, Angehörige und/oder Bezugspersonen kennen die individuellen Kommunikationsformen, so können Wünsche oder Bedürfnisse erfüllt werden. Die Überleitung dieser wichtigen Informationen ist die Grundlage für eine gelungene Kommunikation des Betroffenen mit den Pflegekräften.

Die beeinträchtigte Person sollte in jegliche Konversation, die über sie geführt wird, miteinbezogen werden (z. B. Visite, Ambulanz): „Mit dem Menschen reden, nicht über den Menschen." Die Angehörigen/Pflegekräfte können den Betroffenen bestmöglich dabei unterstützen seine Emotionen, Bedürfnisse, Ängste und Meinungen zu äußern. Die soziale Interaktion wird gefördert und somit die psychische Situation positiv beeinflusst.

**14**

□ **Tab. 14.2**  Sechs-R-Regel (Medikamentenmanagement). (Georg Thieme Verlag 2016)

1. **R**ichtiger Patient

2. **R**ichtiges Arzneimittel

3. **R**ichtige Dosierung

4. **R**ichtige Applikationsart

5. **R**ichtiger Zeitpunkt

6. **R**ichtige Dokumentation

Aufgrund der zunehmenden Migration stellt dies eine neue Herausforderung für die Pflege dar. Die Frage nach kulturellen und muttersprachlichen Besonderheiten gilt es zu bedenken. Ein Dolmetscher ist anzuraten.

Als Grundlage, zur Vertiefung und Ergänzung siehe ▶ Kap. 19 „Unterstützte Kommunikation".

### 14.1.11 Seiner religiösen Überzeugung nachgehen

Dem Betroffenen sollte Zeit und Raum gegeben werden, seine religiöse Überzeugung mitzuteilen und zu leben. Eine wichtige Informationsquelle sind Eltern/Angehörige. Ein Gottesdienstbesuch oder ein kurzes Gebet vor dem Einschlafen sind kleine Beispiele, wie auch behinderte Menschen Halt, Kraft, Trost und Hoffnung finden.

Die unterschiedlichen Glaubensformen bei Menschen aus anderen Kulturkreisen sind zu berücksichtigen.

### 14.1.12 Befriedigende Beschäftigung

Jeder Mensch hat das Bedürfnis, sich produktiv, nützlich zu fühlen und sich als selbstwirksam zu erleben. Ergänzung und Unterstützung erfährt die Pflege durch (heil-)pädagogische Angebote. Musik, Lichtspiele, Bewegungsspiele oder Snoezelen sind einige Beispiele. Schwer- und mehrfachbehinderte Menschen benötigen Beschäftigungsangebote, die ihren Ressourcen gerecht werden. Die daraus resultierenden befriedigenden (Erfolgs-)Erlebnisse steigern das Selbstwertgefühl und beeinflussen die Persönlichkeit positiv (Schewior-Popp et al. 2012).

### 14.1.13 Spiel – Teilnahme an verschiedenen Beschäftigungsformen

Aufgrund der aktuellen Personalengpässe in vielen Einrichtungen ist zusätzliches Personal oder Unterstützung durch Ehrenamtliche notwendig, da häufig keine Zeitfenster im pflegerischen Alltag für das Spiel mit dem Kind bleiben (Grotensohn 1998).

In manchen pflegerischen Institutionen und medizinischen Zentren für behinderte Menschen werden Erzieher/Heilerziehungspfleger beschäftigt, die eng mit den Pflegekräften zusammenarbeiten und eine große Unterstützung darstellen. Sie schaffen eine Tagesstruktur, bieten somit Orientierung und gehen auf Vorlieben und Hobbys ein oder helfen diese zu entdecken. Die Beschäftigungsangebote variieren und orientieren sich an den Interessen und Ressourcen des Betroffenen, aber auch an den institutionellen und personellen Möglichkeiten (siehe auch ▶ Abschn. 14.2.12).

### 14.1.14 Lernen, Entdecken oder Befriedigen der Wissbegier

Pflege bietet im Tagesverlauf vielfältige Möglichkeiten des Lernens und Entdeckens: somatisch, taktil, vestibulär/kinästhetisch, kommunikativ und sozial (Schlichting 2013). Je nach verfügbarer Zeit des Pflegepersonals variiert die Intensität (Menche 2011).

### 14.1.15 Sonstiges: Psychische Auffälligkeiten – Schmerz – Sexualität

Viele schwer- und mehrfachbehinderte Menschen leiden unter **psychischen Auffälligkeiten** wie z. B. Angstzuständen, Neurosen etc.

Traumatische Erlebnisse sind häufig die Ursache, die mit einem Psychologen oder Seelsorger Stück für Stück aufgearbeitet werden müssen. Die Angehörigen/Bezugspersonen und die Pflegekräfte sind meist rund um die Uhr bei dem beeinträchtigen Menschen. Sie motivieren ihn in schwierigen Lebensphasen und führen tiefgründige Gespräche zur Bewältigung vieler emotionaler Probleme. Die Behandlung von psychischen Erkrankungen wird oft unterschätzt und ist teilweise sehr langwierig. Eine medikamentöse Einstellung ist in vielen Fällen unumgänglich. Diese sollte unbedingt stationär überwacht werden. So können Veränderungen und Auffälligkeiten des Wesens oder des Allgemeinzustands der Person rasch beobachtet und dementsprechend gehandelt werden.

**Schmerzen** werden bei schwer- und mehrfachbehinderten Menschen häufig zu spät oder gar nicht erkannt. Durch aufmerksame Beobachtung der Pflegekräfte während der alltäglichen Versorgung (Grundpflege, Behandlungspflege, Lagerung, Lagewechsel) können Hinweise auf Schmerzen erkannt werden. Weitere Merkmale können ein verändertes Verhalten, Sich-Zurückziehen, ein schmerzverzerrtes Gesicht sein.

❯ Schmerzen können die Betroffenen zermürben, unerklärliche Verhaltensweisen und Depressionen begünstigen. Das frühzeitige Erkennen von Schmerzen und die ausreichend dosierte Gabe von Analgetika ist Voraussetzung zur Vorbeugung von chronischen Schmerzzuständen (Schlichting 2013).

Ein weiteres zentrales und oft außer Acht gelassenes Thema ist die **Sexualität.** Auch schwer- und mehrfachbehinderte Menschen erfahren sich als Junge/Mann; Mädchen/Frau, haben das Bedürfnis nach Nähe und Zärtlichkeit, durchleben hormonelle Veränderungen und führen Beziehungen. Von großer Bedeutung ist hierbei das Thema Verhütung, dies sollte in einem vertrauten,

ruhigen Rahmen geklärt werden. Mittlerweile gibt es Fachärzte für Gynäkologie und Urologie, die sich auf Menschen mit Behinderung spezialisiert haben und mit viel Feingefühl und Empathie unangenehme Situationen und Untersuchungen für den Betroffenen erträglicher gestalten (Menche 2011).

Die oben beschriebenen Bedürfnisse und Aktivitäten des täglichen Lebens wurden unter dem Blickwinkel der Anforderungen der Pflege bei Menschen mit schweren Mehrfachbehinderungen exemplarisch unter den ausgewählten Aspekten kurz beschrieben. Sie sind ein wesentlicher Bestandteil einer Pflegeplanung, -durchführung und eines Pflegeüberleitungsbogens.

Die Pflegefachkraft bespricht die einzelnen Bedürfnisse mit den Angehörigen/Betreuern gewissenhaft und dokumentiert diese ausführlich. So wird der professionelle, einheitliche und ressourcenorientierte nahtlose Übergang von wechselndem Pflegepersonal, Eltern/Angehörigen und/oder Einrichtungen sichergestellt.

## 14.2 Pflege im häuslichen Bereich

Der Großteil der betroffenen Menschen strebt eine Pflege und Versorgung im häuslichen Bereich an. Der Wunsch nach Selbstbestimmung, die vertraute Umgebung und die damit verbundene Lebensqualität sind die Grundlage. Oftmals werden Eltern/Angehörige von dieser herausfordernden Aufgabe überrascht und sind mit der Situation überfordert. Es bestehen meist keine pflegerischen Vorkenntnisse und häufig werden die Familienmitglieder zusätzlich von existenziellen Sorgen rund um anstehende Kosten und Berufstätigkeit geplagt. Das Wissen und Können rund um die Behinderung des nahestehenden Menschen auch in Bezug auf die Pflege muss erst angeeignet werden (siehe auch Kap. 18 im Band „Neuroorthopädie – Disability Management" oder Kap. 13 „Ausgleich von

Behinderung"). Einige pflegerische Institutionen bieten für den Anfang **Pflege- und Beratungskurse** an.

> Die Patienten- und Angehörigenedukation nimmt einen hohen Stellenwert ein, um die Familien über die gesetzlichen und damit rechtlichen Rahmenbedingungen zu informieren, Unterstützung bei Beantragung von Leistungen vorzunehmen und eine Vermittlung an entsprechende Stellen oder Selbsthilfegruppen einzuleiten.

Oftmals erfolgt die Pflege durch Angehörige/vertraute Bezugspersonen bei Bedarf mit Unterstützung eines Pflegedienstes. Je nach Art, Pflegegrad und/oder Komplexität der Behinderung ist die Dauer der Hilfe variabel und von einigen Stunden bis hin zu einer häuslichen 24-h-Betreuung durch einen ambulanten Intensivpflegedienst möglich. Wenn es der Allgemeinzustand des Betroffenen zulässt, ist der Besuch einer Werkstatt für Behinderte oder einer entsprechenden Förderstätte eine weitere Option und Entlastung für die Pflegenden.

Bei der häuslichen Versorgung besteht ein enges Vertrauensverhältnis zwischen dem zu Pflegenden und den Bezugspersonen und/oder Pflegekräften. Es bedarf in den meisten Fällen nur weniger Gesten oder Worte, um sich zu verständigen, und der Ablauf der täglichen Pflegesituation gleicht wiederkehrenden Ritualen, da die Gewohnheiten, Bedürfnisse und die Vorlieben hier bereits bestens bekannt sind. Dringend anzuraten ist auch in der häuslichen Pflege eine Dokumentation von Besonderheiten im täglichen Pflegealltag und bei Veränderungen des Allgemeinzustands, diese zu aktualisieren. Es können unvorhersehbare Ereignisse eintreten, z. B. ein ungeplanter Krankenhausaufenthalt, bei dem jede Information von Bedeutung ist.

## 14.3 Pflegerische Institution/ Einrichtung

Viele Gründe können dazu führen, dass eine Versorgung im häuslichen Bereich nicht mehr gewährleistet werden kann. Nicht in allen Fällen gelingt eine adäquate Betreuung neben Beruf und Familie zu Hause, je nach Grad der Behinderung gestaltet sich die Pflege als sehr umfangreich und zeitintensiv. Zudem kann es sein, dass die Pflegepersonen (Eltern/Angehörige) betagt sind oder versterben.

Die professionelle Betreuung in einer pflegerischen Institution sollte vorausschauend geplant werden oder ist unter Umständen plötzlich erforderlich. Hier unterstützen Sozialstationen, Sozialdienste, Pflegestützpunkte oder Beratungsstellen, aber auch Krankenkassen und stehen den Familienmitgliedern und dem Betroffenen bei der Auswahl der Einrichtung vermittelnd und beratend zur Seite. Ist dann die richtige Institution gefunden, wird gemeinsam mit den Angehörigen und/oder dem Betreuer die bereits beschriebene aufwendige Pflegeplanung erstellt.

Eine feste Tagesstruktur dient den Bewohnern als Orientierung, es finden, je nach Schwere der Behinderung, gemeinsame Mahlzeiten, Beschäftigungen, Aktivitäten oder Werkstatt- oder Förderstättenbesuche statt. Die Betroffenen erleben eine neue Gemeinschaft und finden sich in den meisten Fällen rasch ein.

Da auch hier ein Krankenhausaufenthalt ungeplant eintreten kann, ist das Erstellen eines **Pflegeüberleitungsbogen**s unverzichtbar. Dieser sollte im multiprofessionellen Team mit den Angehörigen/dem Betreuer, den Pflegekräften und den verschiedenen Therapeuten erarbeitet werden. Besonders bei Menschen, die sich aufgrund ihrer Beeinträchtigung nicht äußern können, nimmt dieser einen hohen Stellenwert ein.

## 14.4 Klinische Institution

In allen Fällen stellt ein Krankenhausaufenthalt eine Ausnahmesituation für den Menschen mit einer Behinderung und seine Familienmitglieder/Bezugspersonen    dar. Der Betroffene wird, teilweise auch unvorbereitet aus seinem alltäglichen vertrauten Umfeld gerissen, um an einem unbekannten Ort von fremden Menschen medizinisch und pflegerisch versorgt zu werden. Neue Gerüche, andere Geräusche, ungewohnte Raumgrößen, andere Speisen und viele verschiedene Berufsgruppen wirken befremdend und irritieren. Damit der Aufenthalt zu keinem traumatischen Erlebnis für den Patienten wird, ist ein besonders sensibler, empathischer Umgang erforderlich, um die Eingewöhnung zu erleichtern.

Dies stellt die Pflegekräfte im klinischen Alltag vor eine große Herausforderung. Bereits bei der Dienstplangestaltung sollte dem Patienten durch eine möglichst hohe Personalkontinuität eine sogenannte Bezugspflegekraft zugeteilt werden, um eine notwendige Vertrauensbasis zu schaffen.

Dies bedeutet nicht zwingend die tägliche Anwesenheit dieser Pflegekraft, vielmehr trägt sie die Verantwortung für eine umfassende Pflegeanamnese, eine lückenlose Informationsweitergabe und Dokumentation. So können alle Teammitglieder das Therapieziel, die Besonderheiten und den aktuellen Therapiestand sowie die geplanten Maßnahmen einsehen.

> Ziel ist es, dass diese Bezugspflegekraft dem Patienten und seinen Angehörigen während des Krankenhausaufenthalts zur Seite steht, alle Informationen bei ihr zusammenfließen und sie Ansprechpartner für Ärzte, verschiedene Therapeuten, Psychologen, Sozialdienst und Orthopädietechniker des multiprofessionellen Teams ist.

### 14.4.1 Prä- und postoperative Pflege

Bei elektiven operativen Eingriffen finden idealerweise im Vorfeld der invasiven Behandlung interdisziplinäre Besprechungen zu jedem einzelnen Patienten statt. Um einen reibungslosen Ablauf der Vor- und Nachsorge zu gewährleisten, werden alle bisher genannten Professionen in diese miteinbezogen. Bei ungeplanten Operationen infolge von Traumata oder anderen Notfallsituationen ist ein vollständiger Überleitungsbogen zum behinderten Menschen unverzichtbar. Die pflegerische **präoperative Vorbereitung** des Betroffenen findet in einem ruhigen Rahmen statt, wünschenswert ist die Anwesenheit eines Elternteils oder einer engen Bezugsperson, die beruhigend auf den Patienten einwirkt. Es erfolgt eine stetige Information zu dem geplanten Ablauf und den durchzuführenden Maßnahmen. Nach ärztlicher Angabe wird in vielen Fällen ein Sedativum verabreicht, das zudem entspannend wirkt, nach der Gabe erfolgen zeitlich festgesetzte Vitalzeichenkontrollen. In den meisten Fällen können die Bezugspersonen bis zur Operationsschleuse beim Patienten verbleiben. Dies ist für Eltern von größter Bedeutung. Während der Operationszeit sollte den Eltern besondere Fürsorge zugedacht werden. Hilflosigkeit und tiefe Ängste belasten sie, bis die erste Nachricht über den Verlauf der OP sie erreicht.

Die **postoperative pflegerische Nachsorge** bedarf einer engmaschigen Kontrolle des Patienten durch eine Pflegekraft. Je nach Standard des Krankenhauses sind die zeitlichen Intervalle und der Umfang geregelt. Um eine ausreichende Analgetikagabe zu gewährleisten, wird in vielen Kliniken mit Schmerzstandards gearbeitet. Die Patienten erhalten kontinuierlich oder in festgelegten zeitlichen Abständen Schmerzmittel, um

Schmerzspitzen vorzubeugen. Zudem muss auf die postoperative Lagerung des Patienten geachtet werden, in den meisten Fällen gibt der Operateur genaue Anweisungen. Die postoperative Mobilisation erfolgt in Absprache mit Physiotherapeuten, bei nötigen Hilfsmittelanpassungen werden Orthopädietechniker involviert. Eine ausreichende Flüssigkeits- und Nahrungszufuhr wird ebenfalls durch Standards und Protokolle überwacht. In die pflegerischen Maßnahmen werden alle bereits erwähnten Prophylaxen miteingebunden (siehe 14.1.4).

Da postoperativ engmaschige Kontrollen und Untersuchungen gewissenhaft durchgeführt werden müssen, hängt das emotionale Wohlbefinden des Patienten und seiner Angehörigen stark von der Vertrauensbasis zur Pflegekraft ab (Elsevier GmbH, Menche 2019).

Bundesweit entstehen langsam mehr und mehr Stationen für Menschen mit Behinderungen in medizinischen Kliniken. Diese sind speziell eingerichtet, die Räumlichkeiten gehen auf die Bedürfnisse der Menschen mit Behinderung ein, und es ist Platzkapazität für eine eventuelle Mitaufnahme eines Angehörigen einzuplanen. Die Pflege und Behandlung erfolgt durch speziell geschultes Pflegepersonal mit entsprechenden Zusatzqualifikationen, z. B. Gebärdensprache, Epilepsie-Fachassistenz, Kinästhetik etc. Auch Heilerziehungspfleger sind unverzichtbare Mitglieder des multiprofessionellen Teams solcher Zentren. Sie schaffen wichtige Tagesstrukturen und Beschäftigungsangebote für schwer- und mehrfachbehinderte Patienten. Es finden wöchentliche Besprechungen im multiprofessionellen Team statt, dabei wird jeder Patient einzeln hinsichtlich seines aktuellen Therapiestands, der geplanten Maßnahmen, Behandlungen und des angestrebten Therapieziels reflektiert.

> Die Pflege und Behandlung von Menschen mit Schwer- und Mehrfachbehinderungen im Krankenhaus benötigt eine ethische Grundhaltung des Personals, viel Empathie, Organisation und Zeit. Die Patienten benötigen ein besonderes Maß an Zuwendung, Hilfestellung und eine gezielte, ressourcenorientierte Anleitung. Es ist von großer Bedeutung, die Angehörigen und/oder Bezugsperson an Hand eines Stufenkonzepts in die Pflegesituation miteinzubeziehen und Stück für Stück gezielt anzuleiten. Nur so kann die Pflege im häuslichen Bereich oder der pflegerischen Institution im Hinblick auf den Therapieerfolg nach Entlassung nachhaltig gewährleistet werden.

Nach erfolgreicher Schulung und Beratung von Angehörigen/Bezugspersonen oder Pflegekräften der Pflegeinstitution findet das weitere Entlassmanagement statt (Eble et al. 2018; Matschke 2018). Hier werden alle offenen Fragen in einem ruhigen, fachlichen Rahmen geklärt, die entsprechenden Hilfsmittel werden gegebenenfalls nochmals erläutert, eventuelle Verbände gemeinsam gewechselt und spezielle Lagerungstechniken besprochen.

## 14.5 Kritische Anmerkungen

Fachlich fundierte Konzepte können in pflegerischen und klinischen Institutionen und Zentren aufgrund von **massivem Personalmangel** und Ausfall häufig nicht umgesetzt werden. Dies führt zwangsläufig zu Frustration und Überlastung des Pflegepersonals. Besonders im Umgang mit schwer- und mehrfachbehinderten Menschen muss **ausreichend Zeit** zur Verfügung stehen, Hektik und Unruhe vermieden und für eine möglichst **angenehme Atmosphäre** gesorgt werden.

Politik und Gesetzgebung müssen künftig dringend Sonderregelungen für Patienten mit schweren Mehrfachbehinderungen treffen zum Wohl der Patienten und des Pflegepersonals und nicht zuletzt aus Kostengründen, um Rehospitalisierung und

Traumatisierung und damit weitere Zusatzerkrankungen zu vermeiden. Kurzfristig gedachtem ökonomischem Interesse gilt es dringend entgegenzuwirken.

> Die Pflegekräfte sind das Bindeglied im multiprofessionellen Team, sie begleiten den Betroffenen bei allen Aktivitäten des täglichen Lebens. Sie unterstützen die Ärzte/innen, die Therapeuten/innen, Psychologen/innen, Sozialpädagogen/innen und Orthopädietechniker/innen mit ihren gezielten Beobachtungen aus dem Pflegealltag. Sie sorgen dafür, dass aus der pflegerischen Dokumentation alle notwendigen Informationen ersichtlich sind und somit eine lückenlose Informationsweitergabe stattfinden kann. Zudem sind sie häufig Vertrauenspersonen, Geheimnisträger und Vermittler in schwierigen Situationen und Seelsorger und Tröster bei emotionalen Krisen.

Die pflegerischen Besonderheiten und Bedürfnisse jedes Einzelnen müssen ausführlich und individuell erarbeitet und dokumentiert werden, nur so kann eine bestmögliche Lebensqualität und Teilhabe dieser besonderen Menschen gewährleistet werden.

### Kernaussagen

- Eine angeborene oder erworbene Behinderung eines Angehörigen stellt in den meisten Fällen sehr plötzlich spezielle Anforderungen an die Familienmitglieder. Kenntnisse und Fertigkeiten zur Pflege und Versorgung von Menschen mit schweren und Mehrfachbehinderungen sind dann für alle Aktivitäten des täglichen Lebens erforderlich.
- Geschulte Pflegekräfte können auf verschiedene Ansätze und Pflegetechniken, individuelle Lösungsansätze und Einblicke in verschiedene Versorgungsmöglichkeiten zur Berücksichtigung der physiologischen sowie

psychosozialen Bedürfnisse zurückgreifen. Sie sind wichtiges Bindeglied zwischen Betroffenem, Angehörigen und dem Behandlungsteam
- Schmerzen können die Betroffenen zermürben, unerklärliche Verhaltensweisen und Depressionen begünstigen. Das frühzeitige Erkennen von Schmerzen und die ausreichend dosierte Gabe von Analgetika ist Voraussetzung zur Vorbeugung von chronischen Schmerzzuständen.
- Die gezielte Anleitung und Schulung der Familienmitglieder und Bezugspersonen zu den unterschiedlichen Prophylaxen hilft Risiken, wie Kontraktur, Dekubitus, Thrombose, Pneumonie, Obstipation und Exsikkose, zu vermeiden und eine aktivierende Pflege sicherzustellen.

## Literatur

de Roche R (2012) Störfall Decubitus. Handbuch zur gesundsheitsökonomischen Bedeutung, Prävention, konservativen und chirurgischen Therapie. REHAB Basel, Basel

Eble S, Miedke J, Khan N (Hrsg) (2018) Entlassmanagement. Konzepte, Methoden, Umsetzung. MWV Medizinisch Wissenschaftliche Verlagsgesellschaft, Berlin

Elsevier GmbH, Elsevier, Menche N (Hrsg) (2019) Pflege Heute, 7., Aufl. Urban & Fischer in Elsevier, München (Pflege heute)

Georg Thieme Verlag (Hg.) (2015) I care Pflege

Grotensohn, M (1998) Kinderkrankenpflege und Gesundheitsförderung. Hg. v. Mechthild Hoehl und Petra Kullick. Thieme, Stuttgart

Hacker Manuela, Slobodenka Sigrid, Titzer Harald (2017) Edukation in der Pflege, 1. Aufl. Facultas, Wien

Hammerla M (2014) 100 Tipps zur Mund- und Zahnpflege bei Pflegebedürftigen. Bedürfnisse erkennen; qualitativ hochwertig pflegen; effektiv vorbeugen. Schlütersche, Hannover (Pflege leicht)

Kamphausen U (2019) Prophylaxen in der Pflege. Anregungen für kreatives Handeln, 10., aktualisierte Aufl. Kohlhammer, Stuttgart (Pflegekompakt)

Kurz A, Brandt I (Hrsg) (2017) Pflegetechniken. Von Absaugen bis ZVK, 3. Aufl. Urban & Fischer in Elsevier, München

**14**

Lunk S (2018) Pflegewissen Prophylaxen. Für Pflege-berufe, 3. Aufl. Urban & Fischer in Elsevier, München

Matschke G (2018) Die Entlassung aus Krankenhäusern und Reha-Einrichtungen. Expertenstandard Entlassungsmanagement: Anspruch und Wirklichkeit. Diplomica, Hamburg

Menche N (2011) Pflege heute, 5., vollst. überarb Aufl. Urban & Fischer in Elsevier, München

Neumann-Ponesch S (2017) Modelle und Theorien in der Pflege, 4., revidierte Ausgabe, erweiterte Ausgabe Aufl. Facultas, Wien

Plessl-Schorn B (Hrsg) (2014) Patienten- und Angehörigenedukation. Aufgaben für Ausbildung und Praxis. Facultas und Buchhandels AG, Wien

Redman BK (2009) Patientenedukation. Kurzlehrbuch für Pflege- und Gesundheitsberufe, 2. vollst.

überarb Aufl. Huber, Bern (Hans Huber Programmbereich Pflege)

Schaeffer D (Hrsg) (2008) Pflegetheorien. Beispiele aus den USA, 2., ergänzte Aufl. Huber, Bern (Pflegetheorie)

Schewior-Popp S, Sitzmann F, Ullrich L (2012) Thiemes Pflege. Das Lehrbuch für Pflegende in Ausbildung: 302 Tabellen, 12., aktualisierte u. erw Aufl. Thieme, Stuttgart (Lernkontrollfragen und Pflegeplanungen auf CD-ROM)

Schlichting H (2013) Pflege bei Menschen mit schwerer Behinderung, 1., neue Aufl. Bundesverband f. körper- u. mehrfachbehinderte Menschen, Düsseldorf

Thomas RS (2019) Einsatz von Niedrigflurbetten im Bereich der neurologischen Frührehabilitation – Eine mögliche Alternative zur Fixierung? Neurol. & Rehabil. 25(4):237–240

# Neurobiologische Grundlagen des motorischen Lernens und Überblick über Therapiekonzepte

*Wolfgang Kubik*

## Inhaltsverzeichnis

© Springer-Verlag GmbH Deutschland, ein Teil von Springer Nature 2021
W. Strobl et al. (Hrsg.), *Therapeutisches Arbeiten in der Neuroorthopädie*,
https://doi.org/10.1007/978-3-662-60493-9_15

Lernen ist eine Grundfunktion des Gehirns. Hierbei werden alle neuralen Strukturen des Zentralnervensystems mit einbezogen. Versteht man das Zusammenwirken der einzelnen Regionen mit ihren Funktionen, ist man besser in der Lage, die Defizite der Patienten zu verstehen und auch eine gezieltere Therapie anbieten zu können.

Unsere derzeitigen Therapiekonzepte beruhen hierbei auf Erfahrungen aus der Behindertenpädagogik, Erkenntnissen der Neuropsychologie und insbesondere neurowissenschaftlichen Forschungen der letzten 20 Jahre.

Die Zusammenhänge des motorischen Lernens können hierbei in einem einfachen Schema nachvollzogen werden.

## 15.1 Überblick über aktuelle neurowissenschaftliche Grundlagen des motorischen Lernens

Bewegungsmodell: der sensopsychomotorische Kreis (❏ Abb. 15.1).

❯ Denken und Handeln sind nicht Selbstzweck des Gehirns. Es wird immer ein Ziel verfolgt.

Daher verwende ich hier ein kleines Beispiel, welches aus der Praxis kommt und die Gedankenprozesse des Gehirns abbildet.

Stellen Sie sich vor, Sie wachen nachts auf und haben Hunger. Ihre Gedanken

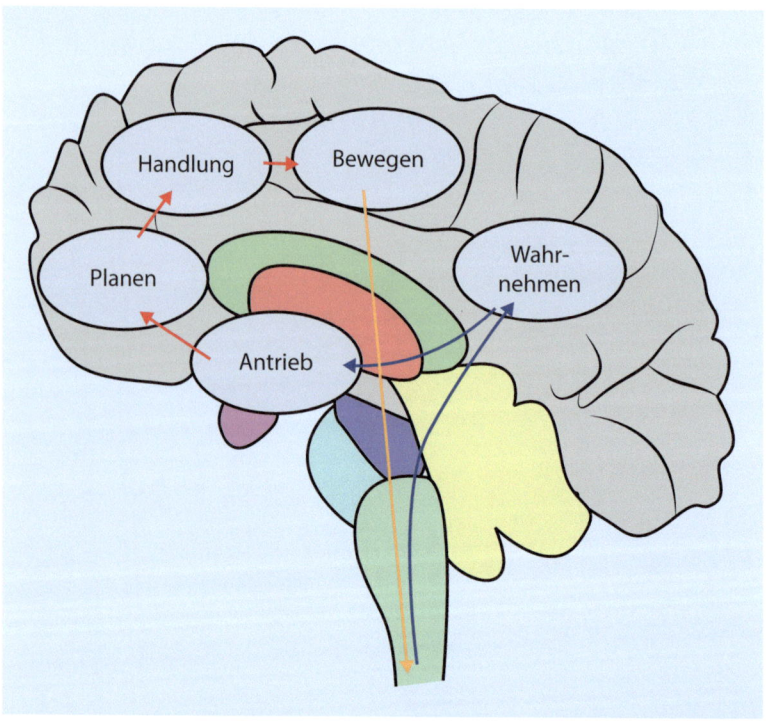

❏ **Abb. 15.1**   Sensopsychomotorischer Kreis

**15**

drehen sich um Essen, das Sie erreichen können. Dies könnte beispielsweise ein Joghurt sein, das Sie im Kühlschrank vermuten. Der Antrieb ist der Hunger. Das Joghurt ist das **Ziel.** Der Antrieb kommt aus den tieferen Hirnregionen, die Bahnen ziehen in die vordere Hirnregion. Hier wird geplant. Die **Planung,** das Ziel zu erreichen und auch wie man das Ziel erreichen will. In unserem Fall: Aufstehen, Hausschuhe anziehen, Kühlschrank aufsuchen usw.

Damit wir zum Kühlschrank kommen, müssen wir handeln. Die **Handlung** besteht aus vielen Teilschritten, von denen viele gleichzeitig erfolgen. So ist das Aufrichten mit einer Tonuserhöhung in der Rumpfmuskulatur, mit Ausgleichbewegungen der Arme, dem Vorneigen des Körpers durch Bauch- und Beckenmuskeln wie auch dem Anspannen der Gesäß- und vorderen Oberschenkelmuskeln verbunden. Gleichzeitig stabilisieren wir den Körper, indem wir den Tonus auf dem Standbein und der gleichen Beckenseite erhöhen. Diese Handlungsketten, bestehend aus den einzelnen Teilschritten, sind dabei so aufeinander abgestimmt, dass Gleichgewicht gehalten wird und wir auch unsere gewollte Handlung ausführen können. Nur in der Lernphase, wenn wir die Handlung noch nicht können, nehmen wir bewusst wahr, wie wir handeln, und versuchen die Bewegungsmuster auch bewusst zu korrigieren, später erkennen wir nurmehr die Abweichungen, wenn etwa dem Ziel der Handlung etwas im Wege steht (z. B. man tritt unvermutet auf einen Bauklotz).

Wir haben viele Handlungen, die möglich wären, aber nur jene kommen in unser Bewusstsein, die auch wirklich ausgeführt werden. Die möglichen Handlungen sind jene, die wir im Laufe unseres Lebens durch Lernen erworben haben. Manche sind einfach, manche sehr komplex und setzen sich aus vielen Teilhandlungen zusammen. Die Fähigkeit, solche komplexen Handlungen zur Erreichung eines bestimmten Zieles zusammenzusetzen, nennt man auch Handlungskompetenz.

Unser Gehirn zerlegt die Handlungen danach in einzelne Aktionen, welche zur Ansteuerung von Muskelgruppen und einzelnen Muskeln verwendet werden. Diese Region des Großhirns wird auch primärer motorischer Cortex genannt. Hier geschieht die Steuerung der **Bewegung.**

In dieser Hirnregion entspringt das 1. Motoneuron, welches bis ins Rückenmark reicht, dort auf das 2. Motoneuron umschaltet, welches am Muskel, an den Muskelendplatten ansetzt.

In unserem Beispiel heißt dies, dass wir aufstehen, unsere Hausschuhe anziehen, zum Kühlschrank gehen und die Kühlschranktür öffnen. Dort ist unser Ziel. Ob wir nun ein Joghurt finden, melden uns unsere Sinne, unsere **Wahrnehmung:**

- Um das Ziel zu erreichen, sind es die Rezeptoren der Oberflächen- und Tiefensensibilität, Temperatur und Schmerz, genauso wie Gehör und visuelle Wahrnehmung.
- Wenn wir am Ziel sind, kommt vielleicht noch Geruch und Geschmack hinzu.

So gesehen sind in das Modell des Denkens alle Bereiche integriert. An welcher Stelle wir beginnen, ist situationsabhängig. So kann ein innerer Antrieb, wie Durst oder Hunger, ein externer Reiz wie Schmerz, aber auch eine Aufforderung, akustisch oder visuell, die Zielformulierung und auch die Handlungsplanung beeinflussen.

❯ Unsere Sensorik beeinflusst maßgeblich unser Handeln. Man spricht daher häufig auch vom „sensopsychomotorischen" Denken und Handeln.

In der neurologischen Rehabilitation werden die einzelnen Berufsgruppen manchmal in ein sogenanntes „Sensopsychomotorik-Team" zusammengefasst. Dies sind alle Berufsgruppen, die sich mit der zielorientierten Bewegung befassen, angefangen von der Orthoptik (Sehen), über Logopädie (Hören), über das Handeln (Ergotherapie) bis zur Fortbewegung (Physio- und Ergotherapie). Auch die Neuropsychologie spielt eine wesentliche Rolle, weil Antrieb nicht nur durch äußere Reize, sondern auch durch psychische und seelische Faktoren beeinflusst werden kann.

Wir beschäftigen uns daher in der Rehabilitation von motorischen Störungen im nächsten Punkt mit den inneren und äußeren Einflussfaktoren auf den Antrieb (siehe ◘ Abb. 15.2).

Der Antrieb wechselt mit dem Kontext. Dieser Satz bedarf einer Erklärung.

Unser Handeln ist zwar immer auf ein Ziel ausgerichtet. Es ist aber nicht immer gleich, auch wenn das Ziel das gleiche bleibt. An unserem Beispiel „Hunger in der Nacht", fällt einem immer die Handlung ein, die am leichtesten und mit dem geringsten Widerstand möglich ist. Stellen

Sie sich vor, Sie wachen nachts auf, haben Hunger und denken ganz anders als vorhin beschrieben. Was wäre, wenn Sie Ihren Partner, mit dem Sie Ihr Bett teilen, aufwecken und bitten, er/sie möge Ihnen ein Joghurt aus dem Kühlschrank holen? Undenkbar! Das gäbe sicher Ärger – in der Normalsituation. Die „Situation" ist der Kontext. Sie besteht aus den Personen, die man in die Handlung einbeziehen könnte, in der eigenen Befindlichkeit, in der Umgebung, in der man sich gerade befindet, in der Lebenssituation, in der man gerade ist. Stellen Sie sich vor, Sie wären krank, hätten hohes Fieber oder starke Schmerzen. In diesem Kontext würde nicht nur von Ihnen, sondern auch von Ihrem Partner die Bitte, Ihnen ein Joghurt zu bringen, ganz anders interpretiert werden. Diese Handlung wäre nicht mehr so abwegig. Das Tolle am Gehirn ist, dass es einem nur die möglichen Handlungen zeigt, die positiv be-

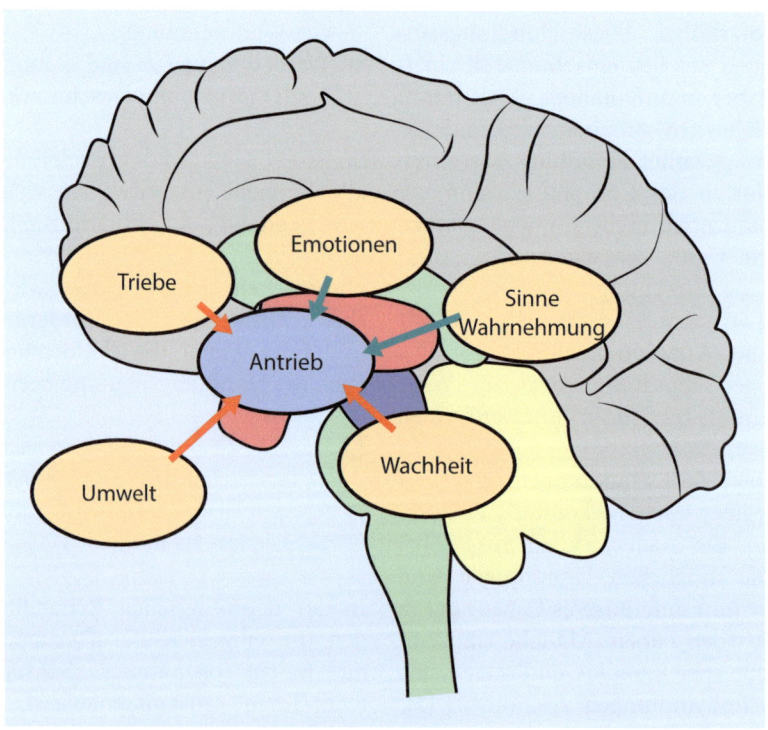

◘ **Abb. 15.2**   Antrieb: wesentlicher Grund für motorisches Handeln

setzt, einfach umzusetzen sind. Wenn die zuletzt genannte Handlung (Aufforderung des Partners, er möge für einen handeln) im zweiten Kontext normal ist, so wäre man im ersten Kontext gar nicht drauf gekommen. Gleiches gilt auch für Patienten und Klienten in der Therapie. Wenn die Therapiesituation nicht dem realen Lebenskontext entspricht oder ihr nicht nahekommt, ist das Denken des Klienten mit einer anderen Handlungsplanung verbunden, als es sein Alltag fordert.

■ **Einflussfaktoren für den Antrieb**

❯ Der wesentlichste Faktor für den Antrieb ist die Wachheit. Ohne Wachheit gibt es keinen Antrieb, gibt es kein Planen, kein Handeln. Die Wachheit wird durch zirkadiane Rhythmen gesteuert, die im Hirnstamm ihren Ausgang haben.

Unabhängig davon kann man **Wachheit** auch von außen steuern. So ist die Wachheit im Liegen am geringsten und steigt mit der Aufrichtung an. Im freien Sitz ist sie deutlich höher als angelehnt, noch höher im Stehen, am höchsten beim Gehen. Hierbei steigt nicht nur die Wachheit, auch die Konzentration und Aufmerksamkeit steigen. Ein Messparameter ist die Hirndurchblutung, die beim Gehen deutlich zunimmt. Dies wird bereits in manchen Unterrichtsformen zur Lernsteigerung verwendet.

Ein weiterer Faktor sind die **Triebe,** welche die Grundbedürfnisse des Menschen, insbesondere den Erhalt des eigenen Lebens (Hunger, Durst, Selbsterhalt), aber auch den Arterhalt (Sexualität) steuern. Der Antrieb und das Verhalten, welche sich aus den Trieben ergeben, sind in ihrer ursprünglichen Form angeboren. Durch Verletzungen im Bereich der präfrontalen und frontobasalen Regionen des Großhirns kann es aber auch zu einem Ausfall dieser Form des Antriebs kommen. In der Therapie werden sie meist nicht gezielt eingesetzt, da sie einerseits in unterschiedlicher

Ausprägung vorkommen, sich aber auch im Therapiekontext schwer dosiert kontrollieren lassen.

**Emotionen** hingegen können oft gezielt durch den Kontext erzeugt werden. Emotionen können die Entscheidung für den Antrieb, die eine oder andere Handlung zu setzen, wesentlich beeinflussen. Da wir Emotionen mit unserer Lebenserfahrung verbinden (je nachdem ob wir in einer Handlung Erfolg oder Misserfolg gehabt haben und damit die Handlung emotional positiv oder negativ sehen), kann oft erst durch die biografische Anamnese des Patienten festgestellt werden, ob ein bestimmter Kontext positive Emotionen bewirkt und damit den Antrieb für eine bestimmte Handlung auch günstig beeinflusst. In diesem Bereich kennen wir zudem zwei ganz unterschiedliche Lernformen, die sich im limbischen System befinden (siehe ▪ Abb. 15.3).

❯ Positive Auslöser bzw. positive Lernerfahrungen sind wesentlich effektiver als negative. Negative Erfahrungen führen eher zum Stopp als zur Formulierung neuer Ziele. Man sollte daher in der Therapie auch vorwiegend die positiven, motivierenden, belohnenden Methoden verwenden. Diese findet man in den eigenen realen Zielen des Patienten.

Die **Sinne** können unser Handeln in vielfältiger Weise beeinflussen. Wesentliche Faktoren sind hierbei: Intaktheit der Sinne, um ein Körperbewusstsein zu entwickeln, das uns ermöglicht, auf alle äußeren und inneren Einflussfaktoren adäquat zu reagieren und aus diesen Sinneseindrücken zu lernen, um bereits bekannte Situationen als vertraut zu erkennen und daraus emotional positiven Antrieb zu erfahren.

Die **Umwelt** selbst ist ein Einflussfaktor, den wir auch als „räumlichen" Kontext sehen können. Alles, was uns umgibt, beeinflusst unsere Entscheidungen, Handlungen zu setzen. Je reicher unsere Umwelt

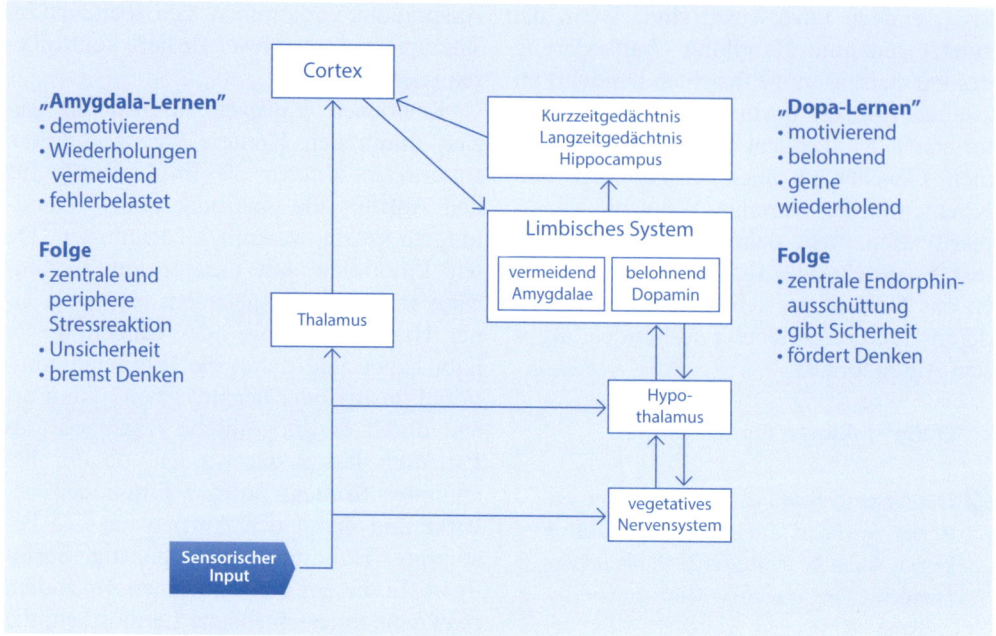

**□ Abb. 15.3**  Limbisches System (Motivationsformen)

ausgestattet ist, umso mehr wird unser
Denken angeregt zu handeln. Dies lässt
sich sowohl im Laborversuch wie auch in
der realen Therapieumgebung zeigen. So
sind wir in einer „enriched environment",
wie sie uns als Natur, aber auch als normale Wohnumgebung (die meist nicht steril
eingerichtet ist) begegnet, viel mehr gefordert als in einem „zweckorientierten" spär-
lich ausgestatteten Therapieraum.

Die Einflussfaktoren des Antriebs sind
nicht isoliert von den davor genannten Bereichen des sensopsychomotorischen Denkens zu sehen. Sie überdecken sich vielmehr
in einigen Bereichen und führen dazu, dass
beispielsweise motorische und emotionale
Hirnleistungen in überdeckenden Regionen
liegen und sich damit auch gegenseitig beeinflussen. So kommt es durch Steigerung
der Motorik (z. B. durch Gehen) auch zu
einer Verbesserung der emotionalen Lage,

oder umgekehrt, durch eine Depression zu
einer Bewegungsarmut. Die Stimmungen
des Menschen können auch direkt aus seiner Körperhaltung und seinem Gesichtsausdruck gelesen werden.

Auch Medikamente, die eine Beeinflussung der Stimmung des Patienten haben,
können sich auf dessen Motorik auswirken.
Dies ist bei der Rehabilitation von neurologischen wie auch orthopädischen Patienten
zu berücksichtigen.

Das Gehirn des Menschen und seine
Funktion sind so aufgebaut, dass er in seiner Umwelt das leisten kann, was er für
seine Selbstständigkeit benötigt. Das heißt,
die **Struktur** des Gehirns bildet die Grundlage für die motorischen **Funktionen.** Um
ein Ziel zu erreichen, bedarf es der **Aktivitäten.** Die Ziele sind meist nicht ohne Hilfestellung der Gesellschaft (Partnerschaft,
Familie, Freunde, Berufs-, Freizeit- und

Sozialgesellschaft) erreichbar. Auch die technischen Errungenschaften, die unsere körperliche und geistige Mobilität und Selbstständigkeit ermöglichen, gehören dazu. In Summe nennt man diese Einflussfaktoren **Kontext** und diese Form der Selbstständigkeit **Teilhabe.**

Das System wird in der Rehabilitation in etwas anderer Form auch als ICF (International Classification of Functioning, Disability and Health) abgebildet. Mit ihr ist es möglich, alle genannten Bereiche (von Struktur bis Teilhabe) abzubilden und daraus die therapeutischen Ziele abzuleiten. In dieser Form wird der Mensch als Ganzheit auch als „biopsychosoziales Wesen" beschrieben (siehe ◘ Abb. 15.4).

Aufbauend auf den gebrachten Grundlagen gibt es Forschungen, die weitere Erkenntnisse im motorischen Lernen erbracht haben:

■ **Steuerung des Aufmerksamkeitsfokus**

Wie in unserem Beispiel (Hunger: wo gibt es etwas zu essen?) funktioniert auch das Therapieren mit externem Fokus. Das Ziel ist hierbei außerhalb des Körpers. Diese Form des Denkens ist für uns normal. Wenn wir mit externem Fokus therapieren, lernen die Patienten schneller die richtige Handlung, die richtigen Bewegungen. Wirft man beispielsweise einen Ball, so ist das Ziel leichter erreichbar, wenn man sich darauf konzentriert, statt an die Wurfbahn des Balles oder gar an die Wurftechnik für das richtige Werfen zu denken. Externalisieren lässt sich praktisch jede Bewegungsübung, sodass sie sich immer mit einem externen Ziel verbinden lässt. Beispielsweise kann man Gleichgewichtsübungen mit Balanceboards durchführen. Externalisieren des Fokus heißt hier, man versucht nicht seinen Körper in Balance zu halten, sondern

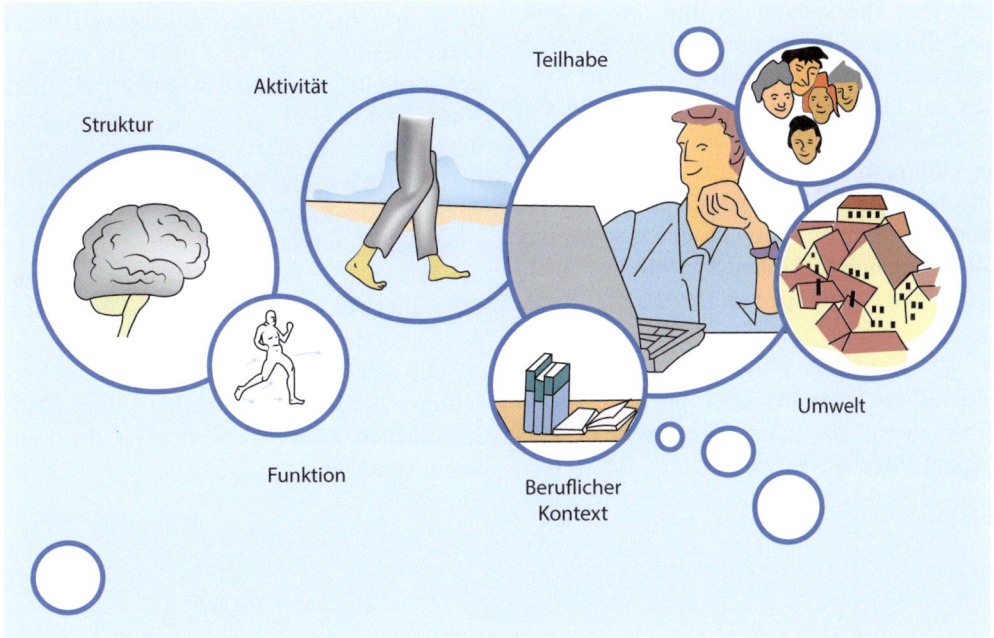

◘ **Abb. 15.4**   Das ICF-Kontext-System

das Balanceboard waagrecht zu halten bzw. sich zum Horizont gerade auszurichten. Oder beim Beüben der Schulter: Man rotiert nicht die Schulter, sondern macht z. B. Paddelbewegungen, um ein fiktives Boot voranzutreiben. Auch das Aufheben eines Buches oder es aus dem Regal zu holen, das An- und Ausziehen wird direkt geübt (= externer Fokus), statt die Bewegungsmuster (interner Fokus) durch Strecken und Beugen in bestimmten Gelenken zu lernen. Praktisch anwendbare Handlungen mit externem Fokus sind leichter umsetzbar als Üben von Funktionen. Dies wurde an gesunden Probanden und auch an Patienten, z. B. mit Störungen nach Schlaganfall, gezeigt (Fasoli 2002).

■  **Selbstkontrolliertes Üben**

Eine weitere Idee, die sich aus dem Denkmodell ableiten lässt, ist das selbstkontrollierte Üben. Hierbei wird dem Patienten ein Ziel vorgegeben, das es zu erreichen gilt. Der Therapeut zeigt ihm, wie es geht, und überlässt dem Patienten selbst, wie er es macht. Der Patient gibt dem Therapeuten ein Feedback, wenn er glaubt, dass er es richtig macht, oder wenn er glaubt, dass er Unterstützung benötigt, um es besser zu machen. Mit dieser Methode lernen die Patienten mit mehr Motivation. Sie sehen ihre Zielerreichung im Vordergrund und nicht das Ziel des Therapeuten (Boekaerts 1996).

■  **Üben in Zweiergruppen**

Auch diese Form der Therapie kann gegenüber einer klassischen Therapieform Therapeut-Patient Vorteile bieten. Es werden hierbei mehrere Komponenten des sensopsychomotorischen Kreises angesprochen (Shea et al. 1999). Einerseits wird die Motivation erhöht, wenn man nicht den Therapeuten als Maßstab sieht, sondern einen Patienten mit gleichen oder ähnlichen Schwierigkeiten, die Handlung umzusetzen. Weiter sind die Kontextfaktoren einer realen Alltagssituation näher und man lernt stärker durch Selbstkontrolle und Blick auf den anderen Patienten. Zudem kann man sich Pausen gönnen, die in der klassischen Therapiesituation eher künstlich wirken.

## 15.3 Aktuelle Behandlungsansätze für Ausgleichsmöglichkeiten von Bewegungs- und Mehrfachbehinderungen

Aus den neurophysiologischen Modellen lassen sich auch einige Behandlungsansätze ableiten, die unser natürliches Lernen berücksichtigen. Sie sind großteils auch in den aktuellen Leitlinien verankert (Liepert 2009; Dohle et al. 2015). Es werden Einflussfaktoren genutzt, die unser zielorientiertes Denken, die Motivation zu handeln, wie auch die Grundlage für eine Erleichterung der Handlungsabläufe bestimmen. In der ◘ Tab. 15.1 finden Sie Beispiele hierzu. Die nähere Beschreibung der Methoden finden Sie in den folgenden Kapiteln.

Die hier genannten therapeutischen Verfahren (Liepert 2009; Dohle et al. 2015) sind aktuell, evidenzbasiert und in den Leitlinien verankert.

◼ **Tab. 15.1**    Aktuelle Behandlungsansätze

| Therapiemethoden | Neurophysiologische Grundlagen |
|---|---|
| Enriched environment | Je näher der Therapiekontext dem Alltag ist, desto stärker ist die Motivation. Es werden leichter Ziele gefunden, die der Alltagsrealität entsprechen |
| Constraint-Induced Movement Therapy (CIMT, Forced Use Therapy) | Nutzt die Fähigkeit des Gehirns, durch Fokussteuerung die geschädigte Region zu stimulieren. Durch periphere Hemmung werden auch zentral Hemmungen (auf die gesunden Fähigkeiten) bewirkt, welche Lernen in der geschädigten Hirnregion ermöglichen (Edward Taub 1998) |
| Spiegeltherapie | Der Spiegel wird als Therapiewerkzeug eingesetzt. Es wird das Prinzip genutzt, durch neue Vernetzungen Fähigkeiten wieder zu erlernen (Yavucer 2008) |
| Mentales Training | Die Vorstellung der durchzuführenden Aufgabe kann das Bewegungslernen erleichtern (Page et al. 2001, 2005) |
| Kraft- und Konditionstraining | Kraft und Kondition sind wesentliche Faktoren für das Erlernen von Fähigkeiten. Der cerebrale Aufwand der motorischen Steuerung ist durch ausreichend Kraft und Kondition erleichtert (Pang et al. 2006) |
| Eigentraining mit intermittierender Supervision | Die Fokussteuerung und Motivation erfolgt in der häuslichen Umgebung besser als in steriler Therapieumgebung. Dies nutzt man durch Eigentraining. Die intermittierende Supervision kann in der Therapieeinrichtung erfolgen (Duncan et al. 2003) |
| Arm-Robot-Therapie | Eine mögliche Ergänzung zur zielorientierten Therapie. Noch wenig Evidenz, jedoch hohe Zukunftschancen |
| Gangtraining mit und ohne Laufband | Gangtraining-Systeme, die einem auch Ziele vorgeben, verbessern das Ergebnis. Derzeit noch ausbaufähig (Peurala et al. 2009) |
| Musiktherapie | Musik kann den positiven Effekt anderer Therapien verstärken. Ihren Input findet man an mehreren Stellen des sensopsychomotorischen Kreises. So werden beispielsweise der emotionale Antrieb und das rhythmische Ritualisieren gefördert (Agstatter et al. 2007) |

**Kernaussagen**

— Lernen ist eine Grundfunktion des Gehirns. Hierbei werden alle neuralen Strukturen des Zentralnervensystems mit einbezogen. Versteht man das Zusammenwirken der einzelnen Regionen mit ihren Funktionen, ist man besser in der Lage, die Defizite der Patienten zu verstehen und auch eine gezieltere Therapie anbieten zu können.

— Denken und Handeln sind nicht Selbstzweck des Gehirns. Es wird immer ein Ziel verfolgt.

— Unsere Sensorik beeinflusst maßgeblich unser Handeln. Man spricht daher häufig auch vom „sensopsychomotorischen" Denken und Handeln.

— Positive Auslöser bzw. positive Lernerfahrungen sind wesentlich effektiver als negative. Negative Erfahrungen führen eher zum Stopp als zur Formulierung neuer Ziele. Man sollte daher in der Therapie auch vorwiegend die positiven, motivierenden, belohnenden Methoden verwenden. Diese findet man in den eigenen realen Zielen des Patienten.

## Literatur

Argstatter H, Hillecker Th, Thaut M, Boley HV (2007) Musiktherapie in der neurologischen Rehabilitation. Neurol Rehabil 13(3):159–165

Boekaerts M (1996) Self-regulated learning at the junction of cognition and motivation. Eur Psychol 1:100–112

Duncan P, Studenski S, Richards L et al (2003) Randomized clinical trial of therapeutic exercise in subacute stroke. Stroke 34:2173–2180

Fasoli SE et al (2002) Effect of instructions on functional reach in persons with and without cerebrovascular accident. Am J Occup Ther 56:380–390

Liepert J (2009) Evidenzbasierte Verfahren in der motorischen Rehabilitation. Neuro Rehabil 15(4):228–233

Page SJ, Levine P, Sisto S, Johnston MV (2001) A randomized efficacy and feasibility study of imagery in acute stroke. Clin Rehabil 15:233–240

Page SJ, Levine P, Leonard AC (2005) Effects of mental practice on affected limb use and function in chronic stroke. Arch Phys Med Rehabil 86:399–402

Pang MY, Harris JE, Eng JJ (2006) A community-based upper-extremity group exercise program improves motor function and performance of functional activities in chronic stroke: a randomized controlled trial. Arch Phys Med Rehabil 87:1–9

Peurala SH, Airaksinen O, Huuskonen P et al (2009) Effects of intensive therapy using gait trainer or floor walking exercises early after stroke. J Rehabil Med 41:166–173

ReMoS Arbeitsgruppe Dohle C, et al. (2015) S2e-Leitlinie Rehabilitation der Mobilität nach Schlaganfall (ReMoS). Neurol Rehabil 21(4):179–184

Shea CH, Wulf G, Whitacre CA (1999) Enhancing training efficiency and effectiveness through the use of dyad training. J Mot Behav 31:119–125

Taub E (1998) Constraint-induced movement therapy: A new approach to treatment in physical rehabilitation. Rehabilitation Psychology 43(2):152–170

Yavuzer G, Selles R, Sezer N, Sütbeyaz S, Bussmann JB, Köseoglu F, Atay MB, Stam HJ (2008) Mirror therapy improves hand function in subacute stroke: a randomized controlled trial. Arch Phys Med Rehabil 69:393–398

# Die ICF – Internationale Klassifikation der Funktionsfähigkeit, Behinderung und Gesundheit

*Elisabeth Pitz*

## Inhaltsverzeichnis

© Springer-Verlag GmbH Deutschland, ein Teil von Springer Nature 2021
W. Strobl et al. (Hrsg.), *Therapeutisches Arbeiten in der Neuroorthopädie*,
https://doi.org/10.1007/978-3-662-60493-9_16

Die ICF gehört zur „Familie" internationaler Klassifikationen, die im Auftrag der Weltgesundheitsorganisation (WHO) erarbeitet wurden (Pretis 2019). Die ICF beschreibt den Rahmen zum Verständnis von Gesundheit und mit der Gesundheit in Zusammenhang stehenden Aspekten und deren Wechselwirkungen (DIMDI 2005; Grampp et al. 2013). Ihr Ziel ist, eine international einheitliche, standardisierte und professionsübergreifende Sprache für alle Menschen zu schaffen.

2005 wurde die deutsche Veröffentlichung vorgelegt; 2011 ist die Erweiterung der ICF für „children and youth" – die ICF-CY – erschienen. Die ICF-CY berücksichtigt die besonderen Belange der (frühen) Kindheit und des Erwachsenwerdens. (Hollenweger et al. 2011)

Der Mensch mit seinen Zielen, Potenzialen und Ressourcen eingebettet in seine Familie/Angehörigen rückt in den Mittelpunkt. Selbstbestimmung, Recht auf Teilhabe und Nicht-Diskriminierung (Philippi und Part Child 2019) fordern fähigkeitsbasierte ganzheitliche transdisziplinäre Bewertungs- und Planungsprozesse heraus. Politik und Gesellschaft haben für ein „würdiges Sein" ihren Beitrag zu leisten.

In Deutschland findet die ICF besonders im Bereich der Rehabilitation und des Behindertenwesens Anwendung (Schuntermann 2018), wie z. B. der Einstufung in einen Pflegegrad, der Eingliederungshilfe (zur Bedarfsermittlung), zur Hilfsmittelbegründung, zur Förder- und Teilhabeplanung wie auch in Berufsbildungswerken.

## 16.1 Aktuelle Projekte und Studien

Nachdem die ICF in den letzten 10 Jahren nur in ausgewählten Fachkreisen Anwendung fand, schreitet die Implementierung dieses Klassifikationssystems inzwischen deutlich voran und kommt zur Anwendung in allen Bereichen des Gesundheits- und Sozialwesens, insbesondere der Behindertenhilfe. Zahlreiche Veröffentlichungen, Studien und Forschungsprojekte weisen auf diesen Prozess hin.

Beispiel: „ICF-basiertes Arbeiten in der Schule" (Pretis et al. 2019) als „Start up Literatur" für ein europäisches Erasmus-Projekt „A common Language in School". Beteiligt sind 4 Länder: Österreich, Türkei, Nordmazedonien und Deutschland mit 10 Partnern. Entwickelt wurden unter anderem Tools zur Erfragung der Ziele von Schülern und Eltern.

Ein weiteres Beispiel: Der Gemeinsame Bundesausschuss (G-BA) unterstützt über den Innovationsfond PART-CHILD mit dem Ziel, die „Verbesserung der Versorgungsqualität von Kindern mit chronischen Erkrankungen und Behinderungen in Sozialpädiatrischen Zentren" zu untersuchen. Bewertet wird, ob sich die Versorgungsqualität der Kinder durch Anwendung der ICF verbessert. Ebenso wird untersucht, ob Eltern sich in die Behandlungsentscheidungen und Versorgung eingebunden fühlen und aktiv mitwirken können.

Die Ergebnisse dieser beiden exemplarisch ausgewählten Projekte werden mit Spannung in den nächsten Jahren erwartet.

## 16.2 Funktionelle Diagnostik als Basis jeder Behandlung

❯ In der ICF werden die Wechselwirkungen zwischen einer Erkrankung, Funktions-, Struktur-, Aktivitäts- und Teilhabeeinschränkungen in Abhängigkeit und Wechselwirkung mit Umweltfaktoren (soziale Situation) und persönlichen Eigenschaften und Ressourcen betrachtet.

▬ Wie lebt ein Mensch mit seinem Gesundheitszustand? (ICD, Körperstruktur, Körperfunktion)

- Woran hat er Freude und woran nicht? (Personenbezogene Daten)
- Welche Dinge kann er so ausführen, wie er gerne möchte? (Aktivität)
- Wo fühlt er sich eingeschränkt oder behindert? (Partizipation)
- Welche Umgebung/Menschen sind förderlich, welche weniger? (Umweltfaktoren)
  (Kraus de Camargo; Vortrag 2015)

Diese Fragen leiten eine ganzheitliche Anamnese. Neben der klinischen Untersuchung kommen haptische Fähigkeiten in der Analyse des Bewegungssystems hinzu, inklusive des medizinischen Verständnisses über Wachstumsaspekte, einander sich bedingende Funktionsketten, dem Ursache-Wirkungs-Prinzip, dem Verständnis des „Form-follows-function"-Prinzips (Ebinger 2011), um einige Fragen der funktionellen Diagnostik zu stellen, die im Bereich Körperfunktion und Körperstruktur zu suchen sind. Nur in der ganzheitlichen **interdisziplinären Zusammenschau** können richtige Interpretationen und therapeutische Aufträge vorgenommen werden.

Beispiel: Ist der Schmerz (b280), der sich im Kiefergelenk (b710) präsentiert und das Essen (d550) und die Aufmerksamkeit (b140) beeinträchtigt, ursächlich dem Becken (b720) oder den Fußwurzelknochen (b7203) zuzuordnen?

Hinzu kommen Planungsfragen: wer, warum, von wem, wo, wie häufig, mit welcher Methode und welchem Ziel soll der Mensch behandelt und/oder gefördert werden?

Um ein strukturiertes Vorgehen zu ermöglichen, ohne einen Teilbereich zu vergessen, steht die ICF als Klassifikationssystem zur Verfügung und wird im Folgenden chronologisch dargestellt.

## 16.3 Auswahl der wichtigsten Ziele der ICF

> Die ICF bietet die ganzheitliche Beschreibungsmöglichkeit der Lebenswirklichkeit eines Menschen mit seinen persönlichen Zielen und Ressourcen.

- Durch eine professionsübergreifende gemeinsame Sprache wird eine detaillierte Erfassung der Situation eines Menschen beschrieben. Der Fokus liegt auf der Teilhabe unter Berücksichtigung der persönlichen Zielsetzung und der Ressourcen der Person und der relevanten Lebensumwelt (Umweltfaktoren) (Pretis et al. 2019).
- Alle Protagonisten um den Menschen mit Beeinträchtigung sind aufgefordert, dessen Ziele, Wünsche und die Ziele seiner Eltern oder Angehörigen im Gespräch zu ergründen. Die sich daraus ergebenden Interventionen sind zielorientiert und möglichst interdisziplinär in enger Absprache mit den Betroffenen aufzustellen.
- Wechselwirkungen zwischen Gesundheitskomponenten und der Umwelt können beschrieben, Förderung, Behandlung und Teilhabeplanung passgenauer und zielgerichtet gestaltet werden. Empowerment und Compliance sollen erreicht werden.

- Kommunikation kann durch eine gemeinsame Sprache zwischen verschiedenen Benutzern und Berufsgruppen wie Fachleuten im Gesundheitswesen, Behörden, Leistungsträgern und Leistungserbringern, Forschern, Politikern und der Öffentlichkeit einschließlich der Menschen mit Behinderungen verbessert werden.

> Bedarfsermittlungsinstrumente sorgen für möglichst transparente Abbildung der Bedürfnisse und Bedarfe.

- Die ICF kann als Forschungsinstrument zur Messung von Ergebnissen, Lebensqualität oder Umweltfaktoren dienen.
- Als Instrument in der gesundheitlichen Versorgung für die Beurteilung des Bedarfs, die Anpassung von Behandlungen an spezifische Bedingungen, die berufsbezogene Beurteilung, die Rehabilitation und die Ergebnisevaluation hat die ICF eine zentrale Bedeutung erhalten (Hollenweger und Camargo (Hg.) 2012; Grampp 2018).

## 16.4 Aufbau der ICF

Die ICF-Klassifikation besteht aus zwei Teilbereichen in Abhängigkeit vom Krankheitsbild, welches durch den ICD-Code codiert ist: 1) der Funktionsfähigkeit/Behinderung und 2) den Kontextfaktoren (siehe ◘ Tab. 16.1).

Diese wiederum sind in sechs Komponenten unterteilt.

Die Funktionsfähigkeit und Behinderung, wird in vier Bereiche (Körperfunktion [b], Körperstruktur [s], Aktivität und Partizipation [d]) bzw. in drei Codierungsbereiche (b, s, d = Präfix) zusammengefasst.

Die Kontextfaktoren bestehen aus zwei Bereichen (Umweltfaktoren [e], personenbezogene Faktoren) und werden nur in einem Bereich (e = Präfix) codiert. Die personenbezogenen Faktoren bleiben uncodiert.

Die Klassifikationen unterteilen sich wie in ◘ Tab. 16.2, 16.3, 16.4 und 16.5 dargestellt.

Die personenbezogenen Daten werden nicht klassifiziert.

◘ **Tab. 16.1** ICF: Klassifikation nach Funktionsfähigkeit/Behinderung und Kontextfaktoren

| Funktionsfähigkeit und Behinderung | | | | Kontextfaktoren | |
|---|---|---|---|---|---|
| Körperfunktion (b) | Körperstruktur (s) | Aktivität (d) | Partizipation (d) | Umweltfaktoren (e) | Personenbezogene Faktoren |
| body function | body structure | life domaine | | environment | |

◨ **Tab. 16.2**    Klassifikation der Körperfunktionen (b) in folgende Kapitel/Domänen

| Kapitel 1 | Mentale Funktionen |
|---|---|
| Kapitel 2 | Sinnesfunktion und Schmerz |
| Kapitel 3 | Stimm- und Sprechfunktionen |
| Kapitel 4 | Funktionen des kardiovaskulären, hämatologischen, Immun- und Atmungssystems |
| Kapitel 5 | Funktionen des Verdauungs-, des Stoffwechsel- und des endokrinen Systems |
| Kapitel 6 | Funktionen des Urogenital- und reproduktiven Systems |
| Kapitel 7 | Neuromuskoloskelettale und bewegungsbezogene Funktion |
| Kapitel 8 | Funktionen der Haut und der Hautanhangsgebilde |

◨ **Tab. 16.3**    Klassifikation der Körperstrukturen (s) in folgende Kapitel/Domänen

| Kapitel 1 | Strukturen des Nervensystems |
|---|---|
| Kapitel 2 | Das Auge, das Ohr und mit diesen in Zusammenhang stehende Strukturen |
| Kapitel 3 | Strukturen, die an der Stimme und dem Sprechen beteiligt sind |
| Kapitel 4 | Strukturen des kardiovaskulären, des Immun- und des Atmungssystems |
| Kapitel 5 | Mit dem Verdauungs-, Stoffwechsel- und endokrinen System in Zusammenhang stehende Strukturen |
| Kapitel 6 | Mit dem Urogenital- und dem Reproduktionssystem in Zusammenhang stehende Strukturen |
| Kapitel 7 | Mit der Bewegung in Zusammenhang stehende Strukturen |
| Kapitel 8 | Strukturen der Haut und Hautanhangsgebilde |

16

**◻ Tab. 16.4** Klassifikation der Aktivitäten und Partizipation (Teilhabe) (d) in folgende Kapitel/Domänen

| | |
|---|---|
| Kapitel 1 | Lernen und Wissensanwendung |
| Kapitel 2 | Allgemeine Aufgaben und Anforderungen |
| Kapitel 3 | Kommunikation |
| Kapitel 4 | Mobilität |
| Kapitel 5 | Selbstversorgung |
| Kapitel 6 | Häusliches Leben |
| Kapitel 7 | Interpersonelle Interaktionen und Beziehungen |
| Kapitel 8 | Bedeutende Lebensbereiche |
| Kapitel 9 | Gemeinschafts-, soziales und staatsbürgerliches Leben |

**◻ Tab. 16.5** Klassifikation der Umweltfaktoren (e) in folgende Kapitel/Domänen

| | |
|---|---|
| Kapitel 1 | Produkte und Technologien |
| Kapitel 2 | Natürliche und vom Menschen veränderte Umwelt |
| Kapitel 3 | Unterstützung und Beziehungen |
| Kapitel 4 | Einstellungen |
| Kapitel 5 | Dienste, Systeme und Handlungsgrundsätze |

## 16.5 Codierung

Die Codierung, also die Zuordnung von Items, erfolgt in 3 bzw. 4 Ebenen (◻ Tab. 16.6).

Ein Codierungsbeispiel zum Thema Schmerz findet sich in Tab. 16.7.

Dieses Beispiel wird bei der Vergabe von Beurteilungsmerkmalen (auch Qualifier genannt) wieder aufgegriffen.

## 16.6 Beurteilungsmerkmale = Qualifier

Es stehen insgesamt vier verschiedene Beurteilungsmerkmale/Qualifier zur Verfügung: Allgemeines Beurteilungsmerkmal/Qualifier Ausmaß oder Größe des Problems (◻ Tab. 16.8)

**Tab. 16.6**  Ebenen der Codierung. (In Anlehnung an Bickenbach 2012)

| Körperfunktion (b) | Körperstruktur (s) | Teilhabe (Aktivität/Partizipation) (d) | Umweltfaktoren (e) | |
|---|---|---|---|---|
| | | | | Domäne/Kapitel |
| b1 –   b8 | s1 –   s8 | d1 –   d9 | e1 –   e5 | 1. Ebene |
| b110 – b899 | s110 – s899 | d110 – d999 | e110 – e599 | 2. Ebene |
| b1100 – b7809 | s1100 – s8309 | d1550 – d9309 | e1100 – e5959 | 3. Ebene |
| b11420 – b54509 | s11000 – s76009 | | | 4. Ebene |

**Tab. 16.7**  Schmerz wird im Bereich Körperfunktion (b) klassifiziert

| b2 | Sinnesfunktionen und Schmerz | Domäne 1. Ebene |
|---|---|---|
| b280 | Schmerz | 2. Ebene |
| b2801 | Schmerz in einem Körperteil | 3. Ebene |
| b28015 | Schmerz in den unteren Gliedmaßen | 4. Ebene |

**Tab. 16.8**  Ausmaß oder Größe des Problems

| 0 | Kein Problem | 0–4% |
|---|---|---|
| 1 | Leichtes Problem | 5–24% |
| 2 | Mäßiges Problem | 25–49% |
| 3 | Erhebliches Problem | 50–95% |
| 4 | Vollständiges Problem | 96–100% |
| 8 | Nicht spezifiziert | |
| 9 | Nicht anwendbar | |

| Körperfunktion (b) | Teilhabe (Aktivität/Partizipation) | Umweltfaktoren (e) |
|---|---|---|
| body function | Life domain | environment |

**16**

Beispiel:

b28015._    Schmerz in den unteren Gliedmaßen

Item +1. Qualifier

b28015.3    Schmerz in den unteren Gliedmaßen    erhebliches Problem (50–95 %)

Zweites Beurteilungsmerkmal/Qualifier Art der Veränderung (■ Tab. 16.9). Kommt nur im Bereich der Körperstruktur (s) zur Anwendung

Drittes Beurteilungsmerkmal/Qualifier Lokalisation (■ Tab. 16.10). Kommt nur im Bereich der Körperstruktur (s) zur Anwendung

**□ Tab. 16.9**   Art oder Veränderung

| 0 | Keine Veränderung |
|---|---|
| 1 | Nicht vorhanden |
| 2 | Teilweise nicht vorhanden |
| 3 | Zusätzlicher Teil |
| 4 | Von der üblichen Form abweichend (aberrant) |
| 5 | Diskontinuität |
| 6 | Abweichende Lage |
| 7 | Qualitative Strukturveränderung, einschließlich Ansammlung von Flüssigkeit |
| 8 | Nicht spezifiziert |
| 9 | Nicht anwendbar |

**□ Tab. 16.10**   Lokalisation

| 0 | Mehr als eine Region |
|---|---|
| 1 | Rechts |
| 2 | Links |
| 3 | Beidseitig |
| 4 | Frontal |
| 5 | Dorsal |
| 6 | Proximal |
| 7 | Distal |
| 8 | Nicht spezifiziert |
| 9 | Nicht anwendbar |

Körperstruktur (s)

body structure

Beispiel:

Linkes Hüftgelenk ist luxiert.

s75001._ _ _ Hüftgelenk

Item +1. Qualifier +_+_

s75001.4_ _ Hüftgelenk     vollständiges Problem

Item + 1.+ 2.Qualifier +_

s75001.46_ Hüftgelenk     vollständiges Problem          abweichende Lage

Item + 1.+ 2.+ 3. Qualifier

s75001.462 Hüftgelenk     vollständiges Problem          abweichende Lage  links

◻ **Tab. 16.11**    Leistung/Leistungsfähigkeit

| 0 | Kein Problem | 0–4% |
|---|---|---|
| 1 | Leichtes Problem | 5–24% |
| 2 | Mäßiges Problem | 25–49% |
| 3 | Erhebliches Problem | 50–95% |
| 4 | Vollständiges Problem | 96–100% |
| 8 | Nicht spezifiziert | |
| 9 | Nicht anwendbar | |

Teilhabe (d)
(Aktivität/Partizipation)
life **d**omaine

◻ **Tab. 16.12**    Barriere/Förderfaktor

| 0 | Nicht vorhanden | 0-4% | +0 |
|---|---|---|---|
| 1 | Leicht ausgeprägt | 5-24% | +1 |
| 2 | Mäßig ausgeprägt | 25-49% | +2 |
| 3 | Erheblich ausgeprägt | 50-95% | +3 |
| 4 | Voll ausgeprägt | 96-100% | +4 |
| 8 | Nicht spezifiziert | | +8 |
| 9 | Nicht anwendbar | | +9 |

Umweltfaktoren
(e)
**e**nvironment

Im Bereich **Teilhabe** (d) wird mit dem allgemeinen Beurteilungsmerkmal/Qualifier nach **Leistung** und **Leistungsfähigkeit** eingeteilt (◻ Tab. 16.11). Es gibt hier noch weitere drei Qualifier, die momentan nicht gängige Praxis sind. Der Vollständigkeit halber werden diese gelistet.

1. **Qualifier (obligatorisch):**
   **Leistung**: Leistung unter seinen **gegenwärtigen** Lebensumständen
   Beispiel:
   d5101.1_: leichte Schwierigkeiten beim Baden des gesamten Körpers
2. **Qualifier (obligatorisch)**
   **Leistungsfähigkeit:** unter Test-, Standard- oder hypothetisch angenommenen Bedingungen **ohne** Hilfsmittel und **ohne** Assistenz
   Beispiel:
   d5101._2: mäßige Einschränkungen der Leistungsfähigkeit beim Baden des gesamten Körpers unter Testbedingungen (ohne Assistenz und ohne Hilfsmittel)
3. Qualifier (optional):
   Leistungsfähigkeit mit Hilfsmitteln und/oder Assistenz

4. Qualifier (optional):
   Leistung unter den gegenwärtigen Lebensumständen ohne Hilfsmittel/Assistenz
5. Qualifier (optional):
   „Subjektive Zufriedenheit" oder „Einbezogensein" (Schuntermann 2018)

Käme neben dem 1. Qualifier der 5. Qualifier zum Einsatz, müsste folgendermaßen codiert werden:

d5101.1_ _ _ 0: der Patient hat leichte Schwierigkeiten beim Baden des gesamten Körpers, aber kein Problem damit.

Im Bereich der **Umweltfaktoren** (e) wird das allgemeine Beurteilungsmerkmal in leichter Modifikation mit einem + versehen, so gilt es als **Förderfaktor,** steht es nur als Zahl dort, wird es als **Barriere** verstanden. Manche Einrichtungen benutzen ein Θ, um dies als Barriere deutlich kenntlich zu machen (◻ Tab. 16.12).

Beispiel:

e11521.+4: Kind hat viele Spielsachen, die angepasst sind und die es nutzen kann. Ein voll ausgeprägter Förderfaktor.

**16**

> Der ICF-Lotse ist eine aktuell gepflegte empfehlenswerte Homepage, die sowohl Codierungen entschlüsselt, als auch verschlüsselt, Literaturhinweise und Hilfsmittelvorschläge, Praxisbeispiele, Tagungsdaten und Downloads hinterlegt hat. CY-Items sind noch nicht hinterlegt
> ▸ (https://www.rehadat-icf.de).

## 16.7 Core Sets

Basierend auf der Internationalen Klassifikation der Krankheiten – ICD (ab 2022: ICD-11) – liegen **validierte Auswahllisten relevanter Items je nach Krankheitsbildern** vor (z. B. Schlaganfall, Schädel-Hirn-Trauma, Depression, Autismus).

Der Prozess der Validierung erfolgt in drei Phasen:

- Phase 1: Vorbereitungsphase
  - Empirische Multi-Center-Studie
  - Systematische Literaturübersicht
  - Qualitative Studie
  - Expertenbefragung
- Phase 2: Entscheidungsphase
  - Internationale ICF-Konsensus-Konferenz
  - 1. Version eines ICF-Core-Sets
- Phase 3: Validierungsphase
  - Validierung der 1. Version eines ICF-Core-Sets (Bickenbach et al. 2012)

Als vertiefende und weiterführende Literatur sei an dieser Stelle auf Bickenbach et al. 2012 verwiesen.

## 16.8 Auswahl an ICF-Items unter bestimmten Fragestellungen

> In der Praxis hat sich die Zusammenstellung von ICF-Items unter bestimmten Fragestellungen als hilfreich und ökonomisch erwiesen.

Anwendungsbeispiel: Bei der Beantragung einer Anschlussheilbehandlung oder Rehabilitationsmaßnahme sind vom Mediziner als Begründung die **Rehabilitationsziele** zu hinterlegen – aufgegliedert nach Körperfunktions- und -strukturzielen, Aktivitäts- und Partizipationszielen und psychosozialen-edukativen Zielsetzungen. Eine Auswahlliste zum Ankreuzen der immer wiederkehrenden Ziele (ermittelt aus zahlreichen ähnlichen Patientenbeispielen) stellt eine Erleichterung in der Antragsbearbeitung dar.

Dies stellt ein ökonomisches Beispiel dar (Zeitersparnis, Berücksichtigung der individuellen Ganzheitlichkeit), um Zielsetzungen transparent an multiprofessionelle Teams (Antragsteller, Kostenträger, Leistungserbringer) weiterzuvermitteln.

## 16.9 Weiterentwicklung – ICHI

Als logische Weiterentwicklung wurde zur „Familie" der Klassifikationen gehörend die internationale Klassifikation der Gesundheitsinterventionen entwickelt (ICHI) (Grampp 2018). Diese liegt in der englischen Version seit 2016 vor. Zum jetzigen Zeitpunkt ist auf rechtlicher und sozialpolitischer Ebene des Gesundheitswesens noch nicht entschieden, in welcher Form die Implementierung des ICHI vorgenommen werden soll.

## 16.10 Herausforderungen

- In der Sozialpädiatrie wird im Moment als Übergangsmodell das MBS – die Mehrdimensionale Bereichsdiagnostik und Behandlung mit Formulierungshilfen – im Altöttinger Papier von 2014 beschrieben und angewandt, überarbeitet 2016. Ausgehend von der biografischen Anamnese mit vertiefender Exploration von krankheits- und störungsbildspezifischen anamnestischen Daten weist die MBS sechs Bereiche diagnostisch aus: EKPSAT –

**E** – Entwicklung und Intelligenz

**K** – körperlich-neurologischer Befund und Verhalten

**P** – psychischer Befund und Verhalten

**S** – soziale Kontextfaktoren

**A** – Abklärung der Ätiologie

**T** – Teilhabe

(Hollmann et al. 2015)
Es wird eine Herausforderung für die Sozialpädiatrischen Zentren, dies in die ICF umzusetzen.

– Arbeitsämter als Rehabilitations- und somit Kostenträger haben über den Dachverband der Berufsbildungswerke die ICF-basierte Kostenbeantragung bereits umgesetzt. Softwareentwickler haben zusammen mit den Praktikern in den letzten Jahren anwendbare Tools entwickelt, die in möglichst adäquater Form alle Aspekte der Auszubildenden und aller beteiligten Professionen im Ausbildungsprozess erfassen – z. B. vom Berufsausbilder, zum Internatsgruppenleiter, vom Lehrer bis hin zum Psychologen und Sozialpädagogen.

– Ab 2022 werden alle überörtlichen Sozialhilfeträger ICF-basierte Bedarfsermittlungen und Teilhabeplanungen vornehmen. Daher müssen alle Einrichtungen bzw. Leistungsanbieter wie auch Mitarbeiter der Kostenträger ICF-Schulungen durchlaufen, damit entsprechende Kostenübernahmeverfahren beantragt und genehmigt werden können (gemeinsame professionsübergreifende Sprache).

– Entsprechende Bedarfsermittlungsinstrumente werden im Moment entwickelt und existierende weiter modifiziert. Die Integrierte Teilhabeplanung (ITP), Thüringen, hat ihr Verfahren, das seit Jahren im Einsatz ist, zertifizieren lassen und führt kompetent Schulungen durch.

– Schulungen im Umgang mit nichtsprechenden Menschen – „Wie ermittle ich Wünsche und Ziele?" – stellen eine große Herausforderung dar.

❯ Menschen in Einrichtungen sind aufgrund struktureller und personeller Gründe häufig fremdbestimmt. Sie kennen häufig ihre Wünsche und Ziele nicht (mehr) oder wagen diese nicht zu äußern, da sie keine Möglichkeit sehen, gehört oder ernstgenommen zu werden.

– Einer der wichtigsten Inhalte der Schulungsmodule von PART CHILD ist die Gesprächsführung: MI Part Child. Wie exploriere ich Ziele und Wünsche? Insbesondere bei nicht aktiv sprechenden Menschen.

– Die Fachwelt ist im Moment mit dem Erlernen „der neuen Fremdsprache" der ICF beschäftigt – das Ziel darf nicht aus dem Auge verloren werden. Das Klassifikationsinstrument der ICF darf dabei nicht zum Selbstzweck werden, sondern dient der Hinführung des Gesundheitssystems zu mehr Selbst- und Mitbestimmung und Teilhabe der Betroffenen. Es wird erhofft passgenauere und zielorientiertere Lösungen zu schaffen, um dem Wunsch nach Mitwirkung, Mitverantwortung und Compliance der Betroffenen und ihrer Angehörigen gerecht zu werden.

– Softwareprogrammierer sind gefragt, ökonomisch praktikable Tools mit den entsprechenden Teams aus der Praxis für die Praxis zu entwickeln.

## 16.11 Kritische Betrachtungsweise

– Angedacht ist die Zusammenführung beider Werke ICF und ICF-CY. Dies erscheint sinnvoll, da die ICF-CY das Ursprungswerk ICF enthält.

- In der Fachwelt wird das Codieren in der Darstellung eines Menschen häufig abgelehnt.
- Die ICF ist mit 1600 Items für viele abschreckend groß. Als Konsequenz daraus wurden die Core Sets zu verschiedenen Erkrankungsbildern herausgearbeitet. Ein weiterer Schritt könnte die Zusammenstellung von Items unter bestimmten Fragestellungen sein.
- Im Kinder und Jugendbereich wurden relevante und damit überschaubare altersspezifische ICF-CY Listen herausgelöst (Schuntermann 2018).
- Befürchtet wird von der Fachwelt die Instrumentalisierung der ICF als Kosteneinsparungsinstrument für Kostenträger.
- Die Struktur und Klassifikation der ICF ist durch die WHO-Literatur grundständig festgelegt. Unterschiedliche Institute schulen momentan bundesweit die ICF (kostenintensives Dienstleistermodell für Anwender, Einrichtungen etc.). Es erscheint von Bedeutung, dass die Grundphilosophie der ICF mit allen Instituten koordiniert werden sollte. Koordinierende Behörden könnten das Bundesministerium für Gesundheit (BMG) oder der Gemeinsame Bundesausschuss (G-BA) sein.
- **Kommunikationsformen in Gesprächsführung, insbesondere für „nicht aktiv sprechende Betroffene", sind zwingend zu lehren, um deren Bedürfnisse und Bedarfe zu erfassen. Der Einsatz von Fachpersonal mit Kompetenzen im Bereich unterstützter Kommunikation (UK) ist unabdingbar.**

## 16.12 **Zukunftsperspektiven und Ausblick**

Für Anwender der ICF gilt als größte Herausforderung auch hier das Motto „nicht über mich, sondern mit mir". Patienten,

Eltern und Angehörige müssen über dieses Klassifikationssystem ebenso aufgeklärt werden wie das Fachpersonal. Eine „gemeinsame Sprache" betrifft insbesondere die Hauptbeteiligten. Die personenbezogenen Daten und die Umfeldanalyse bzw. die Umweltfaktoren (e) können nur im Gespräch mit den Betroffenen und deren Eltern oder Angehörigen exploriert werden. Ganzheitliches Denken aus jeder Perspektive und die zu beachtenden Wechselwirkungen können nur so verstanden werden. Wenn ICF-Codes z. B. in einer Teilhabeplanung über ein Bedarfsermittlungsverfahren hinterlegt und verschriftlicht werden, müssen die Hauptpersonen einbezogen sein, ihre Bedürfnisse und Bedarfe, ihre Ziele, Potenziale und Ressourcen **ernst genommen werden** und Kostenträger sie entsprechend ihrer gesetzlichen Vorgaben finanzieren.

Im Rahmen des Erasmus-Projektes wurde eine Broschüre für Eltern entwickelt zum Downloaden: „ICF in familienfreundlicher Sprache – Auf Augenhöhe mit Fachleuten sprechen"; ▶ www.icf-school.eu unter Produkte: Auf Augenhöhe reden (O2). Gleichermaßen wurde ein Tool für Kinder und Jugendliche entwickelt.

> ❯ Durch den neuen patientenorientierten Ansatz bzw. zusammen mit Familie/Angehörigen des Patienten bleibt zu hoffen, dass mehr ziel- und passgenaue Lösungen angeboten werden. Diese haben eine höhere Compliance zur Folge. Das Empowerment des Umfeldes kann intensiviert werden. Dies setzt voraus, dass ausreichend Zeit mit Edukation verbracht wird. Betroffene und deren Familien/Angehörige müssen verstehen, wie, wann und warum, mit welchem Ziel sie etwas tun. Erst dann werden sie anwenden und umsetzen und dann wird die ICF effektiv und lebendig.

## Kernaussagen

- Die ICF gehört zur „Familie" internationaler Klassifikationen, die im Auftrag der Weltgesundheitsorganisation (WHO) erarbeitet wurden.
- In der ICF werden die Wechselwirkungen zwischen einer Erkrankung, Funktions-, Struktur-, Aktivitäts- und Teilhabeeinschränkungen in Abhängigkeit und Wechselwirkung mit Umweltfaktoren (soziale Situation) und persönlichen Eigenschaften und Ressourcen betrachtet.
- Ziel ist es, den Menschen mit seinen Zielen, Potenzialen und Ressourcen, eingebettet in seine Familie/Angehörige in den Mittelpunkt zu rücken. Selbstbestimmung, Recht auf Teilhabe und Nicht-Diskriminierung fordern fähigkeitsbasierte ganzheitliche transdisziplinäre Bewertungs- und Planungsprozesse heraus.
- Beispielsweise können alltagsrelevante Veränderungen vor und nach neuroorthopädischen Behandlungen transparenter dargestellt werden.
- Kritik gibt es am Umfang und an der Alltagstauglichkeit des ICF-Codierungskataloges und prinzipiell an der Codierung des Individuums und deren Missbrauchspotenzial.

## Literatur

Bickenbach J, Cieza A, Rauch A, Stucki G (Hrsg) (2012) Die ICF Core Sets. Huber, Bern

Kraus de Camargo O, Simon L, Ronen GM, Rosenbaum PL (2019) ICF A hands-on approach for clinicians and families. Mac Keith Press, London

Ebinger F (Hrsg) (2011) Schmerzen bei Kindern und Jugendlichen. Thieme, Stuttgart

Grampp G (2018) Die ICF verstehen und nutzen. Balance Buch + Medien, Köln

Grampp Gerd, Jackstell Susanne (2013) Wöbke, Nils; Teilhabe, Teilhabemanagement und die ICF. BALANCE buch + medien, Köln

Hollmann H, Mendes U, Spörkmann K-H (2015) MBS: Mehrdimensionale Bereichsdiagnostik und Behandlung in der Sozialpädiatrie. Hg. v. DGSPJ.

Mahnken N (2011) ICF – Umsetzung leicht gemacht. Buchner & Partner GmbH, Norderstedt

Philippi; Part Child (Hrsg) (2019) ICF-Team-Schulung. Begleitheft für die Teilnehmerinnen Januar 2019 (Version 2.0). Kontexte Frankfurt gGmbH, Frankfurt a. M.

Pretis M, Kopp-Sixt S, Mechtl R (2019) ICF-basiertes Arbeiten in der inklusiven Schule. Ernst Reinhardt Verlag, München

Pretis M, Kopp-Sixt S, Mechtl R (2019) ICF-basiertes Arbeiten in der Schule. Reinhardt, München

Schuntermann MF (2018) Einführung in die ICF. Grundkurs, Übungen, offene Fragen, 4. aktualisierte Aufl. ecomed MEDIZIN, Landsberg am Lech

Deutsches Instiut für Medizinische Dokumentation & Information (DIMDI) (2005) ICF. MMI Neu-Isenburg

Hollenweger Judith, Kraus de Camargo Olaf DIMDI (2011) ICF-CY. Hans Huber Bern

Hollenweger Judith, Kraus de Camargo Olaf (Hrsg) (2012) ICF-CY – Internationale Klassifikation der Funktionsfähigkeit, Behinderung und Gesundheit. Deutsches Institut für Medizinische Dokumentation und Information. Unveränd. Nachdr. DIMDI, Köln

**16**

# Therapie und Hilfsmittelversorgung bei Hauptproblem Nahrungsaufnahme

*Sebastian Vitti*

## Inhaltsverzeichnis

© Springer-Verlag GmbH Deutschland, ein Teil von Springer Nature 2021
W. Strobl et al. (Hrsg.), *Therapeutisches Arbeiten in der Neuroorthopädie*,
https://doi.org/10.1007/978-3-662-60493-9_17

Schluckstörungen treten gerade im höheren Lebensalter und bei neuromotorischen Erkrankungen gehäuft auf. Dabei sind ihre Ursachen vielseitig und zeigen sich auf unterschiedliche Weise. Die Basis einer ausführlichen Diagnostik sollte stets, neben einem detaillierten Anamnesegespräch und einer klinischen und instrumentellen Diagnostik, auch die Körperhaltung und den Tonus ins Auge fassen. Nur so lassen sich sinnvolle und speziell auf den Patienten abgestimmte Therapieverfahren anwenden. Ein interdisziplinäres Fachteam aus Ärzten, Physiotherapeuten, Ergotherapeuten, Logopäden, Ernährungsberatern sowie Pflegepersonal bildet die Grundvoraussetzung für den Erfolg der Therapien von Schluckstörungen.

Schlucken ist ein halbreflektorischer Prozess. Ein gesunder Mensch schluckt bis zu 2000-mal pro Tag (Hummel und Frank 2010). Meist läuft dieser Vorgang, an welchem über 30 Muskelgruppen beteiligt sind, unbemerkt ab.

Die Mundbodenmuskulatur spannt sich an und sorgt dafür, dass sich die Zunge gegen den harten Gaumen drückt und so den zerkleinerten Speisebrei (Bolus) nach hinten schiebt, Kehlkopf und Nasenrachenraum verschließen sich, der Bolus passiert den Rachen, vorbei am Kehlkopf (Larynx), durch die Speiseröhre (Ösophagus) bis in den Magen.

Für gewöhnlich wird dieser höchst komplexe Schluckakt im Alltag nicht wahrgenommen und findet automatisch, willkürlich statt. Erst wenn es zum Verschlucken kommt oder sich ein unangenehmes Gefühl, bis hin zu Schmerzen im Hals, bemerkbar machen, suchen Betroffene Rat.

Der Begriff **Dysphagie** ist vom griechischen „phagein" (essen, schlucken) und der Vorsilbe „dys-" (auffällig, gestört) hergeleitet und bedeutet eine Störung des Schluckens.

Neben dem Schlucken von Nahrungsmitteln können auch das Trinken und das Abschlucken des Speichels beeinträchtigt sein.

Für viele Betroffene stellt eine ausgeprägt Dysphagie, neben den eigentlichen Funktionsstörungen, eine starke Einschränkung der sozialen Teilhabe dar und damit eine massive Minderung ihrer Lebensqualität.

## 17.1 Differenzierung von Essstörung und Schluckstörung

> Funktionelle    Essverhaltensstörungen sind von pathologischen Ess- bzw. Schluckstörungen (Dysphagie) zu differenzieren.

Essverhaltensstörungen können nach körperlichen Erkrankungen z. B. aufgrund eines Infekts, auftreten. Darüber hinaus spielen Ängste oder Konfliktsituationen eine tragende Rolle. So können bereits Aussehen, Gerüche oder die Konsistenz einer bestimmten Nahrung zu Vermeidungsreaktionen führen (präorale oder antizipatorische Phase).

Eine **Essstörung** bezeichnet die Störung der Nahrungsaufnahme in den Mund, der Verarbeitung und Bolusbildung sowie deren Transport in Richtung Rachen.

Eine **Schluckstörung** liegt vor, wenn eine der am Schluckakt beteiligten Strukturen in ihrer Funktion bzw. deren Zusammenwirken beeinträchtigt ist. So umfasst eine Schluckstörung eine Dysfunktion des willkürlichen und unwillkürlichen Schluckaktes sowie der Passage der Nahrung in den Ösophagus (Hoffmann-La Roche AG, 2003), welche üblicherweise mit zervikalen, retrosternalen oder abdominellen Schmerzen und Druckgefühlen einhergeht.

◼ **Tab. 17.1**    Phasen des normalen Schluckvorgangs

**1. Präorale Phase**
– Vorbereitung auf die Nahrungsaufnahme
– Riechen und Sehen der Speise
– Appetitempfinden
– Vermehrte Speichelproduktion

**2. Orale Vorbereitungsphase**
– Hinführung der Nahrung zum Mund
– Abnahme der Speise von Löffel oder Gabel mithilfe der Lippen/Zähne
– Analyse der Nahrung (Geschmack, Konsistenz, Temperatur)
– Kauen der Speise und Vermischen mit Speichel
– Bolusformung

**3. Orale Transportphase** (willkürlich)
– Transport des Bolus mithilfe der Zunge aus der Mundhöhle in den Rachen (Pharynx) 0,9–1,5 s
  (der Zungenkörper drückt gegen den harten Gaumen und schiebt den Speisebrei Richtung Pharynx)
– Schluckreflex wird ausgelöst

**4. Pharyngeale Phase** (unwillkürlich) ca. 0,7 s
– Verschluss des Nasenraums durch Anhebung des weichen Gaumens
– Anheben des Kehlkopfes (Larynx), gleichzeitig eine Absenkung des Kehldeckels (Epiglottis) auf den
  Kehlkopfeingang und Verschluss der Taschenfalten und Stimmlippen
– Öffnung Eingang in die Speiseröhre (Ösophagus)

**5. Ösophageale Phase** 8–20 s
– Transport des Bolus mittels peristaltischer Bewegungen durch die Speiseröhre bis zum Magen

> ❯ Der physiologische Schluckakt stellt einen höchst komplexen Vorgang dar.

Der physiologische Schluckvorgang kann in fünf einzelne Phasen eingeteilt werden. Während Dysphagiefachleute von zwei willkürlich gesteuerten Abläufen (orale Vorbereitungsphase und orale Phase) und zwei unwillkürlich gesteuerten Abläufen (pharyngeale Phase und ösophageale Phase) ausgehen, soll hier noch eine weitere Phase (präorale Phase) vorangestellt werden. Die Unterteilung in einzelne Schluckphasen ist gerade für die Ableitung von verschiedenen therapeutischen und pflegerischen Maßnahmen von besonderer Bedeutung (◼ Tab. 17.1).

Als **orofaziales System** wird der Raum in der Mundhöhle oberhalb des Kehlkopfes (Larynx) bezeichnet. Es umfasst sensorische, muskuläre und knöcherne Strukturen im Kopf-, Kiefer- und Halsbereich. Neben Mimik, Kauorganen, Zunge und Velum gehört auch die Atmung sowie die Artikulation und Phonation beim Sprechen zum orofazialen System.

Störungen des orofazialen Systems führen vorrangig zu einer Beeinträchtigung mimischer Ausdrucksmöglichkeiten sowie zu Störungen von Kau- und Schluckvorgängen.

## 17.2  Ursachen von Ess- und Schluckstörungen

Ess- und Schluckstörungen sind mögliche Folgen einer Vielzahl von unterschiedlichen Krankheitsbildern (siehe ◼ Tab. 17.2). Die häufigste zu nennende Ursache ist eine neurologische Erkrankung als Folge eines Schlaganfalls (apoplektischer Insult) oder eines Schädel-Hirn-Traumas. Weitere neurologische Erkrankungen wie Morbus Parkinson, amyotrophe Lateralsklerose (ALS), Demenz oder Hirntumoren führen zu einer schleichenden Verschlechterung des

**Tab. 17.2**  Häufige Ursachen für Schluck- und Essstörungen (Dysphagie)

**Häufige Ursachen für Schluck- und Essstörungen (Dysphagie)**
1. Neurologisch
   – Schlaganfall, Apoplex
   – Cerebralparese
   – Hirntumor
   – Multiple Sklerose
   – Morbus Parkinson
   – Morbus Alzheimer
   – Demenz
   – Chorea Huntington
   – Amyotrophische Lateralsklerose
   – Myasthenia gravis
   – Muskelerkrankungen
2. HNO/Chirugisch
   – Tumoren im Mund-, Hals- und Kopfbereich
   – Tumoren des Ösophagus
   – Lippen-Kiefer-Gaumen-Spalten
   – Tonsillenhyperplasie
   – Missbildungssyndrome
   – Struma
   – Fremdkörper
3. Internistisch
   – Ösophagitis (Reflux, Soor)
   – Ösophagospasmus
   – Changa-Krankheit
   – Strahlen- oder chemotherapiebedingt
4. Psychogen
   – Verhaltensstörungen
   – Essstörungen
   – Phagophobie

Nasopharynx (z. B. Lippen-Kiefer-Gaumen-Spalte) sowie funktionelle Störungen bei Frühgeburten können Ursachen für eine Dysphagie im Kindesalter sein.

> Eine Dysphagie kann die Folge unterschiedlichster Grunderkrankungen sein und bedarf stets einer professionellen Abklärung.

## 17.3  Warnzeichen einer möglichen Dysphagie

- Vermeidung von Essen und Trinken
- Veränderte Essgewohnheiten, z. B. langsames Essen oder das Vermeiden von bestimmten Nahrungsmitteln
- Häufiges Verschlucken oder Husten während des Schluckens
- Nahrung gelangt beim Essen vermehrt in die Nase
- Ständiges Räuspern
- Globusgefühl im Hals
- Zunehmender Speichel
- Gesteigerter Würgreflex
- Veränderungen des Stimmklangs nach dem Schlucken

Schluckvorgangs. Aber auch Hirnhautentzündungen oder Muskeldystrophien können zu einer Dysphagie führen.

Neben den neurologischen Ursachen können auch Erkrankungen von Mund- und Rachenraum sowie des Hypopharynx oder Kehlkopfes (Larynx), anatomische Fehlbildungen oder Erkrankungen des Ösophagus Ursache für eine Dysphagie sein.

Auch psychische Ursachen sollten bei einer beginnenden bzw. bestehenden Schluckstörung immer mit in Betracht gezogen werden.

Cerebralparesen gehören zu den häufigsten Gründen einer Schluckstörung bei Kindern. Aber auch Fehlbildungen im

## 17.4  Haltung und Schlucken

> Eine physiologische Sitzposition begünstigt das korrekte Schlucken. Jede Diagnostik bzw. Behandlung eines dysphagischen Patienten sollte vorrangig auch die Beurteilung der aktuellen Körperhaltung, der Bewegungsmöglichkeiten und des Muskeltonus beinhalten.

So spielen bestimmte Schlüsselregionen (Gjelsvik 2002) im Körper eine tragende Rolle. Anhand von gezielten therapeutischen Interventionen können Körperposition, Bewegungsabläufe, Gleichgewicht und Muskeltonus positiv beeinflusst werden.

**17**

Besonderes Augenmerk sollte immer die Beckenstellung haben. Eine korrekte Beckenstellung sorgt für eine Aufrichtung der Wirbelsäule, was wiederum Auswirkung auf die Krümmung der Halswirbelsäule hat und sich positiv auf die Positionierung des Kopfes auswirkt. Die Kopfhaltung beeinflusst den Tonus im zervikalen sowie im orofazialen System und nimmt direkt Einfluss auf die Qualität des Schluckvorgangs.

Eine rückwärtige Veränderung des Beckens hat Auswirkung auf den Verdauungstrakt, während ein nach vorne gekipptes Becken negative Auswirkungen auf das Zwerchfell und damit auf die Atmung hat.

Das enge Zusammenspiel von Haltung und Schlucken wird noch einmal deutlich, betrachtet man die unterschiedlichen Therapieverfahren in der Schlucktherapie.

## 17.5 Abklärung einer Dysphagie

Schluckstörungen treten selten isoliert auf. Meist werden sie mit anderen Erkrankungen beobachtet. Deshalb sollte bei Verdacht einer Schluckstörung unbedingt eine professionelle Abklärung erfolgen. Neben einem differenzierten Anamnesegespräch kann eine erste klinische Schluckdiagnostik (KSU) Hinweise auf eine mögliche bestehende Schluckstörung geben und weitere Maßnahmen initiieren. Dabei werden alle am Schluckakt beteiligten Organe (Zunge, Lippen, Hals, Kiefer, Gaumensegel, Gebiss, Kehlkopf) sowie grundlegende Funktionen (Atmung, Husten, Räuspern, Stimmklang, Kognition, Wachheit) überprüft. Je nach Befund können, insbesondere zum Ausschluss von „stillen Aspirationen", weitere Untersuchungsmethoden erfolgen. Bildgebende Verfahren, wie eine **Videoendoskopie** (FEES = Fiberoptic Endoscopic Examination of Swallowing) oder eine **videofluoroskopische Untersuchung** (VFSS), ermöglichen genaue Hinweise über die Art bzw. den Schweregrad einer Schluckstörung.

Zielsetzung der **FEES** ist die instrumentelle Beurteilung, ob das verabreichte Material physiologisch abgeschluckt wird oder in den Kehlkopfeingang (Penetration) oder in die Luftröhre (Aspiration) gelangt.

Hierfür wird ein flexibles Endoskop durch die Nase eingeführt und bis in den Rachen vorgeschoben. So ist es möglich, eine erste anatomische Beurteilung von Velum, Zungengrund, Epiglottis, Symmetrie der Stimmlippen, Pharynx und Larynx vorzunehmen, ebenso können Stimm-, Husten- und Atemfunktionen abgeklärt werden.

Neben der bildgebenden diagnostischen Abklärung einer Schluckstörung dient die FEES dazu, erlernte spezifische Schlucktechniken auf ihre Wirksamkeit hin zu prüfen. So kann z. B. kontrolliert werden, ob ein Patient mit Rachenlähmung bei normaler Kopfhaltung aspiriert, jedoch bei Kopfdrehung zur rechten Seite keine Aspirationszeichen aufweist.

Zum Unterschied zur FEES können anhand der **VFSS** Strukturen und Bewegungsabläufe sichtbargemacht werden, die mit der FEES nicht zu sehen sind. Mittels Röntgenstrahlen werden Kopf- und Halsbereich durchleuchtet und in hochauflösender Qualität gefilmt.

Der Patient wird aufgefordert, im Sitzen oder Stehen unterschiedliche mit Kontrastmittel versetzte Konsistenzen zu schlucken (dünnflüssig, breiig, fest). Diese werden durch das Kontrastmittel auf dem Röntgenfilm sichtbar. So lassen sich Penetrationen, Aspirationen, Residuen usw. deutlich erkennen.

## 17.6 Therapie bei Dysphagie

Die Resultate aus einem differenzierten Anamnesegespräch sowie der klinischen als auch der instrumentellen Schluckdiagnostik bilden die Grundlage für ein patientenspezifisches Therapieverfahren. Individuelle

Trainingsprogramme müssen dabei auf Grunderkrankung, Bedürfnisse und Schluckproblematik des dysphagischen Patienten abgestimmt werden.

> Dabei liegt das Hauptziel der Therapie bei Dysphagien in der möglichst weitgehenden Wiedererlangung der Fähigkeit zur oralen Nahrungsaufnahme sowie der Reduzierung des Aspirationsrisikos.

Als hilfreich hat sich folgende Unterteilung der Therapiemethoden gezeigt:

**Medikamentöse Therapien** können Symptome der Dysphagie lindern. Zum Beispiel kann bei Reflux, Hypersalivation bzw. Hyposalivation oder Mundtrockenheit die Einnahme von Medikamenten sinnvoll sein. Des Weiteren stehen operative Maßnahmen, wie das Anlegen von Sonden (z. B. PEG) als mögliche Therapieform zur Verfügung.

Die **funktionell orientierte Schlucktherapie** (siehe ☐ Tab. 17.3) zielt auf den Ausgleich von Defiziten und die Wiederherstellung gestörter Funktionen. Dabei lassen sich folgende drei Verfahrensbereiche unterscheiden:

Die **restituierenden Therapiemethoden** zielen auf die Herstellung eines annähernd normalen Schluckens und die Normalisierung aller am Schluckvorgang beteiligten Funktionen. Dabei finden gerade Ansätze aus der Physiotherapie Anwendung.

Zu den **kompensatorischen Therapieverfahren** zählen Übungen zur Optimierung von Körperhaltung und zum Erlernen bestimmter Schlucktechniken, welche den Schluckablauf positiv beeinflussen.

Als dritte Möglichkeit stellen **adaptierende Verfahren** Hilfestellungen zum Umgang mit einer bestehenden Dysphagie. Darunter zählen die Anpassung von Speisen und Getränken sowie die Nutzung von Hilfsmitteln wie Trinkbechern oder speziellem Essbesteck. Auch diätische Maßnahmen lassen sich in diesem Verfahren wiederfinden. Dabei sollten folgende Grundregeln stets beachtet werden:

Der Patient sollte während der Mahlzeiten wach und aufmerksam sein, denn nur so kann er die Nahrung sicher schlucken. Zudem sollte eine reizarme Atmosphäre mit genügend Zeit für die Nahrungsaufnahme geschaffen werden. Kopf- und Körperhaltung sollte überprüft und ggf. korrigiert werden. Die Nahrung sollte in kleinen Bissen zu sich genommen werden, und beim Schlucken sollte der Kopf leicht zur Brust geneigt sein. Wenn möglich, sollte der Patient die Nahrung selber oder mit Unterstützung der Hand zum Mund führen. Dabei wird die Nahrungszufuhr von der Seite häufiger als angenehmer beschrieben. Die Stimmqualität gibt oft Hinweise auf einen Bolusverbleib im Rachen oder in der Luftröhre. Lassen Sie den Patienten husten und ggf. nachschlucken. Nach dem Essen sollte

**☐ Tab. 17.3**    Therapeutische Verfahren bei Dysphagie

1. Restituierende Therapieverfahren (wiederherstellende Verfahren)
   – Propriozeptive neuromuskuläre Fazilitation [PNF] nach Dr. Hermann Kabat und Margaret Knott
   – Therapie nach Castillo Morales
   – Fazio-orale-Trakt-Therapie (F.O.T.T) nach Kay Coombes
2. Kompensatorische Therapieverfahren (ausgleichende Verfahren)
   – Mendelsohn-Manöver
   – Supraglottisches Schlucken
   – Haltungsänderungen
3. Adaptierende Therapieverfahren (anpassende Verfahren)
   – Ernährungsumstellung
   – Andicken von Flüssigkeiten
   – Konsistenzänderung bei der Nahrung (z. B. pürierte Kost)
   – Einsatz von Hilfsmitteln (z. B. spezielle Trinkgefäße oder Esshilfen)

**17**

der Patient noch 20 min in aufrechter Sitzposition bzw. im Liegen mit hochgestelltem Kopfende verweilen.

> Eine gründliche Mundpflege ist ein wichtiger Aspekt für die Pneumonieprophylaxe.

> **Kernaussagen**
> — Für viele Betroffene stellt eine ausgeprägte Dysphagie, neben den eigentlichen Funktionsstörungen, eine starke Einschränkung der sozialen Teilhabe dar und damit eine massive Minderung ihrer Lebensqualität.
> — Schluckstörungen treten gerade im höheren Lebensalter und bei neuromotorischen Erkrankungen gehäuft auf. Dabei sind ihre Ursachen vielseitig und zeigen sich auf unterschiedliche Weise.
> — Die Basis einer ausführlichen Diagnostik sollte stets, neben einem detaillierten Anamnesegespräch, einer klinischen und instrumentellen Diagnostik, auch die Körperhaltung und den Tonus ins Auge fassen. Nur so lassen sich sinnvolle und speziell auf den Patienten abgestimmte Therapieverfahren anwenden.
> — Ein interdisziplinäres Fachteam aus Ärzten, Physiotherapeuten, Ergotherapeuten, Logopäden, Ernährungsberatern sowie Pflegepersonal bildet die Grundvoraussetzung für den Erfolg der Therapien von Schluckstörungen.

## Literatur

Bartholomé G et al (1999) Schluckstörungen: Diagnostik und Rehabilitation. Urban & Fischer, München

Davis PM (1995) Wieder aufstehen. Frühbehandlung und Rehabilitation für Menschen mit schweren Hirnschäden. Springer, Heidelberg, S 246 ff.

Gjelsvik BE (2002) Form und Funktion. Neurologie, Bobath-Konzept, Physiotherapie. Thieme, Stuttgart

Hoffmann-La Roche AG, Urban & Schwarzenberg (Hrsg) (2003) Roche Lexikon Medizin, 5. Aufl. Urban & Schwarzenberg, Online-Ausgabe, Stichwörter: „Dysphagie" und „Odynophygie"

Hummel K, Frank U (2010) Die Schluckfrequenz bei Gesunden in Seiten- vs. Rückenlage. Spektrum Patholinguistik (Ban3), Schwerpukthema: Von der Programmierung zur Artikulation: Sprechapraxie bei Kindern und Erwachsenen. 3:187.

Paeth Rohlfs B (1999) Erfahrungen mit dem Bobath-Konzept. Grundlagen, Behandlung, Fallbeispiele. Thieme, Stuttgart

Nusser-Müller-Busch R (2004) Die Therapie des Fazio-oralen-Trakts. Springer, Heidelberg, S 29 ff., 140–144

Motzko M, Mlynczak U, Prinzen C (2004) Stimm- und Schlucktherapie nach Larynx- und Hypopharynxkarzinomen. Urban & Fischer, München

Schalch, F (1999) Schluckstörungen und Gesichtslähmung. Therapeutische Hilfen. Urban & Fischer, München

Stanschus S (Hrsg) (2002) Methoden in der klinischen Dysphagiologie. Schulz-Kirchner, Idstein

Sticher H, Gratz C (2004) Trachealkanuelenmanagement in der F.O.T.T. – Der Weg zurueck zur Physiologie. In: Nusser-Mueller-Busch R (Hrsg) Die Therapie des Facio-oralen Trakts. Springer, Berlin, S 174–191

# Neurogene Sprach- und Sprechstörungen im fachbereichsübergreifenden Behandlungskontext

*Julia Erbe*

## Inhaltsverzeichnis

© Springer-Verlag GmbH Deutschland, ein Teil von Springer Nature 2021
W. Strobl et al. (Hrsg.), *Therapeutisches Arbeiten in der Neuroorthopädie*,
https://doi.org/10.1007/978-3-662-60493-9_18

Liegt der Arbeitsschwerpunkt im Bereich der Neurologie, so lernt man sehr wahrscheinlich Menschen kennen, welche in der verbalen Ausdrucksmöglichkeit eingeschränkt sind. Die Gründe dafür sind sehr vielseitig. Unsere Vorstellungskraft reicht nur in Ansätzen aus, um die Einschränkungen von Störungen der Sprache und des Sprechens nachvollziehen zu können. In unserer schnelllebigen Zeit erscheint gerade das Zeitnehmen für Menschen mit Kommunikationsstörungen immer schwieriger. Dieses Kapitel kann einen kleinen Einblick in die neurogenen Sprech- und Sprachstörungen aus therapeutischer Sicht geben und zu Veränderungen oder mehr Handlungsoptionen anregen.

## 18.1 (Selbst-)verständlich Sprechen

Wenn Atmung, Stimmgebung sowie Lautbildung zusammenarbeiten, dann steht einem verständlichen Sprechen meist nichts im Wege (Ackermann und Ziegler 2010). Die Verständlichkeit des Sprechens, aber auch die Sprechweise beeinflussen den Erfolg der verbalen Kommunikation. Der Sprechvorgang als solches ist hoch automatisiert. Ein Erzählender richtet seine Aufmerksamkeit überwiegend auf den Erzählinhalt und den Zuhörer, die Sprechbewegungen und am Sprechen beteiligten Muskelaktivitäten passieren wie von selbst. Anhand der Sprechatmung, Stimme, Artikulation, Resonanz und Prosodie lässt sich das Sprechen beschreiben. Die Anforderungen an das Sprechen gestalten sich unterschiedlich. Eine kurze Antwort, ein Small Talk, das Nacherzählen der Urlaubserlebnisse, das Referieren zu einem Fachthema vor Spezialisten usw. stellen unterschiedliche Anforderungen an den Sprecher dar. Versprecher werden meist schnell korrigiert, die Sprechweise lässt vielleicht auf ei-

nen gewissen Erregungszustand schließen, trotzdem wird das Sprechen als natürlich empfunden und die Gesprächsinhalte können verständlich geäußert werden. Dem Erzähler gelingt es, den Inhalt an den Zuhörer anzupassen. Nicht nur im Sprechen, sondern auch innerhalb der Erzählung besteht ein hohes Maß an Flexibilität. Er verwendet hierzu unterschiedliche Betonungsmuster oder sogar Stimmlagen, spontane Satzumstellungen erfolgen grammatikalisch korrekt, Laute werden in den Worten regelhaft eingesetzt. Der Erzähler verwendet treffende Wörter und antwortet spontan auf Rückfragen des Zuhörers. Eine gelingende Kommunikation passiert wie von selbst. Erfahrungen mit Problemen in der verbalen Kommunikation werden höchstens in fremdsprachigen Ländern gemacht und sind vorübergehend. Die Artikulationsbewegungen können so klein sein, dass es beispielsweise einem Bauchredner möglich ist, verständliche Äußerungen für den Zuhörer hervorzubringen. Rufen in der Kletterwand, Unterhaltungen im Liegen auf dem Badetuch, lange Telefonate oder der Austausch mit dem Joggingpartner sowie Gespräche in einer lauten Pizzeria führen zu unterschiedlichen mechanischen Bedingungen für das Sprechen. Der nachfolgende Beitrag beschreibt zwei häufige neurogene Störungsbilder, welche die Selbstverständlichkeit der verbalen Kommunikation maßgeblich beeinträchtigen können.

## 18.2 Neurogene sprechmotorische Störungen

### 18.2.1 Definition

Im Zuge einer peripheren oder zentralen Schädigung des Nervensystems kann das Sprechen beeinträchtigt sein.

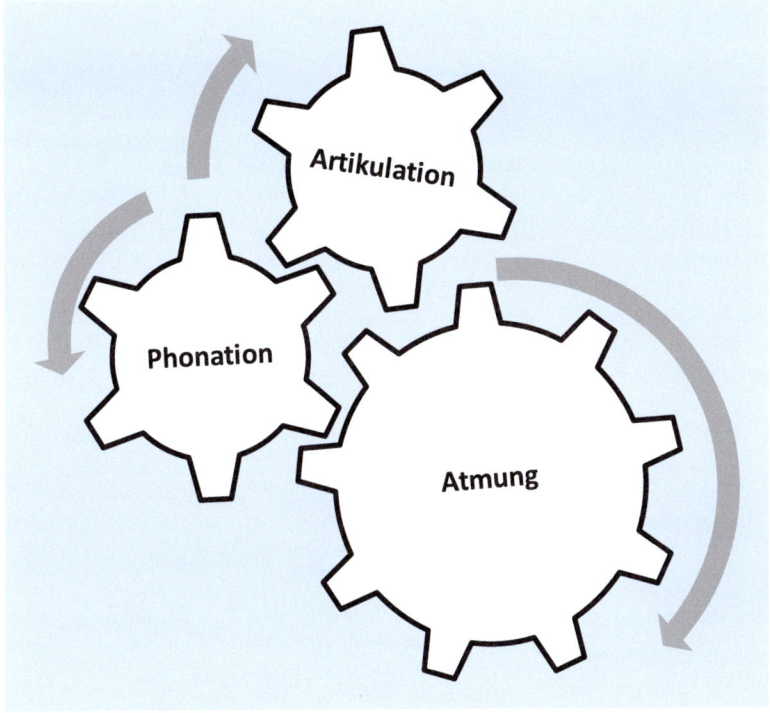

**◘ Abb. 18.1**    Funktionskreise des Sprechens

> **❯** Neurogene sprechmotorische Störungen lassen sich in Dysarthrien und Sprechapraxien unterteilen.

Diese Sprechstörungen sind von Störungen der Sprachentwicklung oder Störungen des Sprechens aufgrund struktureller Veränderungen der Sprechwerkzeuge wie beispielsweise Lippen-Kiefer-Gaumen-Spalten abzugrenzen. Schubert (2011) definiert Dysarthrien als erworbene Sprechstörungen, die auf einer Schädigung des zentralen oder peripheren Nervensystems beruhen und am Sprechen beteiligte Funktionssysteme betreffen. Betrachtet man in ◘ Abb. 18.1 die Funktionskreise des Sprechens, so wird deutlich, dass bereits eine Beeinträchtigung in der Artikulation, der Atmung oder Phonation eine Störung des Sprechens nach sich ziehen kann.

Die häufigsten Ursachen einer Dysarthrie sind zerebrovaskuläre Erkrankungen, Schädel-Hirn-Verletzungen, infantile Ce-rebralparesen, degenerative Basalganglien- und Kleinhirnerkrankungen, multiple Sklerose und Erkrankungen des motorischen Neurons (Duffy 2013; Ziegler und Vogel 2010). In ◘ Tab. 18.1 werden Dysarthrie-Syndrome mit deren typischen Symptomen und den neuronalen Läsionsorten zusammengefasst (Kroker et al. 2018; Schubert 2007; Ziegler und Vogel 2010) (◘ Tab. 18.1).

Neben diesen Formen kann es auch zu Dystonien in unterschiedlichen am Sprechen beteiligten Muskelgruppen kommen, wie beispielsweise bei der oromandibulären oder spasmodischen Dystonie (Ziegler und Vogel 2010). Einige Syndrome wie z. B. das Operkulumsyndrom oder die Pseudobulbärparalyse können mit dem kompletten Ausfall der Artikulationsfähigkeit einhergehen. In diesen Fällen wird von einer Anarthrie gesprochen. Ein weiteres Störungsbild, welches auf-

◨ **Tab. 18.1**   Dysarthrie-Syndrome im Überblick

| Syndrom | Beschreibung | Mögliche Schädigung |
|---|---|---|
| Peripher-paretische („schlaffe") Dysarthrie | Undeutliche Aussprache bei vorverlagerter Zunge mit „offenem" Näseln und leiser Stimmgebung → hypotones Erscheinungsbild | 2. Motoneuron Zerebrovaskuläre Erkrankungen z. B. periphere Nervenlähmung |
| Zentral-paretische („spastische") Dysarthrie | Gepresste Stimmgebung mit undeutlicher Aussprache bei Rückverlagerung der Zunge und Hypernasalität → hypertones Erscheinungsbild | 1. Motoneuron z. B. Z. n. Schädelhirntrauma |
| Rigid-hypokinetische Dysarthrie | Normales oder beschleunigtes Sprechtempo mit erhöhter Stimmgebung und evtl. Lautwiederholungen → reduziertes Bewegungsausmaß | Vor allem Parkinson-Syndrom |
| Hyperkinetische Dysarthrie | Überschießende Sprechbewegungen mit gestörter Sprechatmung und Stimmgebung | Vor allem Chorea Huntington |
| Ataktische Dysarthrie | Auffälliges Sprechatemmuster mit hörbarer Inspiration und wechselnder Stimmqualität und -dynamik bei wechselhafter Sprechweise und Aussprache | Kleinhirn afferente und efferente Bahnen |

grund neurologischer Schäden das Sprechen verändert, ist die Sprechapraxie. Beim Vorliegen einer Sprechapraxie geht man von einer Störung der Planung und Programmierung von Sprechbewegungsabläufen aus (Ackermann H. et al., S1-Leitlinie 2018). Die Artikulation, die Prosodie sowie das Sprechverhalten können beeinträchtigt sein (Geissler und Lauer 2015). Die Lokalisation der Schädigung, die Lautbildung bzw. der korrekte Lauteinsatz sowie das Auftreten von Suchbewegungen und Selbstkorrekturen können hilfreiche Merkmale sein, um eine Sprechapraxie von einer Dysarthrie abzugrenzen (Schubert 2007). Beim Vorliegen einer Sprechapraxie werden zudem Inseln störungsfreien Sprechens beschrieben. So gelingt einem sprechapraktischen Patienten im einen Moment das Aussprechen des eigenen Namens und im nächsten Moment wird dieser lautsprachlich nicht erkannt. Ein dysarthrischer Patient zeigt mehr Konstanz in seiner Sprechbeeinträchtigung. Nachfolgend wird vor allem auf Dysarthrien eingegangen. Orientiert man sich an den Leitlinien für Diagnostik und Therapie in der Neurologie (Ackermann H. et al., S1-Leitlinie 2018), so ist die häufigste vorkommende Kommunikationsstörung aufgrund neurologischer Schädigungen die Dysarthrie mit einer geschätzten Prävalenz von 300 Patienten pro 100.000 Einwohner.

## 18.2.2  Diagnostische Möglichkeiten bei Dysarthrien auf einen Blick

In der Praxis werden Dysarthrien meist anhand der oben beschriebenen Syndrome klassifiziert. ◨ Abb. 18.2 gibt einen Überblick zu diagnostischen Möglichkeiten bei Dysarthrien, welche in der aktuellen Literatur beschrieben werden (Ziegler und Vogel

| Apparative Diagnostik | transkranielle Magnetstimulation |
|---|---|
| | Laryngostroboskopie |
| **Akustische Analyseverfahren** | Stimmfeldmessung |
| | Sprechtempomessung |
| **Auditive Verfahren** | Frenchay Dysarthrie Untersuchung (FDA; Enderby, 2004) |
| | Bogenhausener Dysarthrieskalen (BoDyS; Nicola et al., 2004)) |
| **Verständlich - keitsmessung** | NTID - Verständlichkeitsskala (National Institute for the Deaf; Samar u. Metz, 1988) |
| | Münchner Verständlichkeitsprofil (Ziegler u. Hartmann, 1992) |
| **Kommunikations - orientierte Skalen** | Communication Function Classification System (CFCS; Hidecker et al. , 2011) |

**Abb. 18.2** Diagnostikmöglichkeiten bei Dysarthrie

2010; Schubert 2007). Orientiert man sich an dem Modell der Internationalen Klassifikation von Funktionsfähigkeit, Behinderung und Gesundheit (ICF; DIMDI 2005), so ist sowohl das Einbeziehen von Aktivitäts- und Partizipationszielen als auch das Einbeziehen von Umweltfaktoren und personenbezogenen Faktoren für den diagnostischen Prozess unabdingbar. Die zwei nachfolgenden Fallbeispiele sollen einen Einblick in den diagnostischen Prozess bei Dysarthrien ermöglichen ( Abb. 18.2).

### Fallbeispiel 1

Viktoria, 20 Jahre alt, hatte vor zwei Jahren einen schweren Verkehrsunfall mit Schädel-Hirn-Trauma. Viktoria wohnt bei ihrer Mutter und hat eine zweijährige Tochter. Viktoria fährt mit Unterstützung selbstständig mit ihrem Rollstuhl kurze Strecken. Es liegt eine Dysarthrie aufgrund einer zentralen Schädigung des Nervensystems vor. Ihre Verständlichkeit ist deutlich eingeschränkt. Sowohl vertraute als auch wenig vertraute Personen müssen häufig Rückfragen stellen, um Inhalte zu erfassen.

### Diagnostischer Prozess bei Viktoria

Ihre sprachlichen und schriftsprachlichen Fähigkeiten waren unauffällig. Zunächst wurden die Bogenhausener Dysarthrieskalen mit Viktoria durchgeführt. Viktoria konnte Sätze meist gut verständlich nachsprechen, sowohl freie Bildbeschreibungen als auch Vorlesen von Texten waren häufig unverständlich. Sie wies eine sichtbar angestrengte und hörbare Einatmung, reduziertes Artikulieren sowie eine gepresst-heisere als auch zunehmend leise Stimme auf. Zudem zeigte sie eine meist monotone Sprechweise. Nach dem Besprechen der Diagnostikergebnisse erfolgte ein Zielfindungsgespräch. Hierbei beschrieb Viktoria, dass ihr beim Kinderbuchvorlesen die Luft ausgehe. Eine funktionsorientierte Diagnostik im Bereich der Atmung zeigte eine massiv reduzierte Exspirationsatmung. In der Artikulation zeigte sie eine meist rückverlagerte Zunge, Laute der vorderen Artikulationszone sowie Laute, welche alveolar gebildet werden, waren undeutlich. Eine Gaumensegelinsuffizienz lag nicht vor. Die Beweglichkeit des Unterkiefers war reduziert. Ein Lippenschluss war ihr mit viel Unterstützung von außen möglich. Ihr Tonus in der mimischen Muskulatur erwies sich als stark unausgeglichen. Insbesondere der Mundboden wie auch die Wangenmuskulatur waren hyperton. Rücksprachen mit der behandelnden Physiotherapeutin ergaben stark erhöhte Tonusverhältnisse in der Nackenmuskulatur, eine kyphotische Sitzhaltung und „vorgezogene Schultern". Ihre Kopfaufrichtung wirkte statisch, Kopfdrehungen waren beidseits mit kleinem Bewegungsradius möglich. Eine Versorgung mit einem Stehständer sowie auch einem unterstützenden System zur Rumpfaufrichtung wurde angestrebt.

**▪ Fallbeispiel 2**

Markus, 14 Jahre alt, hat eine Muskeldystrophie. Er hat keine Geschwister, seine Eltern leben getrennt. Er fährt mit einem elektrischen Rollstuhl. Neben anderen Aktivitäten, die ihm zunehmend schwerfallen aufgrund zunehmender Schwäche, zeigt er eine fortschreitend undeutlichere Artikulation und eine leise Stimmgebung. Er drückt sich immer häufiger durch kurze Sätze aus, von selbst beginnt er kaum noch Kommunikationssituationen. Empfehlungen bezüglich Hilfsmitteln werden meist abgelehnt. Rücksprachen mit der behandelnden Psychologin lassen darauf schließen, dass Markus in seiner Krankheitsverarbeitung viel Unterstützung benötigt.

**▪▪ Diagnostischer Prozess**

Markus zeigte sprachlich sowie schriftsprachlich keine Auffälligkeiten. Es wurde sein spontanes Sprechen transkribiert. Das Sprechen wurde in unterschiedlichen Positionen sowie Situationen beobachtet. Die Sprechsituationen in der Gruppe insbesondere bei Nebengeräuschen waren selten und oft sehr kurz. In Kleingruppen, z. B. im Spiel mit zwei vertrauten Mitspielern, brachte er sich verbal ein, im Kontakt mit Fremden wirkte er schüchtern und antwortete meist mit kurzen Sätzen. Diagnostikinstrumente mit vielen Sprechanteilen wurden nicht durchgeführt. Die Therapeutin entschied sich für Auszüge funktioneller Diagnostikmaßnahmen. Sie überprüfte den Gaumensegelschluss und die Koordination des Gaumensegels. Die Lautbildung war auf Einzellautebene gut möglich, sowohl auf Wortebene als auch im spontanen Sprechen war Markus meist deutlich unverständlicher. Markus wirkte schnell frustriert, brach Situationen ab, ließ sich jedoch zur Weiterarbeit motivieren. Im Zielfindungsgespräch beschrieb er, dass er einen Computer mittels Spracherkennung ansteuern versuche. Dies sei ihm jedoch nur erschwert möglich, in der Schule falle ihm das Schreiben mit der Tastatur deutlich schwerer. Eine große Leidenschaft von Markus sind Online-Computerspiele. Im Zuge dieses Fallbeispiels ist erwähnenswert, dass im deutschsprachigen Raum derzeit kein valides Diagnostikverfahren für kindliche Dysarthrien existiert, jedoch Bemühungen, kindgerechtes Diagnostikmaterial zu entwickeln, stattfinden (Haas 2017; Schölderle et al. 2020)

Die zwei Fallbeispiele zeigen, wie individuell ein diagnostischer Prozess verläuft. Insbesondere bei Patienten mit hohem Leidensdruck ist eine Diagnostik im Therapieverlauf sinnvoll. Im Rahmen der Diagnostik insbesondere bei der Evaluierung von etwaigen Therapieerfolgen im Sinne einer Verbesserung der Verständlichkeit ist es empfehlenswert, weniger vertraute Personen als Beurteiler der Verständlichkeit einzubeziehen. Im Fallbeispiel 2 stand zunächst der Aufbau einer Beziehung im Vordergrund. Hier wurde zudem das Gespräch mit den Angehörigen und anderen Therapeuten als weitere wichtige Informationsquelle in den diagnostischen Prozess einbezogen. Die Diagnostik wurde möglichst aktivitäten- und alltagsbezogen geplant. Als Diagnostiker ist es meist hilfreich, sich an den Funktionskreisen des Sprechens zu orientieren, die in ◘ Abb. 18.1 aufgeführt sind.

### 18.2.3 Anregungen zur Therapie mit dysarthrischen Patienten

Im nachfolgenden Abschnitt sollen einige Anregungen zur Therapie gegeben werden. Im Vordergrund steht hierbei die Umsetzbarkeit auch außerhalb der logopädischen oder sprachtherapeutischen Behandlung. Ziegler geht in einem Beitrag (Karnath et al. 2014) auf drei Ansätze in der Dysarthrietherapie ein:

- Neurochirurgische und pharmakologische Ansätze (z. B. Levodopa bei Morbus Parkinson)
- Übungsbehandlungen (z. B. Übungsbehandlung nach Gaumensegelprothetik, Übungen zur Sprechatmung)
- Anpassungsmaßnahmen (z. B. Möglichkeiten aus der Unterstützten Kommunikation, Strategie der Schlüsselwortkommunikation)

Schubert (2011) unterscheidet kausale (Körperfunktionen), kompensatorische (Hilfsmittel), adaptive (Umfeld/Umwelt) und medizinische Behandlungsmethoden. In die kausalen Methoden werden Übungen zur Verbesserung der Atmung, Phonation, Prosodie und Artikulation eingeord-

net. Diejenigen Körperfunktionen, welche das Sprechen beeinträchtigen, sollen mehr Funktionsfähigkeit erlangen. An dieser Stelle ist anzumerken, dass nichtsprachliche Aufgaben zur Verbesserung von bestimmten Einzelbewegungen vielmehr der Vorbereitung für gezielte Übungen im Sprechkontext dienen (Vogel und Ziegler 2010) und kein eigenständiges Behandlungsziel in der Dysarthrietherapie darstellen. Kompensatorische Methoden verfolgen das Ziel, die verbale Kommunikation zu unterstützen oder zu ersetzen (siehe hierzu die Ausführungen im ▶ Kap. 19 zur Unterstützten Kommunikation). Adaptive Methoden beziehen Anpassungen des Umfeldes mit ein (z. B. Angehörigenarbeit) oder Unterstützungsstrategien zur besseren Informationsvermittlung (z. B. im Gespräch Nebengeräusche dezimieren). Umfassende Therapieempfehlungen werden in den Leitlinien für Diagnostik und Therapie (Ackermann et al. 2018) sowie in der einschlägigen Fachliteratur aufgeführt. In der fachspezifischen Behandlung werden die Übungsbehandlungen je nach Funktionseinschränkungen des Patienten durchgeführt. ◘ Tab. 18.2 gibt bezogen auf die oben aufgeführten Fallbeispiele einen Einblick in die Therapieziele, welche sich aus dem diagnostischen Prozess ableiten ließen. In diesem Beitrag werden einige übergreifende Empfehlungen zum Haltungshintergrund bzw. zur posturalen Kontrolle und zu Kommunikationsstrategien bei Patienten mit Dysarthrie gegeben. Anschließend wird zu neurogenen Störungen der Sprache insbesondere zum Themengebiet der Aphasie übergeleitet, welche von Störungen des Sprechens abzugrenzen sind.

### 18.2.4 Haltung und Dysarthrie

Unterkieferbewegungen haben Einfluss auf Zungen- und Lippenbewegungen. Ist dieser zu weit geöffnet, so sind Artikulationsbewegungen der Zunge und der Lippen ein-

■ **Tab. 18.2** Dysarthrie – Fallbeispiele mit Therapiezielen

|  | Ziele Fallbeispiel 1 | Ziele Fallbeispiel 2 |
|---|---|---|
| Körperfunktion | Viktoria hält 5 s lang den Ton „o" Viktoria schließt die Lippen beim Bilden des Lautes /p/ Viktoria nimmt beim Lesen ein Überziehen der Atemmittellage wahr | Markus spricht kurze Floskeln 10 dB lauter Markus spricht zweisilbige Wörter deutlich aus |
| Aktivität | Viktoria macht beim Vorlesen rechtzeitig Atempausen | Markus bedient ein Sprachausgabegerät mit Augenansteuerung |
| Partizipation | Viktoria liest ihrer Tochter abends 2–3 min aus einem Kinderbuch vor | Markus tauscht sich mit angepasstem Arbeitsplatz mit anderen im sozialen Medien aus Markus bringt im Spiel von sich aus kurze Kommentare ein |
| Umweltfaktoren | Viktorias Mutter ist hinsichtlich des Krankheitsbildes einer Dysarthrie aufgeklärt Viktoria akzeptiert Hilfsmittel, welche eine aufrechte Kopf- und Rumpfhaltung unterstützen | Markus Mitspieler bestärken Markus in den Versuchen, sich mitzuteilen und sind geduldige Zuhörer Markus erprobt technische Hilfsmittel zur Kommunikationsunterstützung |

geschränkt. Ein zu geschlossener Unterkiefer jedoch reduziert die Möglichkeit, Vokale zu bilden. Der Haltungshintergrund des Unterkiefers spielt demnach eine wesentliche Rolle in der Sprechfähigkeit. Bewegung und Stellung des Unterkiefers sind mit der Kopfhaltung verknüpft. Der Schädel, der Unterkiefer, die Halswirbelsäule und der Schultergürtel sind als ein sich gegenseitig beeinflussendes System zu verstehen. So kann eine fehlerhafte Kopfstellung eine Verschiebung des Unterkiefers zur Folge haben (Hochschild 2005). In der Fachliteratur wird häufig auf die tragende Rolle des Unterkiefers hingewiesen (Ziegler und Vogel 2010). Ein Behandlungsansatz, welcher diese Rolle sowohl für die Schluck- als auch für die Artikulationsfähigkeit besonders hervorhebt, ist die Fazio-orale-Trakt-Therapie (F.O.T.T.; Nusser-Müller-Busch 2007). Der Rumpf stellt den Rahmen für die Atmung dar (Ziegler und Vogel 2010).

> Stabilisierende Maßnahmen für die Kopf- und Rumpfhaltung sind daher in der Behandlung der Dysarthrie unabdingbar.

In Lehrbüchern der Physiotherapie wird die Wechselwirkung zwischen Atmung, Körperhaltung und Grundtonus beschrieben (z. B. Freivogel 1997). Umso mehr ist eine fachbereichsübergreifende Therapie mit Empfehlungen zur posturalen Kontrolle des Patienten ein wichtiger Bestandteil, um Patienten mit neurogenen Sprechstörungen zu mehr Kommunikationsfähigkeit zu verhelfen bzw. bessere Voraussetzungen für die Sprechfähigkeit zu schaffen. Das nachfolgende Fallbeispiel beschreibt die Notwendigkeit, Menschen mit Dysarthrien aus verschiedenen therapeutischen Blickwinkeln zu betrachten.

■ **Fallbeispiel 3**

Sarah, 20 Jahre alt, hat eine Dysarthrie mit stark rückverlagerter Zunge, einem meist massiv geöffneten Unterkiefer. Sie artikuliert in sehr großen Bewegungen bei weit geöffnetem Unterkiefer. Ihre Kopfhaltung ist stark rekliniert. Sarah zeigt eine hohe Sprechanstrengung und benötigt viele Atempausen. Der Zuhörer kann sich in einige Wörter, welche Sarah im Alltag nutzt, gut einhören. Sie hat im Laufe der Schul-

und Therapieförderung Strategien wie z. B. den Einsatz einer Buchstabentafel oder eines Sprachausgabecomputers erworben. Das Umfeld stellt häufig geschlossene Fragen. Nimmt der Gesprächspartner eine niedrigere Position ein als Sarah, so ist sie teils besser verständlich. Die Verständlichkeit verbessert sich zudem auch in erhöhten Sitzpositionen. Gelingt Sarah eine bessere Rumpfaufrichtung, so wirkt sich dies auch auf die Kopfaufrichtung aus und beeinflusst ebenfalls ihre Verständlichkeit. Auch in Bauchlage auf einem Keil sind weniger Rückfragen bei Gesprächen notwendig. Es stellt sich die Frage, ob es Sarah möglich ist, auch bei weniger geöffnetem Unterkiefer deutlicher zu sprechen. Eine Schulung der Wahrnehmung bezogen auf die Kieferöffnung beim Sprechen im Rahmen einer intensiven Therapie erscheint bei Sarah sinnvoll. Auch die physiotherapeutische Behandlung, welche eine Rumpf- und Kopfaufrichtung unterstützt und mögliche Positionen erarbeitet mit z. B. Hilfsmitteln wie Stehständer, ist ein wichtiger Bestandteil in der Dysarthrietherapie. Des Weiteren erscheint die Anleitung des Umfeldes zu Veränderungen des Gesprächssettings sinnvoll.

Hierzu sollen im nächsten Abschnitt Anregungen und Empfehlungen im Hinblick auf günstiges Kommunikationsverhalten mit dysarthrischen Patienten aufgeführt werden.

## 18.2.5 Günstige Kommunikationsstrategien mit dysarthrischen Patienten

Ein Gespräch mit dysarthrischen Patienten kann durch einige Strategien erleichtert werden. So ist der Blickkontakt, das Einbeziehen der Körpersprache, die Vermeidung von Nebengeräuschen, das Rückmelden von bereits verstandenen Gesprächsinhalten und vor allem das Zeitnehmen für ein Gespräch mit dysarthrischen Patienten

empfehlenswert (Geiger und Mefferd 2007; Schubert 2011).

> Nicht nur der Patient mit Dysarthrie wird im Rahmen der Therapie bezüglich hilfreicher Verhaltensweisen in der Kommunikation geschult, sondern auch das Umfeld sollte Mitverantwortung für eine gelingende Kommunikation übernehmen.

Der Patient kann gerade im Hinblick auf kommunikative Fähigkeiten von gruppentherapeutischen Angeboten profitieren. Die Angehörigenberatung und -aufklärung ist in Form von Ratgebern und Gesprächen ein wichtiger Therapieinhalt. Werden diese Gesprächsstrategien von vielen Personen vorgelebt, so sind die Empfehlungen zur etwaigen Anpassung des Kommunikationsverhaltens am ehesten von Erfolg gekrönt.

> Der Blickkontakt stellt die Basis in jeder Kommunikationssituation dar.

Im Therapiesetting ist man nicht selten hinter dem Patienten, unterhält sich über Kopf oder sitzt neben dem Patienten. In der therapeutischen Arbeit bietet sich hier ein Spiegel an, um Blickkontakt zu ermöglichen. Der Kommunikationspartner erkennt somit Mimik und Gestik des Gegenübers, zudem ist dadurch eine Rückmeldung zur Verständnissicherung möglich. Die Empfehlung, einen angemessenen zeitlichen Rahmen für ein Gespräch zu schaffen, ist teils im mit Aufgaben gefüllten Arbeitsalltag schwer umsetzbar. Rückfragen aufgrund unverständlicher Äußerungen, ein reduziertes Sprechtempo sowie häufigere Sprechpausen können selbst ein kurzgemeintes Gespräch deutlich verlängern. So ist die Überlegung, wann und an welchem Ort man Gespräche mit dem Patienten führt, der erste Schritt, um einen solchen Rahmen zu gestalten. Besonders hilfreich ist auch, als Gesprächspartner das bereits Verstandene zu wiederholen und aktiv zuzuhören. Ist die Zeit nicht ausreichend, so bedarf es unbedingt des Angebots, das Thema zuverlässig zu einem späteren Zeitpunkt nochmal aufzugreifen. Patienten, welche auf alternative Ausdrucksmöglichkeiten aus der Maßnahmenvielfalt der Unterstützten Kommunikation zurückgreifen (siehe Kap. 19 zur Unterstützten Kommunikation), sind möglicherweise im Erwerb neuer Kommunikationsmöglichkeiten und in der Anwendung der Methoden noch auf Hilfe angewiesen. So ist ein schnelles Tür-und-Angel-Gespräch in vielen Situationen nicht zielführend und wirkt einem kommunikativen Erfolgserlebnis entgegen. Geduld und Aufmunterungen, einen weiteren Kommunikationsversuch zu starten, sind hierbei vom Gesprächspartner gefragt. Ist es einem Patienten möglich, mit „ja" oder „nein" zu antworten, so bieten sich auch Entscheidungsfragen in der Kommunikation an. Trotzdem sollte versucht werden, nicht nur Kommunikationssituationen mit Frage-Antwort-Charakter zu gestalten.

Ein weiterer Punkt, welcher im Alltag meist mit wenig Aufwand verbunden ist, betrifft das Reduzieren von Nebengeräuschen. Nicht selten beobachtet man nicht nur Tür-und-Angel-Gespräche, sondern auch ein Radio oder Nebengespräche auf dem Gang. Hier ist es evtl. sinnvoll, das Radio kurz auszuschalten, die Türe zu schließen oder in einen Nebenraum zu gehen. Diese kleinen Veränderungen betonen zusätzlich das Bemühen des Gegenübers, den Patienten zu verstehen. Manche Gesprächsinhalte sollten in einer ruhigen Zweier-Gesprächssituation nochmals aufgegriffen werden. Gerade in der Situation mit Angehörigen wird im Gesprächsverlauf der Betroffene in das Gespräch weniger einbezogen, der Angehörige oder Assistent dient als Übersetzer oder übernimmt die Sprecherrolle. Das Einbeziehen des Betroffenen sollte durch nonverbale Möglichkeiten wie Blickkontaktaufbau oder kurze Rückfragen nicht aus dem Auge verloren werden. Im Alltag ist es leider oft nicht zu vermeiden, dass die Gesprächsanteile der dysarthri-

schen Patienten in diesen Situationen geringer sind. Bei Patienten mit Dysarthrie bietet sich das Einbeziehen schriftsprachlicher Fähigkeiten an. So hilft teilweise auch eine Buchstabentafel, mögliche unverständliche Wörter durch Schriftsprache auszudrücken. Da das Sprachsystem intakt ist, jedoch die ausführenden Organe zum Sprechen nicht regelrecht zusammenwirken, kann diese Möglichkeit meist gut genutzt werden.

Ein massives Kommunikationsproblem – meist auch einhergehend mit Auffälligkeiten in der Schriftsprache – zeigt sich im Störungsbild der Aphasie. Dieses ist deutlich abzugrenzen von Störungen des Sprechens. Patienten mit Aphasie sind, soweit sie nicht auch von neurogenen sprechmotorischen Störungen (Dysarthrie, Sprechapraxie) betroffen sind, uneingeschränkt in der motorischen Ausführung von Sprechbewegungen. Die sprachliche Formulierung in Form von verbalen oder schriftlichen Äußerungen und das Verstehen sprachlicher Äußerungen in Form von Lesen sind in unterschiedlichen Ausprägungen beeinträchtigt (Schneider et al. 2014). Im nachfolgenden Abschnitt wird auf dieses Störungsbild eingegangen.

## 18.3 Neurogene Störung der Sprache

### 18.3.1 Definition

Aphasien werden in der Literatur als erworbene Sprachstörungen infolge von Erkrankungen des zentralen Nervensystems definiert (Lutz 2019; Huber 2013). Die Störungen betreffen in unterschiedlichen Ausprägungsgraden alle sprachlichen Modalitäten, d. h. Sprechen und Schreiben ebenso wie Verstehen und Lesen. Alle Ebenen der sprachlichen Verarbeitung sind betroffen (Wortschatz, Satzbau, Lautstruktur). Meist liegt die Ursache einer Aphasie in einer Schädigung der dominanten Hirnhälfte, demnach bei den meisten Men-

| Diagnostikmöglichkeiten Körperfunktionsebene | Aachener Aphasietest, Tokentest (AAT; Huber et al. 1983) |
|---|---|
| | Aphasie Checkliste (ACL; Kalbe et al. 2002) |
| | LEMO 2.0 (Lexikon Modellorientiert, Stadie et al. 2013) |
| **Therapieansätze Körperfunktionsebene** | Neurolinguistische Aphasie Therapie (NAT) nach Neubert et al. (ab 1992) |
| | Modalitätenaktivierung (MODAK) nach Lutz (ab 1992, 2015) |
| | Kognitiv orientierte Aphasietherapie nach Stadie ud Schröder (2009) |
| **Diagnostikmöglichkeiten Aktivitäts- und Partizipationsebene** | ANELT (Amsterdam-Nijmegen Every Day Language Test, Blomert 1994) |
| | CETI (Communicative Effectiveness Index, Lomas et al., 1989) |
| | Communication Function Classification System (CFCS) |
| **Therapieansätze Aktivitäts- und Partizipationsebene** | Aphasie Partizipationstraining (APT) nach Grönke und Mebus (2011) |
| | Alltagsorientierte Therapie (AOT) nach Götze und Höfer (1999) |
| | In-vivo-Therapie |

**Abb. 18.3** Diagnostikmöglichkeiten und Therapieansätze bei Aphasie

schen in der linken Hirnhälfte. Bei 80 % der Hirnverletzungen, die eine Aphasie nach sich ziehen, liegt ein Schlaganfall vor (Lutz 2019). In der Praxis werden Aphasien in die Syndrome globale Aphasie, Wernicke-Aphasie, Broca-Aphasie und amnestische Aphasie, Leitungs- und transkortikale Aphasie klassifiziert (Springer und Huber 2006). Anhand des Token-Tests, welcher Bestandteil des Aachener Aphasie-Tests ist (Huber et al. 1983), wird meist auch der Schweregrad einer Aphasie bestimmt.

### 18.3.2 Überblick über diagnostische Möglichkeiten und Therapieansätze

Zur Diagnostik einer Aphasie können unterschiedliche Verfahren eingesetzt werden.

In Abb. 18.3 findet sich ein Überblick über mögliche Diagnostikinstrumente sowie Therapieansätze.

Im diagnostischen Vorgehen ist dem Patientenwunsch ausgehend von einem konkreten Problem in der Kommunikation unbedingt Sorge zu tragen. Die Tab. 18.3 führt einige spontansprachliche Symptome einer Aphasie auf. Auf die Einschränkungen in den schriftsprachlichen Fähigkeiten sowie im Sprachverständnis wird nicht näher eingegangen. Diese haben jedoch genauso wie die spontansprachlichen Symptome eine massive Beeinträchtigung der Teilhabe- und Aktivitätsfähigkeit des Patienten zur Folge.

> Trotz der Vielfalt der therapeutischen Möglichkeiten ist ein mit dem Patienten gemeinsam definiertes Ziel Ausgangspunkt.

◘ **Tab. 18.3**   Beispiele spontansprachlicher Symptome einer Aphasie

| Symptombereich | Mögliches Symptom | Beispiel |
|---|---|---|
| Automatisierte Sprachelemente | z. B. Redefloskeln | Weißt schon…da war alles weg… und ich hier…weißt schon…lass mich mal überlegen…das war hier…weißt schon… |
| Agrammatismus | z. B. Ein- oder Zweiwortsätze | Treppe hoch…und dann…ack… nix da…Mama…Hilfe…alles weg |
| Paraphasien | z. B. semantische Paraphasien | Erst Mehl in Korb (statt Schüssel) und dann Eier verwischen (dazugeben) |
| Neologismus | z. B. semantischer Neologismus | Ohrtaub (statt schwerhörig) Saugrüssel (statt Staubsauger) |
| Wortfindungsstörung | z. B. Störung in der Wortbedeutung Hier auch suprasegmentale Störung im Sinne von massiver Sprachanstrengung vorhanden und Abbruchverhalten | Also… äh. der sieht… wie is des… der da… wie sagt man… naja der hier (zeigt auf Hase)… egal und dann muss er hin… er da… wie heißt es… (schläft) ähm… sieht nicht so gut… und dann rennt er… ach egal |
| Suprasegmentale Störungen | z. B. Logorrhö | Patient antwortet auf Frage, was es zum Essen gab, mit einem Redeschwall und kommt vom Thema ab |

Zur Zielfindung ist es meist besonders hilfreich, auch Bildkarten zu verwenden, um die sprachlichen Defizite zu kompensieren. Fachbereichsübergreifend können mithilfe von „talking mats" unterschiedliche Zielbereiche definiert und priorisiert werden. Hierzu wurde eine deutschsprachige App entwickelt (Lauer 2018). Im Bereich Mobilität werden anhand von Bildern z. B. „draußen gehen", „Rollstuhl fahren" und im Bereich Kommunikation z. B. „Zuhören" bildlich dargestellt. Der Betroffene kann mithilfe der Bilder aktiv an der Entscheidungsfindung für Therapieziele teilnehmen. Ein weiteres hilfreiches Verfahren, um den Patienten in die Zielentscheidung einzubeziehen, ist das COPM (Canadian Occupational Performance Measure, Law et al. 1998), welches ebenfalls mit Bildmaterial mögliche Zielbereiche für die Therapie verdeutlicht. Einige sprachliche Auffälligkeiten sowie entstehende Schwierigkeiten können der nachfolgenden Spontansprachmitschrift entnommen werden. Der Patient versucht in diesem Beispiel ein Würfelspiel zu erklären, welches seinem Gegenüber unbekannt ist:

» „Also. So. (macht Spielhandlung vor). Und dann… naja… du so… (nimmt Würfel)… ähm… wenn so… dann ist so… (Zuhörer betrachtet P. fragend) … naja du so (P. macht erneut Spielhandlung vor) du dann… hm… ähm… (Zuhörer berichtet, wie das Spiel verstanden wurde) … naja… egal… du jetzt so… (Zuhörer beginnt Spielzug und wartet ab)… ach so… weiter (Zuhörer bzw. Mitspieler wirkt irritiert) egal…"

Der Patient beendet die Situation. Im Alltag bricht er häufig Themen ab und äußert „Egal!". Gespräche, die nicht in eine Situation eingebunden sind, führen zu vielen Missverständnissen. Rückfragen versteht der Patient teils, häufig zeigt er eine deutlich erhöhte Sprachanstrengung. Lesen und Schreiben sind ihm kaum möglich.

Dieser kurze Abschnitt verdeutlicht die kommunikative Not, in der sich Patienten mit ausgeprägten Schwierigkeiten in der Wortfindung, dem Satzbau und dem Sprachverständnis befinden. Umso wichtiger scheint es für solche Situationen, ein paar Hilfestellungen für die Kommunikation anzubieten.

> Bei allen diagnostischen Bemühungen, die sprachlichen Fortschritte zu erfassen, gilt es besonders in der Aphasietherapie, therapeutische Fortschritte an der Alltagskommunikation zu messen.

Folgt man dem oben beschriebenen Beispiel, so können günstige Kommunikationsstrategien möglicherweise die Kommunikationssituation erleichtern. Diese sollen im nachfolgenden Abschnitt erläutert werden.

### 18.3.3 Hilfreiche Kommunikationsstrategien mit aphasischen Patienten

Die bereits bei dysarthrischen Patienten hilfreichen Verhaltensweisen wie Blickkontakt, Einbeziehen der Körpersprache, ein angemessener zeitlicher Gesprächsrahmen sowie das Reduzieren von Nebengeräuschen usw. sind ebenfalls in der Kommunikation mit aphasischen Patienten empfehlenswert.

> Bei aphasischen Patienten sind jedoch nicht nur Hilfen für den verbalen Ausdruck sinnvoll, sondern auch Strategien, welche das Sprachverständnis unterstützen.

Aktives Zuhören, Umformulieren von Sätzen und mehr Rückfragen, um das Sprachverständnis abzusichern, sind bei Patienten mit Kommunikationsstörungen oft sinnvoll. In der Fachliteratur finden sich Anre-

gungen, um die Kommunikation mit aphasischen Patienten zu erleichtern (Tesak und Bauer 2013). Diese sind jedoch je nach Schweregrad, Leidensdruck des Patienten, möglichen Begleitstörungen und dem Verlauf in der Krankheitsverarbeitung anzupassen. Im beruflichen Alltag, insbesondere im Rahmen der strukturellen Arbeit mit aphasischen Patienten, aber auch bei der Anpassung von z. B. Orthesen ist eine Rückmeldung des Patienten teils sehr wichtig für das weitere Vorgehen. Manche Patienten mit Aphasie, aber auch dysarthrische Patienten haben deutlich Schwierigkeiten, eine verständliche oder zuverlässige Antwort bei Rückfragen zu Schmerzen zu geben. Spricht demnach ein Patient mit Aphasie von Knieschmerzen, so kann durchaus der Fuß gemeint sein. In diesen Situationen bietet sich der Einsatz von Schmerzskalen mit bildlicher Darstellung der Körpers an. Ein Beispiel einer Schmerzskala findet sich in ◘ Abb. 18.4. Zudem sind Zeigegesten oder Realobjekte zur Erläuterung oft hilfreich, um Defizite im Sprachverstehen auszugleichen. Hier bietet sich auch der Einsatz von Bildern, Fotos, Papier und Stift an, um evtl. Aufzeichnungen und Erläuterungen zu visualisieren.

In Übungs- oder Testsituationen mit vielen verbalen Aufforderungen ist das Vormachen der Übungen meist von großer Bedeutung. Vor allem Aufträge, welche sich nicht aus der Situation erschließen lassen, können für Patienten mit Aphasie eine sprachlich überfordernde Situation sein. Eine weitere Möglichkeit, das Sprachverstehen zu unterstützen, ist die Verwendung möglichst einfacher Sätze. Dies bedeutet jedoch nicht, einen kindlichen Ton bei diesen Patienten anzuschlagen. Oft kann es gerade in längeren Gesprächen hilfreich sein, Inhalte in Bildern oder mit aufgeschriebenen Schlüsselwörtern festzuhalten. Texte oder schriftliche Aufgaben können womöglich besser entschlüsselt werden, wenn die Regeln der leichten Sprache angewendet werden (Maaß und Rink 2018). Grundsätzlich

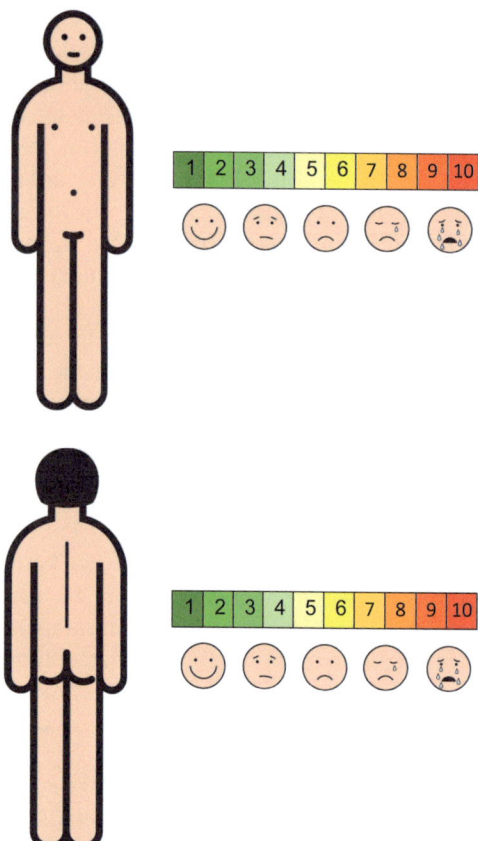

ist ein sensibler Umgang mit den Patienten und den angebotenen Hilfen sowie Materialien wichtig. Auch das Aufklären über die Hilfen und Versuche, das Gesprochene zu verstehen, sollte für den Patienten unbedingt transparent sein.

Aus einem Gespräch mit einer Patientin nach langen wiederkehrenden Rehabilitationsaufenthalten und intensiver Begleitung im Fachbereich Logopädie:

„Am Anfang… weißt du… da dachte ich… ist die doof. Wie ein Papagei. Immer fragst du nach. Und die Bilder… ich dachte… ich bin doch nicht doof. Warum fragt die immer? Ich weiß doch was ein Apfel ist!.“

## 18.4  Linkempfehlungen

- Sprechproben kindlicher Dysarthrien:
  ▶ https://lernmodule-sprachtherapie.de/praktische-uebungen
- Münchner Verständlichkeitsprofil MVP Online:
  ▶ https://www.ekn.phonetik.uni-muenchen.de/diagnostik_therapie/mvp/index.html
- CFCS – Klassifikation von kommunikativen Fähigkeiten von Individuen mit Cerebralparesen – deutsche Version:
  ▶ http://cfcs.us/wp-content/uploads/2014/02/CFCS_German_2013_01_29.pdf
- Leitlinien für Diagnostik und Therapie in der Neurologie – Online: ▶ www.dgn.org/leitlinien
- Übersicht über sprachtherapeutisch relevante deutschsprachige Leitlinien (Diagnostik, evidenzbasierte Therapie, Therapiefrequenz, usw.):
  ▶ http://www.awmf.org/
- Informationen zur Mitgestaltung der Zielfindung bei Patienten mit Sprachstörung im Artikel zur Talking Mats App:
  ▶ http://logopaedie-lauer.de/wp-content/uploads/2018/02/Lauer_2018_fl_Talking-Mats.pdf
- Schmerzskala von Tanja Müller als Download unter:
  ▶ https://www.metacom-symbole.de/downloads/ewExternalFiles/Schmerzskala.pdf
- Die Regeln für leichte Sprache kostenlos zum Download:
  ▶ https://www.leichte-sprache.org/wp-content/uploads/2017/11/Regeln_Leichte_Sprache.pdf

**Kernaussagen**

- Sich über verbale Sprache mitzuteilen, ist für Patienten mit neurogener Sprach- oder Sprechstörung keine Selbstverständlichkeit mehr.

**18**

- In der neurologischen Rehabilitation begegnet man häufig Patienten mit ausgeprägten Kommunikationsbeeinträchtigungen.
- Patienten mit Dysarthrien oder auch Aphasien erleben in den unterschiedlichsten Situationen Kommunikationsbarrieren, welche für ihre Mitmenschen nur in Ansätzen nachvollziehbar sind.
- Das Ziel einer gelingenden Kommunikation ist als interdisziplinäres Ziel zu sehen. Eine Vielzahl von Kommunikationsstrategien kann das Gespräch mit den Betroffenen erleichtern oder bessere Bedingungen für eine (selbst-) verständlichere Kommunikation schaffen.

## Literatur

Ackermann H et al (2018) Neurogene Sprechstörungen (Dysarthrien), S1-Leitlinie. In: Deutsche Gesellschaft für Neurologie (Hrsg) Leitlinien für Diagnostik und Therapie in der Neurologie. Thieme, Stuttgart

Blomert L, Buslach DC (1994) Amsterdam-Nijmegen Everyday Language Test (ANELT) – Deutsche Fassung. Swets, Lisse

Duffy JR (2013) Motor speech disorders-e-book: substrates, differential diagnosis, and management. Elsevier, St. Louis

Enderby PM (2004) Frenchay-Dysarthrie-Untersuchung: Handanweisung; 50 Wortkarten, 50 Satzkarten [Assessment-Material zur raschen und einfachen Profilerstellung von neurogenen Sprechstörungen; Protokollheft]. Schulz-Kirchner, Idstein

Freivogel S (1997) Motorische Rehabilitation nach Schädelhirntrauma: Klinik-Grundlagen-Therapie; mit 9 Tabellen. Pflaum, Dayton

Geiger A, Mefferd A (2007) Dysarthrie: ein Ratgeber für Angehörige. Schulz-Kirchner, Idstein

Geissler M, Lauer N (2015) Sprechapraxie: ein Ratgeber für Betroffene und Angehörige. Schulz-Kirchner, Idstein

Götze R, Höfer B (1999) AOT – alltagsorientierte Therapie nach erworbener Hirnschädigung: eine Aufgabe für das gesamte Reha-Team. Thieme, Stuttgart

Grönke C, Mebus M (2011) AphasiePartizipationsTraining: ICF-basierte Übungen für prag-

matisch-kommunikative Alltagsfertigkeiten. Schulz-Kirchner, Idstein

Haas E (2017) Diagnostik kindlicher Dysarthrien. Sprache · Stimme · Gehör 41(01):41–43

Hidecker MJC, Paneth N, Rosenbaum PL, Kent RD, Lillie J, Eulenberg JB et al (2011) Developing and validating the Communication Function Classification System for individuals with cerebral palsy. Dev Med Child Neurol 53(8):704–710

Hochschild J (2005) Strukturen und Funktionen begreifen: funktionelle Anatomie, therapierelevante Details. 1. Grundlagen zur Wirbelsäule, HWS und Schädel, BWS und Brustkorb, obere Extremität, vol 1. Thieme, Stuttgart

Huber W (2013) Klinik und Rehabilitation der Aphasie: eine Einführung für Therapeuten, Angehörige und Betroffene. Thieme, Stuttgart

Huber W, Poeck K, Weniger D et al (1983) Aachener Aphasie-Test (AAT). Hogrefe, Göttingen

Kalbe E (2002) Aphasie-Check-Liste (ACL): Protokollheft, Testheft, Lösungsfolien, Vorlagen, Manual. ProLog, Therapie-und Lernmittel, Köln

Karnath HO, Goldenberg G, Ziegler W (Hrsg) (2014) Klinische Neuropsychologie-Kognitive Neurologie. Thieme, Stuttgart

Kroker C et al (2018) Dysarthrie als Störung des Zeittaktes. Schulz-Kirchner, Idstein

Lauer N (2018) Talking Mats App – Jetzt in deutscher Sprache. Forum Logopädie 32:19–21

Law MC, Baptiste S, Carswell A, McColl MA, Polatajko H, Pollock N (2009) Canadian occupational performance measure: COPM. CAOT Publ. ACE. Deutsche Übersetzung: Dehnhardt B, George S, Harth A. Idstein: Schulz Kirchner (Erstveröffentlichung 1998)

Lutz L (2015) MODAK-Modalitätenaktivierung in der Aphasietherapie: ein Therapieprogramm. Springer, Berlin

Lutz L (2019) Das Schweigen verstehen: Über Aphasie. Springer, Berlin

Maaß H, Rink I (2018) Handbuch Barrierefreie Kommunikation. Frank & Timme, Berlin

Neubert C, Rüffler N, Zeh-Hau M (1992) Neurolinguistische Aphasietherapie: Materialien. NAT

Nicola F, Ziegler W, Vogel M (2004) Die Bogenhausener Dysarthrieskalen (BODYS): Ein Instrument für die klinische Dysarthriediagnostik. Forum Logopädie 2(18):14–22

Nusser-Müller-Busch R (2007) Das FOTT-Konzept: funktionell – komplex – alltagsbezogen. In *Die Therapie des Facio-Oralen Trakts* (S. 3–26). Springer, Berlin

Samar VJ, Metz DE (1988) Criterion validity of speech intelligibility rating-scale procedures for the hearing-impaired population. J Speech Lang Hear Res 31(3):307–316

Schneider B, Wehmeyer M, Grötzbach H (2014) Aphasie: Wege aus dem Sprachdschungel. Springer, Berlin

Schölderle T et al (2020) Dysarthrie bei Kindern: Informationen für Therapeuten und Eltern. Schulz-Kirchner, Idstein

Schubert A (2007) Dysarthrie. Schulz-Kirchner, Idstein

Schubert (2011) Dystarthrie Diagnostik Therapie Beratung. Schulz Kirchner, Idstein

Springer L, Huber P (2006) Klinik und Rehabilitation der Aphasie. In Forum Logopädie. Thieme, Stuttgart

Stadie N, Schröder A (2009) Kognitiv orientierte Sprachtherapie: Methoden, Material und Evaluation für Aphasie, Dyslexie und Dysgraphie. Urban & Fischer, München

Stadie N, Cholewa J, De Bleser R (2013) LEMO 2.0: Lexikon modellorientiert: Diagnostik für Aphasie, Dyslexie und Dysgraphie. NAT-Verlag, Hofheim

Tesak J, Brauer T (2013) Aphasie-Sprachstörung nach Schlaganfall oder Schädel-Hirn-Trauma: Ein Ratgeber für Angehörige und medizinische Fachberufe. Schulz-Kirchner, Idstein

Ziegler W, Vogel M (2010) Dysarthrie: verstehen-untersuchen-behandeln; 39 Tabellen. Thieme, Stuttgart

Ziegler W, Hartmann E, Wiesner I (1992) Dysarthriediagnostik mit dem „Münchner Verständlichkeits-Profil" (MVP) – Konstruktion des Verfahrens und Anwendungen. Nervenarzt 63:602–608

Ziegler W, Ackermann H, Goldenberg G, Huber W, Sedlmeier C, Schupp W (2012) Rehabilitation aphasischer Störungen nach Schlaganfall. Leitlinie der DGN. Deutsche Gesellschaft für Neurologie e.V, Berlin

**18**

# Unterstützte Kommunikation

*Christiane Dieckmann*

## Inhaltsverzeichnis

© Springer-Verlag GmbH Deutschland, ein Teil von Springer Nature 2021
W. Strobl et al. (Hrsg.), *Therapeutisches Arbeiten in der Neuroorthopädie*,
https://doi.org/10.1007/978-3-662-60493-9_19

Menschen mit komplexen Beeinträchtigungen benötigen meist Fachleute aus verschiedenen Disziplinen, damit sie ihre Einschränkungen so kompensieren können, dass ihnen eine Teilhabe am Leben in der Gesellschaft ermöglicht wird. Körperliche Behinderungen, die die Kommunikationsfähigkeit einschränken oder die Entwicklung der Lautsprache verhindern, haben tiefgreifende Auswirkungen auf das gesamte Leben einer Person. „Unterstützte Kommunikation" (UK) versucht, durch eine Vielzahl von Medien und Methoden diesen Menschen einen Weg zur Kommunikation und somit zur sozialen Teilhabe zu ermöglichen. In diesem Kapitel wird ein Überblick über dieses Fachgebiet gegeben. Anhand vieler Praxisbeispiele werden die Begriffsklärung, der Personenkreis, Aspekte der Beratung und die wichtigsten Medien und Methoden anschaulich dargestellt.

## 19.1  Einleitung

Kommunikation prägt uns Menschen über die gesamte Lebensspanne; sie ist für uns selbstverständlich. Wir verstehen darunter die Bildung einer Sprache, die in Form des Sprechens oder der Schrift umgesetzt wird. Die Interaktion mit anderen Personen ist dabei die Basis und das Ziel. Wie grundlegend wichtig Kommunikation für uns ist, erfahren wir, wenn wir z. B. durch eine temporäre Erkrankung oder in einem sprachlich völlig unbekannten Umfeld weder Laut- noch Schriftsprache einsetzen können. Plötzlich reduziert auf Körpersprache merkt man, wie eingeschränkt die Ausdrucksmöglichkeiten sind, wie schnell Missverständnisse entstehen, wie mühsam man zum Ziel kommt, um deutlich zu machen, welches Bedürfnis man hat, wie hilflos man selbst und oft auch das Umfeld ist.

Diese Erfahrungen machen Menschen mit Kommunikationsstörungen ab dem Moment, wo die Kommunikationsentwicklung ausbleibt, sich verlangsamt oder zurückgeht. Fröhlich und Haupt (Kristen, U. 1994) stellen in ihrem Entwicklungskonzept die Kommunikation ins Zentrum.

> Alle Entwicklungsbereiche, wie Motorik, Wahrnehmung, Sozialverhalten, Emotionen stehen untereinander und mit der Kommunikation in Verbindung. Da sich die Bereiche gegenseitig beeinflussen, kann sich eine Störung in einem Bereich auf alle anderen Bereiche auswirken.

„Unter den körperbehinderten Kindern ohne Lautsprache bildet die Gruppe der Kinder mit schweren cerebralen Bewegungsstörungen mit ca. 50 %–70 % die größte Gruppe" (Boenisch 2009). Boenisch beschreibt, dass Kinder mit erheblichen motorischen Beeinträchtigungen aufgrund ihrer mangelnden Umwelterfahrungen auf allen Ebenen der Sprachentwicklung Einschränkungen haben können. Um die Voraussetzungen für einen möglichst regulären Spracherwerb trotz Behinderung zu schaffen, fordert Boenisch (2009) eine Kommunikationsförderung, die früh eingesetzt wird und sowohl auf das Behinderungsbild des Kindes als auch auf dessen Umfeld abgestimmt ist.

> Durch den frühen Beginn der Kommunikationsförderung können zusätzliche Beeinträchtigungen und Fehlentwicklungen vermieden werden.

Denn nicht ausreichend kommunizieren zu können, trifft Menschen in ihrem Innersten und wirkt sich auf alle Lebensbereiche aus. Gravierende Folgen wie Störungen im Sozialverhalten und der Emotionalität, mangelnde Selbstbestimmung und Teilhabe an der Gesellschaft, gelernte Hilflosigkeit, Einschränkungen in der Identitätsentwicklung, und verminderte kognitive Entwicklung aufgrund fehlender Angebote sind möglich.

In dem Moment, in dem wir uns nicht ausreichend oder gar nicht mithilfe der Lautsprache verständigen können, benötigen wir Unterstützung, um angemessen kommunizieren zu können; damit beschäftigt sich das Fachgebiet der Unterstützten Kommunikation.

## 19.2 Begriffsklärung

Unter dem Begriff „Unterstützte Kommunikation" (= UK) versteht man die Übersetzung der international etablierten Bezeichnung AAC (= Augmentative and Alternative Communication).

Oberste Zielsetzung von AAC ist die Verbesserung der Verständigung von Menschen, die sich nicht – oder nicht ausreichend – über Lautsprache verständigen können. Dabei stehen die Personen mit Beeinträchtigung und deren unterschiedliche Kommunikationspartner im Zentrum.

UK ist ein Fachgebiet, das sich mit der Gründung der deutschsprachigen Sektion von ISAAC (= International Society for Augmentative and Alternative Communication, Heute: Gesellschaft für Unterstützte Kommunikation) seit den 1990er Jahren in Deutschland etabliert hat. In den Jahren davor gab es Bestrebungen aus den Bereichen der Geistigbehindertenpädagogik und dem Bereich der Körperbehindertenpädagogik, sich für die besondere Förderung von Kindern einzusetzen, die aufgrund von Cerebralparesen und anderen Beeinträchtigungen über keine ausreichende Lautsprache verfügten (vgl. Boenisch 2009; Nonn 2011).

Während UK in Ländern wie der USA oder den Niederlanden vor allem von Logopäden und Sprachtherapeuten angeboten wird, ist es hierzulande vor allem die Berufsgruppe der Sonderpädagogen, die sich mit diesem Fachbereich beschäftigt und in ihrer praktischen Arbeit umsetzt (vgl. Tetzchner und Martinsen 2000; Ursula Braun 2015 Handbuch UK). Mit der Veröffentlichung von Nonn (2011) „Unterstützte Kommunikation in der Logopädie" steht der Ausbildung ein Grundlagenwerk

zur Verfügung, das sowohl für Logopäden/ Sprachtherapeuten als auch für Pädagogen, die in den unterschiedlichen Arbeitsbereichen mit Menschen mit Bedarf an UK arbeiten, die wichtigsten theoretischen und praktischen Basisinformationen vermittelt.

## 19.3 Unterschiede zu angrenzenden Interventionsmodellen

Kommunikation ist ein komplexes Thema, dem sich Wissenschaften wie die Pädagogik, Linguistik, Psychologie, Biologie, Anthropologie und andere Disziplinen auf unterschiedliche Weise nähern.

Je nach Sichtweise und Bezugsgruppen sind in der Literatur, in der es um die Förderung von Menschen mit schweren Kommunikationsstörungen geht, unterschiedliche Begriffe zu finden. Andreas Fröhlich entwickelt das Konzept der „Basalen Stimulation" (Fröhlich 2015), das oft mit dem Begriff der „Basalen Kommunikation" in Verbindung gebracht wird.

> Die „Basale Stimulation" setzt an sehr frühen Entwicklungsstufen an. „Hier soll es allerdings um die Basis der Kommunikation gehen, um Fähigkeiten, die noch vor einer ‚Intentionalen Kommunikation' liegen" (Fröhlich 2015).

Fröhlich überträgt die Prinzipien, die sich aus der natürlichen Stimulation innerhalb der frühen Eltern-Kind-Interaktion ergeben, auf die Kommunikation mit Menschen mit schweren Beeinträchtigungen.

Auch Winfried Mall (2004) beschäftigt sich mit dieser Personengruppe. Er versteht unter „Primärer Kommunikation" die Annäherung und die Auseinandersetzung eines Menschen mit seiner Umwelt und seinen Mitmenschen. Nonn (2011) fasst Malls Konzept folgendermaßen zusammen:

» „Es stellt den Aspekt der Kommunikation in den Vordergrund und ist ebenfalls eine Möglichkeit der Kontaktaufnahme zu Menschen mit schwersten Behinderungen. Alle körperlichen Reaktionen eines Menschen mit einer schwersten Behinderung werden grundsätzlich als Ausdrucksverhalten verstanden, das die Bezugspersonen wiederum mit einer passenden körperlichen Antwort sinnlich wahrnehmbar beantwortet" (Nonn 2011).

❯ „FC – Facilitated Communication" wird im Deutschen mit „Gestützte Kommunikation" übersetzt und ist ein Begriff, der fälschlicherweise sehr häufig mit „Unterstützter Kommunikation" gleichgesetzt wird. Unter FC versteht man eine Methode, die vor allem für Menschen mit einer Autismus-Spektrum-Störung entwickelt wurde. Bei diesem Personenkreis geht man davon aus, dass eine Dyspraxie in Verbindung mit Wahrnehmungsproblemen zu einer Hemmung führt, die durch einen sogenannten „Stützer" überwunden werden soll. Dieser hilft der Person durch Berührungen an der Hand, dem Arm oder der Schulter, mittels Symboltafeln, Buchstabentafeln oder auch einer PC-Tastatur zu kommunizieren.

## 19.4 Zielgruppe

Während in den ersten Jahren, in denen UK in Schulen und verschiedenen anderen Einrichtungen eingesetzt wurde, noch vom sogenannten „Kandidatenmodell" ausgegangen wurde, hat sich seit vielen Jahren die „voraussetzungslose Praxis" durchgesetzt. Pat Mirenda (1993) bringt das mit folgenden Worten auf den Punkt: „Allein, dass ein Mensch atmet, ist die Voraussetzung für Unterstützte Kommunikation" (Mirenda 1993). Somit hat sich auch die Ausrichtung und Herangehensweise in der Beratung und Förderung verändert.

❯ Ausgangsfrage ist nicht mehr, ob jemand bereit für Unterstützte Kommunikation ist, sondern wie UK (Medien, Methoden, Umfeld) gestaltet werden muss, damit die Person mit ihren Bezugspersonen Kommunikation entwickeln kann.

Dabei stehen die unterstützt sprechende Person und ihre Kommunikationspartner im Zentrum der Beratung und Förderung.

Die Gründe (Konditionen), warum ein bestimmter Personenkreis Unterstützte Kommunikation benötigt, sind heterogen. Kerstin Nonn fasst dies in der Übersicht in ◼ Abb. 19.1 zusammen.

❯ Für die Förderung und Versorgung mit Mitteln und Methoden der UK stehen nicht die eingeschränkten Funktionsfähigkeiten bzw. die medizinischen Diagnosen im Vordergrund, sondern die individuellen Entwicklungsvoraussetzungen und die Gegebenheiten der Lebensumwelt. Kommunikation wird als Grundbedürfnis betrachtet, das sich im Kontext zur individuellen, personellen Umwelt vollzieht.

Martinsen und Tetzchner (2000) unterscheiden drei Gruppen von Personen, die UK benötigen. Die erste Gruppe nutzt UK als Ausdrucksmittel. Bei diesen Personen besteht eine große Diskrepanz zwischen dem Sprachverständnis und den expressiven Sprachmöglichkeiten. Für diese Gruppe ist UK auf Dauer die einzige Möglichkeit, sich adäquat auszudrücken. Das Sprachverständnis ist meist normal entwickelt. Menschen mit Cerebralparesen, bei denen aufgrund der motorischen Einschränkungen Anarthrien und Dyspraxien bestehen, gehören sehr oft in diese Gruppe. Der zweiten Gruppe werden Personen zugeordnet, die UK als zusätzliches Ausdrucksmittel nutzen, weil die bereits entwickelte Lautsprache sehr schwer verständlich ist oder sich die Lautsprache im Vergleich zum Sprachverständnis zu langsam entwickelt. UK wird von diesem

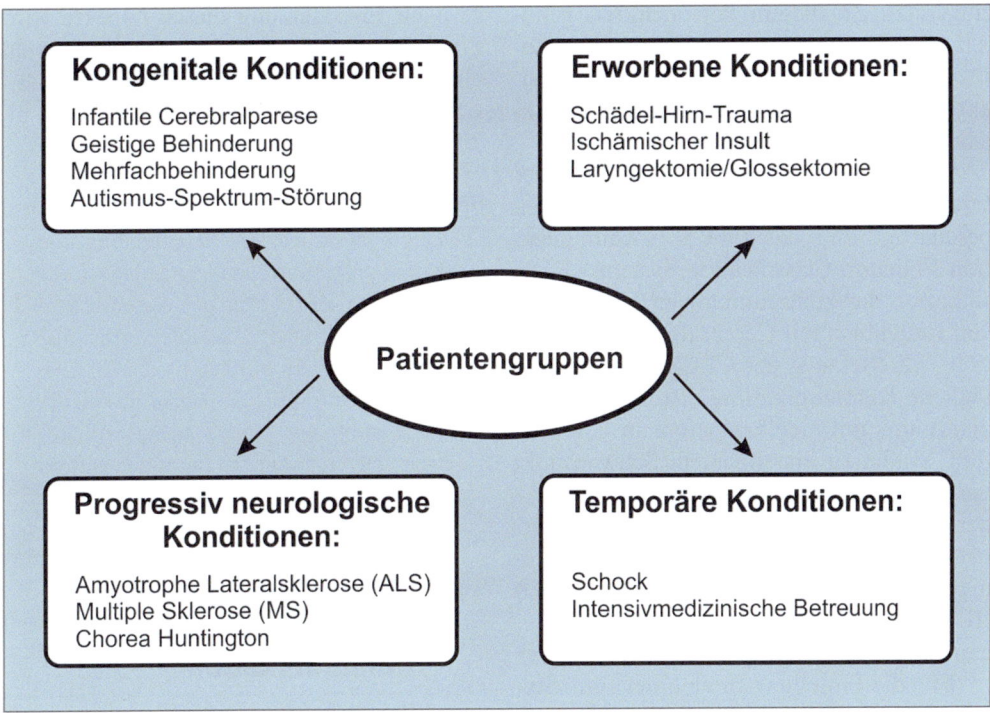

**Kongenitale Konditionen:**

Infantile Cerebralparese
Geistige Behinderung
Mehrfachbehinderung
Autismus-Spektrum-Störung

**Erworbene Konditionen:**

Schädel-Hirn-Trauma
Ischämischer Insult
Laryngektomie/Glossektomie

**Patientengruppen**

**Progressiv neurologische Konditionen:**

Amyotrophe Lateralsklerose (ALS)
Multiple Sklerose (MS)
Chorea Huntington

**Temporäre Konditionen:**

Schock
Intensivmedizinische Betreuung

◘ **Abb. 19.1** Verschiedene Konditionen einer UK-Versorgung. (Mit freundlicher Genehmigung von Dr Kerstin Nonn 2011)

Personenkreis oft als Entwicklungsmotor genutzt, der nur temporär eingesetzt wird. Die dritte Personengruppe sind Menschen, die noch keine Lautsprache einsetzen, weil sie noch keine Idee von Kommunikation haben. Bei diesen Menschen dient UK der Entwicklung von Sprachverständnis und Sprachproduktion. Diese Gruppe ist besonders darauf angewiesen, dass sich das Umfeld auf die besonderen Gesprächsbedingungen und den aktiven Einsatz der Mittel und Methoden der UK einstellt.

> Durch die Beschreibung der sehr heterogenen Zielgruppe wird deutlich, dass sowohl Personen mit normal entwickeltem Sprachverständnis als auch Menschen, die noch am Anfang ihrer Sprach- Kommunikationsentwicklung stehen, vom Einsatz Unterstützter Kommunikation profitieren.

„UK kann sowohl die Sprachproduktion als auch das Verstehen von Sprache unterstützen. Hierbei ist die Unterscheidung in die zwei Profile nonverbal und non-speaking hilfreich" (Nonn 2011). Menschen, die aufgrund motorischer Einschränkungen zentrale Sprechstörungen haben, werden dem „Non-speaking"-Profil zugeordnet; UK unterstützt oder ersetzt die Lautsprache auf Dauer durch entsprechende Hilfsmittel. Bei der Gruppe mit dem Profil „nonverbal" wird UK sowohl zum besseren Verständnis der Sprache als auch zur Sprachproduktion eingesetzt. Zu diesem Personenkreis gehören alle Menschen, die zusätzlich zu motorischen Beeinträchtigungen, die den Sprechakt betreffen, kognitive oder sozial/interaktive Störungen haben.

Hidecker et al. (2011) haben sich mit der Gruppe der Menschen mit Cerebralparesen beschäftigt und das CFCS (Communication Function Classification System = Klassifikation der kommunikativen Fähigkeiten von Individuen mit Cerebralparesen) entwickelt. „Zielsetzung des CFCS ist es, die alltägliche Kommunikationsleistung eines Individuums mit Cerebralparese in eine von fünf Stufen zu klassifizieren. Schwerpunkt des CFCS liegt auf der Funktions- und auf der Teilhabeebene, beide sind in der Internationalen Klassifikation der Funktionsfähigkeit, der Behinderung und Gesundheit (ICF) der WHO beschrieben" (Hidecker et al. 2011).

Für die Einteilung in eine der fünf Stufen wird die unterstützt kommunizierende Person selbst oder deren Eltern/Bezugspersonen oder/und eine Fachkraft, die mit der einzuschätzenden Person vertraut ist, zur Wirksamkeit der Kommunikationsleistungen bezüglich der Teilhabe an alltäglichen Situationen befragt. Dies können Situationen im häuslichen, beruflichen oder schulischen Umfeld der unterstützt kommunizieren Person sein. Alle angewandten Kommunikationsformen (Lautsprache, Gestik, Verhalten, Blickrichtung, Gesichtsausdruck etc.) und Methoden (Handgebärden, Bilder, Kommunikationstafeln, Kommunikationsbücher, Sprachausgabegeräte etc.) werden einbezogen. Mithilfe der „CFCS-Level-Zuordnungskarte" wird nun eingeschätzt:

- ob die Person durchgängig und wirksam die Sender- und Empfänger-Rolle mit vertrauten Personen wechselt
- ob die Person durchgängig mit unvertrauten Personen wirksam kommuniziert
- ob die Person in angenehmer Geschwindigkeit mit Kommunikationspartnern kommuniziert

Je nach Einschätzung dieser Aspekte wird die Wirksamkeit der Kommunikation in eine von fünf Stufen zugeordnet (siehe CFCS-Level-Zuordnungskarte, Hidecker et al. 2011).

❯ Ein wichtiges Anliegen der Autoren des CFCS ist es, bei der Beschreibung von Kommunikationsleistungen eine für Fachleute und Laien gemeinsame Verständigungsbasis zu schaffen. Auf dieser Basis soll ein fachlich fundierter Austausch stattfinden, der hilfreich bei der Zielsetzung von Verbesserungsmaßnahmen zu wirksamerer Kommunikation sein kann.

## 19.5 Methoden und Medien der Unterstützten Kommunikation

Es gibt eine große Anzahl an Interventionsprogrammen und Hilfsmitteln, die in der UK eingesetzt werden können. „Einen systematischen Rahmen für die Diagnostik, Planung und Durchführung von UK-Interventionen bietet das Partizipationsmodell von Beukelmann und Mirenda (1999, 2005; Braun und Kristen 2001; Antener 2001), welches auf ihrem Kommunikationsmodell aufbaut (Beukelmann und Mirenda 1988)" (Päßler-van Rey in Nonn 2011, Unterstützte Kommunikation in der Logopädie, S. 16).

❯ Beim Partizipationsmodell steht nicht die Beeinträchtigung der unterstützt kommunizierenden Person im Vordergrund, sondern die Auswirkungen, die das Fehlen der Lautsprache auf die Teilnahme am Leben in der Gesellschaft hat; wichtigster Bezugspunkt ist die Peergroup, d.h. die Gleichaltrigen, die in einer ähnlichen Lebenssituation sind.

„Im Mittelpunkt des Modells steht die Teilhabe des Menschen in Aktivitäten des täglichen Lebens, wie es auch bei der 'International Classification of Functioning, Disability and Health' (ICF, WHO 2001, 2002) das Ziel von Rehabilitationsmaßnahmen ist" (Päßler-van Rey in Nonn 2011, Unterstützte Kommunikation in der Logopädie, S. 16 f.).

Während beim Partizipationsmodell Teilhabebarrieren aufgezeigt werden, analysiert die ICF die Kontextfaktoren (Gelegenheitsbarrieren – Umweltfaktoren/Zugangsbarrieren – personenbezogene Faktoren).

> Ein wissenschaftlich fundiertes und sehr praxisorientiertes Interventionsprogramm ist das COCP-Programm (Communictieve Ontwikkeling van niet-sprekende kinder en hun Communicatiepartners), das von Heim und Jonker 1994 an der Universität von Amsterdam entwickelt wurde. Grundlage dieses Modells ist die Erkenntnis, dass Kinder (Personen) mehr benötigen als das Bereitstellen geeigneter Kommunikationshilfsmittel. Mittels Videoaufnahmen wird das Kommunikationsverhalten der unterstützt sprechenden Person und deren Bezugspersonen im familiären, therapeutischen und schulischen Umfeld analysiert.

Ein Team, das sich aus Therapeuten und Pädagogen aus verschiedenen Fachrichtungen zusammensetzt, erstellt nach umfangreicher Diagnostik konkrete Vorschläge für Hilfsmittel und hilfreiche Partnerstrategien (z. B. Zeit geben/Umgebung strukturieren/Tempo regulieren/Kommunikation erwarten).

Ein weiteres sehr hilfreiches Konzept ist „Kommunikation einschätzen und unterstützen" von Irene Leber (2009). Sie fasst auf einem Poster diagnostische Fragen, die für die Einschätzung des Kommunikationsniveaus wertvoll sind, und konkret umsetzbare Förderhinweise sehr übersichtlich zusammen.

Da der Erfolg gelingender Kommunikation beim Einsatz von Mitteln der UK ganz entscheidend vom Verhalten der Bezugspersonen/Kommunikationspartner abhängt, wird darauf in der aktuellen Praxis verstärkt geachtet. Folgende Partnerstrategien haben sich als besonders effektiv erwiesen:

- Modelling: Die Bezugspersonen/Kommunikationspartner sind Vorbild und nutzen im täglichen Umgang mit der unterstützt sprechenden Person die gleichen Kommunikationsformen und -mittel: Beim Sprechen wird von beiden Kommunikationspartnern das entsprechende Kommunikationshilfsmittel, wie zum Beispiel ein Talker, Gebärden, oder ein Symbolordner etc. einbezogen.
- Partnerscanning: Bei diesem Verfahren dient der lautsprechende Partner als „Übersetzer", indem er z. B. eine Buchstaben- oder Wörterliste mit dem Finger Feld für Feld anzeigt oder vorliest und der unterstützt Kommunizierende durch ein vereinbartes Zeichen seine Auswahl bestätigt. Der lautsprechende Partner hat dann die Aufgabe, die Auswahl zu übermitteln bzw. das gebildete Wort/die Aussage laut vorzulesen.
- Prompting: „„Prompts" – auf Deutsch „Aufforderung" oder „Hilfestellung" – sind im Kontext der UK bewusst gesetzte Cues bzw. Hinweisreize, welche die unterstützt kommunizierende Person dazu anregen sollen, sich aktiv in das Gespräch einzubringen (vgl. Bober und Wachsmuth, 2020, C. und P.; Bober und Wachsmuth, 2013, L.004.001 und L.014.001)" (Dabringhausen 2019). In fünf Stufen wird die unterstützt kommunizierende Person ermutigt, die Initiative im Dialog durch den Vollzug des sogenannten „Turns" (= Sprecherwechsel) zu vollziehen.
  1. Natürliche Gelegenheiten zur Kommunikation schaffen
  2. Erwartungsvolle Zeitverzögerung
  3. Indirekte Aufforderung geben
  4. Aufnahme von Körperkontakt

5. Gemeinsames Ausführen der Handlung (vgl. Dabringhausen 2019)

- Scaffolding: Durch die Ausrichtung des Kommunikationsverhaltens an den individuellen Kompetenzen des Kindes/der Person (Sprechtempo, Sprachniveau, Wortwahl, Satzkonstruktionen etc.) schaffen die Bezugspersonen ein „Gerüst", das der unterstützt kommunizierenden Person hilft, die bereits erworbenen Fähigkeiten einzusetzen. Gleichzeitig ist der Gesprächspartner ein Vorbild für den nächsten zu erwartenden Fortschritt. Mit zunehmenden Fähigkeiten der unterstützt kommunizierenden Person wird das „Hilfsgerüst" angepasst und reduziert (vgl. Dabringhausen 2019; Willke 2017).

- Strukturierte Überinterpretation und totale Kommunikation: Diese Interventionsstrategie greift Signale (körperliche, lautliche etc.) von Personen auf und versucht sie in einem kommunikativen Kontext zu interpretieren. Durch die sensible Beobachtung solcher Zeichen (Arm ausstrecken wird als ein Zeichen für „noch einmal" interpretiert), die dann mit festen Bedeutungen verknüpft werden, können Personen, die sich ihrer Wirkung auf die personelle Umwelt noch nicht bewusst sind, an die Grundlagen der Kommunikation (Entwicklung von Intentionalität) herangeführt werden. Diese individuellen Zeichen müssen dann dokumentiert und erweitert werden, damit das Umfeld diese Zeichen nutzt und einsetzt.

- Ko-Konstruktion: Durch geschicktes Nachfragen und Zusammenfassen wird der unterstützt kommunizierenden Person geholfen, Sachverhalte auszudrücken, die nicht ausreichend auf den vorhandenen Hilfsmitteln vorhanden sind („Papa" kann je nach Situation die Frage sein „Wo ist Papa?", „Wann kommt Papa?" oder die Aussage „Da ist Papa" oder „Papa – schau mal zu mir" oder…). Durch dieses Partnerverhalten sollen Missverständnisse reduziert werden.

> Neben dem förderlichen Verhalten der Kommunikationspartner ist der Aufbau eines multimodalen Kommunikationsmodells von großer Bedeutung.

Als Grundlage dient das Sprachmodell von L. Bloom und M. Lahey (1978), in dem Kommunikation in die Hauptbestandteile Inhalt, Form, Funktion eingeteilt wird. Unter **Inhalt** versteht man das Vokabular, das primär am Interesse und der Lebenswelt der Person ausgerichtet ist, unter den **Funktionen**, „wozu und warum" jemand kommunizieren möchte (etwas erzählen, Fragen stellen, etwas fordern etc.), und mit der **Form** sind die verschiedenen Kommunikationsformen (Gebärden, Symbole, technische Hilfen etc.) gemeint, die eine Person nutzt. Nur wenn diese Komponenten sinnvoll aufeinander abgestimmt werden, ist die UK-Intervention erfolgversprechend (◘ Abb. 19.2, 19.3 und 19.4).

Die Kommunikationsformen teilt man in körpereigene, nichtelektronische und elektronische Hilfen ein.

1. Unter **körpereigenen Hilfen** versteht man Mimik, Gestik, Körperhaltung und Körperspannung, Atmung, Laute, standardisierte Gebärden (DGS = Deutsche Gebärdensprache oder auch SdmHa = Gebärdensammlung „Schau doch meine Hände an") (◘ Abb. 19.5a, b und c).
Gebärden in Verbindung mit Symbolen sind hilfreich zur Orientierung und zur Unterstützung des Sprachverständnisses; durch die motorische Komponente wird das Einprägen erleichtert. Gebärden in der UK werden lautsprachbegleitend oder auch lautsprachunterstützend eingesetzt.

2. Unter **nichtelektronischen Hilfen** versteht man Gegenstände (sogenannte Bezugsobjekte oder auch Miniaturgegenstände) und Fotos, Bilder, Symbole (Symbolsammlungen: z. B. Metacom, PCS, Symbolstix), Schrift, die auf Karten und Tafeln oder in Ord-

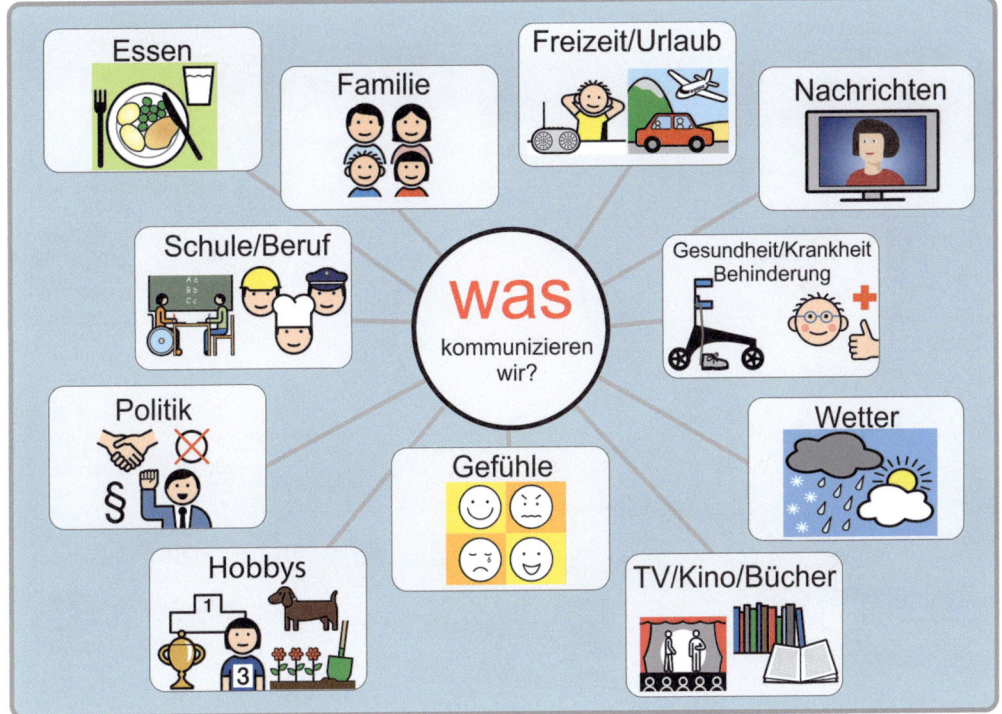

■ **Abb. 19.2**  Inhalte: **Über „was"** sprechen wir? (Nutzung der METACOM-Symbole © von Annette Kitzinger)

nern und Ich-Büchern oder auch Mitteilungstagebüchern verwendet werden (■ Abb. 19.6a,b, 19.7a,b).

Symbolmappen, Symbolordner und Symboltafeln erweitern den Wortschatz und stellen für bestimmte Kontexte das geeignete Vokabular bereit. Standardisierte Kommunikationsordner wie der „Kölner Ordner" oder die „MoHeCo"-Mappe beinhalten ein umfangreiches Vokabular, das individuell (Größe der Felder, „aktive" Felder) an das Interesse der UK-Nutzer angepasst wird (■ Abb. 19.8a und b).

Blicktafeln ermöglichen die Auswahl und Ansteuerung von Symbolen mithilfe der Blickrichtung.

3. Unter **elektronischen Hilfen** versteht man Hilfsmittel zur Kommunikationsanbahnung (Umfeldsteuerung), die keine Sprachausgabe haben (wie z. B.

Taster in Verbindung mit einem PowerLink), einfache Sprachausgabegeräte wie den BigMac oder den Step by Step, Sprachausgabegeräte mit einem statischen Display (wie z. B. GoTalk) und komplexe Sprachausgabegeräte mit dynamischem Display (■ Abb. 19.9a,b).

Die Beleuchtung des Zirkuszeltes und die Funktionen der Musikkapelle (Musik/Tusch/Applaus) wurden so umgebaut, dass sie mit einem einfachen Taster bedient werden können.

Adaptierte Spielsachen/Geräte (elektronische Scheren etc.) in Verbindung mit Tastern (z. B. Jeallybeans) ermöglichen **aktive** Teilhabe (■ Abb. 19.10a).

Auf dem BIGmack (gelber Taster) kann eine kurze Mitteilung aufgenommen werden. Mit der Hand lässt sich dieser Taster sehr leicht bedienen und die Aussage abspielen. Einfache Kinderbücher, bei denen

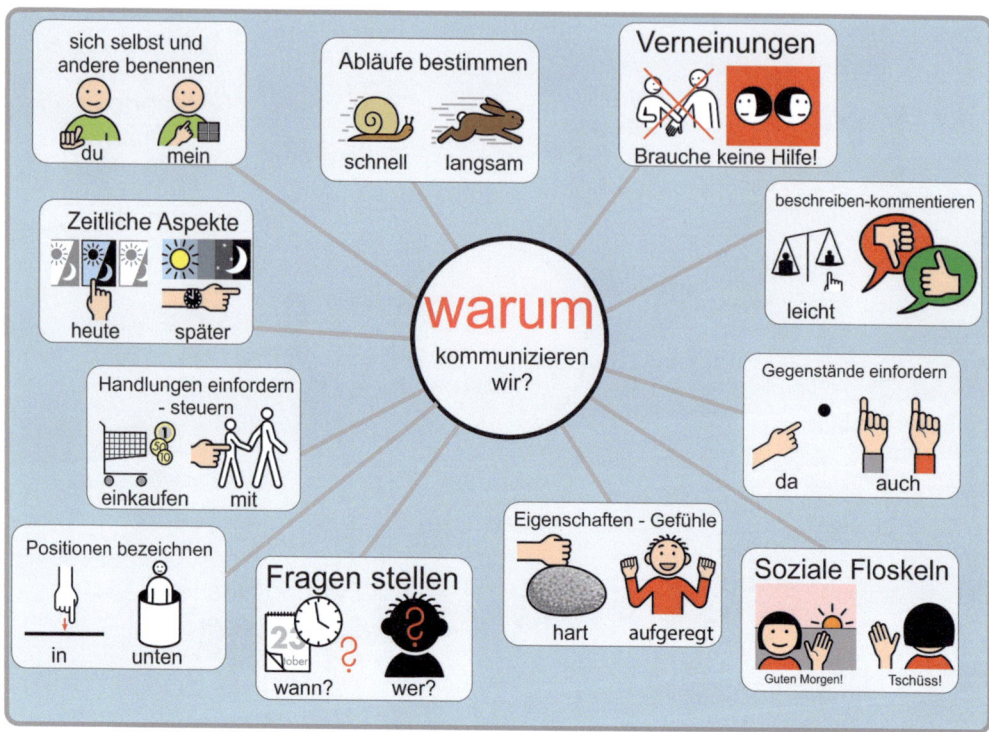

**◼ Abb. 19.3** Funktionen: **Warum/Wozu** kommunizieren wir? (Nutzung der METACOM-Symbole © von Annette Kitzinger)

sich ein Satz mehrmals wiederholt, können mithilfe des BIGmack gemeinsam „gelesen" werden. Auf das Hilfsmittel wird der Wiederholungssatz aufgenommen („Wollen wir Freunde sein?"), der vom UK-Nutzer per Tastendruck „gesprochen" wird. Durch das abwechselnde „Vorlesen" (UK-Nutzer bedient den Taster mit dem Wiederholungssatz, die Bezugsperson liest die Teile des Textes vor, die sich von Seite zu Seite verändern) werden viele Turns vollzogen, die eine wichtige Interaktionsleistung in der Kommunikationsentwicklung darstellen.

> Spielerisch können wichtige Grundlagen für Interaktion und Kommunikation aufgebaut werden (◼ Abb. 19.10b).

Einfache Taster mit Sprachausgabe (sogenannte BIGmacks oder Step by Steps) ermöglichen interaktives Lesen und das

Steuern von Aktionen („nochmal" – „fertig"). Adaptierte PC-Mäuse (Hitch, Simple Switch Interface, APPlicator for Ipad oder umgebaute PC-Mäuse) ermöglichen in Verbindung mit einfachen Tastern die Bedienung digitaler Medien wie Laptops oder Tablets. Mit diesen Hilfsmitteln können einfache Programme oder sogenannte „Power-Point-Bücher" am PC selbstständig bedient werden (◼ Abb. 19.11a, b).

Um das Vokabular bei Sprachausgabegeräten mit statischem Display zu ändern, müssen die Symboltafeln ausgewechselt werden. Die Tafeln werden für jeden Kontext individuell erstellt. Die Anzahl der eingespeicherten Aussagen ist begrenzt.

> Talker mit dynamischem Display wie z.B. der Tobii I+ von Dynavox werden mit unterschiedlich komplexen Vokabu-

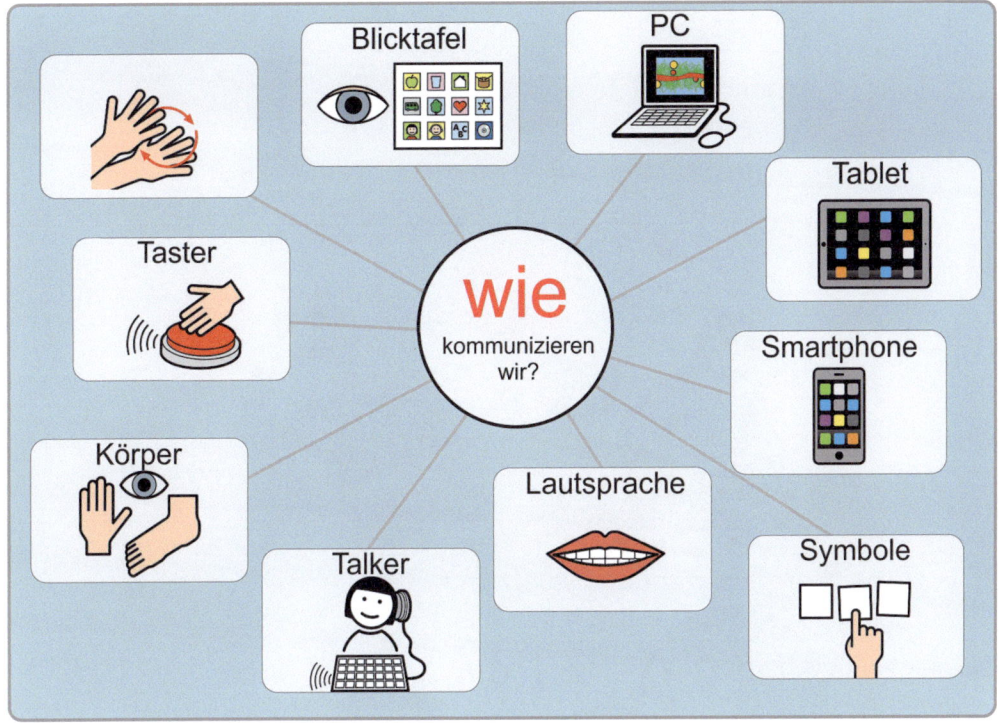

**Abb. 19.4**   Formen: **Wie** kommunizieren wir? (Nutzung der METACOM-Symbole © von Annette Kitzinger)

larstrategien angeboten. Auch bei diesen komplexen Hilfsmitteln, die sich per Touch oder mit den Augen ansteuern lassen, muss das Vokabular individuell angepasst werden. Beratung zu Auswahl und systematischem Aufbau des Vokabulars ist für eine erfolgreiche Kommunikationsentwicklung essenziell (■ Abb. 19.12a und b).

Damit Kommunikation in allen Lebenslagen möglich ist und im Alltag unproblematisch genutzt werden kann, sind spezielle Halterungen und Hilfsmittelständer wichtig.

Da die menschliche Kommunikation grundsätzlich multimodal ist, d.h., wir nutzen in unserer alltäglichen Kommunikation viele verschiedene Kommunikationsformen (je nach Situation Lautsprache, Gesten, Schriftsprache, Körpersprache, Laute etc.), ist die Berücksichtigung der Multi-

modalität auch eine Forderung in der UK (■ Abb. 19.13).

> Multimodale Kommunikation bedeutet, dass für einen UK-Nutzer immer verschiedene Kommunikationskanäle/Kommunikationsformen genutzt werden müssen; je nach Situation, Tagesverfassung etc. sind unterschiedliche Hilfsmittel oder auch Methoden notwendig, damit Kommunikation im Alltag gelingt und für alle Kommunikationspartner erfüllend ist.

## 19.6   Beratung

„Im Kontext Unterstützter Kommunikation können zwar häufig organische Ursachen des Nicht-Sprechen-Könnens festgestellt werden, Gegenstand der Intervention

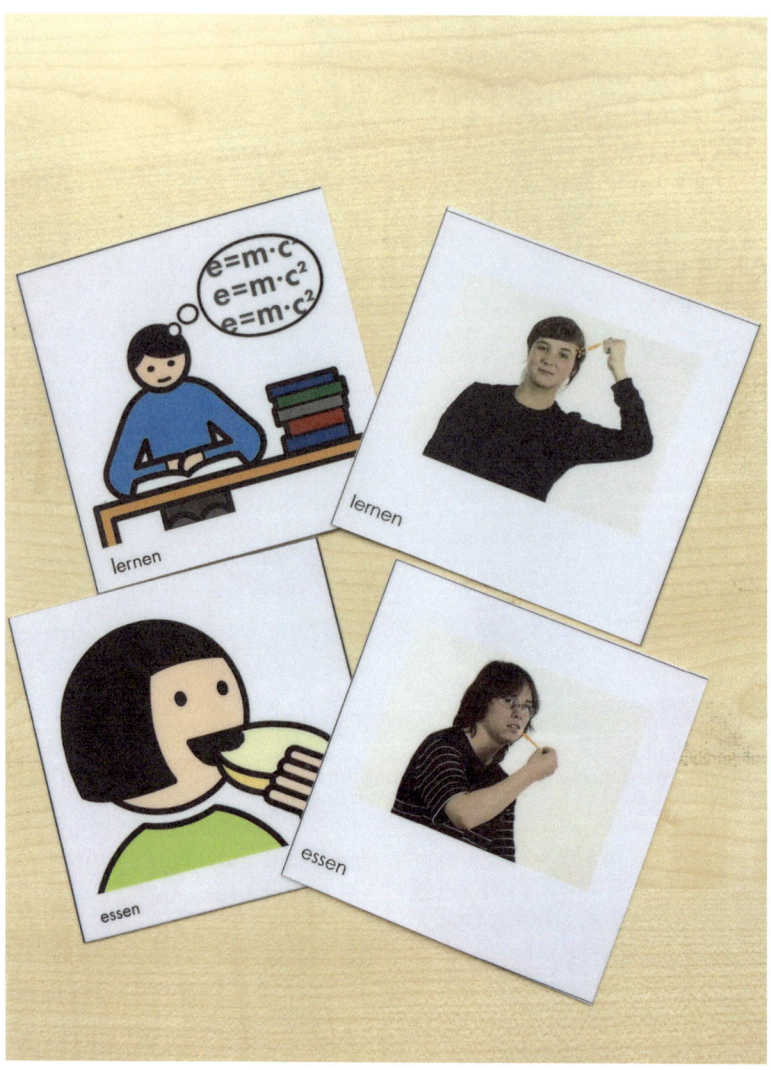

**◻ Abb. 19.5 a** Symbolkarten (Nutzung der METACOM-Symbole © von Annette Kitzinger) mit den entsprechenden Gebärden (Sammlung SdmHa = Schau doch meine Hände an).

ist aber nicht die Behandlung dieser organischen Störung, sondern die (sonder-)pädagogische Förderung der dadurch begrenzten Kommunikationsfähigkeit" (Boenisch und Sachse 2007).

> Im Zentrum der Beratung steht die Herstellung oder Erweiterung der Kommunikationsfähigkeit einer Person in ihrer Lebenswelt, unabhängig von ihrem Alter oder dem Grad/Umfang der Beeinträchtigung; somit müssen sowohl die nichtsprechende Person als auch ihre Bezugspersonen/Kommunikationspartner einbezogen werden.

Boenisch und Sachse weisen darauf hin, dass spezifische Merkmale in der UK-Beratung berücksichtigt werden müssen (Boenisch und Sachse 2007). Von großer Bedeutung ist die Konsensbildung al-

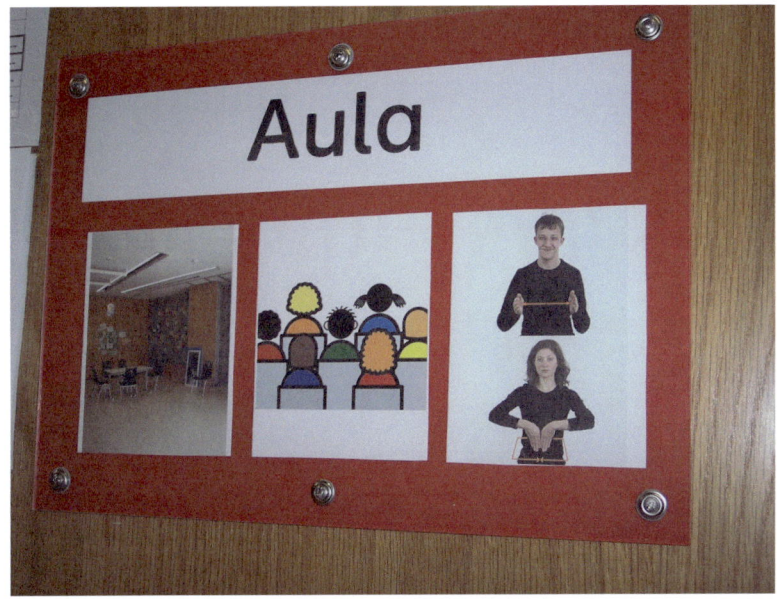

◘ **Abb. 19.5**  **b** Türbeschilderung in einer Schule (Symbol: Nutzung der METACOM-Symbole © von Annette Kitzinger – Gebärden: SdmH = Schau doch meine Hände an).

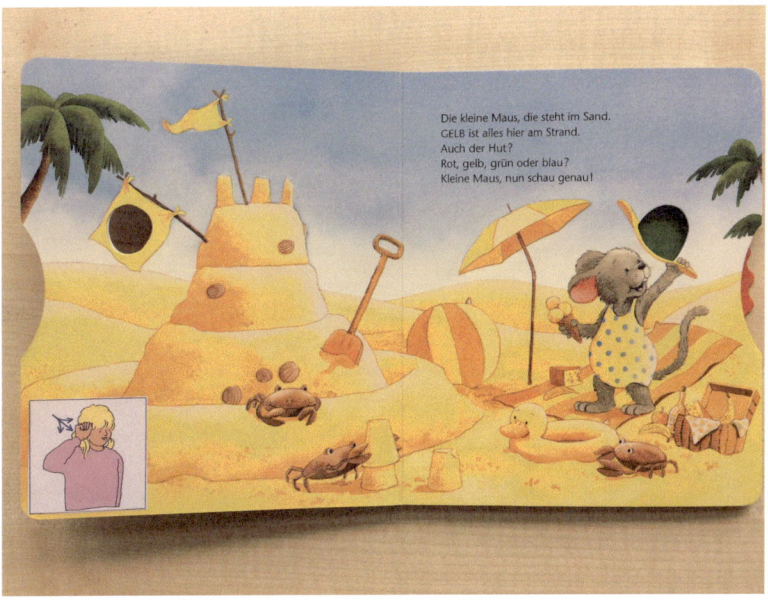

◘ **Abb. 19.5**  **c** Kinderbuch mit GUK-Gebärden

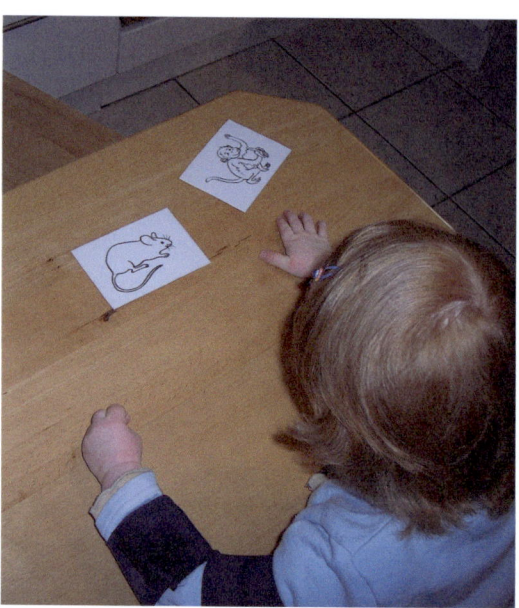

**◘ Abb. 19.6    a** Symbole können als Einzelsymbole für Auswahlsituationen und zur Erleichterung des Sprachverständnisses eingesetzt werden.

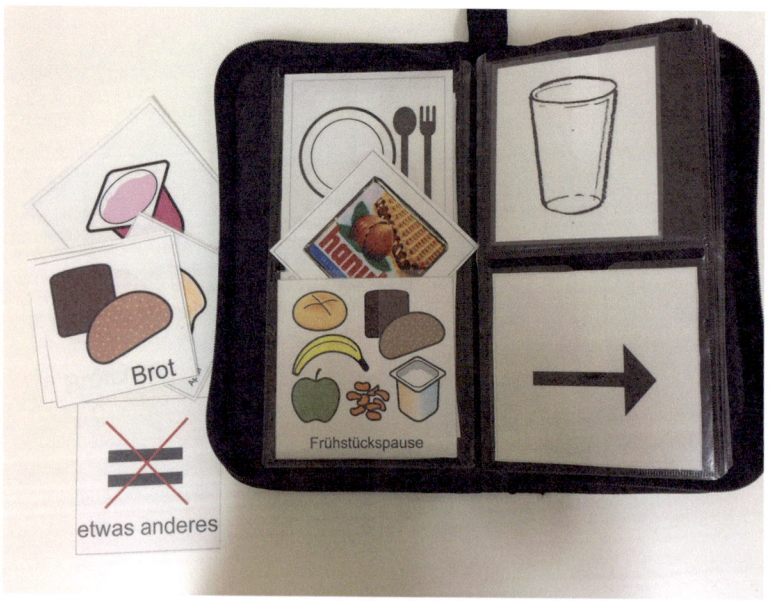

**◘ Abb. 19.6    b** Ordnungssystem für Einzelsymbole (Symbole: Metacom/Foto von Dingen [hanuta]/Zeichnung [Becher] aus einer Fibel) (Nutzung der METACOM-Symbole © von Annette Kitzinger)

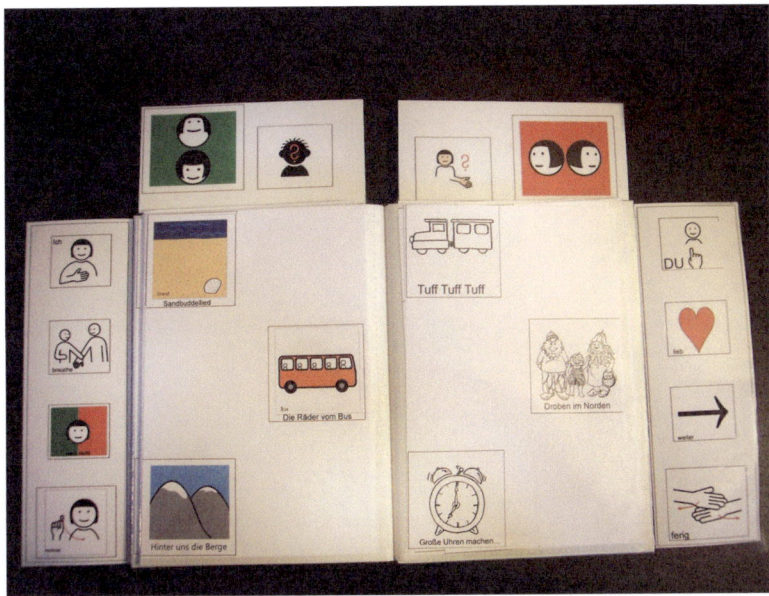

■ **Abb. 19.7** **a** Individuelle Symbolmappe mit Kern- und Randvokabular (Symbole: Nutzung der META-COM-Symbole © von Annette Kitzinger und Zeichnung).

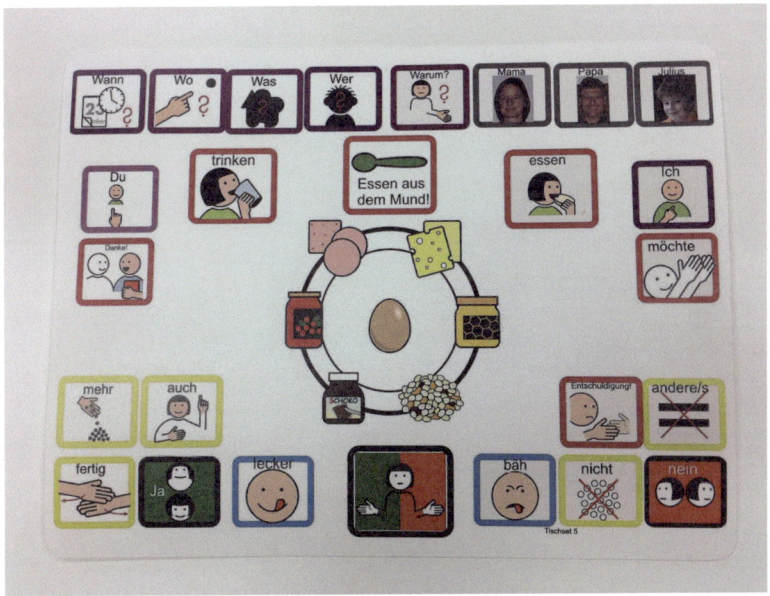

■ **Abb. 19.7** **b** Tischset zum Einsatz während der Essenssituation (Symbole: Nutzung der METACOM-Symbole © von Annette Kitzinger)

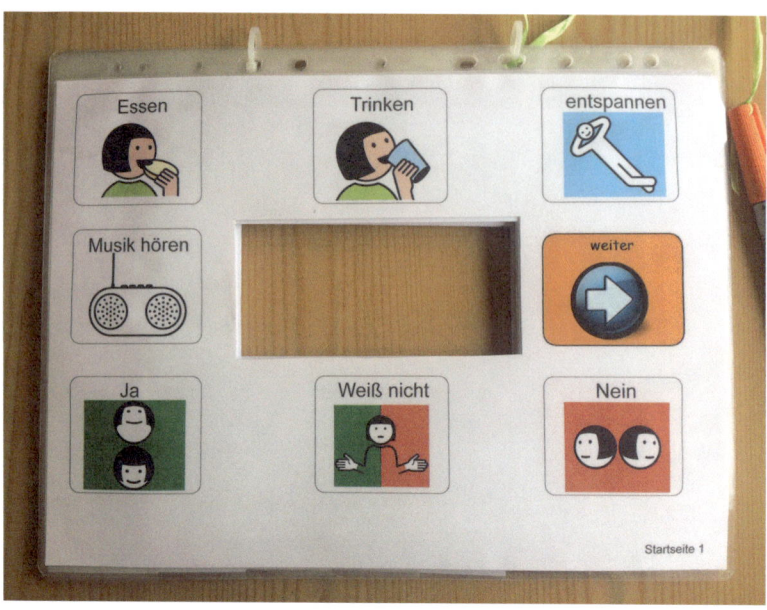

**Abb. 19.8  a** Blicktafel – Startseite (Symbole: Nutzung der METACOM-Symbole © von Annette Kitzinger).

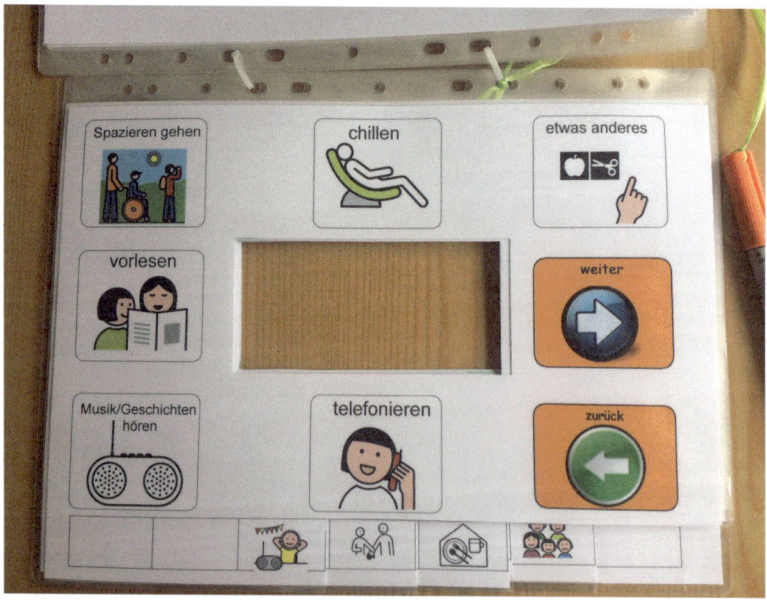

**Abb. 19.8  b** Blicktafel – Auswahlseite Aktivitäten (Symbole: Nutzung der METACOM-Symbole © von Annette Kitzinger)

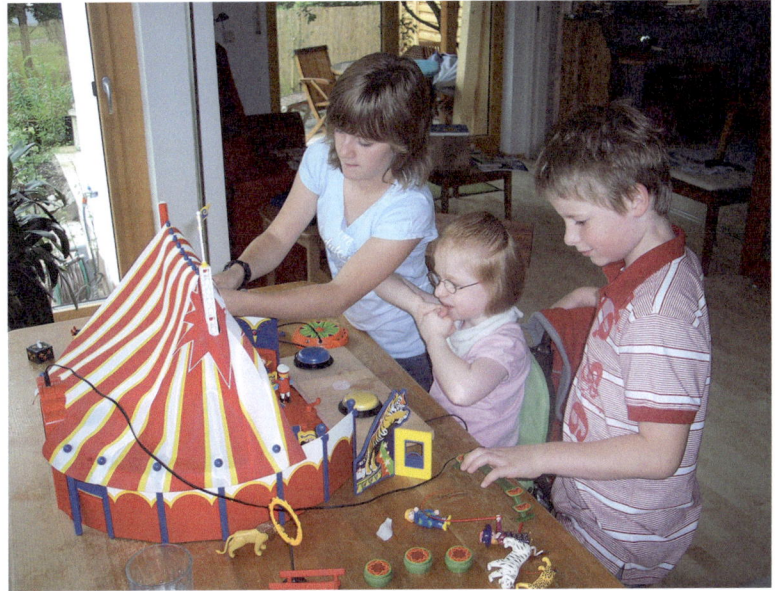

◼ **Abb. 19.9** **a** Unterstützte Kommunikation ermöglicht aktive Teilhabe.

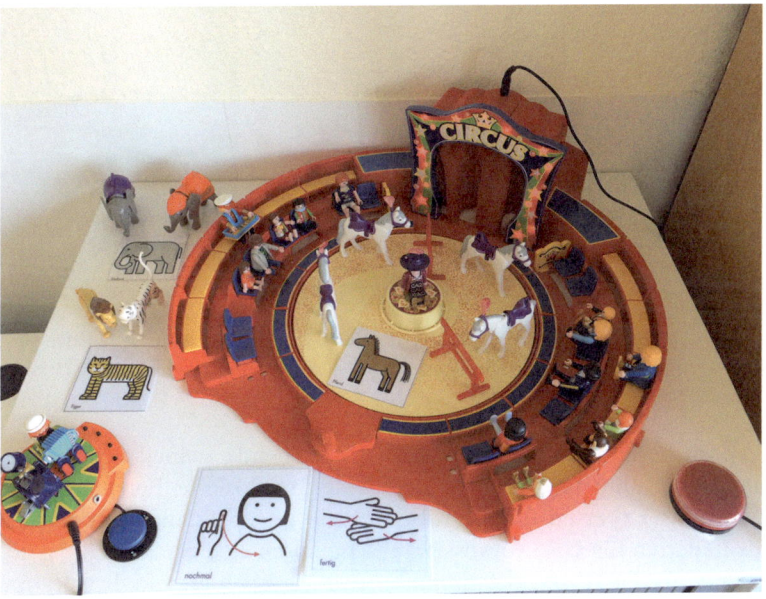

◼ **Abb. 19.9** **b** Adaptierter Spielzirkus

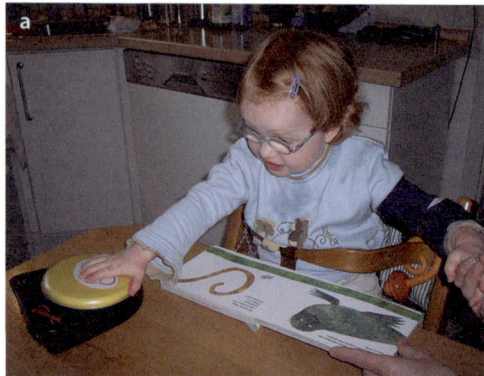
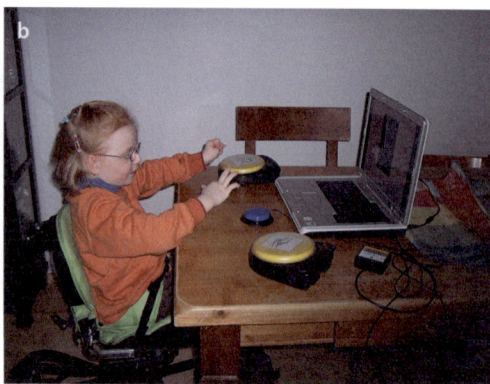

■ **Abb. 19.10**    **a** „Lesen" mit dem BIGmack. **b** Spielen und Lernen am PC

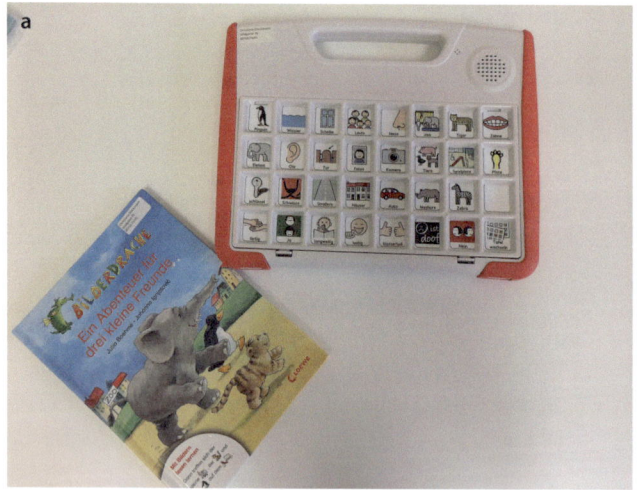
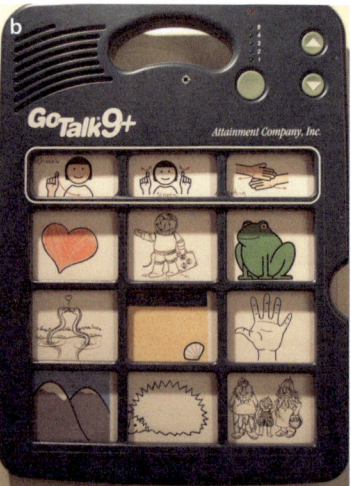

■ **Abb. 19.11**    **a** S32 mit Symbolen (Nutzung der METACOM-Symbole © von Annette Kitzinger) zum „Bilderlesen", bei dem die Gittergröße variabel ist. **b** GoTalk9+ mit einer Auswahltafel für Lieder (Nutzung der METACOM-Symbole © von Annette Kitzinger)

ler Beteiligten im Beratungsprozess, die die Anerkennung der Kompetenzen aller Beteiligten (Eltern als Experten für ihr Kind – Berater als Experten für UK) voraussetzt. Auch die Rahmenbedingungen wie räumliche Ausstattung (Angebot an UK-Hilfsmitteln, interessante Materialien/Spielangebote etc.) und ein multiprofessionelles Team (Ergotherapeuten, Physiotherapeuten, Logopäden/Sprachtherapeuten, Sonderpädagogen) spielen eine große Rolle. Da das komplexe Gesamtgebiet der UK unerfahrene Ratsuchende schnell überfordern kann, ist eine gut dosierte Bereitstellung der individuell angepassten Informationen wichtig (Boenisch und Sachse 2007); so wird Motivation erzeugt und Frustration oder gar Abschreckung vermieden.

> Neben der fundierten Fachkenntnis und den praktischen, möglichst vielfältigen Erfahrungen auf dem Gebiet der UK ist die Grundeinstellung der Berater ausschlaggebend.

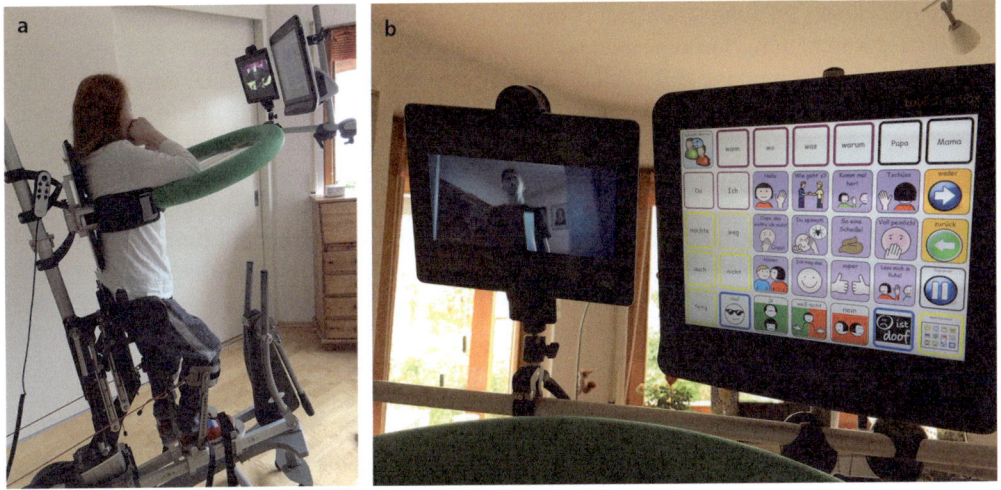

■ **Abb. 19.12**  **a** Unterstützte Kommunikation während des Trainings auf einem Innowalk. **b** Halterungen für das iPad und das UK-Hilfsmittel (Nutzung der METACOM-Symbole © von Annette Kitzinger)

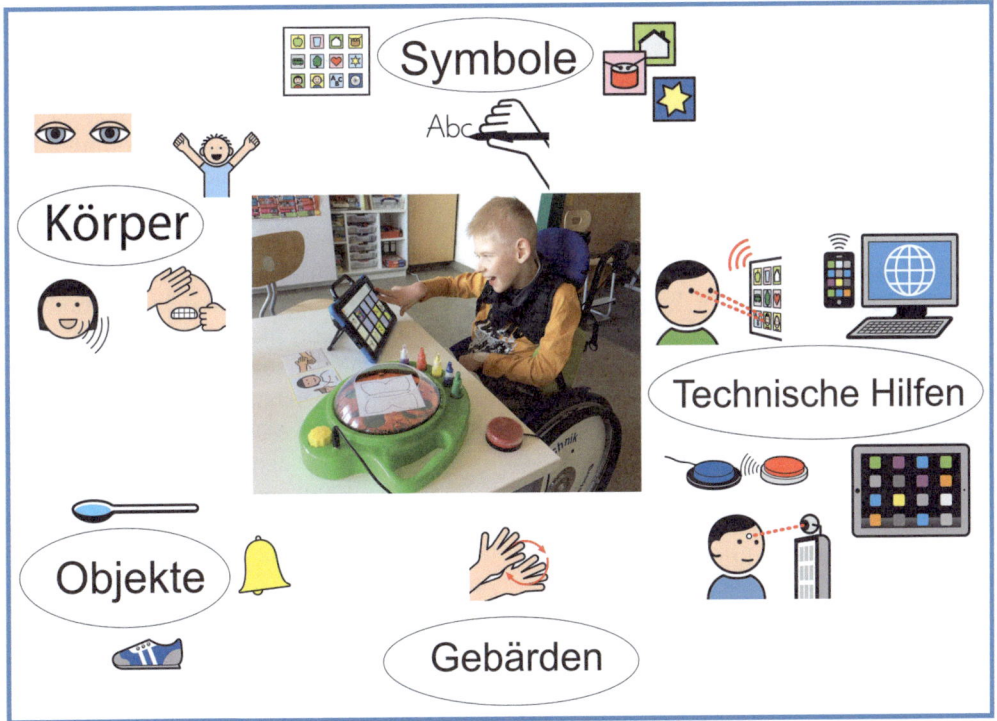

■ **Abb. 19.13**  Multimodale Kommunikation (Nutzung der METACOM-Symbole © von Annette Kitzinger)

- **Es gibt kein „zu jung", um mit Unterstützter Kommunikation zu beginnen.**
  - Das Vorurteil, dass durch den Einsatz von Methoden und Medien der Unterstützten Kommunikation die Entwicklung der Lautsprache verhindert oder erschwert wird, konnte durch keine empirische Untersuchung bestätigt werden. Dagegen lässt sich in autobiografischer Literatur vielfach nachlesen, was es für eine Person bedeutet, keine Fragen stellen zu können, die eigenen Wünsche und Meinungen nicht zum Ausdruck bringen zu können und schon im Kleinkindalter die Ausgrenzung durch mangelnde Teilhabe zu erfahren (vgl. Braun, U und Baunach, M 2008). Braun und Baunach (2008, S. 8) verweisen exemplarisch auf einige Studien, die die positiven Effekte des frühen Einsatzes von Unterstützter Kommunikation auf die Sprachentwicklung von Kindern mit Beeinträchtigungen belegen.
- **Es gibt kein „zu alt", um mit Unterstützter Kommunikation zu beginnen bzw. diese zu fördern.**
  - Auch über das Alter hinaus, in dem der Regelspracherwerb normalerweise abgeschlossen ist, ist es sinnvoll und notwendig, Kommunikation zu unterstützen. Die Plastizität unseres Gehirns bietet uns die Möglichkeit lebenslangen Lernens, auch über die sogenannten „sprachsensiblen Phasen" hinaus, in denen das sprachliche Lernen schneller und einfacher gelingt. Im Erwachsenenbereich ist der Übergang in den nachschulischen Bereich oft problematisch, da Informationen über die bisherige Förderung und die Besonderheiten der individuellen Kommunikation häufig verloren gehen. Eine gründliche Dokumentation, Biografiearbeit (z. B. durch das Führen eines sogenannten Ich-Buches) und ein gutes Übergabemanagement sind von großer Bedeutung, um Abbrüche oder Rückschritte zu vermeiden. In den letzten Jahren rückt dieser Bereich in der praxisnahen Literatur und in der Fortbildung (siehe Gesellschaft für Unterstützte Kommunikation: UK-Fachberater/Fachberaterin: Schwerpunkt nachschulische Lebenswelten) verstärkt in den Fokus (Braun, S. 2019).
  - Unterstützte Kommunikation bietet Menschen über die gesamte Lebenspanne die Chance, auch bei demenziellen Veränderungen, sich besser zu orientieren, teilhaben zu können und so lange wie möglich selbstbestimmt zu leben.
- **Es gibt kein „zu schwer beeinträchtigt", um mit UK zu beginnen.**
  - Da Kommunikation ein menschliches Grundbedürfnis ist, stellt sich im Bereich der Unterstützten Kommunikation immer nur die Frage des „Wie" (... muss eine Kommunikationssituation gestaltet oder ein Kommunikationsmittel beschaffen sein, damit Kommunikation und Interaktion gelingen) und nicht die Frage des „Ob" (... eine Person in der Lage ist zu kommunizieren). Braun und Baunach (2008) verweisen auf das australische Triple-C-Diagnostikum (Bloomberg/West 1999) und auf das darauf aufbauende InterAACtion-Programm (Scope Resource Center o. J.).
- **Eine offene, zugewandte Haltung, die in jedem Menschen ein Entwicklungspotenzial vermutet, ist eine wichtige Grundvoraussetzung in der Beratung.**
  - Nur wer Erwartungen an eine andere Person hat, wird Zeichen erkennen, die Intentionalität vermuten lassen. Aus einer Vermutung, einem Angebot, einem Zeichen kann nur dann Kommunikation/Intentionalität ent-

stehen, wenn diese dem Gegenüber „unterstellt" werden. Je schwerer die Beeinträchtigung ist, desto mehr wird vom Kommunikationspartner erwartet; seine Sensibilität und Bereitschaft, Zeichen zu erkennen und zu nutzen, sind ausschlaggebend, ob Kommunikation aufgebaut werden kann oder nicht.

- **„Ich kann nur sehen, was ein Mensch kann; nicht, was er nicht kann"** (Leber, I. 2009).
  - Diese diagnostische Grundhaltung ist ausschlaggebend für die angemessene Beurteilung von situativen kommunikativen Kompetenzen. Gerade bei Menschen mit komplexen Beeinträchtigungen muss immer die Tagesverfassung, die Beziehungsebene und die Abhängigkeit vom passenden Angebot berücksichtigt werden. Förderdiagnostik ist im Sinne von Prozessdiagnostik zu verstehen, die Zeit und den fachgerechten Einsatz von Mitteln und Methoden der Unterstützten Kommunikation zur diagnostischen Beobachtung benötigt.

Personen mit motorischen Einschränkungen und Problemen im Bereich der Kommunikation haben, unabhängig von ihrer medizinischen Diagnose, immer einen umfänglichen Beratungsbedarf in vielen Bereichen (körperlich/medizinisch, pädagogisch, psychisch). Für Eltern, die bereits in den ersten Lebensmonaten mit der Behinderung ihres Kindes konfrontiert werden, bedeutet das ein absolut einschneidendes Erlebnis und oftmals eine lebenslange Aufgabe. Gute Beratung kann eine Hilfe sein, einseitige Beratung kann schnell zu einer Belastung werden, die das gesamte Familienleben gefährdet.

❯ Bei der Beratung von Familien mit Kindern, die eine komplexe Beeinträchtigung haben, sollte das Gesamtkonzept „Kind in der Familie" im Zentrum der Therapieplanung stehen.

Dieses Gesamtkonzept ist mit einer „Großbaustelle" vergleichbar. Auch wenn es viele Bereiche gibt, die unvollendet sind, und jeder Fachmann sein Anliegen am dringendsten einfordert, benötigt es einen „Bauleiter", der die Verantwortung übernimmt und Entscheidungen trifft. Diese Bauleiter sind in der Regel die Eltern, sie stehen in der Verantwortung, Therapien einzuleiten oder auch medizinischen Eingriffen zuzustimmen, und oft müssen sie selbst einen großen zeitlichen und körperlichen Beitrag leisten.

❯ Gerade deshalb ist es wichtig, Eltern gut und ausreichend zu informieren und interdisziplinär zusammenzuarbeiten. Diese Zusammenarbeit setzt die gegenseitige Anerkennung der unterschiedlichen Fachdisziplinen (Eltern, Ärzte, Therapeuten, Pädagogen etc.) voraus, die den Eltern helfen, eine sinnvolle und familienverträgliche Entscheidung zu treffen. Denn wie auf einer Großbaustelle muss gut überlegt werden, welche Bereiche besonders bearbeitet oder gestützt werden müssen, damit nicht das ganze Projekt misslingt (◨ Tab. 19.1).

**Kernaussagen**

- Alle Entwicklungsbereiche, wie Motorik, Wahrnehmung, Sozialverhalten, Emotionen stehen untereinander und mit der Kommunikation in Verbindung. Da sich die Bereiche gegenseitig beeinflussen, kann sich eine Störung in einem Bereich auf alle anderen Bereiche auswirken.
- Menschen mit komplexen Beeinträchtigungen benötigen meist Fachleute aus verschiedenen Disziplinen, damit sie ihre Einschränkungen so kompensieren können, dass ihnen eine Teil-

◼ **Tab. 19.1**    Empfehlenswerte Links

| | |
|---|---|
| Gesellschaft für Unterstützte Kommunikation | ▶ http://www.gesellschaft-uk.de/ |
| ELECOK – Beratungsstellen für Unterstützte Kommunikation | ▶ https://www.elecok.de/ |
| CLUKS-Forum | ▶ https://www.cluks-forum-bw.de/ |
| Communication Function Classification System (CFCS) | ▶ http://cfcs.us/<br>▶ http://cfcs.us/wp-content/uploads/2018/11/CFCS_German.pdf<br>▶ http://cfcs.us/wp-content/uploads/2018/11/CFCS_English_CP.pdf |

habe am Leben in der Gesellschaft möglich wird.
- Körperliche Behinderungen, die die Kommunikationsfähigkeit einschränken oder die Entwicklung der Lautsprache verhindern, haben tiefgreifende Auswirkungen auf das gesamte Leben einer Person.
- „Unterstützte Kommunikation" (UK) versucht, durch eine Vielzahl von Medien und Methoden diesen Menschen einen Weg zur Kommunikation und somit zur sozialen Teilhabe zu ermöglichen.

## Literatur

Boenisch J (2009) Kinder ohne Lautsprache. Von Loeper, Karlsruhe

Boenisch J, Sachse S (2007) Diagnostik und Beratung in der Unterstützten Kommunikation. Von Loeper, Karlsruhe

Braun S (2019) Unterstützte Kommunikation mit Erwachsenen. Von Loeper, Karlsruhe

Braun U (2005) Was ist Unterstützten Kommunikation? In: Handbuch der Unterstützten Kommunikation 2/2005. Von Loeper, Karlsruhe

Braun U (2015) Kinder mit cerebralen Bewegungsstörungen – Unterstützte Kommunikation. verlag selbstbestimmtes leben, Düsseldorf

Braun U, Baunach M (2008) Märchen und Mythen in der Kommunikation. In: isaac's Zeitschrift Unterstützte Kommunikation 2/2008. Von Loeper, Karlsruhe

Dabringhausen B (2019) Dialoggestaltung im Kontext der Unterstützten Kommunikation. Hilfreiche und hinderliche Verhaltensweisen zur Ermöglichung gelingender Kommunikation zwischen lautsprechenden und unterstützt kommunizierenden Menschen aus der Sicht von UK-Nutzern und professionell Tätigen. Unveröffentlichte Masterarbeit, Fulda

Erdèlyi A (2014) Unterstützte Kommunikation bei Menschen mit neurologischen Erkrankungen – Ein Überblick. Sprachtherapie aktuell Unterstützte Kommunikation=Sprachtherapie ?! Veröffentlichung zum Vortrag: UK_und_Neurologie_7.3.17

Fröhlich A (2015) Basale Stimulation ein Konzept für die Arbeit mit schwer beeinträchtigten Menschen. verlag selbstbestimmtes leben, Düsseldorf

Fröhlich A, Haupt U (1987) Förderdiagnostik mit schwerbehinderten Kindern. Modernes Lernen, Dortmund

Goldschmidt B (2015) Zielgruppen Unterstützter Kommunikation-Fähigkeiten einschätzen – Unterstützung gestalten. Von Loeper, Karlsruhe

Hennig B (2011) Interaktion und Kommunikation zwischen Menschen mit schwerster Behinderung und ihren Bezugspersonen. Aspekte des Gelingens. In: Fröhlich A, Heinen N, Klauß T, Lamers W (Hrsg) Schwere und mehrfache Behinderung-interdisziplinär. Athena, Oberhausen

Hidecker MJC et al (2011) Developing and validating the Communication Function Classification System (CFCS) for individuals with cerebral palsy, Developmental Medicine and Child Neurology. ▶ http://cfcs.us/wp-content/uploads/2018/11/CFCS_German.pdf und ▶ http://cfcs.us/wp-content/uploads/2018/11/CFCS_English_CP.pdf

Kitzinger A, Kristen U, Leber I (2010) Jetzt sag ich's dir auf meine Weise. von Loeper, Karlsruhe

Kristen U (1994) Praxis Unterstützter Kommunikation. verlag selbstbestimmtes leben, Düsseldorf

Leber I (2009) Kommunikation einschätzen und unterstützen. Von Loeper, Karlsruhe

Mall W (2004) Kommunikation ohne Voraussetzungen: Mit Menschen mit schwersten Beeinträchtigungen. Heidelberg, Universitätsverlag C. Winter

Mirenda P (1993) Bonding the Uncertain Mosaic. AAC – Augmentative and Alternative Communication 9(1):3–9 (Official journal of the International Society for Augmentative and Alternative Communication (ISAAC) Originalzitat: "That is because breathing is the only prerequisite that is relevant to communication")

Nonn K (2011) Unterstützte Kommunikation in der Logopädie. Thieme, Stuttgart (1.3. Beispiele verschiedener Konditionen bei einer Versorgung mit UK. In: Unterstützte Kommunikation in der Logopädie. S. 22 – Quelle Abb. 1.4: Beispiele verschiedener Konditionen bei einer Versorgung mit UK [in Anlehnung an Balkom & Welle Donker-Gimbrère, 1994])

Sachse S (2010) Interventionsplanung in der Unterstützten Kommunikation. Von Loeper, Karlsruhe

Von Tezchner S, Martinsen H (2000) Einführung in die Unterstützte Kommunikation. Universitätsverlag C. Winter, Heidelberg

Weid-Goldschmidt B (2015) Zielgruppen Unterstützter Kommunikation – Fähigkeiten einschätzen – Unterstützung gestalten. Von Loeper, Karlsruhe

Wachsmuth S (2006) Kommunikative Begegnungen. Aufbau und Erhalt sozialer Nähe durch Dialoge mit Unterstützter Kommunikation. Edition Bentheim, Würzburg

Willke M (2017) Scaffolding in der Unterstützten Kommunikation – Evaluation eines Fortbildungsprogramms zum Unterstützungsverhalten von Bezugspersonen unterstützt kommunizierender Kinder und Jugendlicher im Kontext von Erzählsituationen. Dissertation, Universität zu Köln

# Therapie und Hilfsmittelversorgung bei Hauptproblem Stützen und Greifen

*Friederike Bock, Inge Foerster-Tschöpe und Pauline Aarts*

## Inhaltsverzeichnis

© Springer-Verlag GmbH Deutschland, ein Teil von Springer Nature 2021
W. Strobl et al. (Hrsg.), *Therapeutisches Arbeiten in der Neuroorthopädie*,
https://doi.org/10.1007/978-3-662-60493-9_20

Während der medizinisch-therapeutische Fokus häufig auf dem Erreichen der Entwicklungsstufe des Stehens und Gehens liegt, wird der Funktion der Hand oft zu wenig Aufmerksamkeit gewidmet. Stütz- und Greiffunktion der Hand sind als elementar für Aktivitäten des täglichen Lebens (ADL) und für die Teilhabe zu bewerten. Eine Verbesserung der Einsatzmöglichkeiten der Hände stellt eine deutliche Verbesserung der Lebensqualität dar. Im vorliegenden Kapitel wird ein Einblick in die normale Entwicklung, Pathologien, die therapeutische Diagnostik und die Behandlung mit verschiedenen Therapieansätzen inklusive möglicher Alltagshilfen bei Problemen im Bereich Stützen und Greifen gegeben.

## 20.1 Grundsätze des Stützens und Greifens

### 20.1.1 Bedeutung des Stützens und Greifens

„Wird mein Kind laufen?", fragen besorgte Eltern häufig, wenn sie die Diagnose Cerebralparese erfahren. Die Bedeutung des Stützens und Greifens für die Entwicklung des Kindes, auch um Gehen zu erlernen, kann nicht häufig genug betont werden. Gehenlernen für Kinder mit sensomotorischer Störung führt über Greifen, Festhalten und Abstützen auf Gehhilfen. Auch die Mobilität mit einem Rollstuhl erfordert den Einsatz der Hände entweder durch manuelles Antreiben der Räder oder durch Bedienen des Joysticks als Antrieb der Elektrizität. Ein langer, aber wichtiger Lernprozess steht bevor, der für sämtliche Aktivitäten des täglichen Lebens und für die individuelle Teilhabe im Sinne der ICF den Gebrauch der Hände beinhaltet. Die Hand wird nicht umsonst als wahres Wunderwerk bezeichnet (Mustak-Blagusz und Pertinatsch 2015).

Die ausgeprägte Repräsentation der Hände im motorischen und sensorischen Cortex des Gehirns deutet auf den komplexen Zusammenhang von Hand und Gehirn hin. Etliche Begriffe in unserer Sprache bezeichnen Denkvorgänge wie Begreifen, Erfassen, Behalten, Handlung und verweisen auf diese enge Verknüpfung (Fincke 2016).

### 20.1.2 Normale Entwicklung des Stützens und Greifens

Die motorische Entwicklung – auch die der Handmotorik – ist gekennzeichnet durch eine große Variationsbreite.

> ❯ Meilensteine der Entwicklung beziehen sich auf den Durchschnitt, also auf den Zeitpunkt, zu dem 50 % aller Kinder die Entwicklungsstufe erreicht haben. Grenzsteine hingegen sind definiert durch das Alter, in dem fast 100 % aller Kinder einen Entwicklungsschritt erreicht haben (Michaelis 2010).

Grenzsteine können als Frühwarnsystem für Entwicklungsauffälligkeiten genutzt werden – auf ein Nichterreichen der Grenzsteine muss genauere Diagnostik und Therapie folgen.

Die hier aufgeführte Entwicklung des Stützens und Greifens bezieht sich auf die Meilensteine und dient als Orientierung.

Für die Therapieplanung ist es unerlässlich, auch in höherem Lebensalter den Verlauf der normalen Entwicklung vor Augen zu haben, um durch eine sorgfältige Analyse der für den nächsten Entwicklungsschritt notwendigen Haltungs- und Bewegungsmöglichkeiten festhalten zu können, welche Bewegungsabläufe und welche Muskelgruppen berücksichtigt werden müssen. Dies gilt auch und insbesondere, wenn im neuroorthopädischen Behandlungsbereich häufig zugunsten einer zu erreichenden Funktion Abstriche in anderen Bereichen gemacht werden – oder bewusst Entwicklungsschritte „übersprungen" werden.

### Normale Entwicklung des Stützens

– Das Stützen mit Händen und Armen aus der Bauchlage beginnt bereits mit 3 Monaten und dient der Auseinandersetzung mit der Schwerkraft. Wenn der Säugling in dieser Lage seinen Kopf heben kann, stützt er sich auf seine Unterarme. Gleichzeitig entwickelt sich eine Becken- und Rumpfstabilität.

– Im nächsten Entwicklungsschritt lernt er den Kopf zu drehen, stützt sich auf einen Unterarm und greift nach Spielsachen in seiner Umgebung. In den kommenden Monaten kommt es zum gestreckten ein- und beidseitigen Handstütz und zur Vorbereitung des Übergangs von der Bauchlage zum Sitzen. Im Krabbelstand trainiert das Kleinkind sein Gleichgewicht, indem es hin- und herschaukelt und Gewicht nach vorne auf die geöffneten Hände verlagert.

– Aus dem gehaltenen oder unterstützten Sitz am Boden stützt sich das Kleinkind mit etwa 5 Monaten zwischen den Beinen vorne ab. Mit zunehmender Rumpfstabilität kann es sich seitlich auch einhändig abstützen. Bei Unsicherheit kann sich das Kind gegen Umfallen durch Stützreaktionen schützen. Bis zum Laufalter entwickelt sich eine zuverlässige Stützfunktion mit Gewichtsverlagerung (Levitt 2004). Diese Stützreaktion bleibt zeitlebens bestehen und dient als Schutz, wenn ein Sturz droht.

### Normale Entwicklung des Greifens

– Der Greifreflex tritt physiologisch bei Neugeborenen auf. Bei Berührung der Handinnenfläche geschieht ein unbewusstes Zugreifen der Finger. Die Hände sind meist gefaustet und wenn sie zufällig den Mund berühren, saugt der Säugling daran.

– Ab dem 3./4. Monat verschwindet der Greifreflex langsam, die Hände sind nicht mehr ständig gefaustet. Das willentliche und visuell gesteuerte Greifen und Explorieren beginnt. Mit ausgestrecktem Arm kann der Säugling die Hand aktiv öffnen und seine Finger betrachten (Hand-Auge-Koordination). Er führt die Hände zum Mund und lutscht daran (Hand-Mund-Koordination), oder die Hände berühren sich.

– Ab etwa dem 7. Monat entdeckt der Säugling seine Füße, steckt sie in den Mund und lutscht daran (Hand-Mund-Fuß-Koordination).

– Objekte werden meist palmar ergriffen, d. h. mit der ganzen Innenfläche der Hand. Dann folgt der Scherengriff mit gestrecktem Daumen und Zeigefinger. Mit etwa 9–10 Monaten hebt das Kind kleinste Gegenstände mit dem Pinzettengriff (Greifen mit den Fingerspitzen von Daumen und Zeigefinger) auf.

– Das Loslassen geschieht anfangs zufällig. Mit einem Schwung des Armes werden Gegenstände auf den Boden geworfen. Erst mit etwa 9 Monaten kann das Kind die Handmuskulatur willentlich entspannen, um einen Gegenstand aktiv fallen zu lassen. Es beobachtet, wohin der Gegenstand fällt und macht daraus gerne ein Spiel (Krombholz 1999).

– Mit 1 Jahr kann ein Kind einen Becher gezielt mit zwei Händen greifen, daraus trinken und den Becher abstellen. Es beginnt, mit dem Löffel zu essen.

– Mit 2 Jahren kann es einen dicken Stift mit der Faust greifen und zum „Malen" benutzen oder dicke Buchseiten umblättern. Es lernt einfache Kleidungsstücke selbstständig an- und auszuziehen und kann mit einem Löffel oder einer Gabel essen.

– Im Kindergartenalter benutzt das Kind seine Fingerspitzen, um Seiten umzublättern oder kleine Gegenstände zu manipulieren. Mit 4 Jahren malt es

| ◘ **Tab. 20.1** | Klassifikation der manuellen Fähigkeiten nach MACS |
|---|---|
| MACS I | Müheloser und erfolgreicher Umgang mit alltäglichen Gegenständen. In der Selbstständigkeit der Alltagsverrichtungen unabhängig von Hilfen. Nur leichte Unsicherheiten können bei schnellen und genauen Tätigkeiten bestehen |
| MACS II | Die Unabhängigkeit bei Alltagsaktivitäten bleibt erhalten. Die Qualität und Geschwindigkeit der Tätigkeit ist beeinträchtigt und manche Handlungen werden vermieden oder kompensiert |
| MACS III | Es besteht eingeschränkter Handeinsatz, der Unterstützung und Vorbereitung bzw. Modifizierung erfordert. Die Ausführung der Tätigkeit ist verlangsamt, Qualität und Quantität sind beeinträchtigt. Die Selbstständigkeit bleibt durch Adaptionen erhalten |
| MACS IV | Leichte Tätigkeiten mit Gegenständen sind mit Hilfestellung und Hilfsmittel möglich. Sie erfordern hohe Anstrengung und haben nur reduzierten Erfolg |
| MACS V | Kein Handgebrauch möglich. Benötigt Hilfe bei allen Aktivitäten |

Männchen und beherrscht den Tripodengriff (Daumen und die ersten 2 Finger).

— Wenn es in die Schule kommt, kann es sicher mit Schere, Stiften und Kleber umgehen. Es kann Messer und Gabel sicher handhaben und sich selbstständig an- und ausziehen (BZgA 2016).

### 20.1.3 Assessments für die oberen Extremitäten

Zur erfolgreichen Planung der Therapie und Festlegung von Zielen nach ICF können verschiedene Testverfahren mit dem Schwerpunkt obere Extremität und Handfunktion angewendet werden.

❯ Wichtig sind eine klientenzentrierte Perspektive und Einbezug der Angehörigen, Erzieher und Lehrer, wenn es um die Förderung auf der Aktivitätsebene geht.

▪ **Klassifikation der manuellen Fähigkeiten MACS (Manual Ability Classification System)**

Das MACS ist für Kinder im Alter von 4 bis 18 Jahren geeignet und beschreibt das Explorieren mit Gegenständen auf der Ak-

tivitätsebene im Alltag. Ähnlich wie beim GMFCS (Gross Motor Function Classification System) wird auch hier in 5 Stufen eingeteilt. Durch Befragung der Angehörigen und Mitarbeiter der Einrichtungen in Kindergarten und Schule und durch Beobachtung im Umfeld des Kindes kann die entsprechende Einteilung vorgenommen werden. Dabei kommen altersentsprechende Tätigkeiten wie Essen, Trinken, Kleiden, Umgang mit Stiften, Spiel- und Bastelmaterial sowie Kommunikationsgeräten in Betracht (◘ Tab. 20.1).

▪ **COSA (Child Occupational Self Assessment)**

Der COSA (Child Occupational Self Assessment) ist ein Instrument zur Selbsteinschätzung von Kindern im Alter von 8–13 Jahren und dient als Leitfaden für Therapeuten und Eltern zur Ermittlung von bedeutsamen Zielen für das Kind. Ein Fragebogen wird vom Kind selbst ausgefüllt, schriftlich oder mit Antwortkarten, und somit kann auf die Wünsche des Kindes in der Planung und Zielsetzung der Therapie eingegangen werden. Die Ergebnisse können in einem gemeinsamen Gespräch in den ICF-basierten Förderplan aufgenommen werden (Pätzold et al. 2004).

- **„Assisting-Hand-Assessment" (AHA) bei Hemiparese**

Das AHA misst, wie effektiv die betroffene Hand in bimanuellen Alltagssituationen eingesetzt wird. Für Kinder von 8 bis 18 Monaten ist der Mini-AHA entwickelt worden. Im AHA für Kinder 18 Monate bis 5 Jahre und 6 bis 12 Jahre sind Spiel- und Alltagsaktivitäten gewählt worden, die einen Aufforderungscharakter haben, z. B. Reißverschluss vom Federmäppchen öffnen. Für Jugendliche und Erwachsene werden bedeutungsvolle Tätigkeiten aus dem Alltag beobachtet, z. B. Deckel einer Flasche aufschrauben. Der AHA wird von speziell ausgebildeten Ergotherapeuten durchgeführt, per Video aufgezeichnet und ausgewertet (Romein und Hessenauer 2008).

- **ABILHAND-Kids**

Aufgaben einer Liste von 21 bimanuellen Tätigkeiten aus dem Alltag werden von Eltern bewertet in „gut möglich", „schwierig" oder „nicht möglich". Tätigkeiten wie Ausziehen eines T-Shirts, Füllen eines Wasserglases, Spitzen eines Bleistifts oder Öffnen einer Tüte Chips sind hier aufgeführt.

## 20.2 Stützen und Greifen bei spastischen Lähmungen

### 20.2.1 Pathologie an den oberen Extremitäten bei spastischen Lähmungen

**Tetraparese**

- **Erste Anzeichen einer Tetraparese mit Spastik der oberen Extremitäten bei Säuglingen und Kleinkindern**
- Neben abnormen General Movements und allgemeiner Entwicklungsverzögerung zeigen Säuglinge bereits ab dem 3. Monat Anzeichen einer möglichen Cerebralparese. Bezogen auf die oberen Extremitäten sind häufig oder immer gefaustete Hände mit eingeschlagenem, adduziertem Daumen zu beobachten. Ein willkürliches Öffnen der Hände ist nicht möglich.
- In Rückenlage können die Hände nicht vor das Gesicht oder zum Mund gebracht werden, die Entdeckung der Hände verzögert sich und somit die Auge-Hand-Koordination und Entwicklung der Körpermitte.
- In der Bauchlage ist der Unterarmstütz asymmetrisch oder gelingt nicht, da die Arme nicht vor die Schultern gebracht werden können.
- Bei HWS-Rotation kann sich der gleichseitige Arm strecken, ein Fortbestehen des frühkindlichen asymmetrisch-tonischen-Nackenreflexes.
- Bei Aktivität oder Aufregung kann es zu einem Überkreuzen der Arme vor dem Körper kommen. Pathologische Haltungs- und Bewegungsmuster können verstärkt auftreten wie z. B. Innenrotation, Flexion und Faulststellung.
- Möchte das Kind den Arm extendieren, um nach etwas zu greifen, kommt es zur Ellbogenflexion bei gleichzeitiger Innenrotation. Die Hand ist gefaustet und kann nicht geöffnet werden. Greifen nach Spielzeug gelingt nicht oder nur schwer und die wichtige Erfahrung des Tastens mit dem Mund, die orale Phase, entfällt. Das Betasten und Erkunden des eigenen Köpers kann nicht oder verzögert stattfinden. Der Aufbau der Eltern-Kind-Beziehung kann beeinträchtigt sein, wenn das Kind nicht in der Lage ist, seine Eltern aktiv zu berühren.
- Bei passiver Bewegung der Arme entsteht ein Dehnungswiderstand als Ausdruck der Tonuserhöhung.
- Im gehaltenen Sitz fällt es dem Kleinkind schwer, die Arme stützend nach vorne oder zur Seite einzusetzen. Einige Kinder stützen sich auf den Handrücken bei gefausteter Hand. Dies kann

auch bei Krabbelversuchen beobachtet werden.

- **Pathologie der oberen Extremitäten bei spastischer Tetraparese (Kinder – Jugendliche – Erwachsene) nach ICF-Einteilung**

**Körperfunktionen**

❯ Bedingt durch die Tonuserhöhung verschiedener Muskelgruppen kommt es zu muskulären Verkürzungen, die in Wachstumsphasen der Kinder zunehmen.

Da das Knochenwachstum nicht direkt von der Cerebralparese betroffen ist, die muskulären Strukturen sich jedoch nicht entsprechend anpassen können, entsteht ein Missverhältnis von Längenwachstum der Knochen und der dazugehörenden Muskeln (Coenen 2016).

- Eine Beurteilung der Tonuserhöhung kann unter Zuhilfenahme der (modifizierten) Ashworth-Skala oder der Tardieu-Skala erfolgen (siehe ► Kap. 4).
- Im Schultergelenk: Adduktions- und Innenrotationsspastik, seltener Abduktionsspastik. Verantwortliche Muskeln sind hauptsächlich M. pectoralis major und M. subscapularis.
- Im Ellenbogengelenk: Beuge- und Pronationsspastik. Verantwortliche Muskeln sind hauptsächlich M. biceps brachii, M. brachialis, M. brachioradialis, M. pronator teres. M. pronator quadratus.
- Im Handgelenk: Beugestellung mit Ulnardeviation. Verantwortliche Muskeln sind hauptsächlich M. flexor carpi ulnaris.
- In den Fingergelenken: Fauststellung mit eingeschlagenem Daumen durch spastische Thenarmuskulatur oder Schwanenhalsstellung der Langfinger, d. h. Grundgelenk der Finger gebeugt, Mittelgelenk gestreckt, Endgelenk gebeugt.

- Erschwerte Bewegungen: Elevation, Außenrotation, Ellenbogenstreckung, Dorsalextension, Öffnen der Finger.
- Betroffene können bedingt, verlangsamt, aber nicht spontan ihre Arme strecken, die Hände öffnen, einen Gegenstand greifen, ihn loslassen oder sich mit geöffneter Hand abstützen (Döderlein 2015).
- Wenn die Gefahr eines Sturzes droht, kann es für eine Person mit Tetraparese fatale Folgen haben. Um einen Sturz abzufangen und den Körper zu schützen, bleibt die automatische Stützreaktion mit Ellenbogenstreckung und Handöffnung aus. Die Arme bleiben in starker Beugung an der Brust, eine Kombination aus Erschrecken und erhöhtem Muskeltonus mit Überstreckung des Kopfes (Opisthotonus). Häufig bleibt der Kopf beim Sturz ungeschützt (Tatlow 2013).

**Körperstruktur** Durch die Muskelverkürzungen können an den oben genannten Gelenken Kontrakturen entstehen, die das Bewegungsausmaß einschränken.

**Aktivität und Partizipation** Bezogen auf die oberen Extremitäten sind folgende Bereiche betroffen:

Körperpositionen ändern, Gegenstände greifen, anheben, tragen, ablegen, schieben, ziehen und werfen, feinmotorischer Handgebrauch beim Spielen, Schreiben, Malen und Gebrauch von Medien, Mobilität mit Gehhilfen, Rollstuhl, Pkw, Selbstversorgung wie Waschen, Kleiden, Toilette, Essen, Trinken, Haushaltsaufgaben wie Mahlzeiten zubereiten oder Hausarbeiten erledigen.

Die Teilhabe am sozialen Leben, wie beispielsweise in der Schule, der Arbeit, in der Partnerschaft, am Sport und an kulturellen und freizeitlichen Aktivitäten, kann mehr oder weniger erschwert sein.

## Hemiparese – unilaterale Cerebralparese

- **Erste Anzeichen einer Hemiparese mit Spastik an den oberen Extremitäten bei Säuglingen und Kleinkindern**

Symptome einer Hemiparese fallen meist erst im Alter von 4 bis 6 Monaten auf, wenn im Vergleich zum gesunden Säugling der Greifreflex verschwunden ist und die Hände aktiv geöffnet und vor den Körper gebracht werden.

- Die Hand einer Seite bleibt gefaustet mit Pronationsneigung des Unterarms und stark eingeschlagenen Daumen.
- Nur ein Arm wird willentlich bewegt, betrachtet und die Hand zum Mund gebracht.
- Das Explorationsverhalten erfolgt einseitig.
- Beim Wechsel von Körperpositionen erfolgt einseitiges Stützverhalten, daraus resultierend eine asymmetrische Körperhaltung.
- Krabbeln wird häufig vermieden, es kommt eher zum symmetrischen oder auch asymmetrischen Porutschen.

- **Pathologie der oberen Extremitäten bei spastischer Hemiparese (Kinder – Jugendliche – Erwachsene) nach ICF-Einteilung**

Es können folgende Bereiche einer Seite betroffen sein:

**Funktions- und Strukturebene**
- Im Schultergelenk: Adduktions- und Innenrotationsspastik durch Tonuserhöhung des Pectoralis major
- Im Ellenbogengelenk: Beuge- und Pronationsspastik
- Im Handgelenk: Beugestellung und Ulnardeviation
- In den Fingergelenken: Fauststellung mit der typischen „Thumb-in-Palm"-Fehlstellung oder Schwanenhalsstellung der Langfinger

- Erschwerte Bewegungen durch Muskelschwäche: Elevation, Außenrotation Ellenbogenstreckung, Dorsalextension, Öffnen der Finger und Daumenabduktion

Deutliche Tonuserhöhung des betroffenen Armes zeigt sich bei Aktivitäten wie Rennen oder intensivem Gebrauch der nicht betroffenen Hand in Form assoziierter Reaktionen. Die Flexionsstellung des Armes und die Fausthaltung nehmen zu.

Infolgedessen kann es zu Kontrakturen in den betroffenen Gelenken kommen. Auch ein reduziertes Wachstum der betroffenen Extremität kann sichtbar werden.

**Aktivität und Partizipation**  Bei der Hemiparese fallen bimanuelle Tätigkeiten besonders schwer. Kinder verlassen sich lieber auf ihre nicht betroffene Hand, was eine Vernachlässigung und Nichtbeachtung der betroffenen Seite in Form von motorischem und sensorischem Neglect zur Folge haben kann. Sie spielen gern auf dem Boden im Seitsitz mit Spielsachen, die sich auf der nicht betroffenen Körperseite befinden. Statt die betroffene Hand als Halte-, Stütz- oder Hilfshand zu gebrauchen, entwickeln sie Kompensationsstrategien wie das Einsetzen der Zähne oder das Stabilisieren eines Gegenstandes zwischen den Knien. Sensorische Missempfindungen können die Wahrnehmung der betroffenen Hand negativ beeinflussen (Basu et al. 2015).

## Dyskinesie

- **Erste Anzeichen einer Dyskinesie an den oberen Extremitäten bei Säuglingen und Kleinkindern**

Im Säuglingsalter besteht meist ein niedriger Muskeltonus, dem später unwillkürliche Bewegungen folgen. In der oberen Extremität können ruckartige, ausfahrende und unvorhersehbare Bewegungen entste-

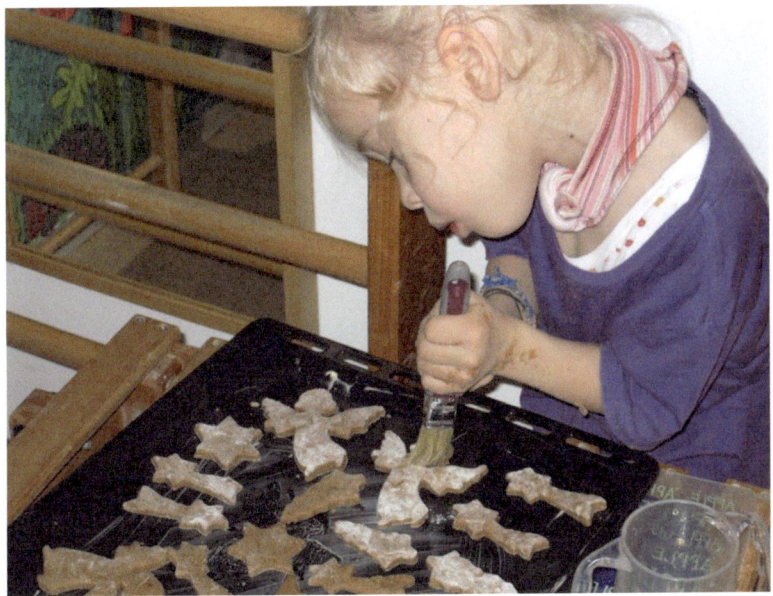

■ **Abb. 20.1** Durch Adduktion der Oberarme und Handgelenke gelingt eine gezielte Aktivität bei einem Mädchen mit Dystonie

hen, die sich durch emotionalen Einfluss wie z. B. Aufregung oder Freude verstärken. Die Hände öffnen und schließen sich ständig und erschweren ein gezieltes Greifen und Festhalten. Häufig ist ein Persistieren des asymmetrisch-tonischen Nackenreflexes (ATNR) für eine Asymmetrie der Körper- und Armhaltung verantwortlich (Tatlow 2013).

■ **Pathologie der oberen Extremitäten bei Dyskinesie (Kinder – Jugendliche – Erwachsene) nach ICF-Einteilung**

Dyskinetische Armbewegungen sind durch ständig wechselnde Endstellungen gekennzeichnet (Döderlein 2015). Eine Muskelhypertonie entwickelt sich häufig in der Kindheit und Deformitäten können an den Händen entstehen. Die Arme geraten oft in Henkelstellung und „fliegen" beim Gehen nach oben. Starke Schleuderbewegungen mit Extension der Arme begleiten Aktivitäten. Das Stoppen einer Bewegung fällt schwer, insbesondere das Greifen und Loslassen.

**Funktions- und Strukturebene**

– Bei passiver Bewegung der Arme ist wechselnder Tonus zu spüren, es kommt zur Kokontraktion von Agonist und Antagonist.

– Wechselnde Überstreckungen der Fingergelenke, Bajonettfinger oder Schwanenhalsfinger treten auf.

– Kontrakturen sind eher selten, es sei denn eine starke Hypertonie begleitet die Dystonie.

**Aktivität und Partizipation** Aufgrund der Tonusschwankungen im Rumpf fällt es sehr schwer, eine stabile Haltung im Sitz oder Stand einzunehmen. Dies erschwert Aktivitäten der Arme und Hände. Dennoch finden viele Betroffene eigene Strategien und/oder Trickbewegungen, um sich Halt zu geben, indem sie z. B. einen Arm zwischen die Beine klemmen, die Oberarme fest an den Körper pressen (siehe ■ Abb. 20.1), einen Fuß um das Stuhlbein wickeln oder den Oberkörper auf einen Arm ablegen.

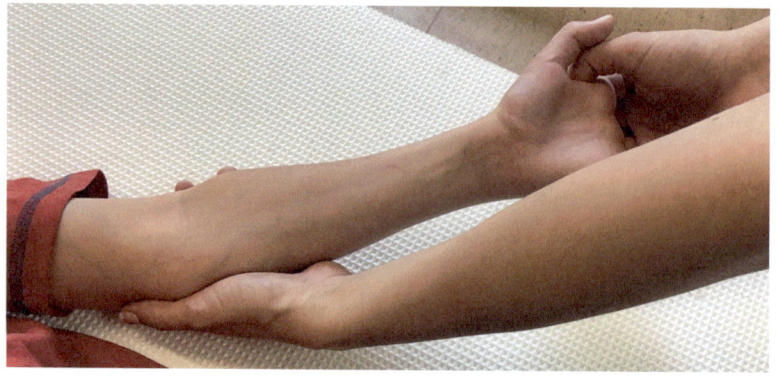

**Abb. 20.2** Passives Dehnen in die Ellenbogenextension, Supination und Dorsalextension

## 20.2.2 Therapeutische Maßnahmen

Die hier vorgestellten therapeutischen Maßnahmen sind Erfahrungswerte aus der Arbeit mit Kindern, Jugendlichen und Erwachsenen und erheben keinen Anspruch auf Vollständigkeit. Sie finden mit Adaptierungen ihre Anwendung krankheitsbildübergreifend bei sämtlichen Varianten spastischer Lähmungen, mit Ausnahme der CIMT (▶ Abschn. 20.2.2.5). Die Anwendung der CIMT gilt nur für den Bereich der handbetonten unilateralen Cerebralparesen.

### „Hands-on"-Therapie auf Funktions- und Strukturebene für die oberen Extremitäten

Im Bereich der manuellen Techniken zur Tonusreduzierung muss differenziert betrachtet werden, ob eher präventiv und schmerzlindernd oder bei bereits vorliegender struktureller Veränderung gearbeitet wird. Die Dosierung der Techniken muss entsprechend angepasst werden.

Zum Erhalt der fasziomuskulären Gleit- und Bewegungsfähigkeit sowie zum Erhalt des freien ROM finden Techniken wie Massagetechniken, Querfriktionen, Traktionen, Postisometrische Relaxation, passive Muskeldehnung (siehe Abb. 20.2), Gelenkmobilisation, myofasziale Techni-

ken, Mobilisationstechniken aus der manuellen Therapie und neurodynamische Mobilisationstechniken (wie z. B. Integration der Neurodynamik in die Neurorehabilitation oder Neurodynamik im Sinne osteopathischer Behandlungsansätze) ihre Anwendung.

Passive Dehntechniken zur Kontrakturprophylaxe werden derzeit kontrovers diskutiert: „To stretch or not to stretch" (Gorter et al. 2007). Das subjektive Empfinden von Betroffenen ist dennoch zu beachten, wie z. B. die Aussage eines jungen Mannes mit spastischer Tetraparese (GMFCS V): „Jeder Tag, an dem ich gedehnt werde, ist ein guter Tag.".

Sanfte Muskeldehnungen können während der Pflege oder in entspannten Situationen erfolgen. Dies betrifft die Schulter, Ellenbogen, Hand und Finger. Ein Ausstreichen der Handinnenfläche, Finger und des eingeschlagenen Daumens kann z. B. vor dem Abstützen auf einem Tisch oder vor dem Greifen eines Gegenstandes hilfreich sein.

Grundsätzlich ist spastische Muskulatur nach neuesten wissenschaftlichen Erkenntnissen nicht mehr als stark, sondern als schwach einzustufen (Döderlein 2015). Ein aktives Arbeiten im Sinne einer stabilen Mobilität ist also anzustreben. Eine zu intensive Detonisation wirkt sich häufig destabilisierend aus!

## Hands-on- zu Hands-off-Therapie auf Aktivitätsebene, Handling

Unter Beachtung der Erkenntnisse zur Effektivität des motorischen Lernens bieten aktivitätsbetonte 24-h-Behandlungsprogramme wie das Bobath-Konzept durch die gegebene Alltagstauglichkeit und die vielen Alltagshilfen eine für die Betroffenen und deren Bezugspersonen leicht umsetzbare Therapievariante bei spastischen Lähmungen.

Im Vordergrund steht bei diesen Therapieansätzen eine aufgabenorientierte Aktivität, welche die gewünschte motorische Leistung zum Ziel hat. Der Therapeut greift so wenig wie möglich in den Bewegungsablauf ein, unterstützt aber, wenn nötig. Gleichzeitig werden neurologische und orthopädische Aspekte wie stabile Ausgangsstellung und im Sinne der Umfeldgestaltung die Adaptation von Material und Hilfsmittel berücksichtigt. Eine enge Teamarbeit mit allen beteiligten Mitarbeitern und Eltern ist wichtig, um die gewünschte Tätigkeit zu definieren und im Alltag des Kindes/Jugendlichen zu trainieren. Eine Bewegungsanalyse in Bezug auf das vereinbarte Ziel ist notwendig, um die Schritte zur Handlung festzulegen.

Beispielsweise muss bedacht werden: Wie weit können die Arme extendiert werden, die Hände greifen, festhalten und loslassen, welche Gegenstände sollen bewegt werden, schwer oder leicht, groß oder klein, welche Beschaffenheit hat das Material?

An einem Beispiel von einem 4-jährigen Mädchen soll dies verdeutlicht werden. Das Mädchen spielt gerne mit Pferden aus Plastik. Sie kann das Pferd greifen und hinstellen, aber immer, wenn sie ihre Hand lösen will, fällt das Pferd um. In der Analyse wurde bemerkt, dass das Loslassen zu abrupt passierte, die Finger nicht langsam genug geöffnet werden konnten und das Pferd deshalb umfiel. Dem Mädchen wurde erklärt, dass sie ihre Finger einzeln und langsam öffnen muss. Dies wurde mit verbaler

Unterstützung in häufigen Wiederholungen geübt und führte schließlich zum Erfolg (Eliasson 2005).

Bei allen Formen der Cerebralparese können assoziierte Reaktionen in Form von Tonuserhöhung im Sinne des spastischen Musters an den oberen Extremitäten auftreten, deutlich zu sehen z. B. beim Gangbild ohne Hilfsmittel GMFCS I und II. Mit zunehmenden Alter können sich schmerzhafte muskuläre Verkürzungen entwickeln. Deshalb ist es wichtig, hier die Eigenwahrnehmung der Reaktionen zu schulen und Gegenmaßnahmen zu trainieren. Eine intrinsische Selbstkontrolle und Selbstkorrektur sind das Ziel und können gut vor einem Spiegel geübt werden.

Bei der dystonen Form der Cerebralparese ist es wichtig, den Körper in der Sitzposition zu stabilisieren, um mit den Händen zu agieren. Im ersten Schritt soll das Sitzen auf einem Stuhl in einer symmetrisch vorgebeugten Haltung geübt werden, indem beide Hände einen Haltegriff festhalten. Sollten starke Beugespasmen an den Armen auftreten, kann eine unterstützende Schienenversorgung (ähnlich wie Mecron-Schienen für die unteren Extremitäten) hilfreich sein. Die Bewegungsunruhe kann von außen beeinflusst werden, indem der Therapeut Druck auf die Kniegelenke ausübt und damit eine feste Basis schafft. Nach und nach können die Hilfen reduziert werden, eine Hand fixiert, während die dominante Hand für Tätigkeiten aktiv ist (Tatlow 2013).

> ❯ Das Greifen von Gegenständen fällt den Betroffenen häufig leichter, wenn es unter Armstreckung ausgeführt werden kann. Deshalb sollten die Gegenstände nicht zu körpernah angeboten werden.

Beim Erlernen des freien Gehens ist es hilfreich, wenn ein Gegenstand (z. B. Stuhl) geschoben wird oder ein Ring oder kleiner Stab in den Händen gehalten wird. Dadurch entsteht mehr Stabilität im Rumpf

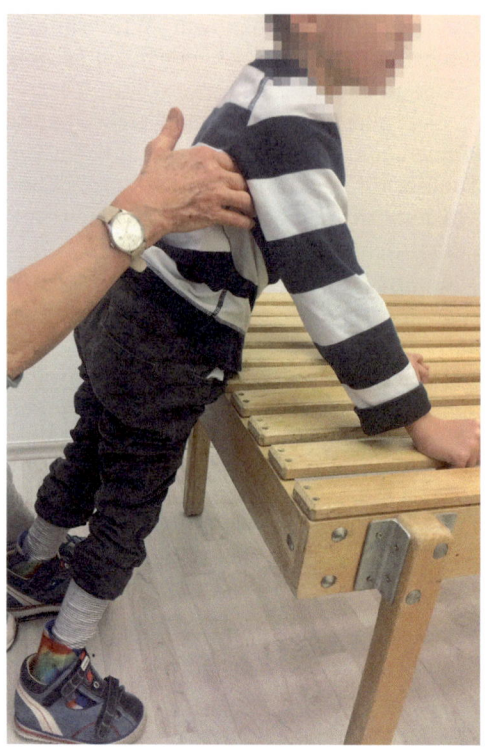

**Abb. 20.3** Gewichtsverlagerung auf gestreckte Arme beim Stehen am Tisch

und die ausfahrenden Schleuderbewegungen der Arme werden reduziert.

> Eine Muskelkräftigung sowohl der Agonisten als auch der Antagonisten sollte bei allen Formen der Cerebralparese erfolgen.

Beispielsweise wirkt eine Gewichtsverlagerung auf Arme und Hände in verschiedenen Ausgangspositionen wie Bauchlage, Vierfüßlerstand oder Stand mit Abstützen auf einem Tisch (siehe Abb. 20.3) tonusregulierend und kräftigend. Auf eine gute Position der Hand, Ellenbogen und Schulter sollte geachtet werden und gegebenenfalls von der Schulter aus fazilitiert werden. Aus dieser Position können aktive Flexion und Extension der Arme mit Gewichtsbelastung erarbeitet werden.

## Training der Stützfunktion in geschlossener Muskelkette

Zur Kräftigung des Schultergürtels und somit zur Verbesserung der Stützfunktion empfiehlt sich die Arbeit in geschlossener Muskelkette. Exemplarisch wird hierzu die Vojta-Therapie beschrieben, bei der es sich um eine Bahnungstechnik handelt, die Kräftigungs- oder Bewegungsübungen nicht für isolierte Muskelgruppen anwendet. In bestimmten Ausgangspositionen – Reflexkriechen in Bauchlage, Reflexumdrehen in Rücken- und Seitenlage – werden genau festgelegte Auslösungszonen an Rumpf und Extremitäten in dreidimensionaler Richtung gedrückt, um genau definierte motorische Antworten auszulösen (Vojta und Peters 2007).

Die Stützfunktion der oberen Extremitäten spielt eine zentrale Rolle in der Behandlung nach Vojta.

Beim Reflexkriechen (Ausgangsposition ist die Bauchlage) kann nur bei korrekter Auslösung des Stützes in Schulter, Ellbogen und Unterarm die qualitativ gute Anspannung der ventralen und dorsalen Ketten mit Beckenumstellung und Kniebelastung in der Bauchlage erfolgen. Zu beobachten ist auch die Entfaltung der Hände im Mittelhandbereich mit Abduktion des Daumens und die Beugung der Finger. Die Voraussetzung für das Greifen in Supinationshaltung wird geschaffen.

Beim Reflexumdrehen 2. Phase (Seitenlage als Ausgangsposition) verlagert sich der Stütz bei der Rumpfrotation über das Schultergelenk zum Ellbogen. Bei Verlagerung des Schwerpunktes dorthin kommt es bei Ellbogenflexion zur Pronationshaltung des Unterarmes mit Handöffnung und Fingerstreckung. Die Voraussetzung für den Handstütz im Krabbeln ist gegeben (Abb. 20.4a, b).

Eltern werden in der Anwendung der Behandlung angeleitet und sollten 3- bis 4-mal täglich beim Säugling die Behandlung anwenden, um größtmöglichen

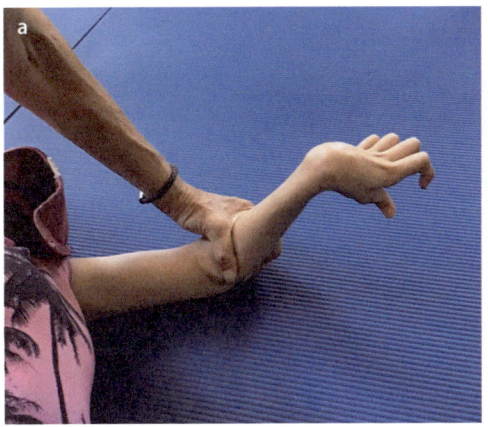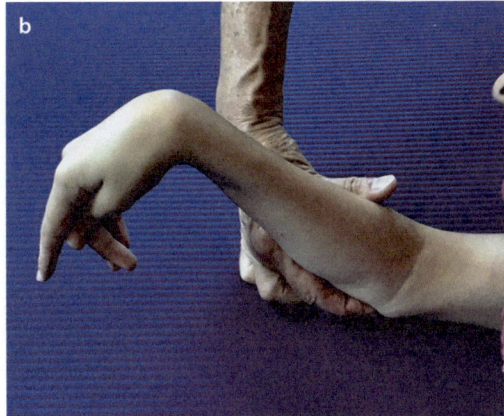

▫ **Abb. 20.4**  **a** Vojta-Reflexumdrehen 2. Phase mit Auslösung am medialen Epicondylus humeri. **b** Anbahnen des Armstützes

Einfluss auf das sich entwickelnde Gehirn zu nehmen.

Mit der Aufnahme in Kindergarten oder Schule wird es oft schwierig, diese Therapiefrequenz beizubehalten. Aber auch die nicht so häufig angewendete Vojta-Behandlung, evtl. auch nur einmal wöchentlich im therapeutischen Setting, zeigt klinisch durchaus positive Effekte. Sie verhilft Kindern und Erwachsenen zur Tonusregulierung und damit zur verbesserten Stütz- und Greiffunktion im Alltag.

## Vibrationstherapie

Ein wesentlicher Behandlungsansatz der Physiotherapie ist der Einsatz von Trainingsgeräten; exemplarisch wird auf die Anwendung am Beispiel der häufig eingesetzten „Galileo-Vibrationsplatte" eingegangen.

Bei der Vibrationsplatte handelt es sich um ein Trainingsgerät, das sehr gezielt im therapeutischen Bereich auch für die oberen Extremitäten eingesetzt werden kann. Die Vibration mit seitenalternierender Wippfunktion kann durch die Auswahl von Amplitude und Frequenz gezielt auf das Kräftigen, Dehnen und Entspannen der Muskulatur der oberen Extremitäten und somit auf die Stützfunktion einwirken.

Die Amplitude wird beeinflusst über die Position der Arme. Je weiter die Extremitäten auseinanderstehen (zwischen 0 und 3) umso anspruchsvoller ist die Anwendung.

Die Frequenz in Hertz (Schwingung pro Minute) wird am Gerät eingestellt; im niedrigen Bereich zwischen 5 Hz und 12 Hz werden besonders Muskelentspannung und Gleichgewicht angesprochen, im weiteren Frequenzbereich bis ca. 20 Hz kommt es zur Muskelanspannung und Muskelentspannung und bei weiterer Erhöhung bis maximal 30 Hz zur maximalen Muskelanspannung. Die Trainingszeit muss individuell bestimmt werden.

> Bei Menschen mit spastischen Bewegungsstörungen können Anwendungen im hohen Frequenzbereich (ab 25 Hz) zur Ermüdung der spastischen Fasern führen und so einen verbesserten Einsatz der Antagonisten ermöglichen und dadurch das Bewegungsausmaß vergrößern.

Auswirkungen der Vibrationsplatte:
– Förderung der Durchblutung und Anregung des Stoffwechsels
– Verbesserung der Muskelkraft und -ausdauer

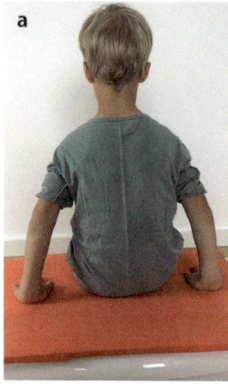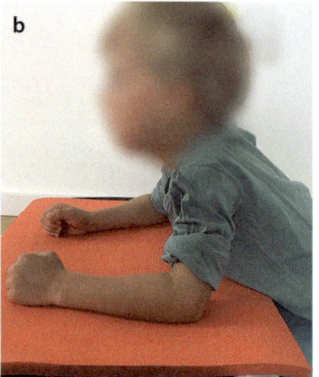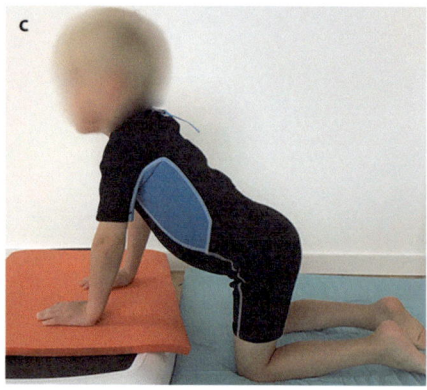

**Abb. 20.5** **a–c** Positionen auf der Vibrationsplatte nachgestellt. **a** Hocksitz, **b** Unterarmstütz, **c** Handstütz

- Einfluss auf Muskeldehnfähigkeit und somit Gelenkbeweglichkeit bzw. Kontrakturprophylaxe oder sogar -behandlung
- Verbesserung von Koordination und Gleichgewicht
- Steigerung der Knochenstabilität
- Positive Auswirkung auf den Muskeltonus
- Stimulation der Propriozeption

Dies sind nur die wesentlichen, häufigen Auswirkungen. Bei regelmäßiger Anwendung ist es immer wieder zu beobachten, dass es zur Regulation des gesamten Organismus in den verschiedensten Strukturen des Körpers wie Durchblutung und Lungenfunktion kommen kann, besonders bei Kindern.

Auswahl der Ausgangspositionen:
- Hockersitz auf der Vibrationsplatte mit seitlichem Abstützen der Arme (siehe Abb. 20.5a)
- Bauchlage auf einem Steppbrett oder Rollbrett mit Auflage der Unterarme oder der Hände in Dorsalextension und aktiver Ellenbogenstreckung auf der Vibrationsplatte (siehe Abb. 20.5b)
- Sitz oder Vierfüßlerstand vor der Vibrationsplatte mit vorgebeugtem Oberkörper und Auflage der Hände auf der Vibrationsplatte (siehe Abb. 20.5c)

- Bei der Vibrationsplatte mit Kipptisch in Bauchlage mit leichter Neigung, Hände auf der Vibrationsplatte

Wichtig für den effektiven Einsatz ist eine gründliche Anamnese und genaue Kenntnis über Wirkungsweise, Indikationen, Kontraindikationen der Vibrationsplatte. Besonders zu empfehlen ist die Anwendung der Vibrationsplatte in Verbindung mit anderen Therapiemethoden, die dann oft schneller und effektiver zum Ziel führen (▶ www.galileo-training.com).

Beispiele für Anwendungsmöglichkeiten:
- Kontrakturprophylaxe bei Ellenbogenflexion und Palmarflexion – niedrige bis mittlere Frequenzen wählen und durch die Hände des Therapeuten am Handgelenk oder Ellenbogen unterstützen.
- Kräftigung der Dorsalextension und Armstreckung – maximale Frequenz wählen und kurze Zeiten von 30 s bis 1 min, je nach Zustand. Häufige Wiederholungen mit Pausen.
- Ebenfalls Kräftigung – mittlere bis hohe Frequenz mit individueller Ausdauerzeit, anschließend niedrige Frequenz zur Entspannung
- Gewichtsverlagerung auf eine Seite mit Armstreckung des nichtbelasteten Armes bei Ellenbogen- oder Handstütz.

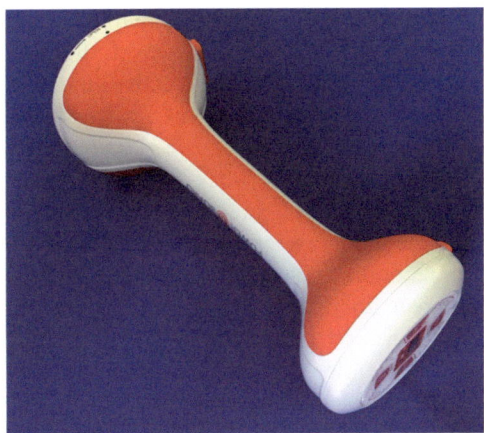

**○ Abb. 20.6** Vibrationshantel für dynamisches Krafttraining

Für ein dynamisches Krafttraining mit Vibration kann die Vibrationshantel eingesetzt werden (siehe ○ Abb. 20.6). Eine verlässliche Greiffunktion ist hier Voraussetzung.

## Rehakonzepte und komplexe Gruppenbehandlungskonzepte mit therapeutisch-pädagogischen Anteilen

Die Förderung in einer Gruppe wirkt motivierend, fördert die Integration und das Lernen am Vorbild, zugleich hat sie einen positiven Effekt auf das Verhalten der Mitglieder (Crompton 2007).

Stellvertretend für die Vielzahl an rehabilitativ orientierten Gruppenbehandlungskonzepten werden CIMT und konduktive Förderung beschrieben.

### ■ Beispiel 1: CIMT – Constraint-Induced Movement Therapy

Diese Methode wird in zahlreichen Rehabilitationseinrichtungen angeboten. Beispielhaft soll hier die „Piratengruppe" von Pauline B. Aarts, Sint Maartenskliniek, Nijmegen, Niederlande, beschrieben werden.

Die Piratengruppe für Kinder mit unilateraler Cerebralparese ist ein Training

aus der Kombination von mCIMT (modifizierte Constraint-Induced Movement Therapy) und BiT (Bimanual Training) und ist ein „Best-Practice"-Beispiel.

In einem Zeitraum von 8 Wochen besuchen die Kinder der Piratengruppe die Ambulanz der Sint Maartenskliniek in Nijmegen an 3 Nachmittagen in der Woche für 3 h. Das Ziel der Intervention ist eine Leistungssteigerung in der individuellen Partizipation von Alltagsaktivitäten, die in den letzten beiden BiT-Wochen trainiert und gemeinsam von Eltern und Therapeuten festgelegt werden. Die ersten 6 Wochen beginnen „constraint" (eingeschränkt) und lassen dem Kind keine andere Option, als den „Piratenarm" zu gebrauchen. Um die neuen Fertigkeiten mit dem betroffenen Arm in den Alltag zu integrieren, folgen zwei Wochen bimanuelles, zielgerichtetes tätigkeitsspezifisches Training (BiT).

Die Piratengruppe besteht aus 6 Kindern, geführt von 4 Ergotherapeuten, 1 Physiotherapeuten und 1 Therapieassistent. Die Räumlichkeiten sind mit einer Pirateninsel und verschiedenen Piratenattributen dekoriert. Ein fester Tagesablauf wiederholt sich täglich. Aufgrund der positiven Effekte, die eine Gruppe auf Kinder hat, wurde diese Form gewählt. Hinzu kommt der motivierende Aspekt des Wettbewerbs und der Vorbilder.

In den mCIMT-Wochen wird den Piraten gesagt, dass sie ihren nichtbetroffenen Arm verletzt haben und er deshalb in einer Schlinge geschont werden muss. Die Schlinge wird am Körper des Kindes befestigt und ist bis auf das proximale Ende zugenäht. So wird verhindert, dass bei bimanuellen Tätigkeiten geschummelt werden kann und der Pirat alles mit der „nicht verletzten" Hand bewältigen muss. Diese Hand muss das Schwert heben (siehe ○ Abb. 20.7), trommeln, das Deck des Schiffes fegen, für die anderen Piraten kochen, mit einer Gabel essen, eine Tasse zum Trinken halten, Holzblöcke aufheben und tragen und vieles mehr (siehe ○ Abb. 20.8).

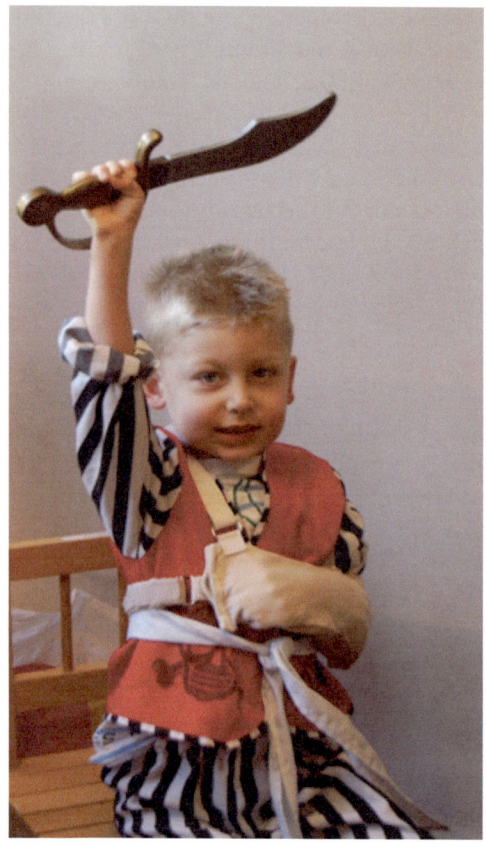

**■ Abb. 20.7** Ein Piratenjunge hebt das Schwert mit seiner hemiplegischen Hand

Repetitives Üben und „Shaping" von Bewegungen der betroffenen Extremität werden in zielgerichteten Aktivitäten teils „constraint" während der mCIMT und BiT durchgeführt. Feedback und verbale Instruktionen werden über die Ausführung und das Ergebnis einer Tätigkeit gegeben, um eine Generalisierung von qualitativ guten Bewegungsmustern auf andere Aktivitäten zu übertragen. Die Therapeuten der Piratengruppe bieten herausfordernde und wiederholende Aktivitäten in einer Art und Weise an, dass die Kinder Spaß daran haben und sich im Spiel verlieren (in Flow kommen).

Ein „Transferpaket" listet alle Aktivitäten des Kindes in einem „Piratenbuch" auf, die es zu Hause mit der betroffenen Hand üben soll.

Die Piraten lernen in der bimanuellen Phase altersgerechte Aktivitäten mit der „Do-it-yourself-Box" als Teil des repetitiven Übens. Eingebunden in eine Geschichte z. B. „Der Pirat ist sehr durstig; er öffnet die Flasche und füllt eine Tasse". Des Weiteren werden die Kinder angeleitet, sich jeden Tag in die Piratenkleidung umzuziehen und nach der Gruppenstunde wieder die eigene Kleidung anzuziehen. Für zu Hause

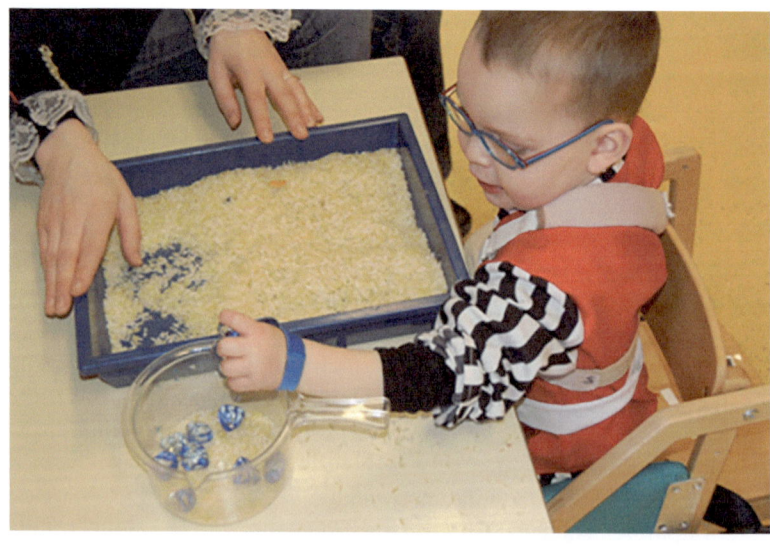

**■ Abb. 20.8** Ein Piratenjunge sammelt Schätze mit seiner hemiplegischen Hand

sollen sie essen, trinken, spielen und basteln, wie sie es als „Piraten" gelernt haben. Am letzten Tag findet für alle Eltern eine „Piratenshow" statt, in der die Kinder ihre neuen Fertigkeiten, basierend auf den individuellen Zielen des COPM präsentieren. Höhepunkt des letzten Tages ist die Verleihung des „Piratendiploms" an jedes Kind. Eine DVD mit den erworbenen Fertigkeiten aus dem unimanuellen und bimanuellen Training der 8 Wochen wird jedem Kind mitgegeben, um andere (Lehrer, Erzieher, Großeltern) zu informieren, und zur Erinnerung an die Erfolge aus der Piratengruppe.

Die Zusammenarbeit mit den Eltern nach dem „family-centred" Service (FCS) (Rosenbaum und Rosenbloom 2012) wurde angestrebt. FCS ist eine Philosophie, die eine Partnerschaft zwischen Eltern und Dienstleister betont und Entscheidungen der Familie über ihr Kind fokussiert und sie als Experten ihres Kindes anerkennt. Mithilfe des COPM (Canadian Occupational Perfpromance Measure) bestimmen Eltern und Therapeuten gemeinsam Ziele für die CIMT- und BiT-Wochen. Die wichtigsten Ziele werden schrittweise in ein Goal Attainment Scale (GAS) übertragen, um auch die Eltern in den stufenweisen Prozess einzubinden. Beispiele für Ziele im BiT für einen 3-jährigen Jungen:

COPM-Ziel 1: lernen, wie man im Sandkasten Kuchen und Burgen bauen und mit einer großen Schaufel beidhändig im Sand nach „Schätzen" buddeln kann

COPM-Ziel 2: beidhändig aus einer Tasse trinken, mit Messer und Gabel essen, Banane schälen, eine Tüte Kekse öffnen

COPM-Ziel 3: selbstständig Kleidung an- und ausziehen

COPM-Ziel 4: einen Ball halten und werfen

### ▪ Beispiel 2: Konduktive Förderung

❯ Die aktuellen Erkenntnisse zum motorischen Lernen und zur Plastizität des Gehirns in der Neurorehabilitation fordern von komplexen Behandlungskonzepten u. a. aufgabenorientiertes Bewegungslernen mit Alltagsbezug, repetitives Üben von komplexen Bewegungsabläufen, Krafttraining und ein Vorgehen nach lerntheoretischen Aspekten.

Diese Prinzipien können beispielsweise im ganzheitlichen, heilpädagogisch-therapeutischen Konzept der konduktiven Förderung gefunden werden. Die Hand- und insbesondere Greiffunktion ist innerhalb dieses Konzepts von zentraler Bedeutung. Im Rahmen einer Studie von Blank et al. (2008) wurde die positive Wirkung der konduktiven Förderung auf die koordinative Handfunktion und ADLs bestätigt.

- Multifunktionales „Greifmobiliar" mit Sprossen und Latten fördert Stützen, Greifen, Fixieren und Loslassen in allen Körperpositionen.
- Durch das Vorziehen und Zurückschieben über den Tisch in Bauchlage wird durch Greifen der Längslatten eine korrigierte Handstellung bis hin zur Dorsalextension (siehe ◘ Abb. 20.9), eine Extension im Ellbogengelenk und Kräftigung der Arm-, Schulter- und Rumpfmuskulatur gefördert (Bock 2005).
- Im Sitz wird durch Festhalten an Latten oder befestigten Haltegriffen die Körpersymmetrie und Kopfkontrolle verbessert. Das Kind lernt, sich selbst festzuhalten, und entwickelt nach und nach Sicherheit und Rumpfkontrolle. Im Stand kann es die Latten greifen und sich gleichzeitig abstützen.

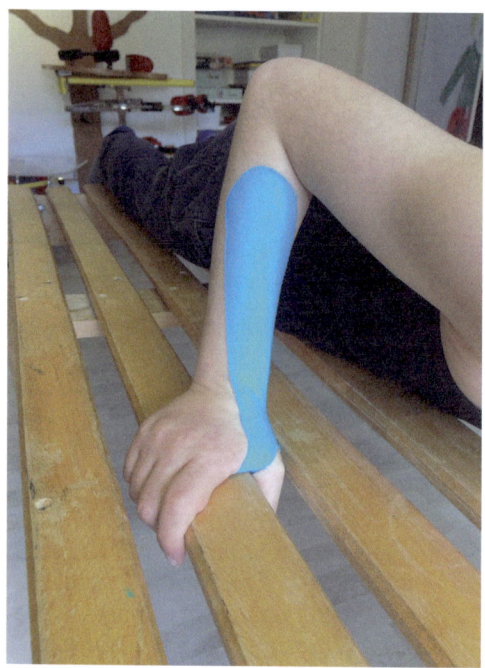

**Abb. 20.9** Korrigierte Handstellung beim Vorziehen auf dem Lattentisch

- Beim Greifen in die Zwischenräume der Längslatten (an der Stirnseite des Tisches) wird die Halb-Supination der Hände gefördert (Hüter-Becker und Dölken 2005).
- Bei Steh- und Laufübungen werden die Sprossenstühle und Lauflernleiter vorgeschoben, was wiederum eine Armstreckung mit korrigierter Handstellung fördert.
- Im strukturierten Tagesablauf mit kognitiven, motorischen und Freizeit-Aktivitäten finden zahlreiche Möglichkeiten statt, den Einsatz der Hände und Arme zu trainieren, sei es bei der Selbstversorgung, bei Transfers oder gezielten Aufgaben.
- Unter den verschiedenen Lerneinheiten hat das Handprogramm einen festen Platz im konduktiven Alltag. Es findet in aller Regel im Sitzen an Lattentischen statt, eine stabile Ausgangsposition

ist wichtig. Es wird von der Grob- zur Feinmotorik hin gearbeitet, d. h., zuerst werden mit großen Armbewegungen die Schultern mobilisiert. Dann erfolgen Greifen, Halten, Loslassen, Auge-Hand-Koordination, bilaterale und unilaterale Übungen, Supination, Pronation, Überkreuzen der Mittellinie, Ellenbogenextension und Fingerübungen, verpackt in ein motivierendes, pädagogisches Thema. Material mit vielseitiger Wahrnehmungsqualität und Aufforderungscharakter kommt zum Einsatz. (siehe ▸ Abb. 20.10)
- Aktive Elternarbeit mit regelmäßigen Kontakten unterstützt die Förderung durch gemeinsame Zielvereinbarungen und Anleitungen für den Alltag (Tatlow 2013).

## Virtual Reality (VR)

Virtual Reality in der Rehabilitation entwickelt sich zu einem neuen Therapieverfahren, das mittels digitaler Spiele die gezielte Aktivität und den Spaßfaktor vereint. Für die obere Extremität werden motivierende Spiele entwickelt, in denen der Spieler seine eigenen Arme und Hände auf dem Bildschirm sieht und durch gezielte Bewegungen – z. B. Arm in Supination bringen, die Hand öffnen, virtuelles Futter greifen und virtuelle Tiere füttern – die gewünschte Funktion trainiert. Ähnlich wie bei Videospielen bekommt er ein Feedback durch Sammeln von Punkten oder Erreichen eines nächsten „Levels". Die Vorteile von „Gamification" in der Therapie sind häufige Repetitionen von aufgabenorientiertem Üben unter motivierenden Umständen, sie leisten somit im Sinne des motorischen Lernens einen positiven Beitrag zur Rehabilitation.

## Sportliche Betätigung

Therapeutisches Reiten, Klettern, Schwimmen, Radfahren oder Handradfahren, Bogenschießen, Fitnesstraining mit leichten

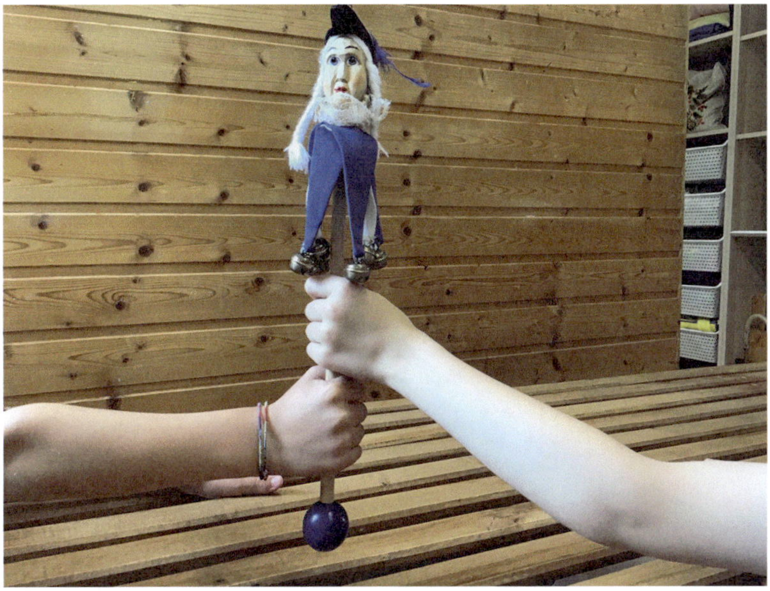

Abb. 20.10 Aktive Armstreckung beim Greifen in Supination

Gewichten und Hanteln oder z. B. Boxen sind einige Möglichkeiten mit positivem Einfluss auf die oberen Extremitäten. Outdoor-Aktivitäten stimulieren ganz „nebenbei" die Stärkung des Immunsystems.

## Tape

Taping mit elastischen Tapes kann die Muskel- und Gelenkfunktion unterstützen (Shamsoddini et al. 2016). Tapes sind einfach in der Anwendung, kostengünstig und werden als angenehm und schmerzlindernd empfunden. Sie unterstützen die Aktivität und stimulieren das sensorische System und die Zirkulation. Die häufigsten Anwendungen bei der Cerebralparese an den oberen Extremitäten sind:

- Innenrotationshaltung der Schulter
- Pronationsstellung des Unterarms
- Palmarstellung der Hand (siehe Abb. 20.11)
- Adduktionsstellung des Daumens (Kumbrink 2014)

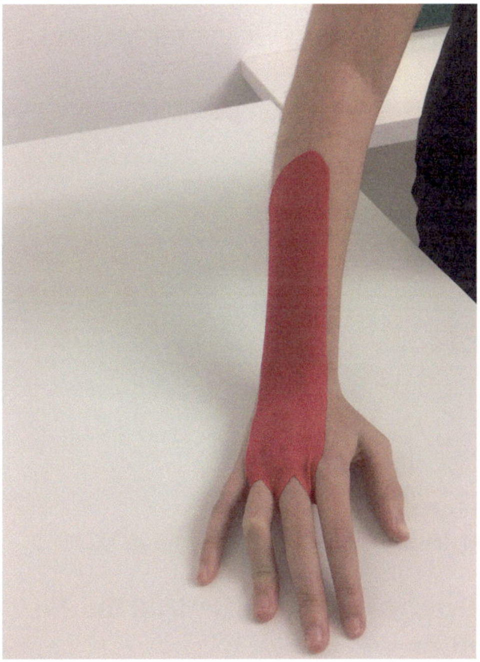

Abb. 20.11 Tape bei Palmarstellung der Hand

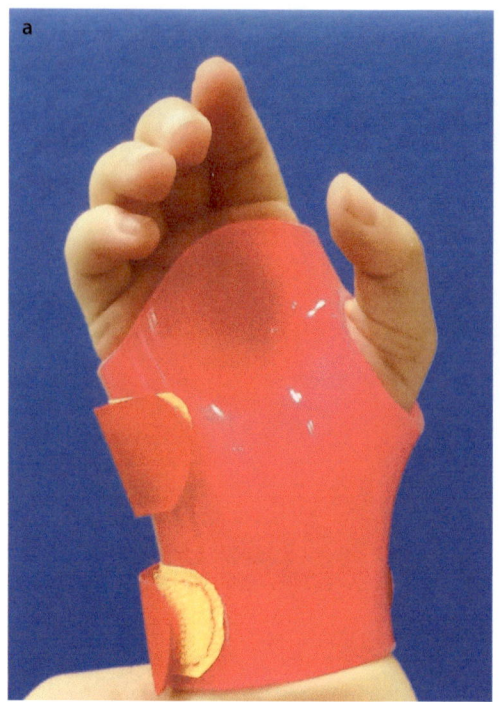

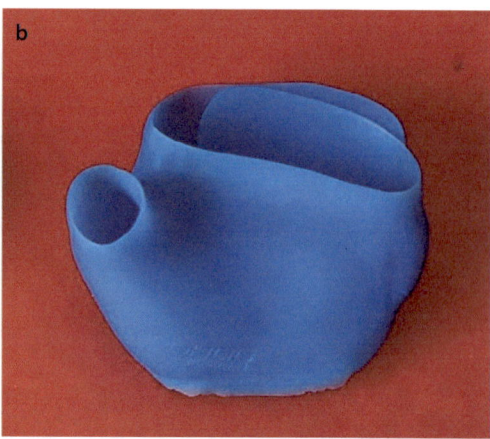

**◧ Abb. 20.12**    **a,b** Funktionsschienen aus Silikon

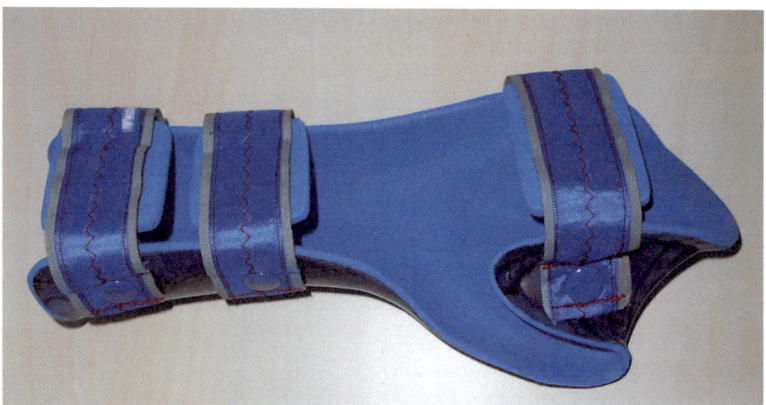

**◧ Abb. 20.13**    Lagerungsschiene für die Nacht

## Orthopädische Hilfsmittel für die Arme und Hände

Funktionsschienen aus Silikon stützen das Hand- und Daumensattelgelenk und erlauben durch ihre Flexibilität eine aktive Nutzung der Greiffunktion. Durch die funktionelle Position des Handgelenks und die dynamische Unterstützung der Extensoren wird das muskuläre Ungleichgewicht positiv beeinflusst (siehe ◧ Abb. 20.12a, b).

Lagerungsschienen an Unterarm und Hand dienen der Kontrakturprophylaxe. Sie dehnen die verkürzte Muskulatur, gleichzeitig bringen sie die schwache gedehnte Muskulatur in Annäherung. Um eine lang anhaltende Dehnung zu erzielen, werden sie in aller Regel nachts getragen (siehe ◘ Abb. 20.13).

### 20.2.3 Hilfen im Alltag bei spastischer Lähmung

Je konsequenter die angeführten Behandlungsmethoden und deren Techniken in den Alltag übernommen werden, desto größer ist der Lerneffekt. Es erfordert therapeutisches Einfühlungsvermögen und umsichtige Kreativität, um individuell möglichst alltagsnahe Übungen, Handlings und Trickbewegungen mit dem Patienten und seinen Bezugspersonen zu erarbeiten.

— Ein Haltegriff am Tisch bei angepasster Stuhl- und Tischhöhe gibt dem Patienten die Möglichkeit, sich selbst zu stabilisieren und die Hände im Blickfeld zu haben. Der Haltegriff sollte so positioniert sein, dass der Oberkörper in leichte Vorneigung kommt. Mit der aktiven Hand kann z. B. selbstständig gegessen werden (siehe ◘ Abb. 20.14). Auch am Tisch eines Stehbretts oder eines Rollstuhltisches ist es sinnvoll, einen Haltegriff zu befestigen, um die Hände vor den Körper zu bringen und somit pathologischen Armmustern entgegenzuwirken. Das Öffnen stark gefausteter Hände kann durch Stimulieren des Handrückens erleichtert werden: in einer Aufwärtsbewegung den Handrücken gegen die Stange des Haltegriffs streichen, um die Faust zu lösen. Mit einer Abwärtsbewegung auf den Haltegriff zu wird das Greifen möglich. Zu beachten ist hierbei, dass der Daumen in Opposition zu den Fingern von unten an der Haltestange liegen muss.

— Haltestangen oder Sprossen von Stühlen können bei vielen Aktivitäten wie Toilettengang, Aktivitäten im Ste-

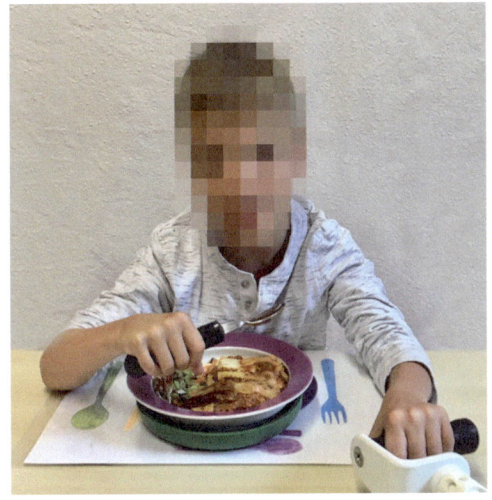

◘ **Abb. 20.14**  Der Haltegriff gibt Stabilität beim Essen mit der aktiven Hand

hen oder Transfers hilfreich sein (siehe ◘ Abb. 20.15).

— Rutschfeste Unterlagen, Griffverstärkungen von Zahnbürste, Stiften und Essbesteck, Trinkbecher mit zwei Henkeln fördern die Selbstständigkeit bei vielen Alltagsaktivitäten (siehe ◘ Abb. 20.16).

— Bei Kindern sollte motivierendes Spielzeug so angeboten werden, dass zum Greifen der Arm extendiert werden muss und möglichst gleichzeitig der Unterarm in Supination gebracht wird. Musik- und Spielgeräte, die an einem Stab befestigt sind, wie Glöckchen, Rassel oder Windrad fördern diese Bewegungen.

— „Topper" sind stimulierende Auflagen für Rollstuhl- und Therapietische, die individuell auf die Bedürfnisse der Patienten angepasst und angefertigt werden. Sie fördern Grob- und Feinmotorik, Kommunikation, Wahrnehmung, Auge-Hand-Koordination, visuelle Differenzierung und unterstützen die Kontrakturprophylaxe im Bereich der Arme

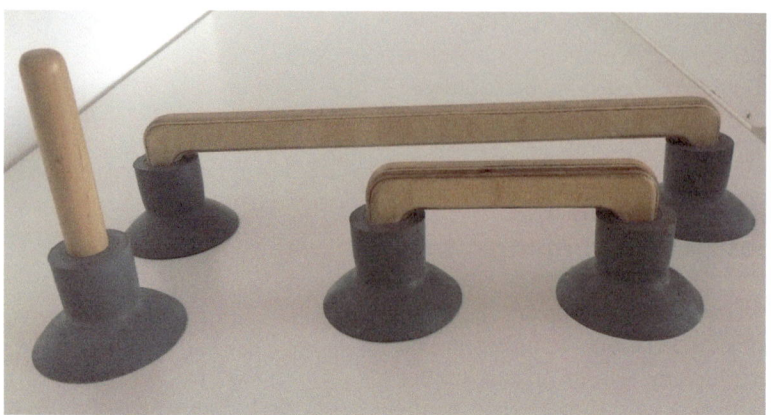

**Abb. 20.15** Verschiedene Handgriffe mit Gummipfropf zur Anbringung am Tisch

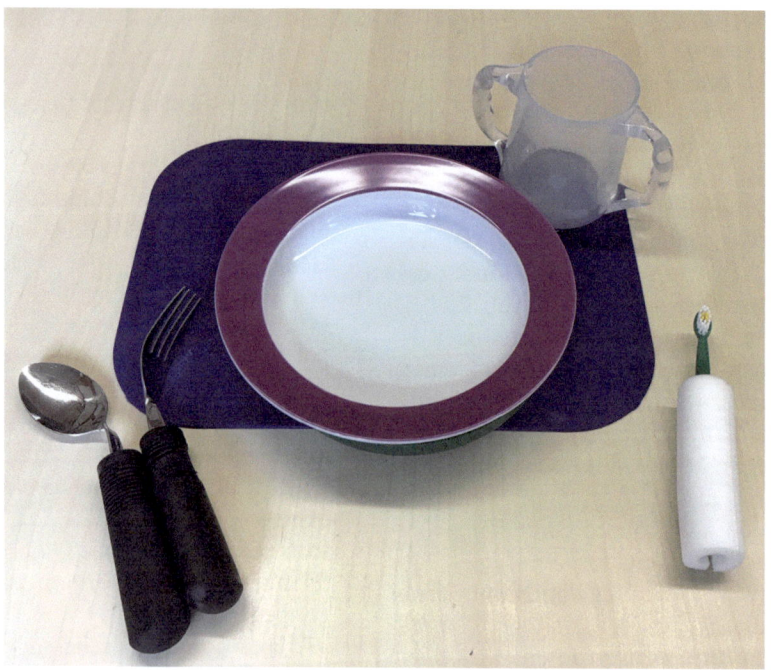

**Abb. 20.16** Utensilien für das selbstständige Essen, Trinken und Zähneputzen

und Hände. Durch die bunten, funktionellen Interaktionselemente haben sie einen hohen Aufforderungscharakter und motivieren zur Exploration und Kommunikation. Sie sind als therapeutisches Hilfsmittel für Kinder mit komplexer Behinderung zugelassen (siehe **Abb. 20.17**).

— Beim Wechseln von Körperpositionen möglichst das Abstützen mit den Händen einfordern.

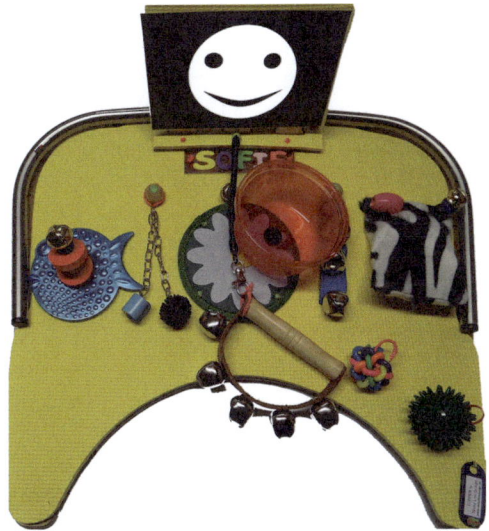

**Abb. 20.17** Beispiel eines Toppers mit vielseitigen funktionellen und kommunikativen Elementen. (Mit freundlicher Genehmigung der Fa. Nicky Line Design)

> Mithelfen beim Kleiden und Waschen sollte stets gefördert werden und sei es nur eine sehr kleine Mithilfe wie die Hand zum Hosenbund zu bringen, den Daumen abzuspreizen, in den Hosenbund zu greifen und ein Stück hinunterzuschieben.

– Viele Alltagshilfen und Anleitungen können im Rahmen der Ergotherapie erarbeitet werden. Beim Anziehen einer Jacke kann zum Beispiel der ATNR bewusst durch Kopfdrehen zu Seite ausgelöst werden, um einen Arm durch Streckung in den Ärmel zu bekommen. Vor allem bei der dystonen Form der Cerebralparese wird dies gerne praktiziert.

– Für Kinder mit Hemiparese ist der Schneidersitz am Boden eine günstige Spielposition. Das Spielfeld sollte sich mittig und auf der betroffenen Seite befinden.

– Günstige Ballspiele für Kinder im Stehen: große Bälle (Pezziball) beidhändig wegrollen, Bälle in verschiedenen Grö-

ßen und verschiedener Schwere halten, werfen und fangen.

## 20.3 Stützen und Greifen bei schlaffen Lähmungen

### 20.3.1 Pathologie an den oberen Extremitäten bei schlaffen Lähmungen

Schlaffe Lähmungen treten beispielsweise bei peripheren Nervenlähmungen, Neuropathien, Querschnittlähmung/MMC, SMA und ALS auf.

- **Erste Anzeichen für beidseitige schlaffe Lähmungen an den oberen Extremitäten bei Säuglingen und Kleinkindern**
- Abnorme General Movements und allgemeine Entwicklungsverzögerung
- Die Kinder wirken teilnahmslos
- In Rückenlage liegen die Arme meist schlaff in „Henkelstellung"
- Die Bauchlage wird kaum toleriert, es ist keine altersgemäße Kopfkontrolle möglich
- Beim Tragen hängen die Arme baumelnd herab, das Kind hält sich nicht fest, wirkt schwer und droht, einem zu entgleiten
- Spielzeug kann nur kurz gehalten werden, dann wird es fallen gelassen
- Die Entdeckung der Hände verzögert sich

- **Pathologie der oberen Extremitäten bei beidseitiger schlaffer Lähmung (Kinder – Jugendliche – Erwachsene)**

Die allgemeinen Veränderungen bei Vorliegen einer schlaffen Lähmung der oberen Extremitäten finden sich in ▶ Kap. 10 (Orthopädie bei peripheren Nervenerkrankungen).

- Muskelatrophie bei Vorliegen einer mehr oder weniger ausgeprägten Muskelschwäche
- Deutlich sichtbare Scapula alata
- Abgeschwächte Muskeleigenreflexe bis hin zur Reflexlosigkeit
- Gelenkfehlstellungen mit Luxationsgefahr, insbesondere des Schultergelenks
- Durch das gegebene Ungleichgewicht zwischen Agonist und Antagonist kommt es im Verlauf zu Kontrakturen
- Im weiteren Verlauf kann es zum schmerzhaften subacromialen Impingement-Syndrom kommen
- Auch andere Überlastungssyndrome im Sinne von Nervenkompressionssyndromen wie z. B. dem Karpaltunnelsyndrom oder dem Pronator-teres-Syndrom können im Krankheitsverlauf zu schmerzhaften Zuständen führen.

**Pathologie der oberen Extremitäten bei einseitiger schlaffer Lähmung**

Die oben genannten Anzeichen einer schlaffen Lähmung kommen bei geburtsbedingten Plexusparesen oder anderweitigen Nervenläsionen einseitig vor.

Während bei der oberen Plexusläsion (Erb-Duchenne) die Handmotorik unauffällig imponiert, sind die Außenrotatoren der Schulter, die Ellbogenflexoren und die Supinationsmuskulatur betroffen.

Die untere Plexusläsion (Klumpke) betrifft vor allem die kleine Hand- und Fingermuskulatur mit Einschränkungen im Bereich der Finger- und Ellbogenflexion. Es ist kein Greifreflex auslösbar.

Im Krankheitsverlauf kann es durch die vorliegende Orientierung zur gesunden Seite sekundär zur Entwicklung eines Torticollis muscularis kommen.

> Bei Vorliegen einer geburtsbedingten Plexusparese wird während der ersten 8–12 Tage ausschließlich resorptionsfördernd behandelt!

## 20.3.2 Therapeutische Maßnahmen

Die therapeutischen Maßnahmen können zum großen Teil aus den Empfehlungen zur Behandlung spastischer Lähmungen übernommen werden. Da auch Spastik primär als Muskelschwäche einzustufen ist und der erhöhte Tonus „nur" die Kompensation darstellt, wird bei beiden Krankheitsbildern muskelkräftigend gearbeitet.

Wesentliche Unterschiede in der Behandlung der schlaffen im Vergleich zu spastischen Lähmungen sind:

- Eine Verbesserung der Zirkulation im Sinne einer verbesserten Durchblutungssituation für die Muskulatur ist anzustreben. Hier kommen z. B. Massagetechniken, Elektrotherapie und sowohl kurze, gezielte Kälte- als auch insbesondere Wärmeanwendungen in Betracht. Auch Vibration und Taping sind hier hilfreich. Bei einseitigen Läsionen ist das Training der Stützfunktion für eine verbesserte Ossifikation der betroffenen Seite unerlässlich!
- Die „Hands-on"-Techniken werden nur in seltensten Fällen mobilisierend eingesetzt, es kommen im Wesentlichen stabilisierende Techniken infrage.
- Es besteht ein höherer Anspruch an die Stabilisierung des Thorax, der als notwendiger Haltungshintergrund für das Explorationsverhalten eine wichtige Rolle spielt. Eine Unterstützung des Rumpfes, sei es durch Lagerungsmaterial, geeignete Sitzversorgung oder durch ein adäquates Handling durch die Bezugspersonen, ermöglicht bei schlaffen Lähmungen oft erst Hand-Arm-Aktivitäten. Bei jüngeren Kindern können die Bezugspersonen gezielt den Rumpf des Kindes beim Tragen oder bei Transfers unterstützen. Sitzmöglichkeiten mit seitlichen Pelotten und/oder hoher Lehne und seitlichen Armlehnen ge-

ben Sicherheit und eröffnen dadurch die Möglichkeit, konzentriert mit beiden Händen aktiv zu werden.

— Bei einseitigen Problematiken ist die entsprechende Umfeldgestaltung durch Angebote auf der betroffenen Seite ausgesprochen hilfreich.

— Bei vorliegender Schulter-Arm-Symptomatik gilt es, besondere Aufmerksamkeit auf die Vermeidung einer eventuell subluxierten oder sogar luxierten Schulter zu legen. Der Humeruskopf muss im Gelenk zentriert und durch die umgebende Restfunktion der Muskulatur stabilisiert werden. Jegliche Traktion auf das Schultergelenk, insbesondere bei Transfers, ist dringend zu vermeiden! Auch bei der Lagerung ist die Zentrierung des Humeruskopfes zu bedenken. Hier empfiehlt sich außerdem besonders eine Muskelkräftigung in der geschlossenen Muskelkette mit viel Stützaktivität, evtl. auch eine Schulterkräftigung mit Übungen unter Umkehr von Punctum fixum und Punctum mobile.

— Auf den Aufbau des Handquer- und -längsgewölbes muss besonderer Fokus gelegt werden. Im Sinne einer adäquaten Stützfunktion muss gezielte Muskelkräftigung erfolgen, was z. B. durch gezieltes Greiftraining mit therapeutischer Knetmasse in unterschiedlicher Widerstandsstärke, durch die in Abschn. „Training der Stützfunktion in geschlossener Muskelkette" angeführten Möglichkeiten oder durch das Training der Fingermuskulatur mit therapeutischen Gummibällen (auch diese in unterschiedlicher Widerstandsstärke) durchgeführt werden kann.

— Durch eine angepasste Kompressionsweste oder -body kann in leichteren Fällen über eine Aktivierung der Propriozeptoren die Rumpfstabilität beeinflusst und somit eine günstige Ausgangssituation für das Stützen, Greifen und die Feinmotorik geschaffen werden. Bei ausgeprägter Muskelschwäche mit

Skoliose- bzw. Kyphosegefahr kommt ein stützendes Mieder oder Korsett in Betracht.

— Insgesamt können stabilisierende Schienen und Orthesen hilfreich sein. Nachtlagerungsorthesen aus Polyethylen dienen der Kontrakturprophylaxe. Zirkulär geschlossene Orthesen zur Stabilisierung können entweder nur bis zur Mittelhand oder mit eingeschlossenen Fingern aus Silikon oder elastischen thermoplastischen Kunststoffen angefertigt werden. Diese elastischen Orthesen sind gut zu öffnen und dadurch einfach anzuziehen. Dem Daumen wird eine entsprechende Teilführung nach Maß angepasst, um hier Kontrakturen zu vermeiden.

— Vorgefertigte Handgelenksbandagen zur Anhebung oder leichten Fixierung mit eingearbeiteten Schienen können zur Anwendung kommen. Wenn die Finger mitgeführt werden sollen, sind eher Orthesen nach Maß zu empfehlen. Lange Schienen mit Fingerführung sind am Tag oft hinderlich bei der Ausführung der ADLs und optisch auffällig, daher ist hier die Trageakzeptanz hier relativ gering.

### 20.3.3  Hilfen im Alltag

— Trickbewegungen können im Alltag zum Teil Muskelfunktion ersetzen. Ein gezielter Einsatz des hyperextendierten Ellbogens ermöglicht z. B. in vielen Fällen eine deutlich verbesserte Stützfunktion während Transfers.

— Auch im Bereich der Hand kann mit Trickbewegungen gearbeitet werden: Die sogenannte „Funktionshand" nutzt die Sehnenfunktion zweigelenkiger Muskulatur. Bei Handgelenksextension kommt es über den Sehnenzug zur Fingerflexion, bei Handgelenksflexion erfolgt eine passive Fingerextension. Bei entsprechendem Einsatz und unter Beachtung der Hebelgesetze kann so ein

| ▣ Tab. 20.2 | Pathologie der oberen Extremitäten bei SMA nach ICF-Einteilung |
|---|---|
| Körperfunktionen | Zunehmende Muskelschwäche an Schulter-, Arm-, Hand- und Fingerbereich |
| Körperstruktur | Eingeschränkter ROM, Kontrakturgefahr |
| Aktivität und Partizipation | Ändern von Körperpositionen; Anheben, Tragen, Schieben, Ziehen, Werfen von Gegenständen; feinmotorischer Handgebrauch; Mobilität, Selbstversorgung und Teilhabe am sozialen Leben |

Greifen auch bei sehr geringer Muskelfunktion ermöglicht werden.

– Das Anbringen einfacher Schlaufen an Alltagsgegenständen ermöglicht ein Greifen derselben.

– Eigendehnung schafft Entlastung für überbeanspruchte Muskelpartien (insbesondere bei Vorliegen einseitiger Problematiken oder bei neurologischen Engpass-Syndromen).

### 20.3.4 Besonderheiten bei der spinalen Muskelatrophie (SMA)

Die Beschreibung des Krankheitsbildes findet sich in ▶ Kap. 8 zur Orthopädie bei spinalen Erkrankungen.

Trotz der heute möglichen Behandlung mit Nusinersen (Spinraza®) nehmen die Ergotherapie und Physiotherapie weiterhin einen wichtigen Stellenwert in der Behandlung der Patienten mit SMA ein.

#### Pathologie an den oberen Extremitäten bei SMA

(Siehe ▣ Tab. 20.2)

#### Therapeutische Maßnahmen bei SMA

Zur Befundaufnahme bezogen auf die oberen Extremitäten werden in den verschiedenen Ausgangsstellungen die Lage und Aktivität der Arme beurteilt. Dem Alter entsprechend werden Bewegungsübergänge, Stützfunktion, Ausdauer, Kraft besonders

der Extension und sämtlicher Bewegungsabläufe gegen die Schwerkraft beurteilt. Der ROM und eventuelle Kontrakturen werden untersucht.

In der Testung nach der „Hammersmith Functional Motor Scale Expanded for SMA (HFMSE)" wird die vorhandene Funktion der oberen Extremität in verschiedenen Ausgangsstellungen und Bewegungsübergängen in Bezug auf Stütz- und Greiffunktion beurteilt.

> Abweichend von den Erkenntnissen der allgemeinen Trainingslehre wird bei SMA die Muskulatur nicht bis zur Erschöpfung trainiert, da dem Krankheitsbild eine wesentlich verlängerte Regenerationsphase zugrunde liegt.

– Für die Behandlung des Säuglings mit SMA Typ 1 ist es äußerst wichtig, dass der Behandlungsraum wohltemperiert ist. Aufgrund der mangelnden Bewegung kühlen die Kinder schnell aus und die Muskulatur sollte vor der Beanspruchung immer erwärmt sein. Hilfreich sind Wärmelampen über der Behandlungsbank.

– Je nach Ausprägung des Krankheitsbildes werden die Eltern angeleitet im „Handling" ihres Kindes: im Sinne der Bobath-Behandlung kann das Hochnehmen, das Ablegen, Wickeln usw. gezeigt werden. Bei diesen Angeboten können bereits die muskulären Funktionen wie Kopfkontrolle, Stützkraft der Arme und Hände, Rumpfrotation verbessert werden. Die Übungen sollten langsam und immer im Blickkontakt mit dem Kind durchgeführt werden. Schmerzen und Überanstrengung müssen vermieden werden. Die Berücksichtigung biomechanischer Grundlagen im Sinne z. B. der Hebelgesetze erleichtert Bewegungsübergänge.

– Aus der Vojta-Therapie kann das Reflexumdrehen, 1. und 2. Phase, angewandt werden, um in der Rückenlage eine Erleichterung beim Kopfheben und -drehen, einen erleichterten Armeinsatz und eine Verbesserung der Rumpfstabilität zu erarbeiten. Die Seitenlage ermöglicht eine veränderte Propriozeption bei instabilerer Ausgangsposition. Kopfhaltung und Stütz auf dem unten liegenden Arm, Bewegung im oberen Arm in Verbindung mit Scapulaadduktion werden initiiert.

– In der Bauchlage auf einem Keil oder mit einem zusammengefalteten Handtuch unter dem Brustbereich können Kopfhaltung, Unterarmstütz, Handwurzelstütz und Handbewegungen erarbeitet werden.

– Die Körperwahrnehmung sollte immer bewusst in die Therapie miteingebunden werden. Dem Patienten sollen möglichst viele propriozeptive Erfahrungen ermöglicht werden. Dazu können z. B. die Arme in den verschiedenen Ausgangspositionen vom Behandler oder den Angehörigen „geführt" werden; sie werden zusammengebracht oder auf die verschiedenen Körperteile gelegt. Es kann mit unterschiedlichem Druck, mäßigem Zug und Vibration gearbeitet werden.

– In den Therapiesituationen wird dem Patienten leichtes, anregendes Material mit möglichst vielen unterschiedlichen Oberflächenstrukturen angeboten; so können Handlungs- und Bewegungsanreiz gefördert werden. Beispiel: Bälle, die sich gut greifen lassen, mit weicher, fester, rauer, glatter Oberfläche. Häufig kann auch „Alltagsmaterial", wie z. B. leere Tablettenröllchen beklebt mit Glitzerfolie und gefüllt mit einigen Reiskörnern, eingesetzt werden. Große, aber relativ leichte Gegenstände wie Luftballons oder Wasserbälle erhöhen das Erfolgserlebnis.

– Die funktionelle Entwicklung des Armstützes und des Greifens in den vom Patienten eingenommenen Positionen werden in den Therapieaufbau einbezogen. Bei asymmetrischem Einsatz der Arme und Hände im Alltag wird in der Behandlung unbedingt beidhändiges Explorieren in vielen Ausgangspositionen angeboten.

– Ein weiterer wichtiger Gesichtspunkt ist die Behandlung der bereits entstehenden Gelenkkontrakturen von Schulter, Ellbogen, Hand- und Fingergelenken. Dies ist besonders wichtig, da bei der Behandlung mit Spinraza die Kraft des Kindes u. U. wieder zunimmt. Bewegungseinschränkungen aufgrund vorliegender Kontrakturen wären hier kontraproduktiv. Die Gelenkbehandlung kann mit Wärme, z. B. Kirschkernkissen, vorsichtigen Dehntechniken und passivem Durchbewegen ebenso wie mit manualtherapeutischen Techniken erfolgen. Die Schmerzgrenze darf nicht überschritten werden.

– Der Aufenthalt oder die Behandlung im warmen Wasser (ab 30 Grad) ist ebenfalls eine gute Möglichkeit der Mobilisation. Durch die Abnahme der Schwerkraft und die Erleichterung der Bewegung steigt die Compliance deutlich.

– Prinzipiell ist zu bedenken, dass sich Gelenkkontrakturen nicht vermeiden, sondern nur hinauszögern lassen (Hüter-Becker und Dölken 2005). Bei schnell zunehmenden Gelenkkontrakturen muss unbedingt an die Versorgung mit Unterarm- oder Handschienen gedacht werden. Diese können sowohl für die Nacht als auch für den Tag vorgesehen werden. Sie sollten so leicht wie möglich sein, um keine zusätzliche Einschränkung der Bewegung darzustellen.

- Bei der Rollstuhlversorgung muss dringend Wert auf ein sehr leichtes Modell gelegt werden. Reicht die Armkraft zum Selbstfahren nicht aus, kann oft auch schon sehr bald an die Versorgung mit einem elektrischen Rollstuhl mit Tisch und Joystick-Bedienung (mittig, um Asymmetrien wie Skoliose entgegenzuwirken) gedacht werden. Die Voraussetzung dazu liegt auch in der kognitiven Leistung des Patienten, die allerdings bei SMA häufig als sehr günstig beurteilt werden kann.

### Hilfen im Alltag bei SMA

- Bei Kleinkindern kann im häuslichen Bereich das Spielzeug sehr gut an der Krabbeldecke, am Laufgitter, am Bettchen mit dünnen Gummizügen mit Klipsen (wie bei den Schnullerketten) befestigt werden. So kann der Aktionsradius auf das Bewegungsausmaß und die Kraft des Kindes angepasst werden.
- Transportmöglichkeiten wie Kinderwagen, Rehabuggy und Autositz sollten auch schon bei jungen Kindern im Hinblick auf Kopf- und Armhaltung betrachtet werden: Wird der Kopf mittig gehalten? Wenn nicht, kann mit kleinen zusammengerollten Handtüchern oder Stoffwindeln die Kopfposition erreicht werden, oder ist bereits eine entsprechende Sitzversorgung notwendig? Kann das Baby im Kindersitz im Auto seine Arme bewegen, kann es mit den Händen spielen? Spielzeug kann am Sitz oder im Kinderwagen befestigt werden.
- Bei der Auswahl der Bekleidung sollte auf weiches Material geachtet werden, das zudem weit geschnitten ist. So kommt es nicht zur Überdehnung der Muskulatur und der Gelenke beim täglichen An- und Ausziehen. Außerdem empfehlen sich Körperpflege und Bekleiden über den Einsatz von viel Rotation, damit Kopf und Arme währenddessen nicht in ungünstige Positionen gelangen.

- Das Spiel im Sitz am Boden ist häufig erschwert, wenn die Arme keine adäquate Unterstützungsfläche finden; daher ist es wichtig, für Spiel und Nahrungsaufnahme gute Voraussetzungen zu schaffen. Fürs Spielen und Malen kann es bedeuten, Tisch und Stuhl für das Kind passend aufeinander einzustellen, sodass auf Unterarme und Ellbogen gestützt werden kann. Für die Teilnahme an gemeinsamen Mahlzeiten am Esstisch empfiehlt sich der Einsatz eines mitwachsenden Kinderstuhles, sodass die Armposition durch die Einstellung der Sitzhöhe reguliert werden kann.

## 20.4 Stützen und Greifen bei Muskelerkrankungen

Exemplarisch beschränkt sich die Beschreibung der therapeutischen Empfehlungen im Bereich der progredienten neuromuskulären Erkrankungen auf das häufigste Krankheitsbild der Muskeldystrophie Typ Duchenne. Die therapeutischen Grundsätze können auf andere Krankheitsbilder übertragen werden. Gleichgültig, welcher Therapieansatz zur Anwendung kommt, das Behandlungsziel sollte immer die größtmögliche Selbstständigkeit und Teilhabe in allen Lebensbereichen sein.

### 20.4.1 Pathologie an den oberen Extremitäten bei Muskeldystrophie Typ Duchenne

Zur Beschreibung des Krankheitsbildes siehe ▶ Kap. 9 (Orthopädie bei Muskelerkrankungen).

Durch das fehlende oder in seiner Funktion beeinträchtigte Dystrophin kommt es mit zunehmendem Alter und je nach Stärke der Betroffenheit auch zum Kraftabbau in der oberen Extremität; auffallend sind zunächst die Scapula alata und mangelnde Abduktion und Elevation der Arme. Die Stützreaktion kann weder kraftvoll noch schnell genug erfolgen, sodass es oft zu Stürzen mit Verletzungen im Gesichtsbereich kommt. Der bindegewebige Umbau der Muskulatur und die damit verbundene häufige Gewichtszunahme erschweren den kraftvollen Einsatz der oberen Extremitäten. Das Heben und Tragen schwerer Gegenstände wird mit zunehmendem Alter schwieriger, ebenso das effektive Stützen beim Transfer.

Die betroffenen Bereiche entsprechen denen aus ◘ Tab. 20.2 bei SMA.

❯ Bei langjähriger Steroidbehandlung und durch das Krankheitsbild bedingter Immobilisierung besteht bereits bei Jugendlichen eine deutliche Osteoporoseneigung. Der Krafteinsatz insbesondere bei passiven Hands-on-Techniken ist entsprechend zu dosieren.

## 20.4.2 Therapeutische Maßnahmen bei Muskeldystrophie Typ Duchenne

Häufig wird in der Literatur (Hüter-Becker und Dölken 2005) von der Frühphase der Erkrankung zwischen 3. und 7. Lebensjahr, von der erschwerten Gehfähigkeit und Rollstuhlphase zwischen 8. und 14. Lebensjahr und der Rollstuhlphase ab dem 13. Lebensjahr gesprochen.

Der Befund wird sinnvollerweise im Sinne der funktionellen Fähigkeiten und Fertigkeiten der Patienten in ihrer jeweiligen Lebensphase und ihrem Alltag durchgeführt.

Als Funktionstest können der Muskeldystrophie-Score nach Scott oder die funktionelle Klassifikation der Muskeldystrophie nach Vignos als Anhaltspunkte dienen.

In allen Phasen der Erkrankung sollte bei Befunden der oberen Extremität der ROM von Schulter-, Ellbogen- und Hand-

gelenk genau dokumentiert werden. Genauso wichtig ist es auch, die Haltedauer und die Anzahl der Wiederholungen zu beurteilen. Dies kann auch anhand von Alltagsbewegungen wie z. B. Hand zum Mund führen beim Essen oder Ausdauer beim Schreiben beurteilt werden.

❯ Bereits in der Frühphase ist es wichtig, die obere Extremität einschließlich Scapula und oberer BWS und HWS in die Behandlung mit zu integrieren.

— Vorsichtige Wärmeanwendungen, Massage- und Dehntechniken, besonders der Flexoren-Muskulatur, verbessern die Zirkulation, halten die Strukturen beweglich und ermöglichen so einen kraftvolleren, konditionsstärkeren und koordinierteren Einsatz der Arme und Hände. Die Aktivierung der weniger beanspruchten Extensorenmuskulatur kann passiv oder aktiv unterstützt erfolgen.

❯ Dabei darf es nicht zur Überforderung der Muskulatur kommen, es würde der schnellere Abbau der Muskelzellen begünstigt.

— In der Regel ist noch kein Einsatz von speziellen Hilfsmitteln nötig, die Kinder suchen sich das entsprechende Spiel- und Beschäftigungsmaterial spontan entsprechend aus.

— In der Phase zwischen 8. und 14. Lebensjahr nehmen die Kraft und die Beweglichkeit in Schultern, Armen und Händen oft deutlich ab. Damit verbunden sind auch die zunehmenden Kontrakturen besonders in Schultern und Ellbogen. Zu den oben genannten Therapien können vorsichtig dosierte Techniken aus der manuellen Therapie, die Abnahme der Eigenschwere z. B. durch einen Schlingentisch oder der vermehrte Aufenthalt im warmen Wasser kommen. Zu beachten ist unbedingt die individuelle Schmerzgrenze bei den alltagsorientierten Gesichtspunkten der Behandlung. Werden Trickbewegungen oder Kompensationen in der Bewegung bereits eingesetzt, sollten diese in der Kraft unterstützt und genau beobachtet werden. Ob eine Kontraktur wirklich behandelt werden sollte, ist abhängig davon, ob sie das Gelenk im Alltag stabilisiert und eventuell Alltagsbewegungen so erst möglich werden.

- Die Rollstuhlphase ab dem 13. Lebensjahr ist geprägt vom weiteren Kraftabbau und der zunehmenden Kontrakturentwicklung. Die Fähigkeiten und Fertigkeiten im Alltag lassen oft deutlich nach; die Schmerzen in Schultern, Ellbogen und Handgelenken steigen bei alltäglichen Verrichtungen oft an, z. B. beim An- und Ausziehen. Pelotten zur Rumpfunterstützung erleichtern den Armeinsatz oft deutlich.

- Die vorsichtige Behandlung mit Wärme, Dehn- und Massagetechniken im oberen BWS- und HWS-Bereich wird zu einem weiteren wichtigen Gesichtspunkt, um die Schultergelenkbeweglichkeit möglichst gut zu unterstützen und schmerzlindernd einzugreifen.

- Die Hilfen im Alltag werden von immer größerer Bedeutung, um eine möglichst gute Teilhabe in allen Bereichen zu gewährleisten.

- Lagerungsschienen bei der Neigung zu Hand- und Fingerbeugekontrakturen können notwendig werden, haben aber häufig nur einen geringen oder verzögernden Effekt.

## 20.4.3 Hilfen im Alltag bei Muskeldystrophie Typ Duchenne

- **Frühphase**
- In der Frühphase der Erkrankung sind oft noch keine speziellen Hilfsmittel für die oberen Extremitäten erforderlich.

Die Begleitung der Eltern, Großeltern und aller mit dem Kind in Verbindung stehenden Lehrern, Erziehern usw. sollte in dieser Phase auf günstige Faktoren für die motorischen Möglichkeiten des Kindes ausgelegt sein. Bei der Auswahl von Spiel- und Beschäftigungsmaterial kann auf Gewicht, Aktionsradius usw. hingewiesen werden.

- In Sport oder Freizeit sollte unbedingt Überdehnung von Schultern, Ellbogen vermieden werden, z. B. sollte das Kind nicht an den Händen gehalten schnell gedreht werden. Bei diesen „Spielen" sollte immer am Rumpf gehalten und so dem Kind die Teilhabe bei den Aktionen ermöglicht werden.

> Bei den Freizeitangeboten, z. B. Aufenthalt auf dem Spielplatz oder Sportangeboten, auch Reiten, sollte auf warme Kleidung (Handschuhe) geachtet und Überdehnung und Überanstrengung vermieden werden.

- **Phase zwischen dem 7. und 14. Lebensjahr**
- In der Phase zwischen dem 7. und 14. Lebensjahr wird die Unterstützung im Alltag in der Regel zwingend nötig. Dazu ist ebenso, wie in der Frühphase bereits beschrieben, die Anleitung, Begleitung der Kontaktpersonen von größter Bedeutung.

- Bei der Auswahl der Bekleidung sollte darauf geachtet werden, dass sie so geschnitten ist, dass das An- und Ausziehen keine zusätzlichen Schmerzen in den Schultern, Ellbogen und Handgelenken verursacht. Es kann durchaus empfehlenswert sein, von einer Schneiderin ein weitgeschnittenes, winddichtes, warmes Oberteil herstellen zu lassen (Cape), das sich weit öffnen lässt und so leicht an- und auszuziehen ist.

- Im Bereich der Hygiene kann die Selbstständigkeit mit der elektrischen Zahn-

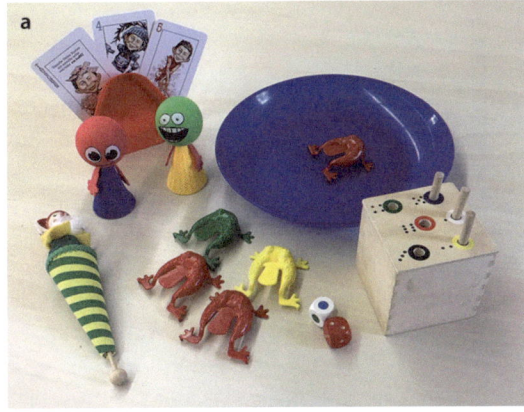
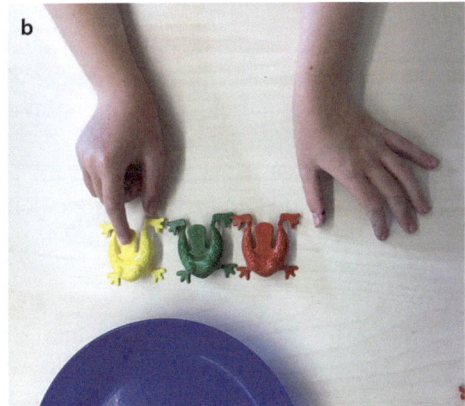

◻ **Abb. 20.18    a,b** Spielmaterial bei neuromuskulären Erkrankungen

bürste unterstützt werden; ebenso mit leichtem Kamm oder Bürste. Beim Duschen/Baden kann mit guter Armpositionierung lange Zeit mitgeholfen werden.

- Die Steuerung des elektrischen Rollstuhles sollte zur größtmöglichen Unterstützung der Arme und des Rumpfes in der Tischmitte montiert sein. Ein Zweitrollstuhl (nicht elektrisch) sollte auch mit Tisch ausgestattet sein, damit die Arme entspannt aufgelegt werden können. Beim Einsatz eines Rollstuhls mit Kraftverstärker ist eine Ausstattung mit Tisch nicht zweckmäßig, da sonst der notwendige Aktionsradius der Hände, um an die Greifreifen zu fassen, eingeschränkt wird. Die Zusammenarbeit mit einem erfahrenen Orthopädietechniker ist unabdingbar.

- Gelingt die Nahrungsaufnahme im Standardsetting nicht mehr, kann eine Tischerhöhung für die Reduzierung der Wegstrecke vom Teller zum Mund sorgen. Außerdem kann leichteres, kleineres Besteck eingesetzt werden (Kuchengabel). Wird das volle Trinkglas zu schwer, wird es nur noch halb oder noch weniger gefüllt. Es kann an einen Kunststoffbecher gedacht werden bzw. auch an einen Strohhalm.

- Beim Spiel- und Beschäftigungsangebot werden leichtere Materialien ausgesucht. Günstig sind immer wieder Reisespiele, die einen kleinen Aktionsradius haben und leicht sind. Leichte, kleine Bälle und Luftballons sowie I-Pad und Handy bieten gute Möglichkeiten der Freizeitgestaltung (siehe ◻ Abb. 20.18a, b).

- Gleiches gilt für die Teilhabe im Unterricht. Leichte, kurze Stifte mit weicher Mine, kleinere Hefte und Computer mit kleiner Spezialtastatur ermöglichen die aktive Teilnahme. Zum Melden kann eine selbst hergestellte Fahne an einem dünnen Stab verwendet werden.

■ **Phase ab dem 13. Lebensjahr**

- In der Phase ab dem 13. Lebensjahr werden die Hilfen im Alltag immer anspruchsvoller im Hinblick auf die Unterstützung von Selbstständigkeit und Teilhabe. Der Elektrorollstuhl muss u. U. mit einer leichter zu bedienender Steuerung (0-Weg) ausgestattet werden.

- Hygieneverrichtungen und Nahrungsaufnahme können eventuell nicht mehr selbst ausgeführt werden, die möglichst langfristige Einbindung auch geringer Beteiligung des Patienten ist jedoch dringend erstrebenswert.

- Die elektronischen Medien gewinnen immer mehr an Bedeutung und ermöglichen eine gute Teilhabe in Schule, Beruf und Freizeit. Die Weiterentwicklung im IT-Bereich und z. B. die Möglichkeiten des 3D-Druckers werden in der Zukunft weitere individuelle Unterstützungen ermöglichen.

— Bei deutlicher Muskelschwäche im Bereich der oberen Extremitäten kann evtl. auch an den Einsatz eines Roboter-Arms gedacht werden.

Eine kritische Bemerkung sei hier zum Schluss dieses Kapitels erlaubt. Die vorrangige Bedeutung der Hand, des Stützens und des Greifens als wichtigstes Element zur Teilhabe am Leben wird leider bei medizinischen Untersuchungen zugunsten der Förderung des Stehens und Laufens häufig nicht genügend im Blickfeld der Therapie gesehen.

### Kernaussagen

— Stützen und Greifen sind elementare Aktivitäten des täglichen Lebens (ADL) und essenziell für die Teilhabe. Da deren Voraussetzung eine physiologische Sensomotorik der oberen Extremität ist, bestehen bei neuromotorischen Erkrankungen oft erhebliche Einschränkungen.

— Eine Verbesserung der Einsatzmöglichkeiten der Hände durch therapeutische Verfahren und Hilfsmittel stellt eine deutliche Verbesserung der Lebensqualität dar.

— Sowohl bei spastischen Lähmungen wie den Cerebralen Bewegungsstörungen als auch bei schlaffen Lähmungen wie der spinalen Muskelatrophie stehen die Stabilisierung von Gelenken zur Verbesserung der Muskelansatzpunkte und -hebelarme sowie das Training von Kraft und Koordination der Muskulatur im Vordergrund.

— Stets sind die Grenzen der Beanspruchung der Bewegungsorgane zu analysieren, die bei spastischen Lähmungen oft nicht erreicht, vor allem bei schlaffen Lähmungen, z. B. bei MMC oder SMA aber auch nicht überschritten werden dürfen, um Schäden zu vermeiden.

— Bei Muskelerkrankungen wie der Duchenne-Muskeldystrophie stehen therapeutisch-orthopädietechnische Möglichkeiten zur Erleichterung von Alltagsfunktionen im Mittelpunkt. Die Grenzen der motorischen Aktivierung müssen sehr genau ausgelotet werden, um eine muskuläre Überlastung und damit Schädigung zu vermeiden.

## Literatur

Basu AP, Pearse J, Kelly S, Wisher V, Kisler J (2015) Early intervention to improve hand function in hemiplegic cerebral palsy. Front Neurol 5:281. ▶ https://doi.org/10.3389/fneur.2014.00281

Blank R, van Kries R, Hesse S, von Voss H (2008) Conductive education for children with cerebral palsy: effects on hand motor function relevant to activities of daily living. Arch Phys Rehabil 89:251–259

Bock F (2005) Konduktive Förderung, Bewegungstherapeutische Aufgabensammlung. Books on Demand, Norderstedt

BZgA (2016) ▶ https://www.kindergesundheit-info.de Motorische-Entwicklung_Hand-Fingerfertigkeit_BZgA_kindergesundheit-info.pdf

Coenen W (2016) Manuelle Medizin bei Säuglingen und Kindern. Springer, Berlin

Crompton J, Imms C, McCoy AT, Randall M, Eldridge B, Scoullar B, Galea MP (2007) Group-based task-related training for children with cerebral palsy. Physical & occupational therapy in pediatrics 27:43–65. ▶ https://doi.org/10.1080/j006v27n04_04

Döderlein L (2015) Infantile Cerebralparese. Springer, Berlin

Eliasson AC (2005) Improving the use of hands in daily activities. Physical & Occupational Therapy in Pediatrics 25(3):37–60. ▶ https://doi.org/10.1080/j006v25n03_04

Fincke E (2016) Die fünf Finger des Menschen. LIT, Münster

Gorter JW, Becher J, Oosterom I, Pin T, Dyke P, Chan M, Shevell M (2007) To strech or not to strech in children with cerebral palsy. Dev Med Child Neurol 49(10):797–800. ▶ https://doi.org/10.1111/j.1469-8749.2007.00797.x

Hüter-Becker A, Dölken M (2005) Physiotherapie in der Pädiatrie. Thieme, Stuttgart

Krombholz H (1999) Handbuch Elternbildung Bd 1, Deutscher Familienverband (Hrsg). Leske + Budrich, Opladen, S 533–557

Kumbrink B (2014) K-Taping bei Kindern. Springer, Berlin

Levitt S (2004) Treatment of cerebral palsy and motor delay. Blackwell, Oxford

Michaelis R (2010) Entwicklungsneurologie und Neuropädiatrie. Thieme, Stuttgart, S 85–131

Mustak-Blagusz M, Pertinatsch C (2015) Wunderwerk Hand. rheuma plus 14:50. ▶ https://doi.org/10.1007/s12688-014-0020-0

Pätzold I, Wolf M, Hörning A, Hoven J (2004) Weißt du eigentlich was mir wichtig ist? COSA. Verlag modernen Lernen, Dortmund

Romein E, Hessenauer M (2008) Tests unter der Lupe. ▶ https://www.ahanetwork.se/Romein-Hessenauer%20ET&R%202008.pdf

Rosenbaum P, Rosenbloom L (2012) Cerebral palsy from diagnosis to adult life. Mac Keith, London

Shamsoddini A, Rasti Z, Kalantari M, Hollisaz MT, Sobhani V, Dalvand H, Bakhshandeh-Bali MK (2016) The impact of Kinesio taping technique on children with cerebral palsy. Iran J Neurol 15(4):219–227

Tatlow A (2013) Konduktive Förderung für Kinder und Jugendliche mit Cerebralparese. BOD, Norderstedt

Vojta V, Peters A (2007) Das Vojta Prinzip: Muskelspiele in Reflexfortbewegung und motorische Ontogenese. Springer Verlag, Berlin

# Therapie und Hilfsmittelversorgung bei Hauptproblem Sitzen

*Andrea Espei und Alexandra Weinreich*

## Inhaltsverzeichnis

© Springer-Verlag GmbH Deutschland, ein Teil von Springer Nature 2021
W. Strobl et al. (Hrsg.), *Therapeutisches Arbeiten in der Neuroorthopädie*,
https://doi.org/10.1007/978-3-662-60493-9_21

Sitzen ist – wie das Stehen, Gehen, Greifen und Sprechen – ein aktiver Vorgang, der eine physiologische Funktion des sensomotorischen Systems erfordert. Bei den meisten neuromotorischen Erkrankungen ist die selektive Muskelfunktion, Kraft und Koordination reduziert, die Information der Propriozeptoren kann nicht verarbeitet werden, die Sitzfunktion ist beeinträchtigt. Das aktive Aufsetzen, Verändern der Sitzposition, eine Entlastung durch Gewichtsverlagerung sind nicht oder nur sehr eingeschränkt möglich. Die Verbesserung der wichtigen Körperposition des Sitzens durch therapeutische Interventionen und orthopädietechnische Hilfsmittel kann daher in großem Ausmaß zu einer Verbesserung der Aktivität der Hände, des Schluckens, des Sehens, des Hörens, der Kopfkontrolle und damit zur Verbesserung der sozialen Teilhabe, Selbstständigkeit, Unabhängigkeit und Lebensqualität beitragen.

„Sitzen ist das neue Rauchen" – diese oder ähnliche Schlagzeilen machen darauf aufmerksam, dass Sitzen eine für den menschlichen Körper ungünstige Position sein kann. Der sogenannte „Sedentary Lifestyle", der für die moderne Gesellschaft typisch ist, bezeichnet ein Leben, dass überwiegend in sitzenden Positionen stattfindet. Sitzen ist jedoch nur eine der Grundpositionen des menschlichen Körpers, sodass die überwiegende Sitzposition zu gesundheitlichen Folgeschäden führen kann (Deutsche sitzen durchschnittlich 6,5 Stunden pro Tag – Forsa-Studie 2016, Deutsche Ärztezeitung).

» „The physiology of prolonged sedentary behavior and its relationship to health outcomes has not yet been fully understood. One suspected biological mechanism is that through the absence of large muscle group contractions during sedentary behavior healthy fat metabolism is compromised, and the breakdown and use of glucose is reduced" (Grundgeiger et al. 2017).

Menschen mit körperlichen Beeinträchtigungen müssen lange sitzen: damit sie ihre Hände einsetzen können, ihren Kopf adäquat im Raum einstellen können, am Geschehen um sie herum teilhaben. Für sie ist „Sitzen" eine Hauptaktivität über den Tag hinweg – und unterstützt die Partizipation. Wenn Sitzen für gesunde Menschen schon schädlich ist – wird die Situation von Menschen mit Behinderung durch lange Sitzzeiten nicht noch weiter verschlechtert? Dies ist ein Grund, warum bei der Anpassung von Sitzversorgungen mit größter Sorgfalt darauf zu achten ist, dass die Sitzposition die körperlichen Bedürfnisse der Person berücksichtigt, ihm oder ihr Unterstützung und Handlungsspielraum gibt, die Körperstrukturen schützt und im Alltag im Sinne des aktiven Sitzens für Selbstständigkeit und Teilhabe/Interaktion mit anderen Menschen genutzt werden kann.

Um die Sorgfalt und die Fachkenntnis, die erforderlich sind, um eine „gute" Sitzposition (Sitzpositionen, die dies ermöglichen) für Menschen mit verschiedensten Krankheitsbildern zu schaffen, wird es im folgenden Kapitel gehen.

## 21.1  Das physiologische Sitzen

Die physiologische Sitzentwicklung wird bestimmt durch die Aufrichtung gegen die Schwerkraft. Die Schwerpunktentwicklung aus der Rückenlage verläuft von caudal nach cranial, dabei wird bei Hand-Fuß-Kontakt und Fuß-Mund-Kontakt der Schultergürtel vermehrt belastet und die Scapula bindet sich an den Thorax an. Dieses Zusammenspiel der scapulaumgebenden Muskulatur ist für die Differenzierung und Stützfunktion der Arme sehr wichtig. Aus der Bauchlage verläuft die Schwerpunktentwicklung von cranial nach caudal. Hierbei erarbeiten sich die Kinder den beidseitigen Unteramstütz, der die Aufrichtung der Wirbelsäule unterstützt. Zur

Differenzierung im Schultergürtel erarbeiten sich die Kinder den einseitigen Unterarmstütz und die erste Zwergenposition, aus der sie intensiv spielen können. Durch die Caudalisierung des Schwerpunktes richten sie sich immer weiter in den Sitz auf, erst mit beidseitigem Handstütz, dann einseitig und zum Schluss frei. Auch der Wechsel aus dem Vierfüßlerstand in variierende Sitzpositionen spielt in der physiologischen Sitzentwicklung eine große Rolle.

❯ Die Sitzentwicklung ist mit dem freien Sitzen abgeschlossen. Dies ist dann der Fall, wenn eine aktive Änderung der Sitzposition möglich ist, es wird den äußeren Bedingungen adäquat zwischen vorderer, mittlerer und hinterer Sitzposition aktiv gewechselt (Strobl, MOT 2003, S. 53).

Die drei Grundpositionen werden nach Strobl wie folgt definiert (Strobl, MOT 2003, S. 50):
- „Readiness position": vordere, durch Muskelkraft stabilisierte aufrechte Sitzhaltung
- „Resting position": mittlere, entspannte, durch die Eigenschaft des Kapsel-Band-Apparates der Wirbelsäule definierte Ruheposition
- „Weight-shift position": hintere, durch Gewichtsverlagerung die Wirbelsäule deutlich entlastende Position

Der beständige Wechsel zwischen den drei Sitzvarianten zeichnet Sitzen als dynamischen Prozess aus und ist ein entscheidendes Qualitätsmerkmal. Eine Orientierung an der normalen physiologischen Entwicklung des Sitzens ist hilfreich, um vom Vorbild der physiologischen Entwicklung vielfältige Anregungen und Ideen für Varianten und kreative Lösungen beim Gestalten von Sitzpositionen zu erhalten. Es geht dabei nicht darum, die Phasen der Sitzentwicklung nachzubilden und das betroffene Kind die physiologische Entwicklung

durchlaufen zu lassen. Vielmehr bietet die Beobachtung der physiologischen Sitzentwicklung die Möglichkeit, Kompensationen und Fehlhaltungen zu vermeiden oder zu reduzieren, indem z. B. ein Tisch mit der Möglichkeit zu stützen in die Versorgung integriert wird, um die Aufrichtung des Oberkörpers zu unterstützen.

## 21.2 Zielorientierte Sitzversorgung

An jeder Sitzversorgung sind mehrere Personen beteiligt, die aufgrund ihrer professionellen Rolle – oder ihrer persönlichen Betroffenheit – unterschiedliche Perspektiven vertreten und auf unterschiedliche Aspekte der Positionierung achten.

Deshalb geht eine klare Empfehlung dahin, zur Sitzversorgung ein Zentrum aufzusuchen, in dem ein multidisziplinäres Team zusammen mit dem Betroffenen zunächst herausfindet, wozu die Sitzversorgung nutzen soll – und anschließend daran geht, diesen Anspruch Materie werden zu lassen. Dieser Prozess der Hilfsmittelversorgung kann durch Einsatz des RehaKIND Bedarfsermittlungsbogens unterstützt werden.

Für eine qualitativ hochwertige und alltagstaugliche Hilfsmittelversorgung ist die Formulierung von konkreten Zielen sinnvoll und prozesssteuernd.

Das Primat der Teilhabeorientierung, das seit der Jahrtausendwende durch die Ratifizierung der Behindertenrechtskonvention (BRK) die Rehabilitation im Allgemeinen prägt, und die damit verbundene Paradigmenverschiebung haben erhebliche Auswirkungen auf die Art, wie Ziele für Sitzversorgungen formuliert werden.

Ziele wie „Mobilisierung der Wirbelsäule durch Dehnung der dynamisch verkürzten Muskulatur" (Strobl, OT 12/11, S. 3) waren lange maßgeblich. Heute ist dies im Zusammenhang mit der Alltagssituation, in der das Hilfsmittel eingesetzt werden wird, und den dort herrschenden Umweltbedingungen zu sehen. Aktuell wird die Qualität einer Sitzversorgung auch daran gemessen, dass die darin sitzende Person so die Möglichkeit erhält, am Geschehen teilzuhaben – sei es beobachtend oder aktiv.

> Dies zeigt deutlich, wie wichtig die Zielvereinbarung zu Beginn des Versorgungsprozesses ist – denn das Ziel steuert den Prozess.

Genauso wichtig wie die Zielformulierung zu Beginn ist die Evaluation am Ende des Hilfsmittelversorgungsprozesses. Konkrete und alltagorientierte Ziele lassen sich genauso gut messen wie Ziele, die auf Förderung von Körperfunktionen und Erhalt der Körperstrukturen setzen. Zum Prozess der Hilfsmittelversorgung gehört immer die Überprüfung, ob das, was man sich vom Hilfsmittel versprochen hat, auch gehalten wird.

## 21.3 Sitzen bei spastischen Bewegungsstörungen bzw. ZNS-Erkrankungen

Kinder mit Cerebralparese (CP) haben oftmals einen gesteigerten Muskeltonus und sind schwach (Himmelmann et al. 2006).

Sie haben ein höheres Risiko, Muskelkontrakturen und Hüftdislokationen zu entwickeln. Sie leiden häufig an Schmerzen, sie haben Probleme beim Sitzen, Stehen und Gehen, sie haben mehr Frakturen, häufiger Beckenschiefstand und Skoliosen.

Prominenteste Symptome sind dehnungsgeschwindigkeitsabhängige Tonuserhöhungen in den Extremitäten und eine Rumpfhypotonie. Diese Tonuserhöhung ist in Grad und Verteilung individuell verschieden ausgeprägt.

Sekundärfolgen der Spastik sind Kontrakturen und Deformitäten in ebenfalls sehr unterschiedlichen Graden und Verteilungen. Im Rumpfbereich ist häufig eine Hypotonie dominant, aus der die Tendenz zu einer kyphotischen Sitzhaltung resultiert. Asymmetrische Verformungen der Wirbelsäulen und Verschiebungen in Becken- und Hüftbereich im Sinne einer Windschlagdeformität als Sekundärfolgen stellen ebenfalls Ansprüche an die Sitzgestaltung – im Sinne von Prävention, Korrektur und Entlastung.

» „Children with cerebral palsy (CP) exhibit spasticity, muscle weakness, and immobility, in combination with an inability to deal with the effects of gravity. Thus, these children are at risk of developing muscle contractures, hip dislocation, windswept hip deformity (WS), and scoliosis, either in isolation or in combination. The WS pathology comprises abduction and external rotation of one hip, with the opposite hip in adduction and internal rotation. WS is a severe problem that is difficult to treat, and it impairs the child's standing ability and interferes with comfort when lying and sitting" (Hägglund et al.2016).

Die Beschreibung des Schweregrades einer CP in den fünf Levels der GMFCS hat sich in den letzten Jahren sehr verbreitet. Aus diesem Grund folgt die Beschreibung der Sitzversorgung bei CP dieser Systematik.

In **GMFCS I** ist eine spezielle Sitzversorgung in Ausnahmefällen angezeigt. Meist geht es darum, die Rumpfaktivität anzuregen und für eine aktive und aufrechte, nach Möglichkeit symmetrische Position zu sorgen. Dies kann durch Sitzwinkelverstellungen unterstützt werden, die die Beckenposition und Belastungen beim Sitzen variieren und ermüdende, weil gleichförmige Belastungen über den Tag hinweg vermeiden. Der knöcherne und der Bandapparat werden so belastet und Überdehnungen und Deformitäten vermieden (◘ Abb. 21.1).

Viele Kinder mit Cerebralparese erhalten Hippotherapie, in der eine aktive

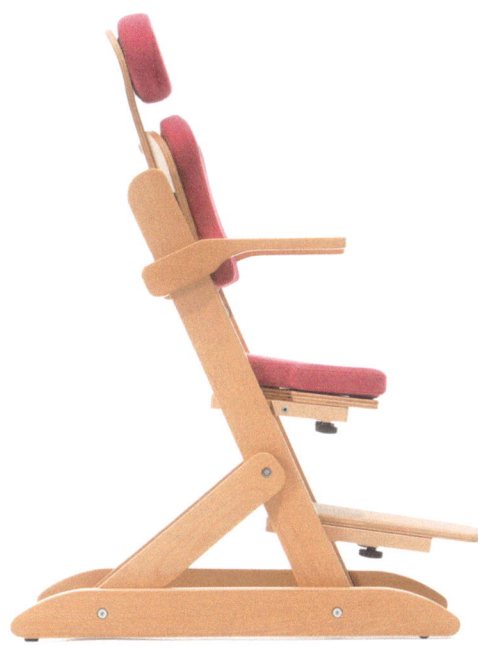

Therapiegurt möglich, um über die Stabilität des Schultergürtels die Rumpfaktivität zu verbessern und den freien Sitz zu ermöglichen, den sie im normalen Leben selten und nicht ausdauernd einnehmen können. Hierbei bewegen sie ihre Arme und Hände koordiniert und isoliert.

Diese Position versuchen die sogenannten Sattelsitze zu imitieren: die Sitzfläche ist schmaler und die Beine werden in Abduktion geführt, die Sitzfläche ist nach vorn geneigt und kann so die Aufrichtung unterstützen. Die Abduktion unterstützt die Rumpfstabilität, sodass unabhängige und zielgerichtete Bewegung der oberen Extremität ermöglicht wird (◘ Abb. 21.2).

In den „leichteren Schweregraden" ist mit einfachen Tipps und Tricks und etwas zweckentfremdeten Alltagsmöbeln häufig schon viel zu erreichen. Das Sitzen mit einer weiten Abduktion unterstützt die Aufrichtung genauso wie ein geöff-

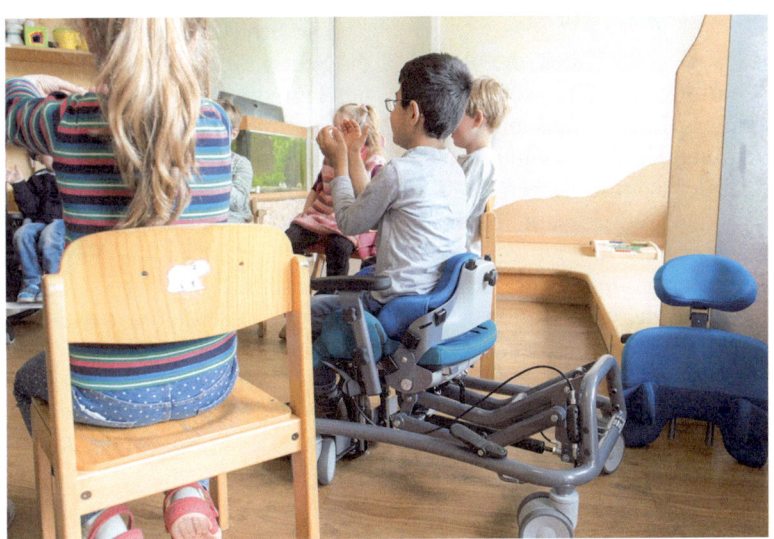

◘ **Abb. 21.2**   Stuhlkreis aus verschiedenen Stühlen

und aufgerichtete Sitzposition im Fokus steht. Die Kinder passen sich den Schrittbewegungen des Pferdes an, um reaktiv ihr Gleichgewicht auf dem Pferd halten zu können. Dabei ist auch der Stütz auf dem

neter Hüftwinkel über 90°. Diese Position geht in Richtung einer Sattelsitzposition, die die Aufrichtung und den freien Einsatz der Hände unterstützt (vgl. auch GMFCS II).

Dies kann zu größerer Freiheit in der Schulter führen, die Hände freier und besser ansteuerbar machen und so Fein- und Grafomotorik unterstützen. Dazu sind Sitzkissen, die wackelig oder keilförmig sind und auf die Stühle gelegt werden, geeignet. Hier kann die Abwägung zwischen Praktikabilität und Effekt unterschiedlich ausfallen – je nachdem, ob diese Polsterteile in der Schule, im Kindergarten oder zu Hause eingesetzt werden. Dazu gibt es z. B. Sitzkissen in der Größe von Kinderstühlen, die mit Luft gefüllt werden und daher die wechselnde Belastung ausgleichen oder verstärken können – sodass die natürliche Bewegung der Kinder unterstützt und ihre Aufmerksamkeit verstärkt wird. Interessant sind auch mit Kugeln gefüllte Kissen, die mit ihrer unebenen und veränderlichen Oberfläche einen wechselnden sensorischen Reiz bieten und darüber die „Besitzer" in ihrer aktiven Aufrichtung und ihrer Aufmerksamkeit unterstützen (Sissel und Protac Kissen).

In **GMFCS II** stellen sich die Aufgaben der Gestaltung der Sitzposition ähnlich dar: Unterstützung der physiologischen Aufrichtung der Wirbelsäule, Lenken in oder Erhalt der symmetrischen Position sind Punkte, die aufmerksam beobachtet und gegebenenfalls unterstützt werden müssen. Es geht eher um Lenken als Korrigieren. Varianz in der Sitzposition ist aus den unter GMFCS I beschriebenen Gründen wichtig. So sind verschiedene Positionen für verschiedene Aktivitäten wünschenswert: mehr Unterstützung bei feinmotorischen Aktivitäten und beim Singen im Stuhlkreis weniger Unterstützung. Neben der Positionierung ist der Faktor Teilhabe wichtig – passt der Stuhl an den/die vorhandene(n) Tische? Befindet sich das Kind auf Augenhöhe zu den Altersgenossen? Unterstützt die Sitzposition die fein- oder grafomotorischen Fähigkeiten des Kindes? Interessant sind aktive Transfers: Kann das Kind allein in und aus dem Stuhl steigen? Zur Stärkung der Autonomie und

als Training von Muskelkraft, Koordination und Balance in verschiedenen Situationen über den Tag hinweg sind aktive Transfers nicht zu unterschätzen.

**Sitzen ist eine Aktivität – Sitzen definiert nach ICF: d4103 Sitzen**

In oder aus einer sitzenden Position zu gelangen oder die Körperposition von einer sitzenden in jede andere Position zu wechseln, wie aufstehen oder sich hinlegen. Inklusive: In eine sitzende Position mit gebeugten oder übergeschlagenen Beinen gelangen; in eine sitzende Position mit oder ohne Unterstützung der Füße gelangen.

> ❯ Positionierungsmaterialien haben in GMFCS II die Aufgabe, die Position zu erhalten, weniger zu korrigieren.

Kopfstützen werden benötigt, wenn die Neigung des Stuhls oder der Rückenlehne nach hinten genutzt wird – in der Vertikalen benötigen Kinder sie nicht.

Die Strecktendenz der Beine potenziert die Scherkräfte auf der Sitzfläche, die zu einer Hüftstreckung beitragen können. Diese soll vermieden werden, um die möglichst anstrengungsfreie Aufrichtung und die freie Ausrichtung des Kopfes im Raum zu unterstützen.

Deshalb sollen die Füße mit Vollkontakt aufgestellt werden können. Dies unterstützt die Stabilität des Beckens und wirkt regulierend auf den Tonus.

Im **GMFCS III** steigen die Ansprüche an die Positionierung, hier ist das Becken ein Schlüsselpunkt. Die Aufrichtung des Beckens hat für die symmetrische Aufrichtung der Wirbelsäule eine entscheidende Bedeutung (Ergo Design Plus GmbH, Ausdruck vom 29.04.2019) (◻ Abb. 21.3).

Gelingt es, das Becken so aufrecht zu halten, wie es für den betroffenen Menschen über längere Zeit angenehm ist, sind die Voraussetzungen für eine gute Kopfeinstellung und Schulterbeweglichkeit gelegt. Dies ist durch verschiedene Faktoren wie Absenken der Tuber in der Sitzfläche,

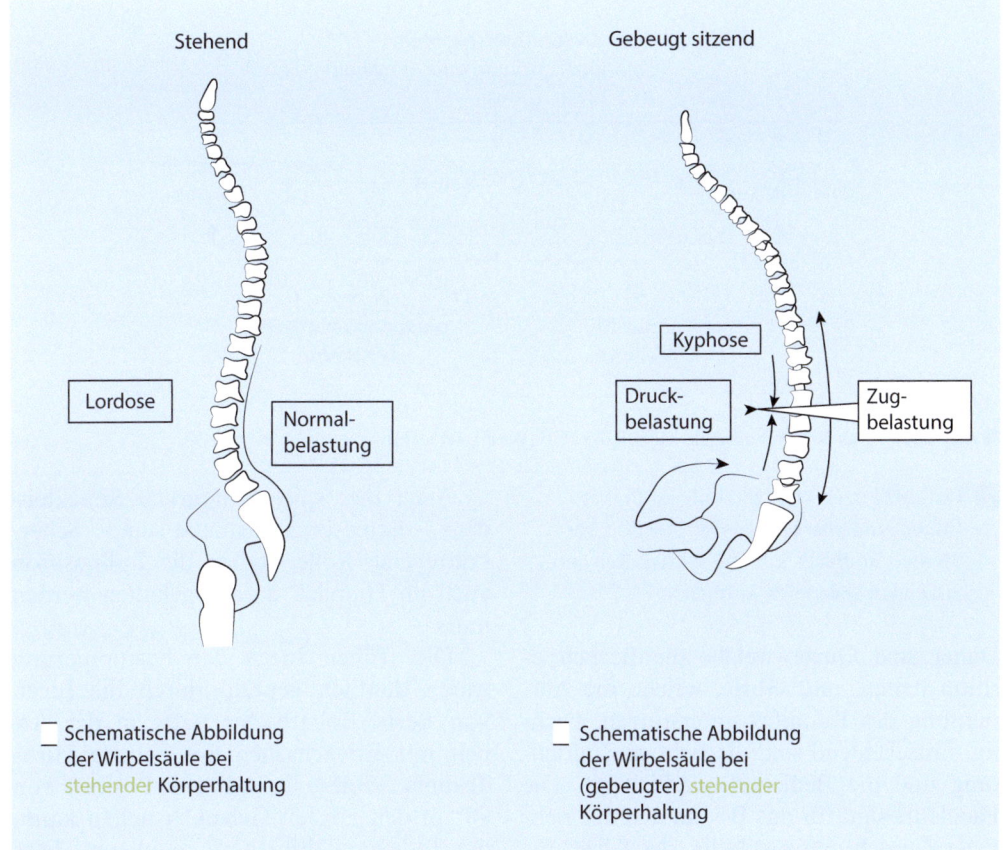

Stehend                                  Gebeugt sitzend

Kyphose

Lordose          Normal-          Druck-          Zug-
                 belastung        belastung       belastung

Schematische Abbildung          Schematische Abbildung
der Wirbelsäule bei             der Wirbelsäule bei
stehender Körperhaltung         (gebeugter) stehender
                                Körperhaltung

**◘ Abb. 21.3**    Bedeutung der Aufrichtung des Beckens für die Wirbelsäule

Öffnen des inneren Oberschenkelwinkels, Unterstützen der ventralen Kippung des Beckens durch die Gestaltung der Rückenlehne, um nur einige zu nennen, zu beeinflussen.

„Sitzhosen werden aufgrund der die Hüftluxation begünstigenden Kräfte im Allgemeinen ebenso wenig empfohlen wie die Rückhaltemechanismen über die Tuberositas tibiae, trotzdem sind sie im Einzelfall nicht zu vermeiden" (Strobl, MOT 2003, S. 59).

Ein kybernetisches System, das durch die sich ständig verändernden Maße der pädiatrischen Klienten noch um eine weitere Variable ergänzt wird – also durchaus anspruchsvoll und betreuungsintensiv ist.

Ziele sind weiterhin Stützen und Lenken der Körperstrukturen, Regulieren der Tonusverhältnisse, Unterstützen der Mobilität beim Greifen und die Ausdauer beim Sitzen.

Bei Verdacht auf organbedingte Schmerzen im Rumpf, z. B. deutliche Darmbeschwerden durch chronische Obstipation, kann eine osteopathische Unterstützung, insbesondere in Hinblick auf viszerale Behandlung, Schmerzen im Sitzen deutlich reduzieren und dadurch eine verbesserte Dynamik unterstützen (◘ Abb. 21.4).

Die Bedeutung der Positionierungsmaterialien, um die gestaltete physiologische Position über die Zeit des Sitzens zu erhalten, ist wichtig.

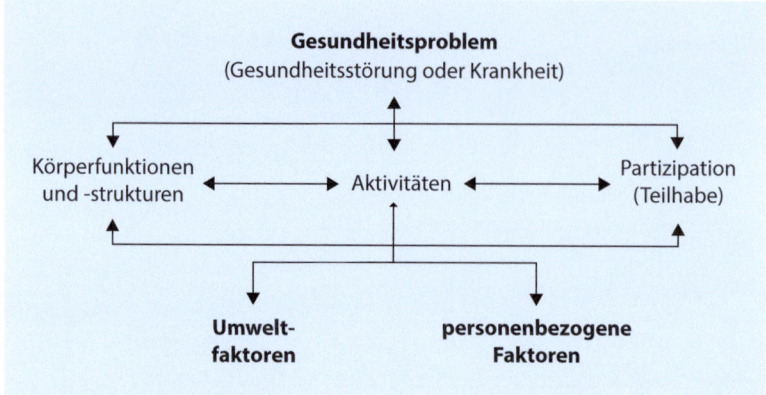

**Abb. 21.4** Das biopsychosoziale Modell der ICF (WHO, DIMDI)

> Der Benutzer der Sitzhilfe soll wenig Energie auf das Halten der Position verwenden und sich auf die Aktivitäten im Sitzen konzentrieren können.

Daher sind Gurte, welche die Beckenposition halten, und Gurte, welche die Aufrichtung des Rumpfes unterstützen, wichtig. Entscheidend sind die richtige Zugrichtung und die Bedienerfreundlichkeit. Die Fachleute sind für das Bestimmen der richtigen Zugrichtung zuständig, der Klient für die Rückmeldung zum Tragekomfort, die Techniker für das Anbringen der Gurte, sodass sie in die richtige Richtung ziehen, und die Eltern, Betreuer und Pädagogen für das richtige Anlegen und die Kontrolle des gewünschten Sitzes.

In GMFCS III ist es häufig angezeigt, die Position der Füße zu halten – dazu gibt es eine große Auswahl an Halterungen und Gurten. Das Anbringen ist dabei entscheidend für die Funktion und sollte immer in Zusammenarbeit von Klient, Therapeut und Techniker erfolgen. Der Erfolg hängt auch hier von der richtigen Anwendung ab: Die Kinder sollten nicht ständig in einer festgehaltenen Fuß- und Beinposition verharren müssen, brauchen aber für einige Aktivitäten Halt in der unteren Extremität, damit sie sich auf die Feinmotorik konzentrieren können, und Unterstützung beim Erhalten der Flexion der Hüfte.

Auch hier spielen natürlich Strecktendenz, Extensorenspastizität und Scherkräfte eine Rolle, sodass die Fußposition auch im Hinblick darauf gehalten werden muss.

Die frühen Ideen der Positionierung waren deutlich geprägt durch die Ideen von Berta Bobath. Sie hatte in der Arbeit mit Erwachsenen mit Schädel-Hirn-Trauma festgestellt, dass eine Position von 90° in den großen Gelenken helfen kann, die Tonusverhältnisse zu regulieren. Dies beeinflusst bis heute viele Sitzversorgungen. Allerdings ist längst klar, dass unterschiedliche Formen der Cerebralparese und unterschiedliche Menschen unterschiedlich auf Sitzpositionen reagieren. Deshalb ist eine viel größere Vielfalt an Sitzwinkeln und individuellen Positionen notwendig. Dazu gibt es ein breites klinisches Erfahrungswissen und sehr wenig Evidenz. Auch die Auswirkungen der langen Sitzzeiten in statischen Positionen können wir alltäglich beobachten, aber bisher nicht nachweisen.

Sollte sich eine asymmetrische Verformung ankündigen (Windschlag), ist es angezeigt, für eine gute Anlagefläche für den posterioren Anteil des Beckengürtels zu sorgen und bei der Ausformung und Gestaltung der Rückenlehnen darauf zu achten, dass die Seitneigung gehalten wird (Stockmann 2018) (Abb. 21.5).

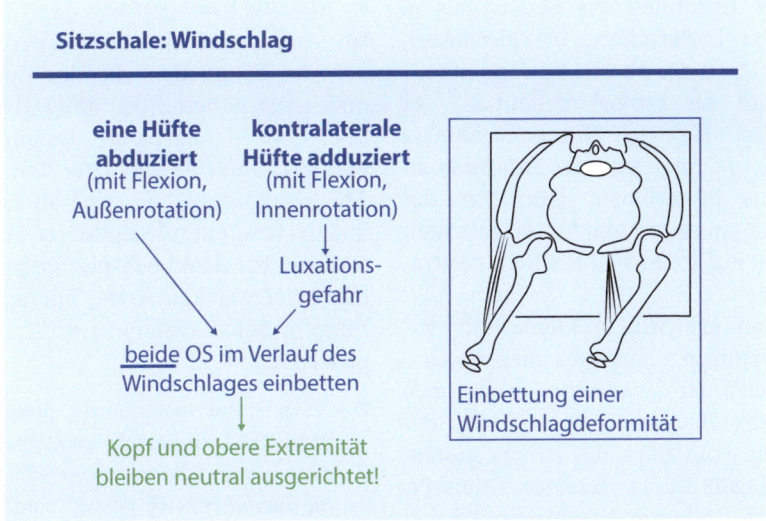

**Sitzschale: Windschlag**

eine Hüfte
abduziert
(mit Flexion,
Außenrotation)

kontralaterale
Hüfte adduziert
(mit Flexion,
Innenrotation)

Luxations-
gefahr

beide OS im Verlauf des
Windschlages einbetten

Kopf und obere Extremität
bleiben neutral ausgerichtet!

Einbettung einer
Windschlagdeformität

■ **Abb. 21.5**   Berücksichtigung von Windschlagdeformitäten in Sitzversorgungen

In **GMFCS IV** steigen die Ansprüche an die Unterstützung – hier ist die Abwägung zwischen Unterstützung und Korrektur wichtiges Merkmal beim Designen der Sitzpositionen. Konfektionierte Sitzsysteme können schnell und mit relativ wenig Aufwand vor Ort angepasst werden. Werden sie mit individuell angeformten oder angepassten Polsterteilen ausgestattet, sind sie gut für den individuellen Körper und seine durchaus komplexen Bedürfnisse geeignet.

❯ Die Abwägung zwischen Korrektur von Deformitäten, Schmerz- und Druckentlastung, Komfort in langen Sitzzeiten und dem Ermöglichen von Aktivitäten der oberen Extremität ist eine komplexe Entscheidung, in der differenzierte Sichtweisen vereint werden müssen.

Die Sitzposition, die dann entsteht, ist meist nicht mehr sehr variabel. Auch hier sind Veränderungen von Sitzwinkel und Druckverteilung, die Ansprüche an Muskelaktivität und -entspannung beim Sitzen natürlich dieselben. Die Variabilität wird durch die Verstellungsmöglichkeiten des Untergestells übernommen. Da die

Sitzzeiten von Personen in GMFCS IV erfahrungsgemäß lang sind, ist dieser Aspekt von großer Bedeutung. Die Abwägung der körperlichen und sozialen Aspekte wird unter Abwägung der individuellen Faktoren des Klienten getroffen werden müssen – auch hier bietet sich die ICF als Rahmen an.

Die Beurteilung einer gelungenen Sitzposition orientiert sich derzeit an der Kopfposition: Ist es gelungen, eine funktionale Stellung zu finden, werden Kompromisse bei der Wirbelsäulenkorrektur oder ggf. der Hüftposition eingegangen.

Als Kompensation nutzen viele Menschen Schablonen von frühkindlichen Reaktionen, die von der Kopfposition gesteuert werden. Diese Reaktionen haben Auswirkungen auf die Gesamtkörpertonuslage (Symmetrisch/Asymmetric tonische Nackenreaktion – STNR, ATNR). Im Bereich der spastischen Symptomatik wird vermehrt der STNR als Kompensation genutzt. Sie führt bei Überstreckung des Kopfes zu einer Erhöhung des Strecktonus in den unteren Extremitäten und einer Erhöhung des Beugetonus in den oberen Extremitäten. Bei Flexion des Kopfes kommt es zu einer Erhöhung des Beugetonus in den unteren Extremitäten bei gleichzeitigem Strecktonus der oberen Extremitäten.

Aufgrund der großen Bedeutung der Kopfposition für die Tonusverhältnisse sollte der Kopfstütze und der Adaption an verschiedene Situationen, besonders der Entspannung in einer nach hinten gekantelten Position auf jeden Fall Rechnung getragen werden.

Auch ein Hüftwinkel kleiner als 90° kann unterstützen, den Tonus anzupassen.

Im Bereich der dyskinetischen/dystonen Symptomatik überwiegt der ATNR, der überwiegend vom Blick der Person gesteuert wird. Dieser führt zu einer Tonusveränderung in Richtung Extensorenaktivität auf der Gesichtsseite und einer Flexorenaktivität auf der Hinterhauptseite. Auch hier ist die Beckenposition von entscheidender Bedeutung. Erfahrungswerte zeigen, dass auch hier ein Hüftwinkel kleiner 90° geeignet ist, um Rumpfstabilität und Kopfeinstellung positiv zu beeinflussen.

Der schwere Kopf kann meist nicht über lange Zeit gehalten und gesteuert werden. Deshalb ist eine Kopfstütze nötig, die halten und stützen soll, aber Bewegung und Ausrichten der Augen und Ohren auf Interessantes zulässt.

> Die Abwägung zwischen zu viel Halt und zu wenig Unterstützung erfordert Kompromissbereitschaft: Eine physiologisch perfekte Kopfhaltung, bei der die Kopfstütze verhindert, dass der Kopf bewegt werden kann, ist genauso wenig akzeptabel wie ein Kopf, der hängt oder im Nacken festgeklemmt wird.

Hier gilt es aus einer großen Auswahl an Produkten die richtige Wahl zu treffen und alle Register der Lagerung (Sitzkantelung, Verstellen der Rückenlehne) im Alltag zu ziehen.

### ▪ Postural Management

Im angloamerikanischen Bereich werden die Tätigkeiten, die das Positionieren und Lagern betreffen, unter dem Begriff „Postural Management" zusammengefasst und sind unter diesem Titel Bestandteil des Therapiekonzepts. Es wird als multidisziplinärer bzw. interdisziplinärer Ansatz verstanden, bei dem hochspezialisierte und erfahrene Techniker, Ärzte, Therapeuten und Pflegepersonal zusammenwirken. Die gängigste Definition lautet:

» „A postural management programme is a planned approach encompassing all activities and interventions which impact on an individual's posture and function. Programmes are tailored specifically for each child and may include special seating, night-time support, standing supports, active exercise, orthotics, surgical interventions, and individual therapy sessions" (Gericke 2006).

Ziel des Postural Managements ist es, die Möglichkeiten des Benutzers, am täglichen Leben teilzunehmen, zu stärken (physisch, mental, sozial).

Seine Möglichkeiten zur Kommunikation, zur Teilhabe an Aktivitäten, zur Selbstversorgung, werden untersucht und gefördert mit dem Ziel, Wahlmöglichkeiten zu haben. Natürlich will man auch den weiteren Verfall und die Verschlechterung verhindern oder mindern (Kontrakturen, Dekubitus). ‚Postural Management' zielt darauf: die inneren Organe „Postural Management"

- hilft, die inneren Organe bestmöglich arbeiten zu lassen
- verhindert die Verschlechterung der Situation und den Verlust von Fähigkeiten
- reduziert Beschwerden oder Schmerzen und Erschöpfung
- reduziert das Auftreten von weiteren Gelenk- und Wirbelsäulenveränderungen
- hilft dabei, die Spastik zu kontrollieren

Wenn ein Mensch es aufgrund einer Erkrankung oder Verletzung schwierig findet, eine Position zu erreichen und/oder in einer Position zu bleiben, die es ihm oder ihr erlaubt, sich frei zu bewegen und am alltäglichen Leben teilzunehmen, verhilft ihm das Postural-Management-Programm dazu, ohne Unterstützung zu sitzen oder zu liegen und dabei Gefahr für Gelenke und Gewebe (Haut) abzuwenden.

In der Regel wendet es sich an Menschen mit (sehr) komplexen Einschränkungen, wenn ihre Haltung und Bewegungen schwer zu kontrollieren sind oder sie zu schwach sind. Balanceprobleme und sensorische Defizite sind meistens zu berücksichtigen und haben großen Einfluss auf die Gestaltung der Positionen.

Dabei werden normale Bewegungsabläufe unterstützt, um die Teilnahme an Alltagsaktivitäten zu ermöglichen, wobei großer Wert darauf gelegt wird, dass es eine Auswahl an Aktivitäten geben sollte. Verbleibende Fähigkeiten werden voll ausgeschöpft, die inneren Organe so gut es geht entlastet und unterstützt und Unbequemlichkeit, Schmerz und Müdigkeit reduziert.

Dies ist am häufigsten bei Menschen in GMFCS V der Fall.

Das Kernthema des Postural Management ist in unserer Versorgungsrealität auf viele Berufsgruppen verteilt. Zusammengefasst unter einem zentralen Begriff, könnte es die Bedeutung dieser Themen betonen und helfen, Anstrengungen und das Knowhow der Spezialisten zum Wohle des Patienten zusammenzuführen.

In **GMFCS V** stehen Aspekte wie Entspannung, Schmerzreduktion und die Erschöpfung (Fatigue) des Klienten im Vordergrund. Die Steigerung der Lebensqualität besteht bei diesen Personen in der Steigerung des Sitzkomforts. Die Frage, ob eine Versorgung mit einem konfektionierten Hilfsmittel gestaltet werden kann, wird nur selten mit Ja beantwortet werden können. Individuelle Anpassungen, aufwendig nach Abdruck in einem Vakuumkissen gestal-

tet, sind eher die Regel. Die handwerkliche Kompetenz, die dazu vom Reha-Techniker verlangt wird, hat sich in den letzten Jahren verlagert: das fachgerechte Messen und Umsetzen der Maße in einen Schaumstoffblock ist weitgehend durch eine Abdrucktechnik ersetzt worden. Der Abdruck im Vakuumkissen wird anschließend gescannt und dann in einer spezialisierten Werkstatt gefräst. Die Ergebnisse sind in vielen Fällen gut – wenn die Positionierung stimmt.

Hier ist wieder das Team gefragt: die Positionierung in der den Körper schützenden und stützenden Position, die genügend Freiraum für Bewegungen lässt und Aktivitäten – sei es Ausruhen, Beobachten oder einfach über einen gewissen Zeitraum dabei sein – kann nicht von einer Person allein erreicht werden.

Um diesen komplexen Prozess zu unterstützen, ist ein gemeinsames Dokumentationssystem eine große Hilfe. Der von der internationalen Fördergemeinschaft RehaKIND entwickelte Bedarfsermittlungsbogen hat sich seit Jahren zu diesem Zweck bewährt. Der ICF-orientierte Bogen beschreibt den Zustand der Person, die ein Hilfsmittel beantragen möchte, in den drei Domänen des biopsychosozialen Modells der ICF. Dies gewährleistet, dass alle Aspekte des Bedarfs in Erwägung gezogen werden. Weiterhin werden von allen Beteiligten gemeinsam Ziele für die Hilfsmittelversorgung formuliert, die dann die Produktauswahl und die Ausstattungsmerkmale bestimmen.

> Ein sehr wichtiges Merkmal für die gute Sitzposition ist die breitflächige Verteilung des Druckes des Körpergewichts auf große, gut durchblutete Hautareale (Strobl, MOT 2003, S. 60), um einen Dekubitus zu vermeiden.

Das Zusammenspiel von technischen und medizinisch-therapeutischen Aspekten und die Resonanz des Klienten sollten sich im Idealfall ergänzen.

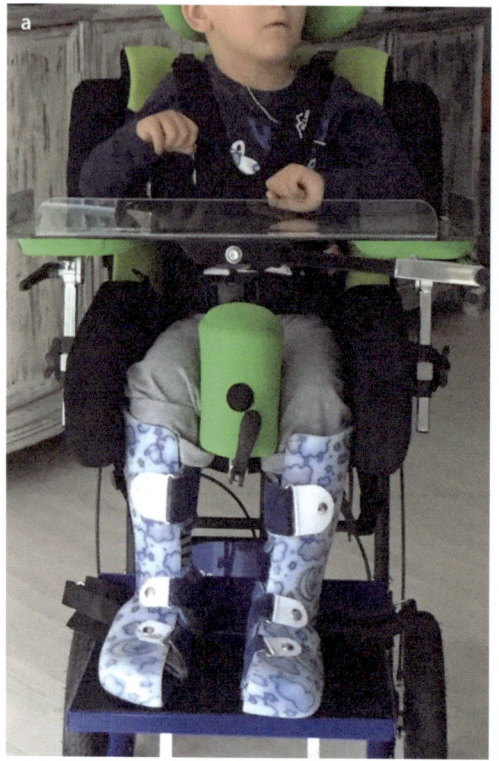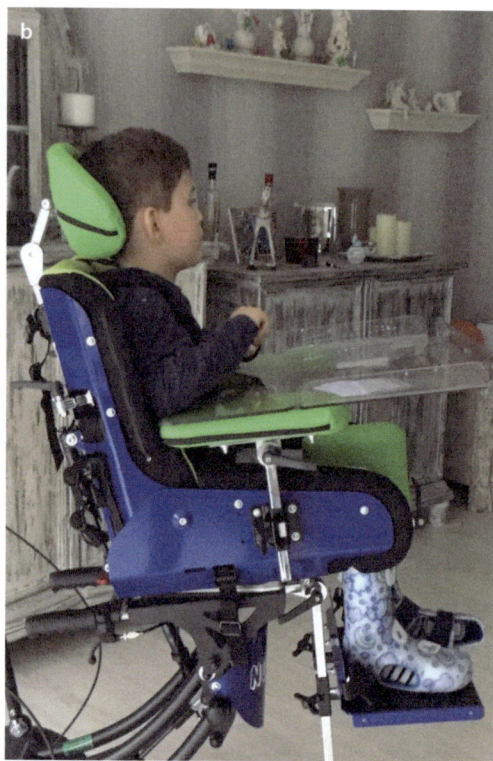

**◘ Abb. 21.6**    **a, b** Schalenbau aus zwei Perspektiven

Eine festgelegte Position, die für alle Anforderungen im Leben des Klienten eine zufriedenstellende Ausgangsposition darstellt, ist meist nicht möglich. Deshalb müssen Entscheidungen in die eine oder andere Richtung getroffen und Lagerungspositionen gefunden werden, die Teilhabe trotz alledem ermöglichen (◘ Abb. 21.6).

**▪ Hilfsmittelmatrix**

Das Netzwerk Cerebralparese e. V. hat in seiner Modulgruppe „Hilfsmittel" eine Checkliste zum Hilfsmittelbedarf für Kinder und Jugendliche mit CP entwickelt. In Form einer Matrix wird – nach Altersgruppen und GMFCS-Level geordnet – der Bedarf von Kindern und Jugendlichen dargestellt. So ist auf den ersten Blick ersichtlich, ob z. B. bei einem 3 Jahre alten Kind in GMFCS III ein Therapiestuhl angezeigt ist.

Wichtig ist, dass dies keine Ausschlussliste ist, sondern die Hilfsgruppen aufzeigt werden, die in dem jeweiligen Bereich ein sinnvoller Bestandteil der Therapie sind. So zeigt ein grünes Feld an, dass dieses Hilfsmittel ein sinnvoller Bestandteil sein kann, ein rotes Feld gibt an, das das Hilfsmittel nicht zwangsweise in Erwägung gezogen werden muss, jedoch nicht ausgeschlossen ist.

**▪ Orthopädietechnische Hilfen**

In GMFCS Level IV und V, welche Personen mit größeren Einschränkungen beschreiben, sind individuelle Lösungen von spezialisierten Orthopädietechnikern gefragt.

Bei **passiver Sitzfähigkeit** (Strobl 2003) machen die Asymmetrien in Rumpf und Becken die Anpassung einer Sitzschale erforderlich. Eine individuelle Sitzschale ist

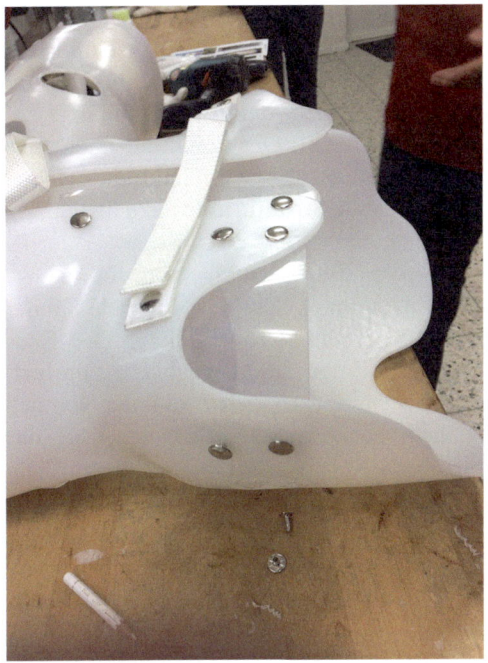

■ **Abb. 21.7**   Korsett

somit eine Orthesenversorgung für Rumpf, Becken und Oberschenkel eines Patienten.

In der Korsettversorgung spielt die Körperscantechnik eine immer größere Rolle. Berührungslos und gipsfrei ist diese Methode schonend für Patienten in der Maßerfassung, aber auch Gipsabdrücke werden durchgeführt. Ziel ist die Lenkung des Knochenwachstums, um Keilwirbel zu vermeiden. Moderne Kunststoffe sind flexibel und behindern weniger die Atmung. Wichtig ist die angepasste Schnittführung (Anpassung am Becken, Rumpf) bei vermehrt sitzenden Menschen, um Druckstellen zu vermeiden. Pelotten unterstützen die Korrekturposition und Freiräume ermöglichen die Eigenkorrektur.

Eine dreidimensionale Korrektur eines deformierten Rumpfes ist nur mit einer Korsettversorgung möglich. Dabei sind unerwünschte Nebenerscheinungen wie Hautläsionen, Einschränkungen der Atemfunktion und Einschränkungen der

Alltagsbeweglichkeiten in Kauf zu nehmen. Deshalb ist die sorgfältige Abwägung aller Aspekte wichtig (■ Abb. 21.7).

> ❯ Ein wichtiger Parameter für die Qualität und Effizienz der Korsettversorgung ist die Verbesserung der Handfunktion.

■ **Dynamisches Sitzen**

Wie eingangs beschrieben, hat jede – auch eine sehr gute, individuell angepasste – Position Nachteile, wenn sie statisch ist, also den Wechsel zwischen verschiedenen Ausgangspositionen nicht berücksichtigt. Deshalb sind Systeme, die Bewegungen im Sitzen ermöglichen, attraktiv für Menschen, die aufgrund ihrer motorischen Beeinträchtigungen viel sitzen müssen.

Dabei sind Systeme, welche Extensionsbewegungen zulassen und wieder in eine Sitzhaltung zurückführen, am bekanntesten. Sie haben für Menschen mit Bewegungsdrang im Sitzen und/oder Extensorenspastizität den Vorteil, dass diese Bewegungsimpulse ausgelebt werden können. Allerdings besteht die Gefahr, dass diese einfachen und grundlegenden Bewegungsmuster die Entwicklung komplexerer Bewegungen überlagern.

Es gibt Sitzsysteme mit Mikrostimulation, die mit beweglichen Sitz- und Rückenlehnen arbeiten. Dies sind flexibel gestaltete Oberflächen, die kleinste Bewegungen zulassen und zurückfedern.

Ein Bewegungssitz mit MiS (Mikrostimulation) fördert die Eigenmobilität und die Wahrnehmung der Kinder z. B. durch Flügelfedern in einem dynamischen Rückensystem. Dies ermöglicht Oberkörpermobilität und freie Entfaltung für feinmotorische Aktivitäten, bietet dabei genügend Halt und Stabilität über die Sitzeinheit.

Dynamische Sitzschalen können im Bereich der dystonen Symptomatik entscheidende Schmerzreduktion bewirken, da sie durch ein Federsystem Tonusspitzen zulassen, aber bei Nachlassen des Tonus in die

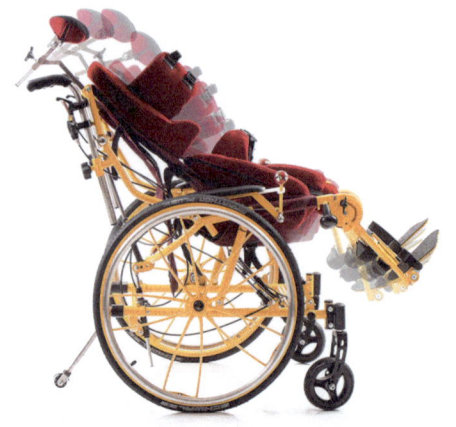

**Abb. 21.8** Dynamische Sitzschale RTM (mit freundlicher Genehmigung)

Führungs- und Korrekturposition zurückkommen. Nachgebende, rückfedernde Rückenlehne und ggf. entsprechende Fußrasten, um Bewegung zuzulassen, führen bei Entspannung den Patienten aber wieder in eine ergonomische Sitzhaltung zurück. führen (**❑** Abb. 21.8).

Die Aktivierung der Muskulatur soll zu einer Verbesserung der Rumpfstabilität führen. Zu untersuchen wäre, ob dies Effekte in anderen motorischen Bereichen zeigt, wie z. B. beim Gehen oder der Einstellung des Kopfes im Raum.

**▪ Pädagogische Ansätze**

Sitzen allein reicht nicht, Menschen sitzen, um etwas zu tun, aktiv zu sein, am Leben teilzuhaben. Deshalb ist bei Sitzversorgungen immer zu beachten, wo und zu welchem Zweck sie eingesetzt werden. Eine Sitzversorgung im Klassenraum muss so gestaltet sein, dass eine Pädagogin das Kind positionieren kann. Und der Stuhl soll Aktivitäten wie Zuschauen, Schreiben oder Sprechen ermöglichen. Eine gute transdisziplinäre Möglichkeit, den Versorgungsprozess zu steuern, bietet die Arbeit mit SMART- Zielen. So kann z. B. das Ziel des Kindes, den Wasserhahn selbstständig öffnen und schließen zu können, die Sitzversorgung entscheidend beeinflussen. Der Stuhl muss also das Waschbecken unterfahren können, damit die Armlänge des Kindes ausreicht. Der Rehakind-Bedarfsermittlungsbogen (▶ www.rehakind.de) bietet eine wertvolle Strukturhilfe dazu an.

**▪ Aspekte der Rollstuhlversorgung**

Das Sitzen im Rollstuhl ist für viele Kinder mit Körperbehinderung Alltag. Der Rollstuhl gibt ihnen die Möglichkeit, sich fortzubewegen, der Antrieb wird dabei von den Armen übernommen. Deshalb folgt das Sitzen im Rollstuhl zum Teil anderen Prinzipien als das Sitzen im Therapiestuhl: Sitzkomfort und Beweglichkeit der oberen Extremität müssen verbunden werden, dazu kommt die Rollstuhlergonomie, die entscheidend für das Fahrverhalten und die Leichtigkeit des Antriebs sind.

> ❯ Die Indikation spielt bei der Auswahl und der Ausstattung des Rollstuhls eine entscheidende Rolle: Aktivfahrer benötigen eine andere Versorgung als Passivfahrer.

Da die Rollstuhlversorgung allein schon ein Kapitel der Hilfsmittel sein könnte, sei darauf hingewiesen, dass es sich um eine Darstellung der Grundzüge handelt, die auf die vielen Details und Differenzierungen, die diesen Bereich so spannend machen, leider verzichten muss.

Die Rollstuhlversorgung für Menschen mit Cerebralparese muss sich an dem Bedürfnis der Unterstützung der Statik des Thorax orientieren. Ist der Thorax durch den angepassten Sitz gut gehalten, können die Schultern, Ellenbogen und Hände das größte Bewegungsausmaß und die meiste Kraft generieren. Das geht zuweilen zu Lasten des Gewichts des Rollstuhls – eine stabile Sitzversorgung bringt mehr Gewicht mit sich und ist so schwerer anzutreiben.

Dazu kommt, dass bei Menschen mit Cerebralparesen Sinnesbeeinträchtigungen und kognitive Einschränkungen nicht selten sind, die ebenfalls die Ausstattung des Rollstuhls beeinflussen.

Menschen mit Cerebralparese in GMFCS I und II benötigen häufig keinen Rollstuhl. Hier wird er allenfalls bei Ermüdung genutzt, wenn das Gangmuster aufgrund der Muskelschwäche und der geringeren Ausdauer nicht ausreicht. Oftmals löst der Rollstuhl dann den Buggy ab – da ein 7-jähriges Kind im Kinderwagen auffälliger wirkt als im Rollstuhl – und weil der Rollstuhl besser zu schieben ist.

In GMFCS III ist eine Rollstuhlversorgung notwendig. Angestrebt wird eine aktive Versorgung, mit guten Fahreigenschaften, meist ein Rollstuhl mit starrem Rahmen. Diese Rollstühle sind leichter und wendiger als die Faltfahrer. Das geringere Volumen, das Faltfahrer z. B. beim Autotransport beanspruchen, ist bei den Kinderrollstühlen noch nicht so relevant.

Der Sitz soll das Kind gut führen und stabilisieren, die Haltearbeit des Thorax so regulieren, dass das Bewegungsausmaß der oberen Extremität bestmöglich ausgenutzt und die Kraft für den Antrieb genutzt wird. Die Sitzeinheit muss in Breite und Länge der Größe des Kindes angepasst sein: Hier gilt als Faustregel, dass die Länge drei Fingerbreit kürzer ist als die Oberschenkellänge (gemessen von der Kniekehle aus). Dies ist in Relation zur Oberschenkellänge zu sehen – bei der Versorgung eines 6-jährigen Kindes reichen wahrscheinlich zwei Fingerbreit aus.

In der Breite wird dem Becken an jeder Seite etwas Raum gegeben (sodass eine Winterjacke an den Seiten Platz finden kann), es darf jedoch nicht viel Freiraum sein, da die Seitenführung und die Antriebsmöglichkeit durch die Arme hier beeinflusst wird (■ Abb. 21.9).

Die Sitzfläche hat in den meisten Fällen eine Vertiefung für die Tuber ischiadici, um das Becken zu stabilisieren, und eine deutliche laterale Schienung an Becken und Oberschenkel, um eine stabile Basis zu geben. Zu beachten und immer wieder zu

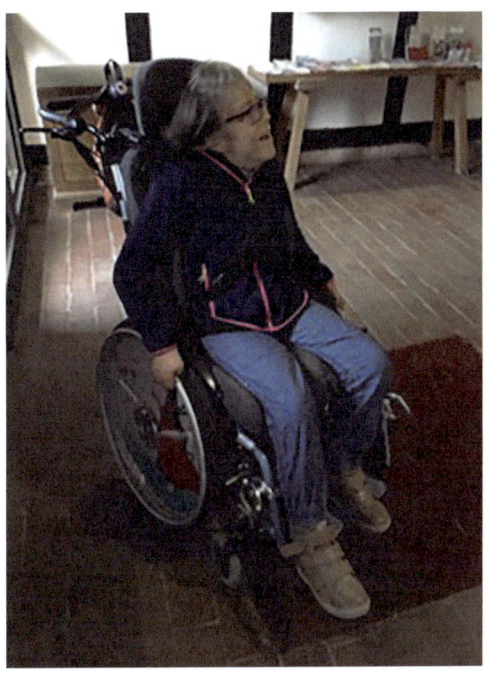

■ **Abb. 21.9**  Sitz im Rollstuhl

überprüfen ist, dass bei Hüftluxation der Druck auf den Trochanter zu Knochenhautreizung (Schmerzen, Entzündung) an der Beckenschaufel führen kann.

Funktionell ist eine Rückeneinheit zum aktiven Fahren unter Schulterblatthöhe am günstigsten, um einen möglichst großen Armschwung zu entwickeln, da sich bei jeder Schubbewegung der Arme die Schulterblätter mitbewegen. Zu beachten ist auch, dass eine Kante in Höhe des 7. Brustwirbels Hyperextension auslösen kann.

Eine aufrechte Rückenlehne mit lordotischer Einstellung unterstützt die Rumpfaufrichtung. Zu viel Druck in der LWS kann als Ausweichreaktion zu einer Überstreckung führen. Deshalb ist eine Anpassung an die natürliche LWS-Lordose meist ausreichend.

Der Hüftwinkel spielt auch eine große Rolle zur Unterstützung der Aufrichtung. Insgesamt ist darauf zu achten, dass es Variationsmöglichkeiten gibt, entweder durch das Sitzkissen oder durch die Mechanik zur Sitzkantelung des Rollstuhls.

Manchmal gelingt eine solche Anpassung mit einem konfektionierten Sitz, häufig werden genau anpasste Rückenlehnen und Sitze angefertigt, die so viel Halt wie nötig und so viel Bewegungsspielraum wie möglich lassen.

Je statischer die Sitzversorgung sein muss, desto wichtiger ist die Möglichkeit, den Sitz zu kippen, um eine Druckentlastung/Druckvariation im Tagesverlauf zu ermöglichen. Diese Funktion der Kantelung hat wiederum Auswirkung auf die Position im Rollstuhl und auf das Fahrverhalten,. Oft oft ist dann nur eine Schiebefunktion von hinten möglich und das Fahren von Kurven ist erschwert. Zu beachten ist, dass die Sitzposition für Aktivitäts- und Ruhephasen einstellbar ist.

Der Indikator für eine gelungene Sitzposition ist auch im Rollstuhl – und besonders dort – die Kopfeinstellung im Raum. Dies muss auch bei unterschiedlichen Positionen der Kantelung des Rollstuhls möglich sein: ein nach vorne hängender Kopf kann ein Zeichen für ein zu weit nach dorsal gekipptes Becken sein.

Eine Kopfstütze und (Kopf-)Fixierung sowie ein Kraftknotensystem für den Transport sollte gleich mitbestellt werden, die nachträgliche Beantragung ist häufig aufwendig. Wichtig ist, die Sehachse frei zu lassen, um das Sichtfeld nicht einzuschränken. Auch die Ohren sollten nicht durch die Kopfstütze bedeckt werden, zum einen führt die Berührung an den Ohren zu einem ständigen Geräuschpegel, der irritiert, zum anderen wird die Schallwahrnehmung eingeschränkt.

**Tipp**

Eingebaute Lautsprecher können die Aufrichtung und Stabilisierung des Kopfes in der Vertikalen fördern. Ein zusätzlicher Druckkontakt, der zusätzlich nur beim Anlehnen des Hinterkopfes die Wiedergabe aktiviert, verstärkt den Effekt.

Ein weiterer Faktor für die Gestaltung der Sitzposition ist die Gewichtsverteilung: anzustreben ist eine Gewichtverteilung von 70 % auf die Antriebsräder und 30 % auf die Lenkräder. Dies hat Auswirkungen auf die Auswahl der Fußstützen.

Die Sitzhöhe ist ausschlaggebend dafür, mit welcher Amplitude das Bewegen der Antriebsräder erfolgt. Als Faustregel gilt der auf 90° gebeugte Ellenbogen, der knapp über dem Antriebsrad schwebt. Wie bei allen Faustregeln klappt es fast nie so, aber als Ausgangspunkt zum Bestimmen der Sitzhöhe kann sie gut dienen. Diese ist dann erreicht, wenn das Kind möglichst ausdauernd und geschickt mit dem Rollstuhl fahren kann. Natürlich spielt es dabei eine große Rolle, ob der Rollstuhl im Innenbereich oder draußen eingesetzt wird. Steigungen, Gefälle, unebener Untergrund und Kanten bedeuten oft kraftzehrende Hindernisse.

Die Sitzhöhe wird erfahrungsgemäß oft übersehen und nicht nachreguliert – und ist dabei so entscheidend für die Effizienz der Kraftübertragung.

Sollten Thoraxpelotten nötig sein, um der Seitneigungstendenz des Patienten entgegenzuwirken – sei es zu beiden Seiten oder aufgrund einer unilateralen CP zu einer Seite – ist darauf zu achten, dass sie das Bewegungsausmaß der Schulter und der Oberarme nicht durch ihre Höhe oder Dicke beeinträchtigen. Flächige Pelotten sind wichtig, um zu vermeiden, dass der Rollstuhlfahrer sich punktuell von ihnen abdrückt und es dadurch zu Blockaden der Zwischenwirbelgelenke kommt.

Dasselbe gilt für die Begurtung. Sie hat beim Rollstuhl natürlich auch die Aufgabe zu halten und zu stützen, muss aber auch genügend Bewegungsfreiheit lassen, um z. B. kompensatorische Rumpfbewegungen, die Kraft und Dynamik unterstützen oder fehlendes Bewegungsausmaß in der Schulter kompensieren, zuzulassen.

Beckengurte können unterschiedlich befestigt werden. Sie sollen so befestigt werden, dass sie die Sicherheit der Unterstützungsfläche geben und dadurch die stabile Mobilität unterstützen. Um den Hüftwinkel zu halten, ist die Führung mithilfe eines Beckengurtes mit Druck auf den Spina iliaca anterior superior (SIAS) sehr günstig. Sollte eine Begurtung im Bereich des Beckens nicht möglich sein, kann eine Femurspange eine gute Alternative bieten.

Ventrale Kniepelotten sollten nie am Tibiaplateau enden, sondern bis hoch auf das Knie gehen, der Druck darf nur so stark sein, dass die Patellasehne mobil bleibt.

Bei Schultergurten müssen Führung und Breite unbedingt beachtet werden: Gurte, die direkt über Pectoralis und Trapezius führen und dort Druck ausüben, können zu Irritationen und Schmerzen führen.

Eine zu tiefe Befestigung des Schulterriemens am Rollstuhlrückenteil kann dazu führen, dass der Patient nach unten gedrückt wird, statt sich aufzurichten.

In GMFCS III ist die Frage, ob es ein durchgehendes oder ein einteiliges Fußbrett sein soll, interessant: das geteilte Fußbrett ist für selbstständige Transfers ein Vorteil. Es ist aber weniger stabil, was sich auch auf die Fahreigenschaften des Rollstuhls auswirkt.

Für Kinder und Jugendliche in GMFCS IV ist der Rollstuhl meistens das wichtigste Hilfsmittel, da sie große Teile des Tages darin verbringen. Je größer und schwerer der Benutzer oder die Benutzerin ist, desto größer ist die Gefahr von Haut- und Gewebeschäden. Deshalb ist auf die Gewichtsverteilung auf dem Sitz großer Wert zu legen. Wenn Deformitäten vorhanden sind, ist die Gestaltung des Sitzes und der Rückenlehne entscheidend, um eine Verschlechterung der Situation aufzuhalten oder sogar zu vermeiden. Hier spielen so viele unterschiedliche Maße und Winkel eine Rolle, dass es den Rahmen des Kapitels sprengt, dies darzustellen. Der Hüftwinkel, die Höhe des Rückens, die Anformung, die Neigung des Sitzes (aktiv oder passiv), das Verhältnis von Sitzfläche zum Fußbrett – all das

muss in die für den Patienten vorteilhafteste Konfiguration gebracht werden, damit Komfort und Unterstützung bei der Aktivität im günstigsten Verhältnis stehen. Und natürlich ist es auch hier von großer Bedeutung, das Wachstum des Kindes zu überprüfen und die Sitzeinstellung anzupassen. Hier ist z. B. die Sitztiefe ein Maß, das den Hüftwinkel beeinflusst: Ist sie zu lang, führt es zur Streckung der Beine und damit zu einem Hebel, der die Hüfte nach vorne zieht und somit die Strecktendenz, die fast jeder Mensch mit Spastik hat, verstärkt. Dies ist natürlich sehr ungünstig für die Aufrichtung, die Sitzstabilität und die Bewegung der Schultern. Wird der Rollstuhl also auf Zuwachs mit einer längeren Sitztiefe gewählt, damit eine teure weitere Versorgung nicht so schnell nötig ist, wird der Erfolg bei der Fortbewegung infrage gestellt.

Werden die Oberschenkel des Kindes länger und die Auflagefläche der Oberschenkel kleiner, ist die Druckverteilung ungünstig und das Gefühl des sicheren Sitzens nicht mehr vorhanden. Es kann zu einer Anspannung, zu kompensatorischer Haltearbeit in ventraler und dorsaler Muskulatur des Rumpfes führen. Wiederum ist ein energieeffizientes Fahren erschwert.

Armlehnen und angepasste Therapietische können unterstützend für den Thorax wirken. Die ist wichtig für Menschen mit unilateraler Cerebralparese (Hemiparese), um (Sub-)Luxation der Schulter zu verhindern. Menschen mit Hypotonie, reduzierter BWS-Aufrichtung, reduzierter Stützaktivität brauchen einen entsprechend eingestellten Therapietisch, Armlehnen, um das Armgewicht abzunehmen und eine Kyphosierung der BWS zu vermeiden.

Bei sensorischer Problematik können „weiche" Polster ein Gefühl von Unsicherheit vermitteln, das Gefühl, immer weiter einzusinken (durch Mangel an Rückmeldung).

Langes Sitzen ohne Bewegung verursacht eine sensorische Störung der Trophik und Schmerzen (Achtung bei Sitzschalenversorgung). Diese Klienten haben oft auch ein eingeschränktes Wärme- und Kältegefühl. Sensorisch unterinformierte Patienten brauchen oft punktuelle sensorische Informationen (Kanten, gezielte Druckpunkte), um sich orientieren zu können.

Bei den Greifreifen können Gummierung, Kunststoff oder Pulverbeschichtung helfen, aber auf sensorische Einordnungsstörungen ist Rücksicht zu nehmen.

> ❯ ▬ Eine gute Rollstuhlversorgung gibt Aktivität!
> ▬ Jedes Kilo Extragewicht am Rollstuhl entspricht einer Milchtüte, die das Kind auf dem Schoß transportiert.
> ▬ Rollstuhlversorgungsgrundsatz: Optimierung der noch verbliebenen Bewegungsmöglichkeiten und Funktionen; allein die Wiederherstellung der Mobilität ist zu wenig!
> ▬ Wenn der Mittelfinger des entspannten Rollstuhlfahrers die Radmitte trifft, stimmen Sitzhöhe und Position über der Achse.

## 21.4 Sitzen bei schlaffen Lähmungen

Spinale Muskelatrophie Typ 1–4, spinobulbäre Muskelatrophie, amyotrophe Lateralsklerose, Polio, Querschnitt, Guillain-Barré-Syndrom führen überwiegend zu schlaffen Lähmungen.

> ❯ Die Sitzversorgungen, die für Patienten mit schlaffen Lähmungen entstehen, unterscheiden sich von denen bei spastischen Lähmungen vor allem durch den höheren Anspruch an das Stützen des Thorax.

Bei Querschnittlähmungen ist das unterstützte Sitzen möglichst aktiv und dynamisch angepasst, damit ein hohes Maß an Bewegungsfreiheit gewährleistet ist und da-

mit auch Handlungsfähigkeit und Eigenständigkeit.

Im Rollstuhl sitzen diese Menschen gerne mit schmaler Basis, um sich im Becken zu stabilisieren, und haben daher mehr Bewegungsmöglichkeit im oberen Rumpf.

Sitzhöhe, Sitzneigung, Sitzform und Rumpfunterstützung müssen den individuellen Bedürfnissen angepasst sein, Stabilität geben, aber auch Mobilität zulassen und Sicherheit in der Anwendung geben.

Exemplarisch wird hier auf Kinder, die Sitzversorgungen aufgrund einer Spina bifida benötigen, eingegangen. Die biomechanischen Grundlagen sind denen einer Querschnittlähmung sehr ähnlich.

Die Kinder mit Spina bifida im Lendenwirbelsäulenbereich erreichen in frühen Jahren teilweise die Fähigkeit zu gehen. Wenn sich im Laufe der Entwicklung die Hebelverhältnisse der unteren Extremitäten verändern, nimmt diese Fähigkeit ab, sodass es häufig zu Rollstuhlversorgungen kommt. Die obere Extremität und die Thoraxstabilität über der Läsion sind gut. So sind Kinder mit Spina bifida kompetente und aktive Rollstuhlfahrer, worauf die Sitzversorgung abgestimmt wird.

Auf die Details zum Thema Sitzversorgungen im Rollstuhl wurde bereits eingegangen, sodass hier nur ein stichwortartiger Abriss enthalten ist.

Es geht darum, das Becken in aktiver Aufrichtung zu stabilisieren, um die Rumpfaufrichtung und die Schulterbeweglichkeit zu unterstützen. Die Rückenlehne ist deshalb nur so hoch, wie der Rumpf gestützt werden muss.

Die Schulterblätter sollen frei bleiben, damit die Armbeweglichkeit und Schulteraktivität voll ausgenutzt werden können. Häufig werden deshalb Rückenformen genutzt, die in der Mitte hoch sind und unter den Schulterblättern frei bleiben.

Der effektive Einsatz der Arme und Hände hängt entscheidend davon ab, dass die Arme eng am Körper entlang geführt werden können, um die Greifrei-

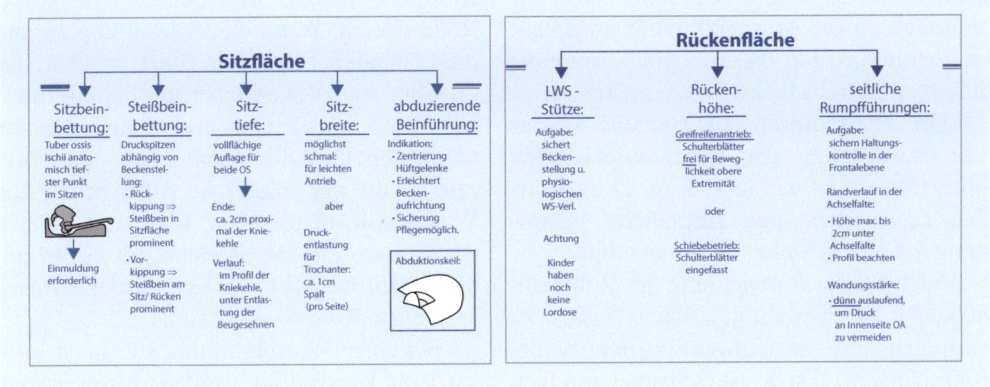

**Abb. 21.10** Passformaspekte der Sitzfläche Orthopädie Technik 10/12, S. 21. (Quelle: Bufa)

fen des Rollstuhls zu erreichen. Dies ist bestimmend für die Sitzbreite, die so eng wie möglich an den Oberschenkeln entlangführen soll. Leider zeigen viele Kinder eine adipöse Tendenz, was dem entgegenwirkt ( Abb. 21.10).

Weiterhin ist die Sitzhöhe entscheidend – die Hände müssen den Greifreifen vor dem Körper fassen und ihn bis hinter die Körpermittellinie führen können, damit der Rollstuhl schwungvoll rollt. Die Einstellungen des Rollstuhls (70 % des Gewichts auf den Antriebsreifen, Schwerpunkt über der Achse) sind entscheidend für ein erfolgreiches Fahren und somit für die Autonomie des Kindes. Die Positionierung der unteren Extremität erfolgt meist in einem engen Hüftwinkel unter 90°, damit die Rumpfhypotonie dadurch ausgeglichen wird. Da diese Kinder bei Aktivität der oberen Extremität die mangelnde Rumpfstabilität durch eine Hyperlordose im LWS-Bereich kompensieren, ist bei der Gestaltung der Sitzfläche darauf zu achten, dass die Tuber in einer Vertiefung gelagert werden, um dem entgegenzuwirken. Die Positionierungsgurte müssen so exakt angepasst werden, dass keine Asymmetrie entsteht. Die Oberschenkel werden eng geführt, dies dient ebenfalls den guten Fahreigenschaften und der Rollstuhlergonomie. Das Fußbrett

wird in einem Knie-Sprunggelenks-Winkel über 90° montiert, um die Stabilität des Sitzens zu erhöhen und den Bewegungsradius verkleinern, was auch die Beweglichkeit in Innenräumen erleichtert. Allerdings tragen Kinder mit Spina bifida, um den Deformitäten der Füße entgegenzuwirken, Orthesen, die aus funktionellen Gründen voluminös sind – was dem Minimalismusanspruch an das Fußbrett entgegensteht.

Leider ist es auch heute noch so, dass viele Kinder mit Spina bifida das Hilfsmittel zur Fortbewegung auch als Sitzversorgung nutzen. Dies ist vielfach unpassend, wenn es um Sitzhöhen geht – ein gängiger Tisch ist meist zu hoch und manchmal auch nicht gut unterfahrbar. Deshalb ist eine explizite Sitzversorgung mit einem Therapiestuhl angezeigt. Dieser Therapiestuhl bietet die Möglichkeit, Sitzpositionen zu variieren. Dies trägt dazu bei, Druckerkrankungen der Haut zu vermeiden, ermöglicht verschiedene Belastungen der Gelenke und Knochen und kann dazu beitragen, die physiologische Entwicklung der Körperstrukturen zu unterstützen.

So unterstützt z. B. ein Sattelsitz, der alternativ zum Rollstuhl als Therapiestuhl genutzt wird, die physiologische Hüftentwicklung, der weitere Hüftwinkel (über 90°) stellt andere Anforderungen an die Muskelzüge als der Rollstuhl. Dies muss selbstverständlich an die Muskelaktivität angepasst werden und ist nur dann möglich, wenn die Innervation der Muskeln dazu ausreicht.

Zur Osteoporoseprophylaxe und um das Längenwachstum der Röhrenknochen zu unterstützen, ist wie in ▶ Kap. 22 ausführlich beschrieben eine zusätzliche Versorgung mit einem Stehgerät notwendig.

Auch bei der Entwicklung des Rollstuhlkonzepts ist es wichtig, „smarte" Ziele zu verfolgen und die Umweltfaktoren zu berücksichtigen. Dazu ist selbstverständlich die transdisziplinäre Zusammenarbeit unerlässlich.

## 21.5 Sitzen bei Muskelerkrankungen

Zu dem bekanntesten Formen gehören die Muskeldystrophie (Duchenne, Becker), myotone Dystrophie, Myasthenia gravis und entzündliche Muskelerkrankungen. Exemplarisch wird hier auf die progressiven Muskeldystrophien Typ Becker und Duchenne eingegangen.

Bei der Versorgung mit einem Hilfsmittel zum Sitzen ist hier wichtigste Zielsetzung eine Steigerung der Lebensqualität und eine Lebensverlängerung. Zusätzlich verlangt die Progredienz der Erkrankung eine proaktive Versorgung, die eine Anpassung an den Krankheitsverlauf berücksichtigt.

Auch die langen Genehmigungszeiträume der Kostenträger sprechen dafür, die Sitzversorgungen so zu gestalten, dass sie an den weiteren Kraftverlust, die Kontrakturen und die Gelenkfehlstellungen adaptierbar sind und es nicht zu einer Überforderung der Nutzer kommt.

So ist eine Zurüstung von Thoraxpelotten zur Unterstützung der Haltung und elektrischen Antrieben (Restkraftverstärkung, Anfahrhilfen und E-Antriebe) bereits beim Aktivrollstuhl zu beachten.

Eine aufrechte und symmetrische Wirbelsäulenstellung soll erzielt werden, wobei Komfort, Varianz und Schutz eine große Rolle spielen. Wenn die Erkrankung zu immer längeren Sitzzeiten führt, wächst die Gefahr einer skoliotischen Fehlhaltung. Um Funktionsverlust und Schmerzen zu vermeiden und die Atmung zu unterstützen, ist die physiologische Aufrichtung der Wirbelsäule anzustreben. Eine stabile Basis zur Aufrichtung des Beckens mit einem offenen Hüftwinkel (>95°) gewährleistet eine vermehrte Rumpfaufrichtung.

Bei einer Neuversorgung soll nach kurzer Zeit kontrolliert werden, ob es zu einer Verschlechterung der Wirbelsäulenstellung kommt, da durch Reizung der paravertebralen Muskulatur oft frühkindliche Reaktionen wie die Galant-Reaktion wieder in den Vordergrund treten, welche die Asymmetrie verstärken. Dazu ist eine intensive Zusammenarbeit im interdisziplinären Team mit den Betroffenen wichtig. Da dessen geistige Fähigkeiten nicht beeinträchtigt sind, wird seine Compliance genutzt und er intensiv in die Versorgung miteinbezogen.

Im fortgeschrittenen Stadium mit massivem Kraftverlust muss die Einstellung des Kopfes über Kopfstützen und evtl. auch Positionierungshilfen zum Erhalt der Restfunktion beachtet werden. Individuelle Anpassungen, aufwendig nach Abdruck in einem Vakuumkissen gestaltet, sind oft gefragt, um der Progredienz gerecht zu werden und eine gute Unterstützung der Funktion zu gewährleisten und nicht zu schnell zu ermüden. Eine gute Grundpolsterung der angepassten Sitzschale ist notwendig zur Dekubitusprophylaxe und oft ist Millimeterarbeit nötig, um den Komfort zu verbessern. Die Patienten stellen hohe Ansprüche an die Beschaffenheit der Polsterungsmaterialien, da teilweise eine übersteigerte Sensitivität im Bereich der Temperatur besteht. Sie ertragen oft keine Sitzschale, möchten lieber nur Kissen zur Unterstützung. Die große Empfindlichkeit gegenüber Kälte und Wärme hat Auswirkung auf die Wahl der Materialien (kalte Greifreifen usw.).

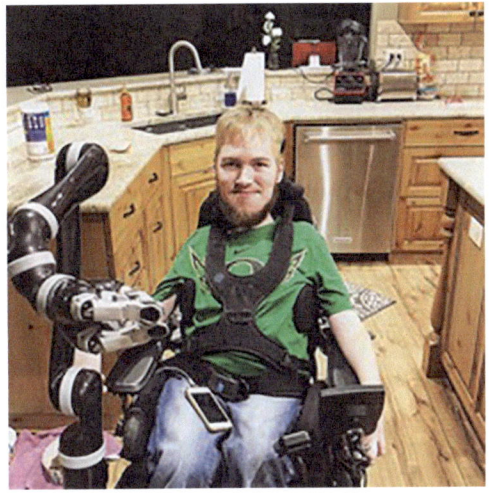

■ **Abb. 21.11**   Roboterarm Kinova

Ein Tisch ermöglicht es, den Schultergürtel und die Arme zu entlasten. Der Einsatz von Greifhilfen sollte bei fortschreitender Arm- und Schultergürtelbeteiligung bedacht werden. Zur Unterstützung der Greiffunktion ist ein Roboterarm indiziert, der ein großes Maß an Partizipation ermöglicht, da so die „positive Lebensenergie" unterstützt wird (■ Abb. 21.11).

Elektronisch bedienbare Untergestelle mit angepasster Sitzschale helfen, eine vermehrte Ermüdung zu vermeiden, denn eine Überforderung der Kraftausdauerleistung führt zu einer Verschlechterung des Zustandes. Die Eigenmobilität mit so viel Unterstützung wie nötig sollte im Vordergrund stehen.

Bei den Untergestellen sollten Ablagemöglichkeiten für Sauerstoff- und Nährstoffversorgung bedacht werden.

Ausruhzeiten spielen eine wichtige Rolle zur Erholung und um die Restfunktion der Muskulatur zu unterstützen, ein Lifter kann Transfers für alle Beteiligten erleichtern.

Die Sitzposition sollte eine gewisse Varianz zulassen, eine Kantelung sollte möglich sein, evtl. auch eine Seitwärtskantelung zur Atemvertiefung und um Druckspitzen zu vermeiden.

Eine rumpfunterstützende Orthesenversorgung zur Verbesserung der Rumpfstabilität ist sinnvoll. Eine „GPS Soft Orthese" liegt eng am Rumpf an und arbeitet mit Zug (Unterstützung der Muskulatur zur Aufrichtung) und Druck (radial zur Beeinflussung des Muskeltonus). Stabilität des Beckens wird durch Verstärkungspelotten und aufgenähte dynamische Züge erreicht. Der „SPIO-Anzug" (Stabilizing Pressure Input Orthosis) ist ein dynamisches Orthesensystem aus Lycra nach Maß gefertigt, das mittels Propriozeption und taktiler Stimulation eine sensorische Rückkopplung bewirkt. Dadurch werden funktionelle Bewegungsmöglichkeiten, die Körperwahrnehmung, die allgemeine Stabilität und die Balance verbessert.

Da Kontrakturen und Deformitäten eine wichtige Rolle spielen, sind alle Möglichkeiten der Orthesen zur Stabilität und Funktionsverbesserung an den unteren und oberen Extremitäten angebracht. Eine Fußversorgung mit Orthesen oder orthopädischen Schuhen ermöglicht eine stabile Basis zur Aufrichtung (■ Abb. 21.12).

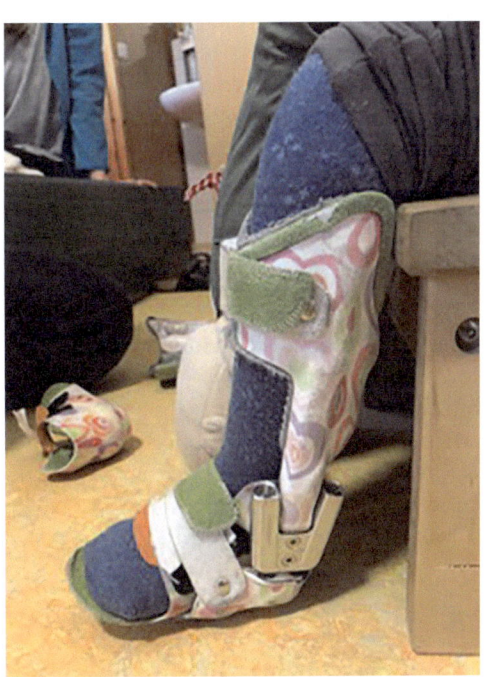

■ **Abb. 21.12**   Orthesenversorgung

Wichtig bei den progredient verlaufen-den Erkrankungen ist der vermehrte Ein-satz der Umfeldsteuerung, um ein eigen-ständiges Leben zu ermöglichen. Tablets und Handys ermöglichen heutzutage die Steuerung von fast allen elektrischen Gerä-ten, wie z. B. morgens die Kaffeemaschine zu starten, Licht und Wärme zu regulieren, Verdunkelung der Fenster und vieles mehr. Partizipation als höchster Stellenwert sollte immer im Vordergrund stehen.

Auch hier ist wieder das transdiszipli-näre Team gefragt, um mit dem Klienten zusammen smarte Ziele unter Berücksich-tigung der persönlichen Vorlieben (persön-liche Faktoren) zu erarbeiten. Individuelle Kompensations- und Bewältigungsstrate-gien zusammen mit Hilfsmitteln (Umwelt-faktoren) ermöglichen es dem Klienten, möglichst viele eigenständige Handlungen (Aktivitäten) aus den 9 Lebensbereichen der ICF durchzuführen und so ein Höchst-maß an Partizipation zu erreichen.

Dabei macht es wenig Sinn, in Therapie-methoden und Konzepten zu denken. Wenn Expertise und Kompetenzen aus verschie-denen therapeutischen und pädagogischen Blickwinkeln zusammenkommen, ist die Wahrscheinlichkeit, das optimale Ergebnis für den Klienten zu erreichen, hoch.

## 21.6  Passgenauigkeit von Sitzhilfen

Eine entscheidende Besonderheit der Ver-sorgung von Kindern mit Hilfsmitteln zum Sitzen ist bislang nicht erwähnt worden und erhält nun an dieser exponierten Stelle des Kapitels den Raum, den sie verdient: Kin-der wachsen.

> ❯ Die beste Sitzversorgung steht und fällt in ihrer Funktion für die Person, die sie benutzt, durch die Passgenauigkeit.

Stimmt z. B. die Sitztiefe nicht mehr, ist das Becken nicht in der angestrebten Position zu halten und die gesamte Statik ist gestört – mit den bereits hinreichend beschriebenen Auswirkungen bis hin zur Feinmotorik. Da-bei sind Zeiträume, nach denen eine Neu-versorgung genehmigt werden kann, leider irrelevant: Kinder wachsen nicht nach zeit-lichen Schemata, sondern sehr individu-ell und ständig an anderen Stellen. Deshalb ist eine hohe Genauigkeit bei der Beobach-tung der Sitzqualität wichtig – und die ent-sprechende Schulung der Betreuer, Pfleger und Pädagogen, die täglich Umgang mit den Kindern haben. Und die Anpassung des Hilfsmittels an den Körper hat schnell zu geschehen, denn die flexiblen Strukturen des kindlichen Körpers sollen vor unnöti-gen Deformitäten bewahrt werden.

Das Kapitel zeigt die vielfältigen Kri-terien zur Erarbeitung einer guten Sitz-position für Kinder mit neuroorthopä-dischem Behandlungsbedarf auf. Kör-perbezogene Aspekte sind dabei genauso wichtig wie die Aspekte der Handlungs-kompetenz und Teilhabe für die Benut-zer. Ein weiteres Kriterium ist die Vari-anz, die eine Sitzversorgung haben muss, um den Benutzer bei verschiedenen Akti-vitäten seines täglichen Lebens zu unter-stützen, um für mehr Bewegung im Sit-zen zu sorgen. Diese komplexen Ansprü-che sind im interdisziplinären Team zu verwirklichen. Eine gelungene Sitzversor-gung, die dem Klienten eine schmerzfreie Ausgangsposition für das, was ihm wich-tig ist, ermöglicht, ist ein befriedigendes Produkt.

## Kernaussagen

- Sitzen ist ein aktiver Vorgang, der eine normale Funktion des Bewegungssystems mit guter selektiver Muskelkraft und -koordination, Funktion der Exterozeptoren (Sehen, Hören, Gleichgewicht, Oberflächenwahrnehmung) und Propriozeptoren (Tiefenwahrnehmung) und cerebraler Informationsverarbeitung, Bandstabilität und knöcherner Formgebung voraussetzt. Bei den meisten neuromotorischen Erkrankungen ist die Sitzfunktion daher beeinträchtigt.
- Bei aktiver Sitzfähigkeit ist das aktive Aufsetzen, permanente Verändern der Sitzposition sowie eine Entlastung durch Gewichtsverlagerung möglich.
- Ist dies nicht oder nur sehr eingeschränkt möglich, spricht man von passiver Sitzfähigkeit, die eine beckenstabilisierende, aber eine zugleich die Restmuskelkraft

möglichst aktivierende und dynamische Sitzunterstützung bzw. -versorgung erforderlich macht.
- Die Verbesserung der wichtigen Körperposition des Sitzens durch therapeutische Interventionen und orthopädietechnische Hilfsmittel kann in großem Ausmaß zu einer Verbesserung der Aktivität der Hände, des Schluckens, des Sehens, des Hörens, der Kopfkontrolle und damit zur Verbesserung der sozialen Teilhabe, Selbstständigkeit, Unabhängigkeit und Lebensqualität beitragen.
- Um eine für den Patienten mit neuroorthopädischer Erkrankung optimale Sitzversorgung zu erreichen, ist im Rahmen der Sitz-Sprechstunde ein hoher Grad an Fachkenntnis und Sorgfalt des interdisziplinären Behandlungsteams notwendig.

## Literatur

Gericke T (2006) Postural management for children with cerebral palsy: consensus statement, Bd 48. Cambridge University Press

Grundgeiger T et al (2017) Combating sedentary behavior: an app based on a distributed prospective memory approach. Universität of Würzburg, Denver

Hägglund G, Lauge-Pedersen H, Persson-Bunke M, Rodby-Bousquet E (2016) Windswept hip deformity in children with cerebral palsy: a population-based prospective follow-up. J Child Orthop, 10(4)

Himmelmann K, Beckung E, Hagberg G, Uvebrandt P (2006) Gross and fine motor function and accompanying impairments in cerebral palsy. Dev Med Child Neurol 417–423

Stockmann N (2018) Rollstuhl- und Sitzschalenversorgung – grundlegende Prinzipien und Sicherung der Ergebnisqualität. Verlag Orthopädie Technik, Dortmund

Strobl W (2003) Sitzen und Sitzbehelfsversorgung bei neuromuskulären Skoliosen. MOT 2003:50–60

### Weiterführende Literatur

Engström B (2001) Ergonomie – Sitzen im Rollstuhl. Posturalis Book

Ergo-Design Plus GmbH: Graphik Wirbelsäule

Fröhlingsdorf P, Vehse B, Herz D, Steinebach S, Orthopädietechnik (2016) Hilfsmittelmatrix Cerebralparese – eine Orientierungshilfe für die Behandlung von Kindern mit CP. Verlag Orthopädietechnik

Hall S, Marshall K (2007) A beginner's guide to postural management. ▶ www.rhn.org-uk

Kyvelidou A et al (2013) Sitting postural control in infants with typical development, motor delay, or cerebral palsy. University of Nebraska Omaha in Pediatric physio Therapy, Frühjahr 2013, S 46–53

Rehakind: Bedarfsermittlungsbogen. ▶ https://www.rehakind.de/m.php?sid=10

Staeck F (2016) Beweg dich, Deutschland, Forsa studie 2016, Deutsche Ärztezeitung, Springer, 13.04.2016, 15:15 Uhr

Strobl W (2011) OT 12/11, S 3

# Therapie und Hilfsmittelversorgung bei Hauptproblem Stehen

*Wencke Ackermann und Andrea Espei*

## Inhaltsverzeichnis

© Springer-Verlag GmbH Deutschland, ein Teil von Springer Nature 2021
W. Strobl et al. (Hrsg.), *Therapeutisches Arbeiten in der Neuroorthopädie*,
https://doi.org/10.1007/978-3-662-60493-9_22

Der Erhalt und die Verbesserung der Stehfähigkeit stellen aufgrund der Bedeutsamkeit dieser Funktion im Alltag eine grundlegende Zielsetzung in der Therapie dar. Die posturale Kontrolle, also die Kontrolle des Körperschwerpunktes über der Unterstützungsfläche unter Berücksichtigung der Körperstellung und der Bewegungsaufgabe, ist bei vielen Patienten mit neuroorthopädischen Erkrankungen eingeschränkt und wirkt sich negativ auf die Lebensqualität aus. Im Folgenden werden die physiologischen Grundlagen, die pädagogische Vorgehensweise sowie mögliche Hilfsmittel und Therapieansätze vorgestellt, die den Patienten beim Erarbeiten und Erhalten der Stehfunktion unterstützen. Die Maßnahmen berücksichtigen das Spektrum von der Prävention über die Therapie bis hin zur Palliation.

## 22.1 Grundsätze des Stehens und der Stehversorgung

### 22.1.1 Grundlagen und Auswirkungen des Stehens

Stehen ist eine der wichtigsten Grundpositionen des menschlichen Körpers und damit Voraussetzung für die physiologische Funktion zahlreicher Organsysteme.

> Neben den positiven Auswirkungen auf die vegetativen Funktionen (Herz-Kreislauf-System, Lunge, Gastrointestinaltrakt, Blase) hat das Stehen auch Einfluss auf den Muskel-, Knochen- und Knorpelstoffwechsel und die Gelenkentwicklung, besonders der unteren Extremität, sowie die Kontrakturprophylaxe (Glickman et al. 2010).

Durch das Stehtraining werden zusätzlich die **Kopf- und Rumpfkontrolle** positiv beeinflusst.

Zudem werden im Stehen Alltagsfunktionen durch die erweiterte selbstbestimmte Mobilität verbessert, **soziale Kontakte** und somit Kommunikation auf Augenhöhe ermöglicht und es ergeben sich nachweislich positive Auswirkungen auf die **Aufmerksamkeit** und Konzentration. Folglich haben das Stehen und Gehen neben körperlichen Aspekten auch Einfluss auf die psychomotorische Entwicklung, die Selbstbestimmtheit, die Lebensqualität und das **Selbstvertrauen** der Patienten, da nicht zuletzt ihre Partizipation verbessert wird (☐ Abb. 22.1).

Die Vertikalisation beeinflusst die Kopfstellung und hat somit auch Einfluss auf den orofazialen Bereich. Dadurch erschließen sich für den Patienten neue Perspektiven und die Wahrnehmung verändert sich. Ein verbesserter Mundschluss, Veränderungen beim Kauen und Schlucken und Lautieren können beobachtet werden.

> Ein aufgabenorientiertes Stehtraining, welches die Aspekte des motorischen Lernens (u. a. Input, Repetition, Feedback, Shaping) berücksichtigt, sollte auf jeden Fall favorisiert werden.

Patienten mit neuroorthopädischen Erkrankungen, deren Steh- und Gehfähigkeit deutlich eingeschränkt ist, sind häufig von Osteopenie betroffen. Die verminderte Muskelaktivität, Gedeihstörungen, Störungen des Knochenstoffwechsels, eine unzureichende Nährstoffzufuhr, fehlende axiale Belastungen und reduzierte Muskelmasse, vermindertes Körperfett und die Einnahme von Antikonvulsiva bedingen bei diesen Patienten u. a. eine verminderte Knochendichte (Mergler et al. 2009; Akin et al. 1998; Bishop 2005), was das Osteopenierisiko erhöhen kann.

Um dieses Risiko zu reduzieren, wird ein multimodales Behandlungsvorgehen empfohlen, welches die Verbesserung des Allgemeinzustandes, die Erhöhung der Muskelmasse, den Erhalt der Gelenkbeweglichkeit und die Erhöhung der Knochendichte inkludiert (Massaro 2013). Neben der Gabe von Medikamenten (Vitamin D,

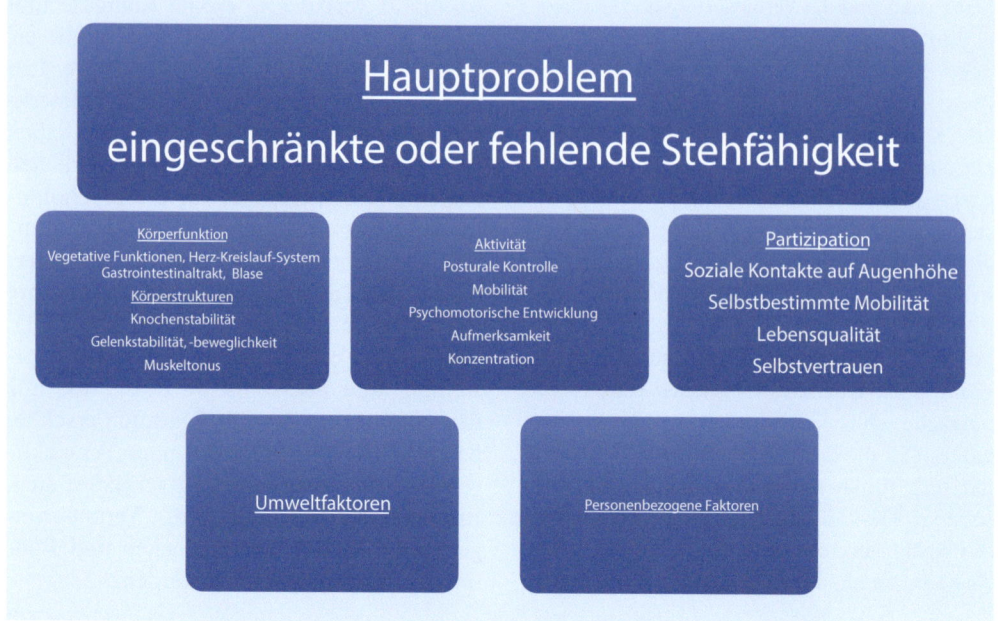

**Abb. 22.1**   ICF: Stehen

Calcium, Bisposhonate) und einer regelmäßigen Sonnenexposition wird die **Stehtherapie** an fünf Tagen pro Woche von mind. 30–90 min (Paleg et al. 2013; Paleg und Livingstone 2015) empfohlen.

Die Stehtherapie wird oftmals zur Beeinflussung und **Prophylaxe von Kontrakturen** eingesetzt, da sie veränderte Gelenkpositionen mit Dehnung und Belastung kombiniert. Die therapeutischen Möglichkeiten umfassen das Spektrum von der Prävention über die Therapie bis hin zur Palliation (Döderlein 2015).

Prävention dient der Vorbeugung von Kontrakturen und Deformitäten. Im Rahmen der Therapie können diese im Hinblick auf Progredienz und Korrektur behandelt werden. Die Palliation hat die Verbesserung von Komfort und Pflege bei starken Kontrakturen und Deformitäten zum Ziel.

Zu den präventiven und therapeutischen Maßnahmen gehören neben der Dehnung und Lagerung auch die **Aktivierung der tonischen Haltemuskulatur und der Antagonisten der phasischen Muskulatur** sowie konservative und operative Komplementärmaßnahmen bzw. eine Kombination aus diesen.

Palliativ ist darauf zu achten, dass die Patienten in bestmöglicher Korrekturstellung möglichst schmerzfrei gelagert werden. Zu beachten ist auch, dass die Patienten häufig eine vermehrte Hyperlordose aufweisen, welche teilweise durch eine gezielte Kräftigung der Rumpfmuskulatur beeinträchtigt werden kann (■ Abb. 22.2 und 22.3).

Wie auch bei anderen Alltagsfunktionen kann in Einzelsituationen der Gewinn an Partizipation zulasten der Strukturen gehen. Therapeuten und Angehörige sollten in solchen Fällen entsprechend abwägen. So kann für den erwachsenen Patienten das kurzzeitige Stehen in Kauerstellung hilfreich sein, um im häuslichen Umfeld Geschirr aus einem Hängeschrank in

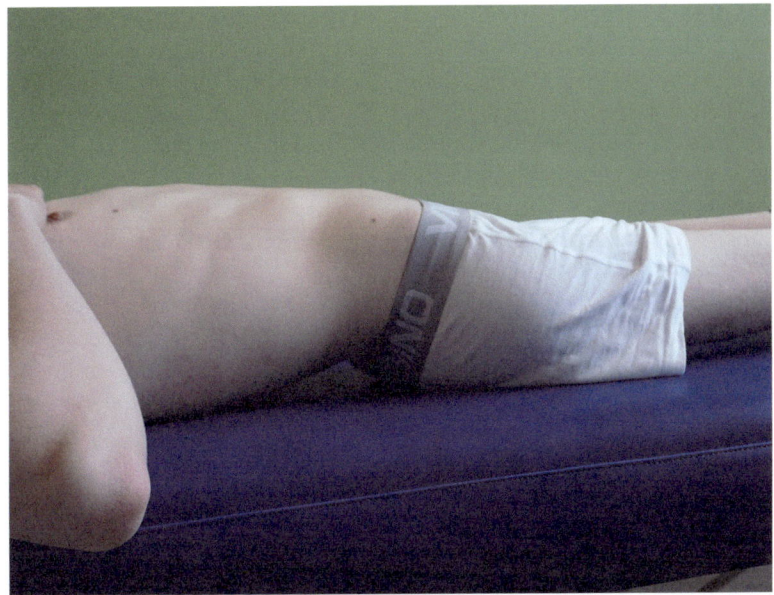

**◘ Abb. 22.2**    Hyperlordose, jugendlicher Patient mit schlaffer thorakaler Parese

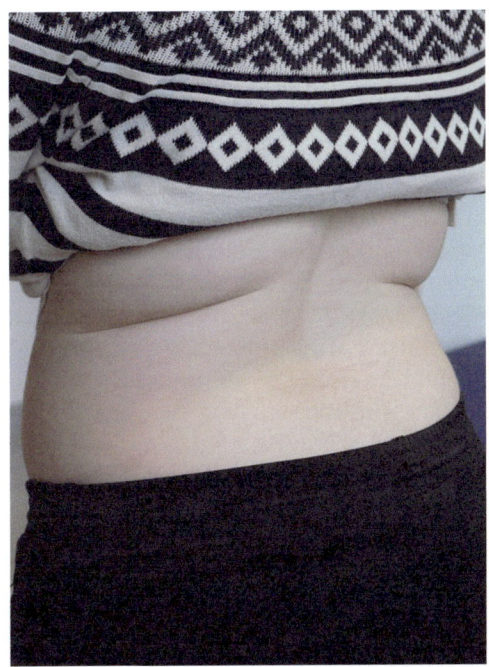

**◘ Abb. 22.3**    Hyperlordose bei Patientin mit Cerebralparese (CP)

der Küche zu nehmen oder um selbstständig vom Rollstuhl auf die Toilette zu wechseln. Andererseits kann es auch förderlich sein, manche Tätigkeiten, die eine stabile Basis erfordern, um gezielt mit den Händen zu arbeiten (z. B. Zähne putzen, schminken, Haare stylen, Essen zubereiten), im Sitzen auszuführen.

Es empfiehlt sich eine grundsätzliche Unterteilung in aktives und passives Stehen.

### 22.1.2 Aktives Stehen

Das aktive Stehen beschreibt das Stehen mit eigener Muskelkraft (muskel- oder bandgesichert) in physiologischer Gelenkposition unter Ausnutzung der Schwerkraft. Das obere Sprunggelenk ist hierbei in 0°-Nullstellung, die Knie- und Hüftgelenke bei axialer Belastung gestreckt.

## 22.1.3 Passives Stehen

Das passive Stehen entspricht eher einem „Aufstellen" oder passiven Aufrichten mit Unterstützung durch eine Stehhilfe. Hierzu zählen u. a. Stehständer, Liegebretter oder auch Stehorthesen, welche Patienten bei unzureichender Muskelkraft, -steuerung oder pathologischen Gelenkpositionen in der Position halten.

Der Erhalt der passiven Stehfähigkeit spielt eine wichtige Rolle bei der **Transfererleichterung** für die Betreuungspersonen. Gerade bei schwerbetroffenen Patienten mit Fehlstellungen an der unteren Extremität ist die Versorgung mit Orthesen, welche die Position der Füße zumindest stabilisieren, wenn nicht sogar korrigieren, indiziert. Das passive Stehen bietet gerade für diese Patienten eine alternative Position zum Sitzen und Liegen an.

Die ansonsten kontinuierliche Fehlbelastung während der passiven Aufrichtung kann eine Verschlechterung des Befundes und vor allem auch Schmerzen mit sich bringen. Somit können sehr stark ausgeprägte Kontrakturen im Bereich der unteren Extremität in Einzelfällen auch eine Kontraindikation darstellen.

Stehen selbst ist im Alltag der Menschen oft als ein Bewegungsübergang zu sehen. Längere Stehzeiten an einem Ort ohne Gewichtsverlagerung oder Positionswechsel, wie in einem Stehgerät, sind unüblich. Jedoch ist zu beachten, dass viele Menschen mit neuroorthopädischen Grunderkrankungen diese Bewegungsübergänge nicht oder nur selten selbstständig in ihrem Alltag umsetzen können. Durch die passive Unterstützung im Bereich des Rumpfes und der Beine können die Patienten die obere Extremität zum Hantieren während des Stehens nutzen und benötigen diese nicht zur Stabilisierung des Körpers. Somit können neben einer verbesserten Partizipation auch die aktive Lebensgestaltung durch Alltagsak-

tivitäten im Stand (bimanuelles Spielen, Zubereitung von Lebensmitteln, Schreiben) ermöglicht werden, die in anderen Positionen nicht oder nur mit großer Mühe möglich sind.

## 22.1.4 Hilfsmittel

Der Hilfsmittelmarkt bietet ein breites Spektrum an orthopädie- und rehatechnischen **Stehhilfen.** Orthesen und Stehständer stehen hierbei keinesfalls in Konkurrenz, sondern ergänzen sich.

Orthesen stellen eine wichtige Grundlage für das aktive und passive Stehen dar. In Abhängigkeit von Befund und Zielsetzung kommen Lagerungs- oder Funktionsorthesen zum Einsatz. Sie sollen die Funktion der Patienten verbessern, indem sie Fehlstellungen bestmöglich ausgleichen bzw. stabilisieren. Durch Orthesen korrigierte und stabile Gelenkverhältnisse im Bereich der unteren Extremität können die passive Aufrichtung ermöglichen bzw. optimieren. Das Spektrum reicht von Einlagen über Fußorthesen, Unterschenkelorthesen, knieübergreifende Oberschenkelorthesen bis hin zu beckenübergreifenden Versorgungen. Die Entscheidung über die entsprechende Orthesenversorgung sollte immer im Team erfolgen und in jedem Fall neben den Fachdisziplinen auch die Patienten und Angehörigen mit einbeziehen.

Die Berücksichtigung einiger grundlegender Aspekte ist bei der **Auswahl einer Stehgerätes** unterstützend:
- **Ziele der Versorgung** unter Berücksichtigung der ICF-Kriterien: Prävention, Therapie, Palliation, Partizipation, Erleichtern von Alltagstätigkeiten (SMART-Zieldefinition).
- **Alter** des Patienten: Erwachsenen- oder Kinderversorgung, sind Wachstumsnachpassungen möglich?
- **Größe und Gewicht** des Patienten: Auch bei schweren Patienten sollte eine Plat-

zierung in der Stehhilfe durch eine Hilfsperson möglich sein.

- **Krankheitsverlauf:** Ist beispielsweise mit einer Verschlechterung zu rechnen, sollte das Hilfsmittel zukünftig entsprechend adaptierbar bzw. nachrüstbar sein.

- **Einsatzbereich:** Gerade wenn mehrere Personen den Patienten in die Stehhilfe stellen (Schule, Wohnheim), ist auf eine einfache Bedien- und Adaptierbarkeit zu achten. Zudem sind die Platzverhältnisse vor Ort zu berücksichtigen.

- **Kosten-Nutzen-Analyse** entsprechend dem Wirtschaftlichkeitsgebot § 12 SGB V „ausreichend, zweckmäßig, wirtschaftlich": Stehen die Kosten für das Hilfsmittel im Verhältnis zur Einsatzdauer und zur Zielstellung oder kann dies auch durch ein bereits vorhandenes Hilfsmittel oder eine einfache Ausstattung gewährleistet werden?

Vor der Verordnung eines Stehgerätes empfiehlt sich dringend eine Austestung mit dem Patienten. Viele Hilfsmittelfirmen bieten hierfür auf Anfrage die Möglichkeit.

Die zusätzliche Adaptation eines Tisches erlaubt das Anbahnen der Stützfunktion und kann beim Durchführen von Alltagsaktivitäten (Spielen, Essen oder Schreiben) genutzt werden.

### „Standard"-Stehtrainer (vertikale Stehhilfe)

Diese erlauben ein schnelles und sicheres Positionieren des Patienten in der Vertikale. Variable Einstellmöglichkeiten im Bereich des Oberkörpers (Tischhöhe, Hüftstreckung), der Kniegelenke (Einstellung in maximal 0° Extension) und der Füße (auch Fixation möglich) erlauben eine Adaptation an vorhandene Kontrakturen. Umfangreiches Zubehör, wie verschiedene Pelotten, können die Einstellungen optimieren und den Patienten ausreichend stabilisieren: z. B. Rumpfpelotten gegen eine

Lateralflexion des Oberkörpers, Kopfstütze gegen eine mögliche Reklination, Brustpelotten zur Verbesserung der passiven Hüftextension. Einige Modelle bieten als Zusatzoption eine Schrägverstellung nach vorn bis 20°.

> ❯ Grundsätzlich lässt sich sagen, dass ein Standardstehständer gut geeignet ist für Patienten, die aktiv beim Aufstellen mithelfen können. Die einfache Handhabung eignet sich zudem für Einrichtungen. Sind mehrere Hilfspersonen zum Aufstellen nötig bzw. werden zu viele Adaptationen und Pelotten zur Optimierung der Position benötigt, sollte über den Einsatz einer anderen Stehhilfe diskutiert werden.

### Beweglicher Stehtrainer (Balance-Trainer)

Sogenannte dynamisch-unterstützende Stehtische ermöglichen zusätzlich ein abgesichertes und kontrolliertes Gleichgewichtstraining im Stand. Dies kann beispielsweise in der Frühphase einer Schlaganfallrehabilitation hilfreich eingesetzt werden.

### Schrägliegebrett

Schwerer betroffene Patienten werden in einem Schrägliegebrett in der waagerechten Position zunächst optimal positioniert, bevor sie stufenlos in die Vertikale gebracht werden können. Diese Stehhilfen bieten im Vergleich zum vertikalen Stehtrainer u. a. zusätzliche Unterstützung im Bereich des Oberkörpers. Der Hilfsmittelmarkt bietet Bauch- und Rückenliegebretter an. Oftmals lassen sich Patienten in den Rückenliegebrettern einfacher durch die Hilfspersonen positionieren, da bei vielen Patienten die Rückenlage besser akzeptiert wird als die Bauchlage. Die großflächige Unterstützungsfläche am Rücken wirkt eher tonusreduzierend. Beim Bauchliegebrett wird in Abhängigkeit vom Aufrichtungswinkel (je vertikaler, desto leichter fallen dem Patienten die Kopf- und Rumpfkontrolle) die Aktivität des oberen Rumpfes und somit auch die Stützaktivität gefördert.

■ ("Hirschfeld"-)Stehschale

Eine Stehschale ist eine individuell nach Scan oder Gipsabdruck geformte dorsale Unterstützung aus Orthoplast, welche bis zur mittleren Thorax- oder Achselhöhe gefertigt wird. Diese soll trotz eines reduzierten Haltungshintergrundes den Kindern die Bewegungserfahrung des Stehens und der Gewichtsverlagerung ermöglichen. Die Vorteile gegenüber einem Stehständer sind sicher im Bereich der leichten Bauweise und somit der besseren Transportierbarkeit und den flexiblen Einsatzmöglichkeiten zu sehen. Im Gegensatz zu Stehständern ist die wachstumsbedingte Nachpassung jedoch nur bedingt und durch einen Orthopädietechniker möglich.

■ Mobile Stehhilfen

Um die Partizipation und Aktivität zu verbessern, sind seit einigen Jahren auch mobile Stehhilfen, welche der Patient wie einen Rollstuhl mit zwei großen Rädern aktiv antreibt, verfügbar. Hierbei sollte bei der Austestung besonders berücksichtigt werden, dass diese oftmals nur begrenzte Einstellmöglichkeiten zur optimalen Positionierung und Korrektur der Knie- und Hüftgelenksstellung bieten und die Patienten beim Antreiben im Oberkörper vermehrt kyphosieren und die Schultergelenke innenrotieren. Ein Vorteil ist sicherlich, dass durch die Armbewegung auch vermehrt Aktivität in der unteren Extremität auftritt und somit die Muskelpumpe aktiviert wird. Bei Patienten mit Spastiken erfolgt dies in erster Linie über die assoziierten, pathologischen Mitbewegungen, während bei Patienten ohne Spastik der Overflow zum Tragen kommt.

■ Elektrische Rollstühle mit Stehfunktion

Einige Elektrorollstühle bieten als Zusatzoption eine integrierte Aufstehfunktion an. Der Patient ist somit in der Lage, jederzeit

selbst zu entscheiden, wann er die Position wechseln möchte. Im Sinne der Partizipation und Selbstbestimmung ist dies ein großer Vorteil gegenüber anderen Stehhilfen. Es bedarf jedoch einer sehr genauen Programmierung, da es aufgrund der veränderten Drehpunkte nur bei wenigen, meist kostenintensiven Rollstühlen gelingt, sowohl den Patienten im Sitz als auch im Stand optimal zu positionieren.

## 22.2 Therapeutische Aspekte des Stehens bei neuroorthopädischen Erkrankungen

### 22.2.1 Therapeutische Grundsätze

Gerade bei schwerbetroffenen Kindern, die keine aktive Tendenz zum Aufstehen zeigen, wird das Stehen häufig verspätet eingeleitet. Die Begründungen liegen beispielsweise in dem Einhalten der Meilensteile der Entwicklung, der unzureichenden Rumpfstabilität, dem angeblich negativen Einfluss auf die Hüftentwicklung oder sie werden aus Therapiekonzepten heraus begründet. Diese Ansätze gelten als überholt.

❯ Unabhängig von der Grunderkrankung und dem Schweregrad der Beeinträchtigung, sollte eine altersentsprechende Vertikalisation bei allen Patienten angestrebt werden.

Die Stabilisierung im Stand folgt dem Prinzip „so wenig wie möglich, so viel wie nötig". Dies gilt für die Unterstützung durch die Therapeuten oder Angehörigen, die Auswahl der Orthesen und Hilfsmittel sowie die Umfeldgestaltung.

❯ Das Training sollte in erster Linie aufgabenorientiert in Alltagsaktivitäten (Input) eingebunden und nicht als isolierte „Stehübung" durchgeführt werden. Dies

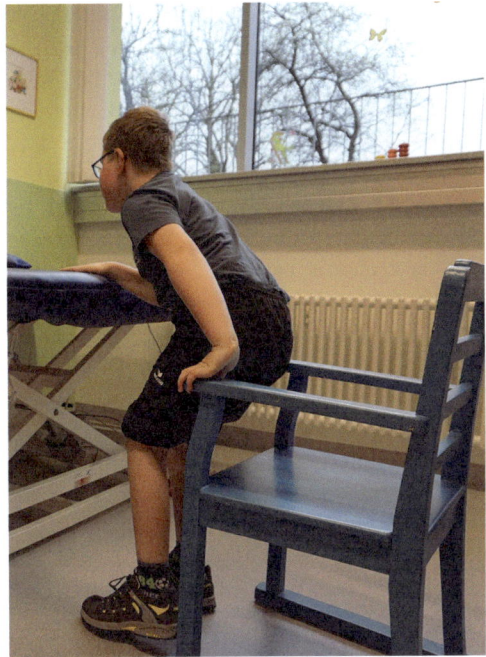

**Abb. 22.4** Asymmetrisches Aufstehen vom Stuhl, Patient mit CP, GMFCS II

ermöglicht eine wiederholte Ausführung über den Tag hinweg (Repetition) und fördert die Motivation der Patienten.

Hier sind u. a. die Kreativität und Flexibilität der behandelnden Therapeuten gefragt, welche dem Patienten ausreichend Freiraum gewähren, um eigene Handlungsstrategien zu überlegen, diese auszuprobieren und situativ zu adaptieren (Shaping).

## 22.2.2 Trainingsaufbau

Es ist sinnvoll, das Stehen entsprechend der Normalentwicklung anzubahnen: beginnend von der symmetrischen Fußbelastung im Sitz über die symmetrische Belastung im Stand, mit anschließender Gewichtsverlagerung im Stand, dem asymmetrischen Stehen, dem freien Stehen bis hin zur Schritteinleitung für das Gehen.

■ **Symmetrische Fußbelastung im Sitz**

Wie bereits im ▶ Kap. 21 beschrieben, hat die Platzierung der Füße im Sitz eine wichtige Bedeutung. Sie sollte möglichst plantigrad und mit komplettem Sohlenkontakt am Boden oder einem Fußbrett im Rolli erfolgen. Sollten dies aufgrund vorhandener Fußfehlstellungen nicht möglich sein, ist je nach Befund eine entsprechende orthopädietechnische Versorgung indiziert.

■ **Aufstehen vom Sitz**

Dieser Punkt wird ausführlich im Kapitel „Therapie zur Verbesserung alltagsrelevanter Transfers" erörtert. Neben der plantigraden Fußbelastung kann bereits beim Aufstehen vom Sitz auf die Unterbrechung des homologen Musters geachtet werden, indem der Patient sich nicht mit seinen Händen hochzieht, sondern eine Hand zum Stützen nutzt (■ Abb. 22.4).

■ **Stehen mit symmetrischer Fußbelastung**

Im Stand sollte zunächst eine symmetrische Belastung beider Füße erarbeitet werden. Im Bereich der Knie- und Hüftgelenke ist auf eine Streckung und die Verhinderung einer Innenrotations- und Adduktionsstellung zu achten. Ebenso sollte die Überstreckung der Kniegelenke vermieden werden.

Die Fußbelastung kann aktiv durch den Patienten initiiert werden oder passiv mit Unterstützung, beispielswiese durch ein Stehgerät, Orthesen oder die Hände des Therapeuten erfolgen. Die Stabilisierung des Oberkörpers kann vom Patienten durch das Abstützen an einer Behandlungsbank, Sprossenwand oder Gehhilfe erfolgen.

Eine Steigerung ist durch die Reduktion der Unterstützung an Knie- und Hüftgelenken, durch eine Veränderung der Festhaltemöglichkeit oder auch das Hantieren mit den Händen zu erreichen. Mit zunehmender Standsicherheit können „stabile" Festhaltemöglichkeiten, wie Tisch, Behandlungsbank oder Sprossenwand gegen „instabile", wie Stuhllehne, aufge-

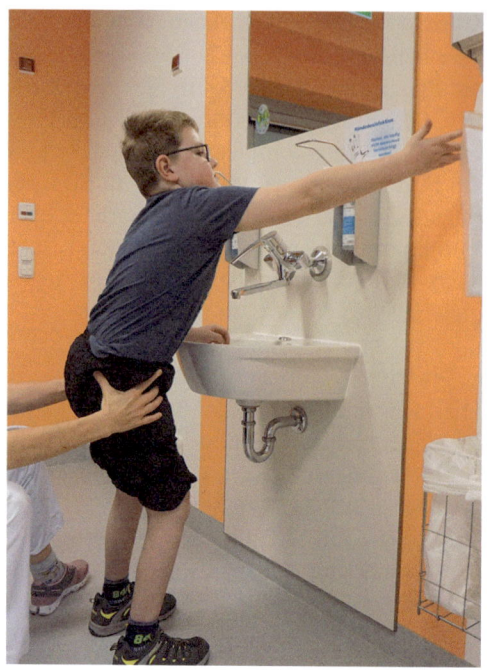

■ **Abb. 22.5** Erarbeiten der Gewichtsverlagerung im Stand beim Händewaschen, Patient mit CP GMFCS II

Im Alltag lässt sich dies gut durch die Umfeldgestaltung initiieren. Für kleinere Kinder bietet sich beispielsweise eine Spielküche an, bei der die Töpfe und Kochutensilien auf unterschiedlichen Ebenen und auf beiden Seiten platziert sind. Ideal ist eine Spielvariante über Eck, um gleichzeitig noch die Rumpfrotation anzubahnen. Für Erwachsene bietet der Alltag genügend Trainingsmöglichkeiten, wie beispielsweise beim Be- und Entladen der Spülmaschine (■ Abb. 22.5).

Während in der Therapie die Qualität der Bewegungsausführung (Korrektur Füße, Beinachse, Rumpfaufrichtung…) an erster Stelle steht, kann es sein, dass diese im Alltag zulasten der Bewegung als solche geht. So ist es beispielsweise wichtiger, das Geschirr sicher aus dem Schrank zu holen, als dies in besonders guter Qualität zu tun. Die Patienten und Angehörigen sollten auf diese Differenzierung der Bewegungsqualität und Bewegungsquantität aufmerksam gemacht werden (■ Abb. 22.6).

stellte Therapierolle oder beispielsweise Nordic-Walking-Stöcke, eingetauscht werden. Zudem bietet ein bimanuelles Angebot (Puzzlen, Händewaschen, Gemüse schneiden) eine weitere Option, den Schwierigkeitsgrad im Stand zu erhöhen (Shaping).

### ■ Gewichtsverlagerung im Stand

Voraussetzung für das Gehen ist die Gewichtsverlagerung auf das Standbein. Dies kann zunächst passiv durch die Unterstützung des Therapeuten am Becken erfolgen, mit zunehmender Sicherheit und besserem Körpergefühl dann auch aktiv durch den Patienten. Hierbei kann es hilfreich sein, dem Patienten einen Gegenstand anzubieten. Je nach Ziel variiert die Richtung, aus der das Angebot kommt: Belastet der Patient vermehrt das linke Bein, erfolgt das Angebot von der rechten Seite.

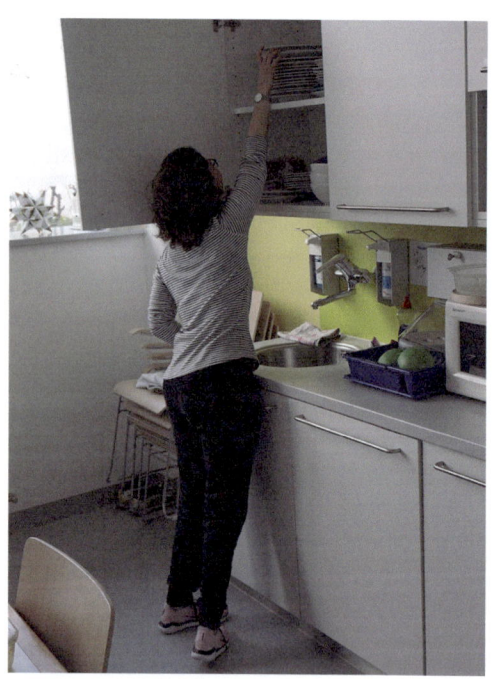

■ **Abb. 22.6** Trainieren von Alltagsaktivitäten, Patient mit CP GMFCS II

### ■ Asymmetrisches Stehen

Der asymmetrische Stand bedeutet eine Differenzierung zwischen Stand- und Spielbein. Besonders bei Patienten mit neuroorthopädischen Erkrankungen, welche oft im homologen Muster agieren, ist das Erlernen alternierender Bewegungsabläufe herausfordernd. Der Stand bietet als Ausgangsstellung viele Übungsmöglichkeiten. Hierbei werden nicht nur koordinative Fähigkeiten, das Gleichgewicht und die Beindifferenzierung trainiert, sondern auch die Schritteinleitung für das Treppensteigen und Gehen angebahnt.

Der Schweregrad der Übungen ist z. B. durch die Bewegungsrichtung (ein Bein macht einen Schritt nach rechts/links oder vorn/hinten), durch die Stufenhöhe (von ebenerdig bis hoch- je höher das Spielbein gehoben wird, desto länger ist die Standphase auf Gegenseite), das Bewegungstempo, die Stabilität der Festhaltemöglichkeit (stabil bis instabil) oder auch die Mobilität der Unterstützungsfläche (unebener oder wackeliger Untergrund) variabel. Durch das zusätzliche Einbinden der Arme in das Training lassen sich zudem die koordinativen Fähigkeiten des Patienten schulen (● Abb. 22.7).

### ■ Freies Stehen

Das freie Stehen erlaubt beidhändiges Hantieren im Stand. Diese Fähigkeit ist im Alltag sehr hilfreich, da die meisten Aktivitäten mit beiden Händen auszuführen sind.

In der kindlichen Normalentwicklung passieren die ersten Momente des freien Stehens eher zufällig, weil das Kind intensiv mit beiden Händen spielt. Bei Patienten mit neuroorthopädischen Erkrankungen kann die beidhändige Aktivität und somit die Konzentration auf etwas anderes ebenfalls genutzt werden, um das freie Stehen anzubahnen. Bimanuelle Tätigkeiten, aber auch das Training am SlingTrainer® oder Seilzuggerät bieten hier gute Möglichkeiten. Manchmal kann aber auch die gezielte Konzentration auf die Stellung der Füße, Knie, Hüftgelenke und des Rumpfes den Patienten unterstützen (● Abb. 22.8 und 22.9).

Die Standstabilität lässt sich zudem auch sehr gut im Freien trainieren. Hier bieten die unterschiedlichen Untergründe (Schotter, Beton, Gras, Waldboden), kleine Schrägen und Hänge oder Bordsteine alternative Trainingsmöglichkeiten. Der Spielplatz ist gerade für jüngere Patienten ein idealer „Sportplatz".

Neben der Standstabilität sollte immer auch ein Sturztraining in die Therapie integriert werden, welches neben dem Abstützen mit den Armen beim Fallen auch das Aufstehen vom Boden und somit die Aktivierung der Aufrichtemuskulatur beinhalten sollte.

Ideale Trainingsbedingungen für Patienten mit neuroorthopädischen Erkrankungen bietet die Kletterwand. Das therapeutische Klettern fördert nicht nur die Compliance, sondern ermöglicht auch die Verbesserung der Beindifferenzierung, die Aktivierung der Bein- und der Rumpfmuskulatur sowie der allgemeinen Kraftausdauer (● Abb. 22.10).

## 22.2.3 Logopädie im Stehen

Im Stehen bieten sich zudem bessere Voraussetzungen für die Logopädie. Bei einigen Patienten mit Schluckstörung werden zwei Voraussetzungen erfüllt, welche für die Nahrungsaufnahme sowie die Schluckfunktion wichtig sind. Zum einen kann Stehen eine aufrechte Rumpf- und Kopfhaltung unterstützen. Dies zieht häufig günstige Tonusverhältnisse der Muskelketten nach sich, die am Schlucken beteiligt sind.

> Stehen ist eine Position, welche Einfluss auf die Vigilanz und den Aktivitätsgrad nehmen kann. Mehr Wachheit schafft bessere Verarbeitungsvoraussetzungen für angebotene Nahrungsmittel.

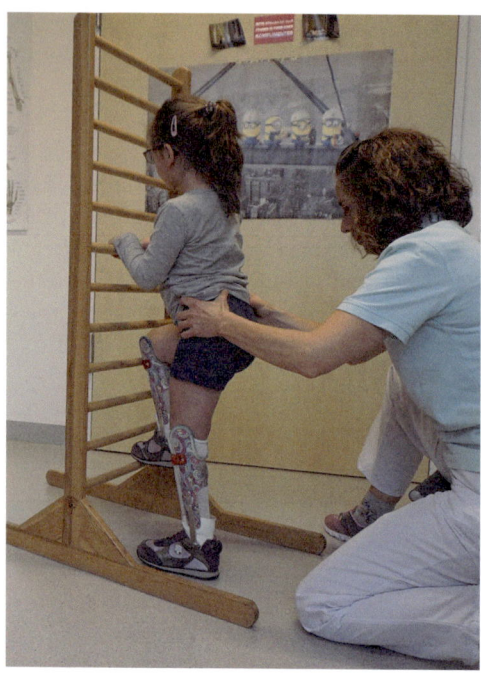

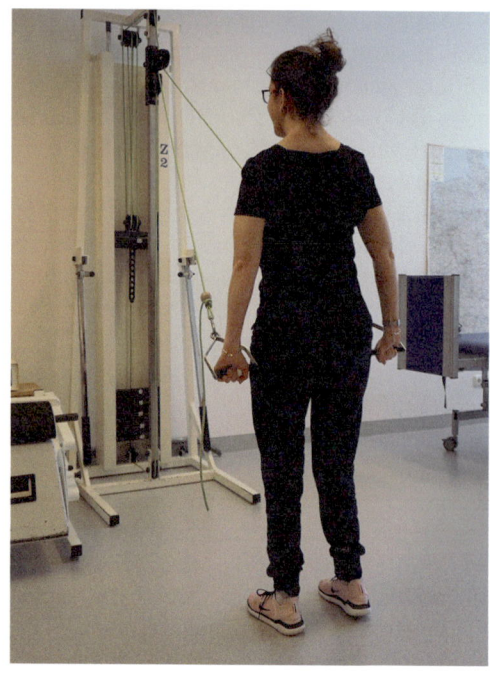

■ **Abb. 22.7** Erarbeiten der Differenzierung zwischen Spiel- und Standbeinphase, Patient mit CP GMFCS II

■ **Abb. 22.9** Freies Stehen beim Training am Seilzuggerät, Patient mit CP GMFCS II

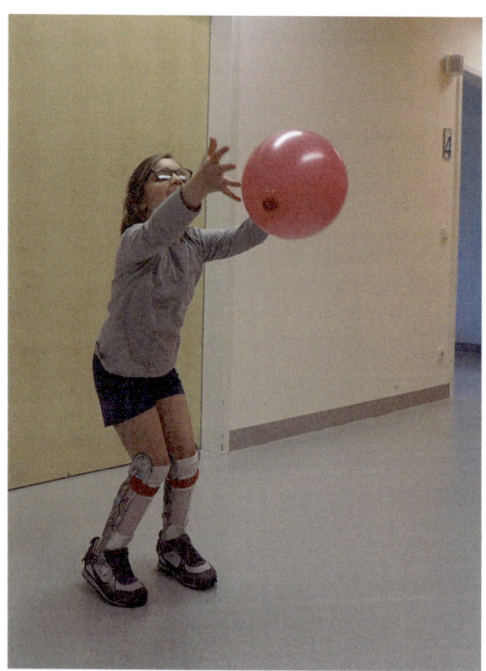

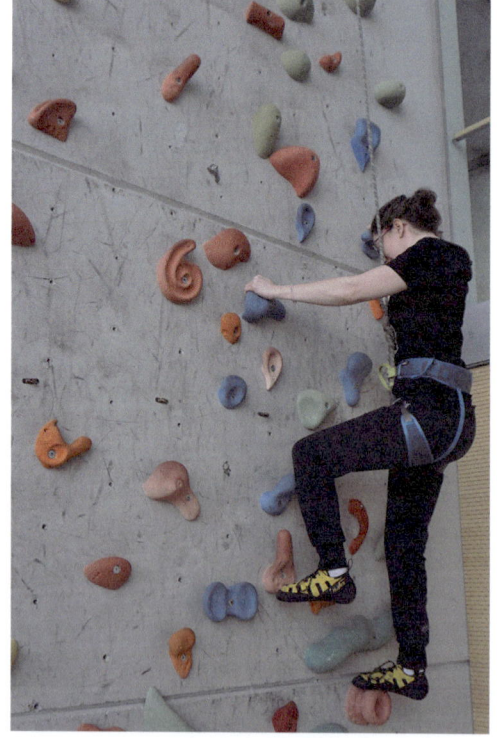

■ **Abb. 22.8** Stabilisierung des freien Stehens beim Ballspiel, Patient mit CP GMFCS II

■ **Abb. 22.10** Therapeutisches Klettern

Für Patienten mit einer ausgeprägten Schluckstörung kann eine stehende Position für einen kräftigen effizienten Hustenstoß hilfreich sein. Dieser Schutzmechanismus kann zur Vermeidung einer Lungenentzündung nach einer Aspiration im Stand effektiver erfolgen. Geht eine aufrechte stehende Position mit mehr Brustkorbweitung und Zwerchfellmobilität einher, so ist auch der Hustenstoß effizienter bzw. kann auch aus therapeutischer Sicht besser unterstützt werden.

Patienten, die eine neurogene Sprechstörung in Form einer Dysarthrie haben und deren Stimmkraft wie auch Atemkapazität reduziert sind, profitieren möglicherweise von der stehenden Position. Nimmt diese Position Einfluss auf die Brustkorbweitung und Zwerchfellmobilität, ist eine günstigere Voraussetzung für die Sprechatmung sowie auch kraftvolleres Sprechen möglich.

Die stehende Position kann sich sowohl in der Interaktion als auch auf der Beziehungsebene als günstige Ausgangslage anbieten. Gespräche mit dem Patienten finden auf Augenhöhe statt.

## 22.3 Stehen bei spastischen Lähmungen

### 22.3.1 Typische Pathologien

❯ Ein erhöhter Muskeltonus bringt für Patienten eine Vielzahl von Beeinträchtigungen mit sich. Hierzu zählen Bewegungs- und Ruheschmerzen, Schlafstörungen, verlangsamte Willkürmotorik, Funktionseinschränkungen beim Stehen und Gehen, Kontrakturen und Hüftluxationen sowie Störungen der Gastrointestinal- und Urogenitalfunktionen, welche eine reduzierte Lebensqualität zur Folge haben. Die Stehfunktion ist bei diesen Patienten in erster Linie durch stark ausgeprägte Kontrakturen im Bereich der Knie- und Hüftgelenke sowie durch Fußfehlstellungen eingeschränkt.

Für die Pflegenden und Betreuer erschwert die Spastik nicht nur die Körperpflege und die Nahrungszufuhr, sondern auch den Transfer.

Andererseits kann die Spastik gerade beim Stehen, Gehen und somit für die Transfers unterstützend eingesetzt werden. Zudem beeinflusst die Spastik den Erhalt des Muskelvolumens, hilft bei der Mineralisierung des Knochens, reduziert das Auftreten von Beinödemen und das Risiko von Beinvenenthrombosen.

### 22.3.2 Cerebralparese

Bei Patienten mit Cerebralparesen (CP) treten eine Vielzahl von Komorbiditäten auf, welche auch in der Therapie berücksichtigt werden müssen. Hierzu zählen Störungen des Gehens, Greifens, Sprechens, Hörens und Sehens, des Verhaltens, der Aufmerksamkeit, der Wahrnehmung (Gleichgewicht, Oberflächen- und Tiefensensibilität), der Kognition und auch Epilepsien. Eine Vielzahl der Symptomatiken finden sich auch bei Patienten mit anderen Krankheitsbildern, die mit einer Spastik einhergehen.

▪ **Unilaterale Cerebralparese/Hemiparese**
Zu den Hauptproblemen auf der Ebene der Körperfunktionen und -strukturen bei Patienten mit Hemiparese gehören eine mangelhafte Steuerung der betroffenen Hand- und Beinmuskulatur sowie gestörte Oberflächen- und Tiefenwahrnehmung im Bereich der oberen und unteren Extremitäten.

Die Patienten weisen häufig eine Plantarflexions-, Inversions- und Supinationsstellung des Fußes (Spitzfuß) in Kombination mit einer Knieflexionsstellung des Kniegelenks auf. Eine funktionelle (durch Beugestellung in Knie und Hüfte) sowie anatomische Beinlängendifferenz (durch reduzierte Belastung des Beines) führen zu

Problemen beim Stehen und Gehen. Das sichere freie Stehen ist dadurch oftmals nur eingeschränkt oder mit Festhalten möglich.

An der oberen Extremität zeigen sich Beugekontrakturen im Bereich des Handgelenks und des Ellbogens mit Unterarmpronation, Schulteradduktions- und -innenrotationsstellung. Hieraus resultieren Probleme beim Abstützen, Greifen und Festhalten. Die hemiparetische Hand sollte zumindest als Hilfshand im Alltag einsetzbar sein.

Gehfähige Patienten mit Cerebralparese (GMFCS-Level I–III) weisen eine mangelhafte Steuerung der beidseitigen Beinmuskulatur und eine gestörte Oberflächen- und Tiefenwahrnehmung beider Beine auf. Das führt häufig zu einer beidseitigen Plantarflexionsstellung des Fußes mit Eversion und Pronation, Kniebeugekontrakturen und Adduktions-, Innenrotations- und Flexionskontrakturen im Bereich der Hüftgelenke. Die Hüftbeugestellung wird durch eine Lendenhyperlordose ausgeglichen. Die Patienten haben Probleme beim Stehen und Gehen. Sie können oftmals das Gleichgewicht nicht halten, können nur kurz oder nicht frei stehen und neigen zu Ganginstabilitäten, welche auch das Sturzrisiko erhöhen können.

Bei schwerer betroffen Patienten (CP GMFCS-Level III–V, Zustand nach Schädel-Hirn-Verletzung, Enzephalitis, schwere Stoffwechselerkrankungen und Hirnfehlbildungen) führen die mangelhafte Steuerung der beidseitigen Extremitäten- und gesamten Rumpfmuskulatur sowie die gestörte Oberflächen- und Tiefenwahrnehmung zu einer Vielzahl von Problemen. Hierzu zählen u. a. die mangelhafte Kopfkontrolle, Rumpfinstabilitäten, progrediente Skoliosen, Hyperlordosen im Bereich der Lendenwirbelsäule, progrediente Hüftgelenkinstabilitäten und Hüftluxationen und damit einhergehende Schmerzsymptomatiken.

Bereits durch Soo et al. (2006) konnte eine Korrelation zwischen dem Schweregrad der Beeinträchtigung (GMFCS-Level) und der Häufigkeit von Hüftluxationen nachgewiesen werden. Während gehfähige Patienten ein geringes Luxationsrisiko aufweisen, liegt das Risiko bei Nicht-Gehfähigen (Level IV–V) bei bis zu 90 %. Erfolgreiche Screeningprogramme in Schweden und Australien konnten das Auftreten von Luxationen bei Patienten mit Cerebralparesen minimieren. Der in Deutschland gängige Prozessalgorithmus der „Hüftampel" ermöglicht anhand einer radiologischen Beckenübersichtsaufnahme eine Risikostratifizierung mit entsprechenden multimodalen Therapieempfehlungen.

Skoliosen treten besonders häufig bei nicht gehfähigen Patienten mit Cerebralparesen auf. Analog zur Hüftampel empfiehlt das Netzwerk Cerebralparese den Einsatz der „Wirbelsäulenampel". Diese ermöglicht anhand des klinischen Sichtbefundes eine Einschätzung der Skoliose und leitet entsprechend weitere Therapieoptionen ab. Therapeuten sollten die entsprechenden Kenntnisse über die Wirbelsäulen- und Hüftampel in die Behandlung von Patienten mit Cerebralparese einfließen lassen.

Ist sich der Therapeut unsicher, ob eine Vertikalisation trotz Hüftluxation und Skoliose erlaubt ist, wird die Rücksprache mit dem zuständigen Kinder- oder Neuroorthopäden geraten. Im Regelfall überwiegen die Vorteile des Stehens. Ob das Stehen in vermehrter Abduktion (20–30 ° pro Seite) der Progredienz der Hüftluxation entgegenwirken kann, konnte bisher nicht ausreichend nachgewiesen werden (Macias-Merlo et al. 2016; Martinsson und Himmelmann 2011).

Grundsätzlich sollten bei Patienten mit Spastiken folgende **Ziele bei der Stehtherapie und Hilfsmittelversorgung** angestrebt werden:

- Stabilisierung der Knie- und Hüftgelenke
- Spastikreduktion/Tonusregulation
- Prävention und Behandlung struktureller Muskelverkürzungen und Gelenkveränderungen

- Stabile Gewichtsübernahme, Transfer-
  stehfähigkeit (bei nicht gehfähigen Patienten)
- Stabilisierung des Rumpfes und der
  Wirbelsäule (vor allem bei schwerer Betroffenen und Hemiparesen)
- Verbesserung von Knochendichte und
  -elastizität

### 22.3.3 Behandlungsansätze

Um bei Patienten mit Cerebralparesen die
Stehfähigkeit zu erreichen bzw. zu erhalten, bietet sich ein multimodales Vorgehen
in der Therapie an. Neben der Auswahl der
geeigneten orthopädie- und rehatechnischen
Hilfsmittel steht eine Vielzahl von konservativen Therapien zur Verfügung. Das Spektrum umfasst verschiedenste passive und aktive Maßnahmen, Methoden, Konzepte und
Philosophien aus den Bereichen Physio- und
Ergotherapie. Nicht zuletzt seit den Veröffentlichungen der Metaanalysen von Iona
Novak im Jahr 2013 und 2020 (Novak et al.
2013, 2020) sollten die gängigen Ansätze im
Hinblick auf Evidenz und Wirksamkeit kritisch hinterfragt werden. Eine stetig stei-
gende Anzahl von publizierten Studien unterstreicht die Notwendigkeit der Anwendung evidenzbasierter Therapieansätze.

#### Manuelle Dehntherapie und Postural-Management-Programm

Bisher angewandte physiotherapeutische
Dehntechniken zur Behandlung von Kontrakturen konnten keine ausreichende Evidenz erzielen (Harvey et al. 2017; Katalinic et al. 2011; Bovend'Eerdt et al. 2008).
Dennoch wird die zeitintensive und passive
Dehntherapie oftmals anstatt aktiven Trainings durchgeführt. Das subjektive Empfinden einer verbesserten Beweglichkeit mit
vermeintlicher Spastikreduktion, Schmerz-
linderung und Veränderung der Steifigkeit des Muskels sollte auf jeden Fall objektiv erfasst werden. Neben einer genauen

Dokumentation des Befundes ist es sinnvoll, auch die Ausgangsstellung, die Dauer,
die Art und Weise (dynamisch/statisch, ak-
tiv/passiv, kontinuierlich/intermittierend),
die Geschwindigkeit und die Intensität der
Dehnung zu dokumentieren, um eine Vergleichbarkeit zu erzielen (Döderlein 2015).
Weitestgehend ungeklärt ist auch, ob die
Dehnung wirklich im Bereich des Muskels
stattfindet oder lediglich die Sehnen betrifft.

Gerade für schwerbetroffene Patienten
ist das Postural-Management-Programm
(Gough 2009; Gericke 2006) eine zielfüh-
rende Alternative. Das individuell für jeden
Patienten zugeschnittene Konzept umfasst
die verschiedenen Aktivitäten und Interventionen, welche Einfluss auf die Haltung
und Funktion der Patienten haben. Hierzu
zählen die Sitzversorgung, die Nachtlage-
rung, Orthesen, Stehversorgungen, aktive
Übungsprogramme und auch Operations-
verfahren. Dadurch sollen Fehlbelastun-
gen und so entstehende muskuloskelettale
Deformitäten reduziert werden und die Lebensqualität, z. B. durch eine verstärkte
Teilhabe, verbessert werden.

Die passive Stehtherapie lässt sich ideal
in das Postural-Management-Programm
einbinden. Manchmal reicht das Stehgerät allein nicht aus, um die Kontrakturen,
beispielsweise an Knie- und Hüftgelenken
ausreichend zu korrigieren und dem Patienten einen aufrechten Stand zu ermöglichen. Um einen zu starken Druck am Knie
durch die korrigierende Wirkung der Kniepelotten zu verhindern, ist es immer wieder
sinnvoll, zusätzlich mit oberschenkellan-
gen Orthesen zu versorgen. Durch die ausreichende Stabilisierung an der unteren Extremität können die Patienten ihre Hände
für Alltagstätigkeiten nutzen (◘ Abb. 22.11
und 22.12).

Bei der Dehnung sollte dem M. psoas
eine besondere Bedeutung zukommen, da
er neben der Aufrichtung im Stand auch die
Atmung (Zwerchfell) und die Verdauung
beeinflusst.

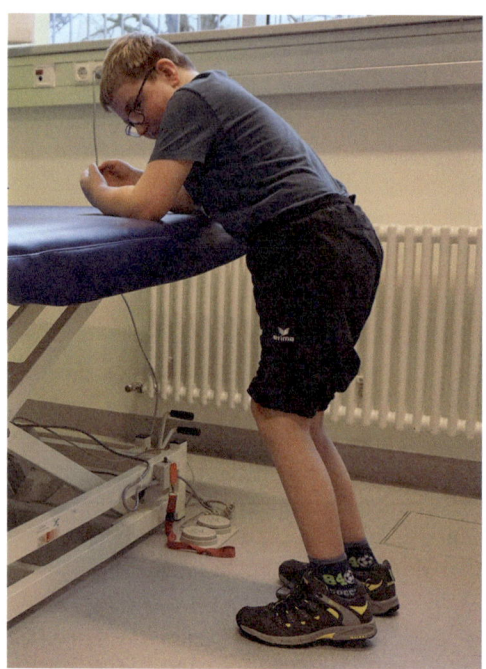

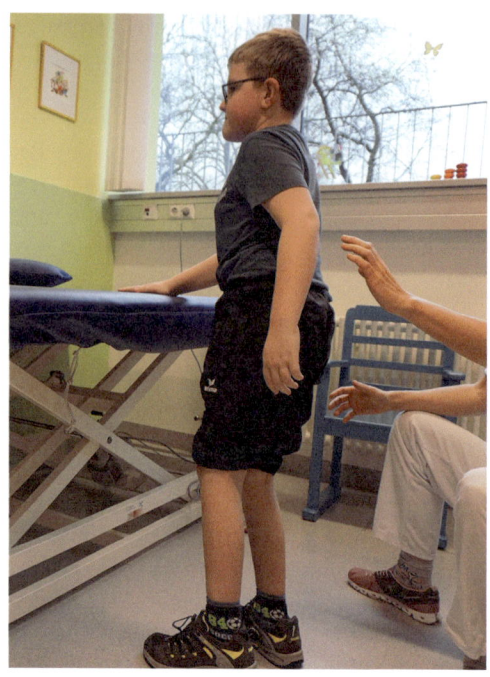

◪ **Abb. 22.11**   Stehen in deutlicher Knie- und Hüft-beugestellung, das Auflehnen des Oberkörpers verhin-dert bimanuelle Aktivitäten

◪ **Abb. 22.12**   Eine ausreichende Stabilisierung der Knie- und Hüftgelenke in Extension ermöglicht das Hantieren

## Muskelaufbautraining

Bei der Cerebralparese stellt die Muskel-schwäche ein Hauptproblem dar (Eek et al. 2008; Rose und McGill 2005). Hierfür gibt es verschiedenste periphere und zentrale Ursachen. In der Vergangenheit wurde ein Hauptaugenmerk auf die Reduktion des Muskeltonus gelegt, die zugrunde liegende Muskelschwäche blieb unberücksichtigt.

❯ Die Befürchtungen, dass sich durch Krafttraining der Muskeltonus weiter er-höht, können inzwischen mehrfach wi-derlegt werden. Die positiven Auswir-kungen des Krafttrainings bei Cere-bralparese und anderen neurologischen Erkrankungen wurden inzwischen mehr-fach belegt (Eek et al. 2011; Damiano et al. 2002; Dodd et al. 2002).

Zudem konnten eine Verbesserung der in-tramuskulären Koordination und eine Stei-gerung der allgemeinen körperlichen Akti-vität nachgewiesen werden.

Der Aufbau des Krafttrainings orien-tiert sich an den Grundlagen der Trainings-therapie (z. B. NSCA, National Strength and Conditioning Association Guidelines). Motorisch und kognitiv wenig beeinträch-tigte Jugendliche und Erwachsene (GM-FCS-Level I–III) können nach therapeuti-scher Anleitung und Adaptation mit kom-plexen Übungen einsteigen. Zusätzlich zu „Bauch-Beine-Po-Übungen" können klas-sische Krafttrainingsgeräte, wie Seilzug, Rudergerät, Crosstrainer und auch Han-teln eingesetzt werden. Oftmals ist dies im Fitnessstudio gemeinsam mit Freunden möglich, was sich positiv auf die Partizi-pation, die Bewegungsfreude und Motiva-tion auswirkt. Dieser Effekt konnte auch bei der Teilnahme am Sport nachgewiesen werden.

- **Möglicher Aufbau einer Trainingeinheit**
- Aufwärmphase 5 min
- Trainingsphase: 20–30 min, z. B. Ausdauertraining (Schwimmen, Radfahren), Krafttraining in Serien: 3–5 Serien, je 10 Wiederholungen bei mittlerer Kraftintensität, zwischendurch 1–3 min Pause
- Cool-down: 2–5 min
- Abschluss: leichtes Dehnen der beanspruchten Muskulatur
- Empfehlung: 2- bis 4-mal pro Woche trainieren, dazwischen einen Tag Pause einlegen

Neben der aktiven Kräftigung der Beinmuskultur sind bei den Patienten auch die Aktivierung der Arm- und Rumpfmuskulatur von Bedeutung. Gerade bei einer verstärkten Hyperlordose ist ein gezieltes Koordinationstraining, besonders der tiefen Bauchmuskeln (M. abdominis transversus), indiziert (□ Abb. 22.13).

Bei schwer betroffenen Patienten empfiehlt sich zunächst das selektive Trainieren einzelner Muskelgruppen, was je nach Fähigkeit gesteigert werden kann. Diese Patienten profitieren auch vom Einsatz von Bewegungstrainern für die obere und untere Extremität, z. B. Motomed® (Firma Reck). In den letzten Jahren konnte die Ganzkörpervibrationstherapie (z. B. mit dem Galileo®-Gerät) in Bezug auf Muskelaufbau und Knochenstabilität sehr gute Erfolge nachweisen (Duran et al. 2017; Gusso et al. 2016; Stark et al. 2010) (□ Abb. 22.14).

Je nach Frequenz lassen sich laut Hersteller unterschiedliche Therapieziele verfolgen (► https://www.galileo-training.com/de-deutsch/produkte/galileo-trainingsgeraete/grundlagen/frequenzen.html).

- Niedrige Frequenzen (5–10 Hz): Muskelentspannung (Cool-down nach dem Training), Gleichgewichtstraining
- Mittlere Frequenzen (10–20 Hz): Verbesserung von Muskelfunktion und -koordination, Faszientraining, Muskellängentraining
- Hohe Frequenzen (20–40 Hz): Steigerung der Muskelleistung, der Muskelkraft und der Ausdauerkapazität

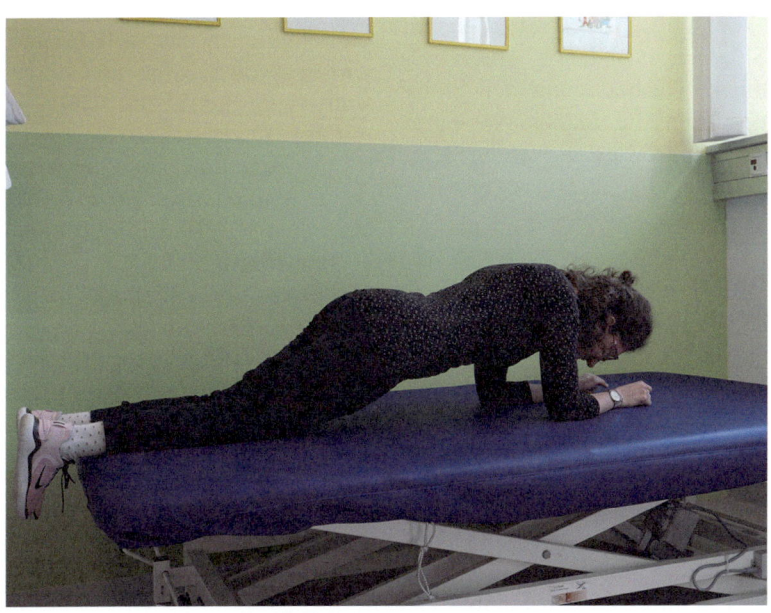

□ **Abb. 22.13** Planking zur Aktivierung der tiefen Bauchmuskeln

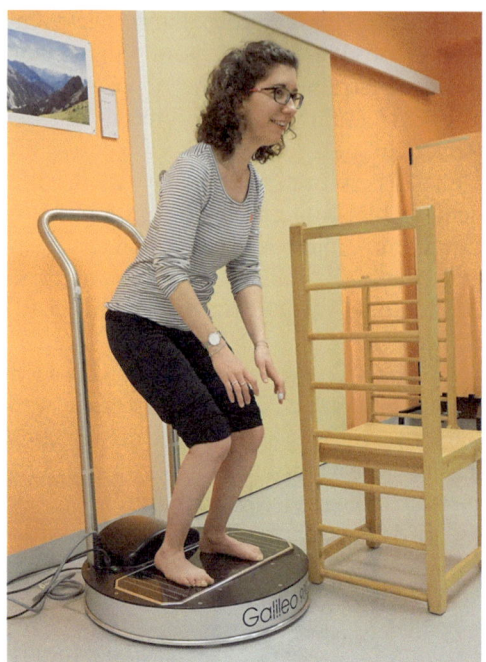

**◻ Abb. 22.14** Krafttraining auf der Ganzkörpervibrationsplatte

Für nicht stehfähige Anwender wird ein Kipptisch mit integriertem Galileo®-Gerät angeboten.

Zudem konnten u. a. bei Patienten mit multipler Sklerose, Post-Insult und Cerebralparesen eine Verbesserung der Stabilität/Balance durch die Ganzkörpervibrationstherapie nachgewiesen werden (Lee 2019; Yang et al. 2018).

## 22.4   Stehen bei schlaffen Lähmungen

Bei der Therapie von Patienten mit schlaffen Lähmungen gilt es zunächst zwischen angeborenen, rasch und langsam progredienten Formen zu unterscheiden. Ätiologisch gilt es zu differenzieren, ob es sich bei den angeborenen Formen um die fehlende Anlage der Nervenzellen, wie es bei Spina bifida der Fall ist, oder der Muskulatur, wie bei Arthrogryposen, handelt. Patienten mit schlaffen Lähmungen weisen meist eine intakte Steuerung auf, was sich positiv auf die Handlungsplanung auswirkt. Die Patienten nutzen dadurch verschiedenste Adaptations-(Anpassungs-) und Kompensations-(Ausgleichs-)Mechanismen (Döderlein 2014).

### 22.4.1   Typische Pathologien

Typischerweise reagiert die Muskulatur mit Schwäche und Atrophie. Bei Dystrophien wird das Muskelgewebe durch Fett und Bindegewebe ersetzt. Ein unterschiedlicher Befall von Agonisten und Antagonisten führt zu einem muskulären Ungleichgewicht. Aktive Agonisten begünstigen Verkürzungen und Kontrakturen. Die paretischen Muskeln neigen zur Elongation. Sind sowohl Agonisten als auch Antagonisten paretisch, führt dies zu muskulär instabilen Gelenkverhältnissen, sogenannten Schlottergelenken. Durch die veränderten Belastungsverhältnisse kommt es zu Beeinträchtigungen des Knochenwachstums, was zu reduziertem Längen- und Dickenwachstum führen kann. Durch den pathologischen Muskelzug und die Einwirkung von Schwer- und Bodenreaktionskraft steigt das Risiko struktureller Deformitäten (Döderlein 2014).

Der Stand und das Gangbild werden bei diesen Patienten in erster Linie durch das Auftreten von Kontrakturen an Knie- und Hüftgelenken, zum Teil schweren Fußdeformitäten und Skoliosen bzw. Kyphosen beeinträchtigt. Die resultierende Stolperneigung und eine schnelle Ermüdbarkeit wirken sich negativ auf die Partizipation aus. Skoliosen und Kyphosen schränken zudem die Sitzfähigkeit und die Vitalfunktionen ein.

Gerade bei Neuropathien können die progredienten Fußdeformitäten bei Nichtbehandlung zu Druckstellen, Hautulzerationen bis hin zum Verlust der Schuhfähigkeit führen. Durch mit dem Krankheitsbild

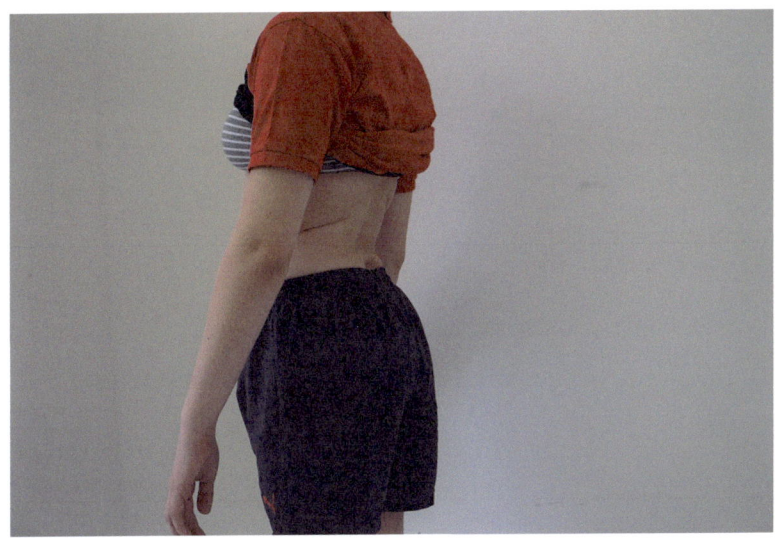

**◻ Abb. 22.15**   Hyperlordose bei Patientin mit Spina bifida

einhergehende Sensibilitätsstörungen werden Druckstellen an den Füßen oft verspätet bemerkt. Der Kraftverlust und die eingeschränkte Sensibilität an der oberen Extremität beeinträchtigen die Abstütz- und Festhaltefunktion der Patienten.

### 22.4.2  Spina bifida und Querschnitt

Die Ausprägungen der motorischen Beeinträchtigungen und Symptome korrelieren mit dem Lähmungsniveau. Kontrakturen imponieren besonders im Bereich der Knie- und Hüftgelenke. Die Wirbelsäulen können Skoliosen, Kyphosen und Hyperlordosen aufweisen. Zudem weisen die Patienten Einschränkungen der Blasen- und Mastdarmfunktionen auf und zeigen entsprechend dem Lähmungsniveau Sensibilitätsstörungen (◻ Abb. 22.15).

Patienten mit lumbalem Lähmungsniveau weisen eine Schwäche der Plantarflektoren auf, was im Stand eine vermehrte Knie- und Hüftbeugestellung mit sich bringt und das sichere freie Stehen erschwert. Die Patienten reagieren mit Ge-

genreaktionen der Arme, des Rumpfes oder treten auf der Stelle (◻ Abb. 22.16).

Die beeinträchtigte Propriozeption wirkt sich negativ auf das Körpergefühl aus. Oftmals spüren die Patienten nicht, ob sie lotgerecht stehen oder schief. Das Stehtraining vor dem Spiegel bietet durch die visuelle Kontrolle eine zusätzliche Kontrollinstanz (◻ Abb. 22.17).

### 22.4.3  Behandlungsansätze

❯ Um das Ziel der sichereren und möglichst freien Steh- und Gehfähigkeit zu erhalten, ist auch bei schlaffen Lähmungen ein interdisziplinärer Behandlungsansatz zu verfolgen. Die therapeutischen Möglichkeiten sind begrenzt und sollten frühzeitig orthopädie- und rehatechnische sowie operative Maßnahmen einbeziehen.

Bei der Orthesenversorgung sind Leichtbaukonstruktionen zu bevorzugen, die in bestmöglicher Korrekturstellung gefertigt werden. Sie dienen der externen Gelenkstabilisierung, wobei günstige Bewegungsum-

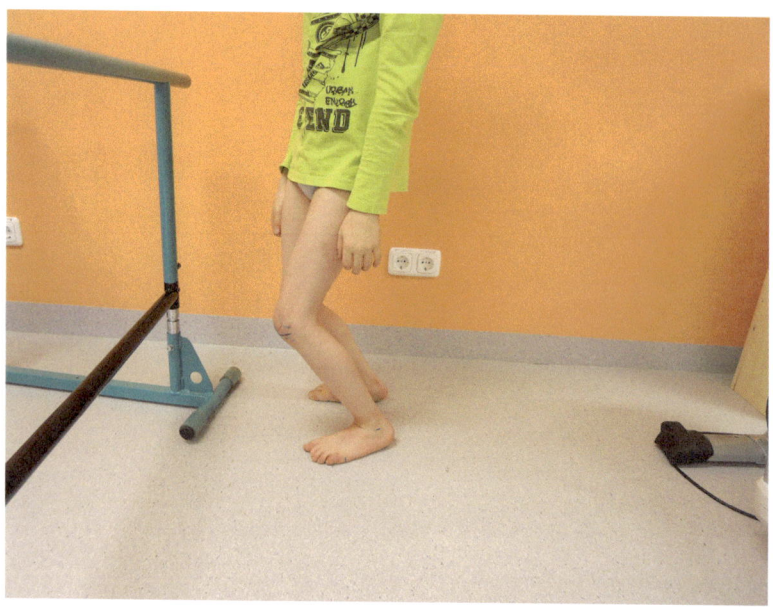

**Abb. 22.16**    Unsicheres freies Stehen in vermehrter Knie- und Hüftflexion

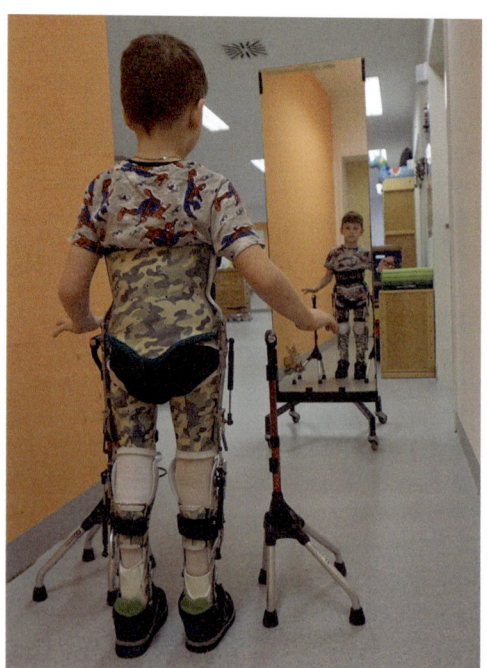

**Abb. 22.17**    Wahrnehmungsschulung vor dem Spiegel, Patient mit Spina bifida

fänge freigegeben und ungünstige gesperrt werden sollten. Die reduzierte Muskelaktivität kann zudem durch Federmechanismen unterstützt werden. Kniebeugekontrakturen über 30° und schwere Fußfehlstellungen sollten operativ versorgt werden. Die Korrektur der Skoliosen erfordert häufig eine Korsettversorgung. Softmieder bieten hier zumeist nur wenig Halt und korrigieren Skoliosen nur unzureichend.

> Aus physiotherapeutischer Sicht stehen die Gelenkmobilisation, Dehnung, Kräftigung sowie das Trainieren der Alltagsfunktionen im Vordergrund.

Bei Beeinträchtigung der Lungenfunktion ist Atemtherapie indiziert. Durch die Stehtherapie verändert sich die Durchblutungs- und Belüftungssituation der Lunge, was der Pneumonieprophylaxe dient.

Je stärker die untere Extremität von der Schwäche beeinträchtigt ist, desto mehr Aktivität wird durch die obere Extremität

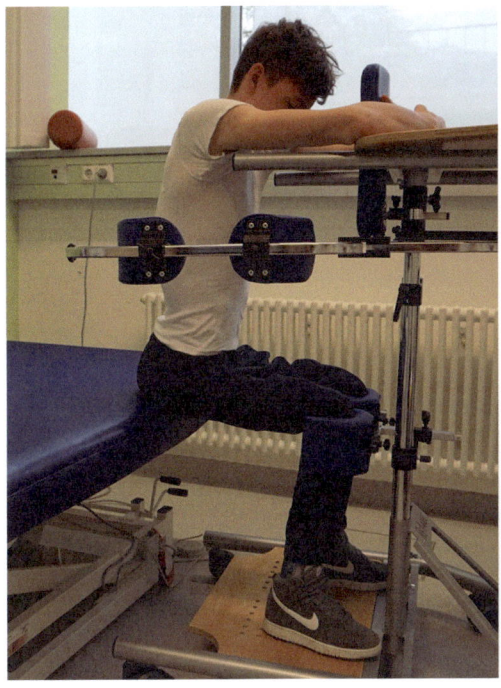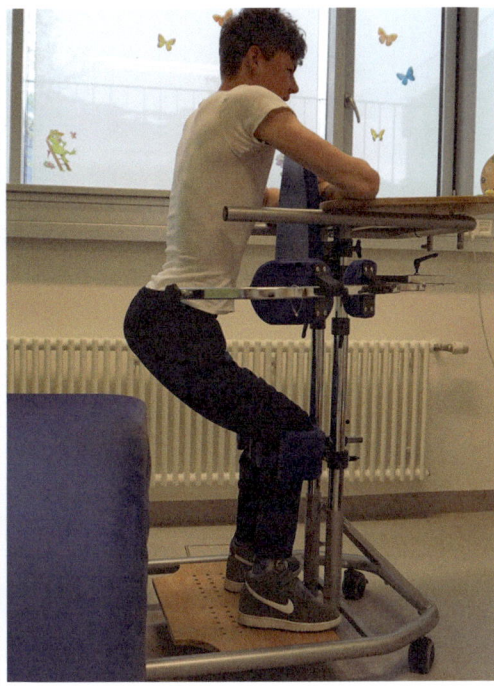

**Abb. 22.18**   Selbstständiges Aufstellen in den Stehständer mit Armkraft bei kompletter thorakaler Parese

übernommen. Um die Mehrbelastung der Gelenke und Muskulatur der oberen Extremität zu reduzieren und Schmerzen zu verhindern, ist ein gezieltes Krafttraining an Geräten für Arme und Rumpf indiziert. Hier gelten die gleichen Trainingsprinzipien wie bei Patienten mit Cerebralparese.

Gezieltes Stehtraining kann auch bei dieser Patientengruppe das Osteoporoserisiko reduzieren und hat einen positiven Einfluss auf die Vitalfunktionen, wie beispielsweise die Blasen- und Mastdarmfunktion.

Ist das Stehen nicht mit aktiver Muskelkraft möglich, empfiehlt sich die Versorgung mit einem Stehständer. Meist ist bei ausreichender Armkraft ein Standardstehständer ausreichend, der Hilfsmittelmarkt bietet jedoch auch Modelle mit elektrischen Aufstehsystemen an (■ Abb. 22.18 und 22.19).

Gerade Patienten mit thorakalem und hochlumbalem Lähmungsniveau verbrin-gen einen Großteil des Tages sitzend im Rollstuhl, was das Fortschreiten der Beugekontrakturen begünstigt. Die passive Dehnungstherapie sollte in das Postural-Management-Programm integriert werden. Hierbei sollte eine Verstärkung der Lendenlordose vermieden werden (■ Abb. 22.20).

In die Therapie und den Alltag sollten vorhandene Orthesensysteme und Hilfsmittel einbezogen werden (■ Abb. 22.21).

## 22.5 Stehen bei Muskelerkrankungen

Bei der Therapie von Patienten mit Muskelerkrankungen gilt es zunächst zwischen angeborenen, rasch und langsam progredienten Formen zu unterscheiden. Kenntnisse über die strukturellen Veränderungen im Muskel ermöglichen ein spezifisches therapeutisches Vorgehen.

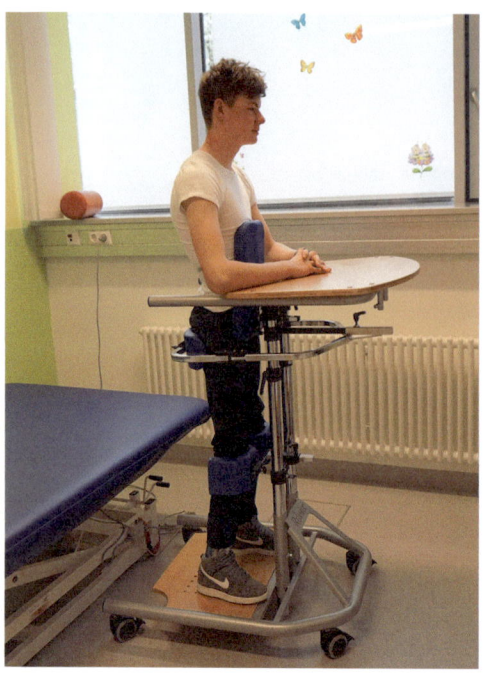

Stehen im Standardstehständer

> Grundsätzlich sollte Funktionseinschrän-
> kungen und Kontrakturen präventiv begeg-
> net werden, wobei bei passiven Dehnungen
> immer der Muskeldehnungsschmerz be-
> rücksichtigt werden muss. Eine genaue Ver-
> laufsdokumentation im Hinblick auf die
> Muskelkraft und die Gelenkbeweglichkeit
> ist für jeden Therapeuten wesentlich. Ge-
> rade bei Muskelerkrankungen ist ein frühes
> operatives Einschreiten bei der Kontraktur-
> prophylaxe unabdingbar.

### 22.5.1 Typische Pathologien des Stehens bei Muskelerkrankungen

Die zum Teil progredient reduzierte Muskelkraft führt bei Patienten mit Muskelerkrankungen mit großer Varianz je nach
Krankheitsbild und Verlaufsform zu gene-
ralisierter Muskelschwäche, Rumpfinsta-

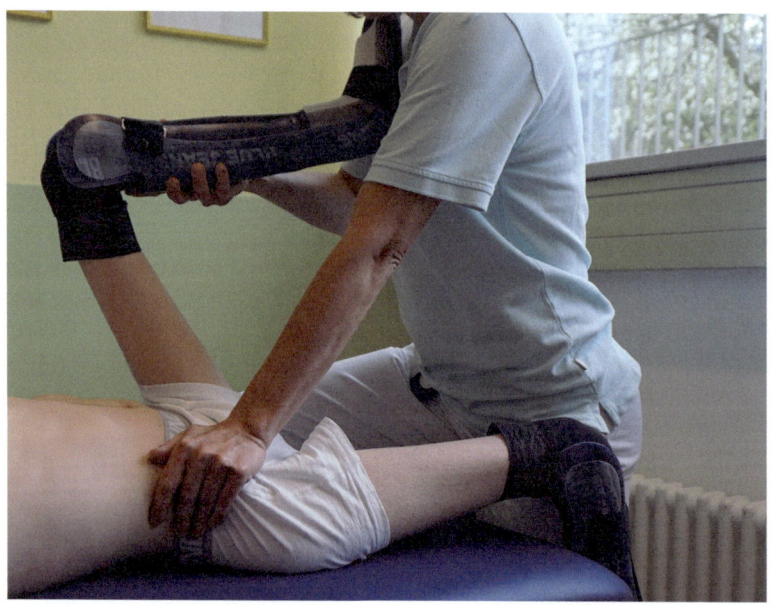

◻ **Abb. 22.20**   Passive Dehnung der Hüftbeuger im Überhang bei komplettem thorakalem Querschnitt

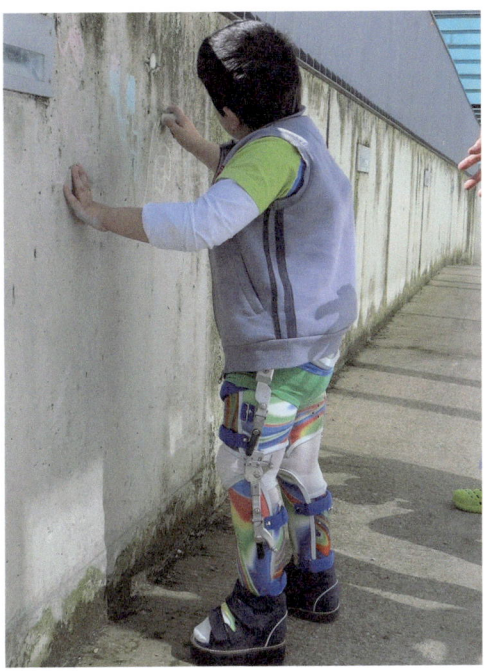

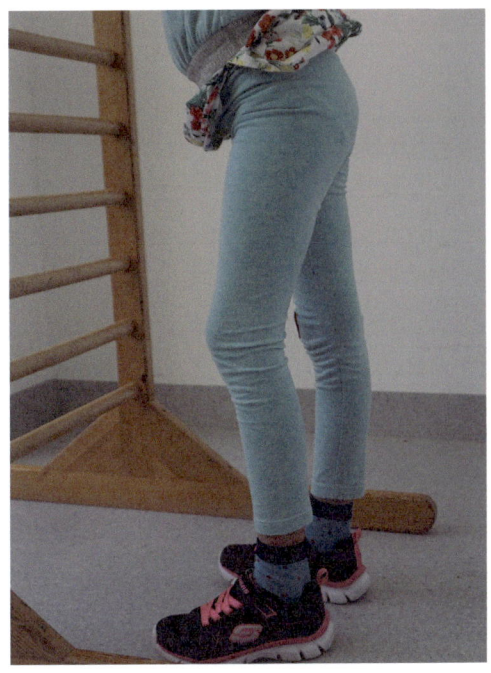

**Abb. 22.21** Stehen mit Oberschenkelorthesen mit Beckenteil bei Patienten mit Spina bifida, thorakales Lähmungsniveau

**Abb. 22.22** Hyperextension des rechten Beines bei gleichzeitiger Beugestellung des linken Beines bedingt durch muskuläre Schwäche

bilität, Hyperlordosen, Skoliosen, Fußdeformitäten, Instabilitäten im Bereich der Hüftgelenke (mit Subluxationen und Luxationen) und Beinachsen sowie eingeschränkten Greif- und Stützfunktionen im Bereich der oberen Extremität bis hin zu mangelhafter Kopfkontrolle. Es zeigen sich auch Beeinträchtigungen der Vitalkapazität und Schluckfunktionen.

Die rasche Ermüdbarkeit der Muskulatur bei körperlicher Aktivität und die generelle Muskelschwäche führen zu längeren Sitzzeiten und weniger Bewegung, was wiederum das Entstehen von Beugekontrakturen in Knie- und Hüftgelenken sowie den vorzeitigen Verlust noch vorhandener Funktionen und die Entwicklung von Skoliosen begünstigt (Hefti 2015).

> Zunehmende Beugekontrakturen in den Knie- und Hüftgelenken können mit dem Verlust der Geh- und Stehfähigkeit einhergehen. Eine Spitzfußstellung von 5–10° hingegen unterstützt die Knieextension und verhindert den Kauergang, da sie funktionell die reduzierte Aktivität des M. triceps surae ersetzt (Hefti 2015).

Einige Patienten weisen aufgrund ihrer Grunderkrankung auch hypermobile Gelenke auf, die die Stabilität im Stand negativ beeinflussen (■ Abb. 22.22).

Die Patienten fallen oft schon im Kleinkindalter durch eine verspätet erlernte Gehfähigkeit nach dem 18. Lebensmonat und eine ausgeprägte Vorfußbelastung (Zehengänger) beim Gehen auf.

## 22.5.2 Behandlungsansätze

Durch die beschriebenen Symptomatiken ergeben sich folgende Ziele für die Therapien, um die Stehfähigkeit zu erhalten:
- generelle Stabilisierung des Körpers, besonders des Rumpfes und der Wirbelsäule
- Stabilisierung der Beinachse
- Ermöglichen und Erhalt einer Transfer-, Steh- und Gehfähigkeit
- Verbesserung des Greifens und Stützens
- Prävention struktureller Muskelverkürzungen und Gelenkveränderungen

Wie bereits in den vorangegangenen Abschnitten beschrieben, sind je nach Befund unterschiedliche Hilfsmittel nötig, um dem Patienten das Stehen zu ermöglichen. Bei kontrakten Spitzfüßen ist ein Ausgleich am Schuh oder der Orthese nötig, um den Fersenkontakt im Stand zu gewährleisten und so die Standsicherheit zu verbessern.

Wegen der Muskelschwäche ist auf eine leichte Orthesenbauweise zu achten, um dem Patienten die Alltagsfunktionen nicht noch zusätzlich zu erschweren.

Wie bei allen neuroorthopädischen Grunderkrankungen sollte das Stehen aktiv in den Alltag eingebunden werden (Händewaschen am Waschbecken, Hose hochziehen, Leiter hinaufsteigen, Kochen). Bei Kindern kann eine gezielte Umfeldgestaltung, z. B. durch die Anschaffung einer Spielküche oder eines Kaufmannsladens, zum Stehen motivieren. Ein Stehständer lässt sich auch während des Schulunterrichts einsetzen (◘ Abb. 22.23).

Bei der Versorgung mit Stehhilfen ist der Krankheitsverlauf zu bedenken. Patienten mit progredienten Muskelerkrankungen, die mit dem Verlust der Stehfähigkeit einhergehen, wie z. B. Duchenne-Muskeldystrophie, werden in der Regel frühzeitig mit Elektrorollstühlen versorgt. Um die Selbstständigkeit und auch die Partizipation zu ermöglichen, sollte ein Rollstuhl mit integrierter Stehfunktion in Betracht gezogen werden.

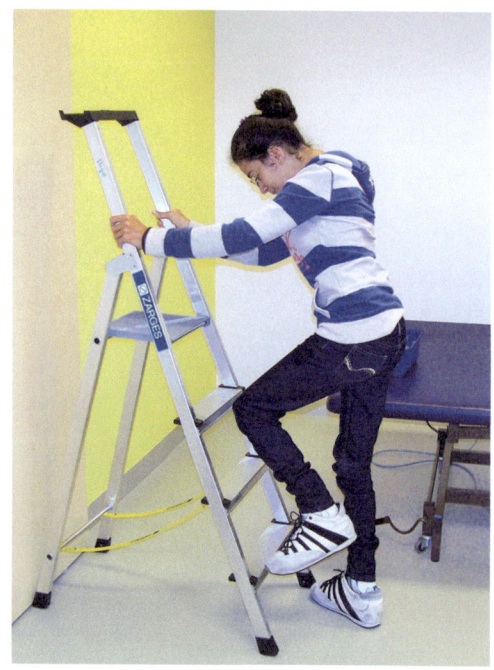

◘ **Abb. 22.23**  Training der Beindifferenzierung und der Standphase an einer Haushaltsleiter

Ein moderates aerobes Ausdauertraining (Gehen, Fahrradfahren, Schwimmen) unterstützt die kardiovaskuläre Leistungsfähigkeit.

Auch die Ganzkörpervibrationstherapie, z. B. Galileo®-Training, zeigt positive Auswirkungen auf die Muskelkraft und Muskelleistung (Stark et al. 2018; Myers et al. 2014; Vry et al. 2014).

Dosiertes Muskeltraining hat somit positiven Einfluss auf die Muskulatur, exzentrische Muskelarbeit hingegen ist nach aktuellem Stand bei Muskeldystrophien kontraindiziert. Aerobes Training ist mit 60–80 % der maximalen Herzfrequenz erlaubt (Batra et al. 2018).

Aufgrund der generalisierten Muskelschwäche und zusätzlich begünstigt durch Skoliosen entstehen zudem rezidivierende Atemwegsinfekte. Zur Verbesserung der Belüftung und Durchblutung der Lunge kann u. a. auch die Stehtherapie beitragen. Atemtherapie im Stehen, z. B. auf einem Stehbrett, hat zudem Einfluss auf die Sekret-mobilisation, die Ventilation der Lunge und kann auch genutzt werden, um den Husten-stoß zu erarbeiten. Hier findet eine Vielzahl von passiven und aktiven atemtherapeuti-schen Maßnahmen Anwendung: vorberei-tende Maßnahmen (Wärme), Kontaktat-mung, Ausstreichungen der Interkostal-räume, Packegriffe, Dehnlagerungen, dosierte Lippenbremse, Hustenstoß u.v.m.

Auch logopädische Therapieansätze, wie z. B. die orofaziale Regulationstherapie nach Castillo Morales, lassen sich im Ste-hen einsetzen. Durch die veränderte Stel-lung des Kopfes und somit auch des Kie-fergelenks können u. a. die Koordination des Saugens, Kauens und Schluckens beein-flusst werden.

### Kernaussagen

— Stehen ist eine der wichtigsten Grund-positionen des menschlichen Körpers und damit Voraussetzung für die phy-siologische Funktion zahlreicher Or-gansysteme, u. a. der Sensomoto-rik sowie für die soziale Interaktion und somit für eine gute Lebensqua-lität. Bei allen neuromotorischen Er-krankungen stellen der Erhalt und die Verbesserung der Stehfähigkeit da-her eine grundlegende Zielsetzung der Therapie dar.

— Unabhängig von der Grunderkran-kung und dem Schweregrad der Be-einträchtigung sollte eine altersent-sprechende Vertikalisation bei allen Patienten angestrebt werden.

— Wenn eine aktive Stehfähigkeit nicht erreicht werden kann, ist ein regel-mäßiges passives Stehen mittels un-terschiedlicher Stehhilfen nach dem Prinzip „so wenig Unterstützung wie möglich, viel wie nötig" anzustreben. Dabei können z. B. durch Rückenun-terstützung die ventralen tonischen und durch Bauchunterstützung die

dorsalen tonischen Muskelketten akti-viert werden.

— Stehtraining sollte in erster Linie auf-gabenorientiert in Alltagsaktivitäten (Input) eingebunden und nicht als iso-lierte „Stehübung" durchgeführt wer-den. Dies ermöglicht eine wiederholte Ausführung über den Tag hinweg (Repetition) und fördert die Motiva-tion der Patienten.

— Stehfähigkeit ist eine Grundlage für die Gehfähigkeit, weswegen das Prop-riozeptoren- und Muskelkrafttraining der Stehtherapie gezielt als Zwischen-schritt eingesetzt werden kann.

— Um das Ziel der sichereren und mög-lichst freien Steh- und Gehfähigkeit zu erhalten oder zu erreichen, ist bei allen neuromotorischen Erkrankun-gen ein interdisziplinärer Behand-lungsansatz zu verfolgen. Die the-rapeutischen, auch gerätegestütz-ten Möglichkeiten, sind begrenzt und sollten frühzeitig orthopädie- und re-hatechnische sowie operative Maß-nahmen einbeziehen.

## Literatur

Akin R, Okutan V, Sarici U, Altunbas A, Gökçay E (1998) Evaluation of bone mineral density in chil-dren receiving antiepileptic drugs. Pediatr Neurol 19(2):129–131 PubMed PMID: 9744632

Batra A, Harrington A, Lott DJ, Willcocks R, Se-nesac CR, McGehee W, Xu D, Mathur S, Dani-els MJ, Rooney WD, Forbes SC, Triplett W, Deol JK, Arpan I, Bendixen R, Finkel R, Finanger E, Tennekoon G, Byrne B, Russman B, Sweeney HL, Walter G, Vandenborne K (2018) Two-year lon-gitudinal changes in lower limb strength and its re-lation to loss in function in a large cohort of pa-tients with duchenne muscular dystrophy. Am J Phys Med Rehabil 97(10):734–740. ▶ https://doi. org/10.1097/PHM.0000000000000957    PubMed Central PMCID: PMC6148402

Bishop N (2005) Skeletal maturation in cerebral palsy. Dev Med Child Neurol 47(4):220 PubMed PMID: 15832543

Bovend'Eerdt TJ, Newman M, Barker K, Dawes H, Minelli C, Wade DT (2008) The effects of stretching in spasticity: a systematic review. Arch Phys Med Rehabil 89(7):1395–1406. ► https://doi.org/10.1016/j.apmr.2008.02.015 PubMed PMID: 18534551

Damiano DL, Dodd K, Taylor NF (2002) Should we be testing and training muscle strength in cerebral palsy? Dev Med Child Neurol 44(1):68–72 PubMed PMID: 11811654

Dodd KJ, Taylor NF, Damiano DL (2002) A systematic review of the effectiveness of strength-training programs for people with cerebral palsy. Arch Phys Med Rehabil 83(8):1157–1164 PubMed PMID: 12161840

Döderlein L (2014) Principles of orthopedic treatment of flaccid paralysis. Orthopade 43(7):611–624

Döderlein L (2015) Infantile Zerebralparese, 2. Aufl. Springer, Berlin

Duran I, Schütz F, Hamacher S, Semler O, Stark C, Schulze J, Rittweger J, Schoenau E (2017) The functional muscle-bone unit in children with cerebral palsy. Osteoporos Int 28(7):2081–2093. ► https://doi.org/10.1007/s00198-017-4023-2 PubMed PMID: 28365851

Eek MN, Tranberg R, Zügner R, Alkema K, Beckung E (2008) Muscle strength training to improve gait function in children with cerebral palsy. Dev Med Child Neurol 50(10):759–764. ► https://doi.org/10.1111/j.1469-8749.2008.03045.x PubMed PMID: 18834389

Eek MN, Tranberg R, Beckung E (2011) Muscle strength and kinetic gait pattern in children with bilateral spastic CP. Gait Posture 33(3):333–337. ► https://doi.org/10.1016/j.gaitpost.2010.10.093 Epub 2010 Dec 17 PubMed PMID: 21168334

Gericke T (2006) Postural management for children with cerebral palsy: consensus statement. Dev Med Child Neurol 48(4):244 PubMed PMID: 16542509

Glickman LB, Geigle PR, Paleg GS (2010) A systematic review of supported standing programs. J Pediatr Rehabil Med 3(3):197–213. ► https://doi.org/10.3233/PRM-2010-0129 PubMed PMID: 21791851

Gough M (2009) Continuous postural management and the prevention of deformity in children with cerebral palsy: an appraisal. Dev Med Child Neurol 51(2):105–110. ► https://doi.org/10.1111/j.1469-8749.2008.03160.x Review. PubMed PMID: 19191843

Gusso S, Munns CF, Colle P, Derraik JG, Biggs JB, Cutfield WS, Hofman PL (2016) Effects of whole-body vibration training on physical function, bone and muscle mass in adolescents and young adults with cerebral palsy. Sci Rep 3(6):22518. ► https://doi.org/10.1038/srep22518 PubMed PMID: 26936535; PubMed Central PMCID: PMC4776132

Harvey LA, Katalinic OM, Herbert RD, Moseley AM, Lannin NA, Schurr K (2017) Stretch for the treatment and prevention of contracture: an abridged republication of a Cochrane Systematic Review. J Physiother 63(2):67–75. ► https://doi.org/10.1016/j.jphys.2017.02.014 Epub 2017 Mar 14 PubMed PMID: 28433236

Hefti F (2015) Kinderorthopädie in der Praxis, 3. Aufl. Springer, Berlin

► https://www.galileo-training.com/de-deutsch/produkte/galileo-trainingsgeraete/grundlagen/frequenzen.html. Zugegriffen: 13. Apr. 2019, 11.45 Uhr

Katalinic OM, Harvey LA, Herbert RD (2011) Effectiveness of stretch for the treatment and prevention of contractures in people with neurological conditions: a systematic review. Phys Ther 91(1):11–24. ► https://doi.org/10.2522/ptj.20100265 Epub 2010 Dec 2. Review. PubMed PMID: 21127166

Lee G (2019) Whole-body vibration in horizontal direction for stroke rehabilitation: a randomized controlled trial. Med Sci Monit 2(25):1621–1628. ► https://doi.org/10.12659/MSM.912589 PubMed PMID: 30825302; PubMed Central PMCID: PMC6408868

Macias-Merlo L, Bagur-Calafat C, Girabent-Farrés M, Stuberg WA (2016) Effects of the standing program with hip abduction on hip acetabular development in children with spastic diplegia cerebral palsy. Disabil Rehabil 38(11):1075–1081. ► https://doi.org/10.3109/09638288.2015.1100221 Epub 2015 Oct 30. PubMed PMID: 26517269

Martinsson C, Himmelmann K (2011) Effect of weight-bearing in abduction and extension on hip stability in children with cerebral palsy. Pediatr Phys Ther 23(2):150–157. ► https://doi.org/10.1097/pep.0b013e318218efc3 PubMed PMID: 21552077

Massaro M, Pastore S, Ventura A, Barbi E (2013) Pain in cognitively impaired children: a focus for general pediatricians. Eur J Pediatr 172(1):9–14. ► https://doi.org/10.1007/s00431-012-1720-x. Epub 2012 Mar 20. PMID: 22426858

Mergler S, Evenhuis HM, Boot AM, De Man SA, Bindels-De Heus KG, Huijbers WA, Penning C (2009) Epidemiology of low bone mineral density and fractures in children with severe cerebral palsy: a systematic review. Dev Med Child Neurol 51(10):773–778. ► https://doi.org/10.1111/j.1469-8749.2009.03384.x Epub 2009 Jul 8. Review. PubMed PMID: 19614941

Myers KA, Ramage B, Khan A, Mah JK (2014) Vibration therapy tolerated in children with Duchenne muscular dystrophy: a pilot study. Pediatr Neurol 51(1):126–129. ► https://doi.org/10.1016/j.

pediatrneurol.2014.03.005 Epub 2014 Apr 4 PubMed PMID: 24830767

Novak I, McIntyre S, Morgan C, Campbell L, Dark L, Morton N, Stumbles E, Wilson SA, Goldsmith S (2013) A systematic review of interventions for children with cerebral palsy: state of the evidence. Dev Med Child Neurol 55(10):885–910. ► https://doi.org/10.1111/dmcn.12246 Epub 2013 Aug 21. Review. PubMed PMID: 23962350

Paleg G, Livingstone R (2015) Systematic review and clinical recommendations for dosage of supported home-based standing programs for adults with stroke, spinal cord injury and other neurological conditions. BMC Musculoskelet Disord 17(16):358. ► https://doi.org/10.1186/s12891-015-0813-x Review. PubMed PMID: 26576548; PubMed Central PMCID: PMC4650310

Paleg GS, Smith BA, Glickman LB (2013) Systematic review and evidence-based clinical recommendations for dosing of pediatric supported standing programs. Pediatr Phys Ther 25(3):232–247. ► https://doi.org/10.1097/pep.0b013e318299d5e7 Review. PubMed PMID: 23797394

Rose J, McGill KC (2005) Neuromuscular activation and motor-unit firing characteristics in cerebral palsy. Dev Med Child Neurol 47(5):329–336 PubMed PMID: 15892375

Soo B, Howard JJ, Boyd RN, Reid SM, Lanigan A, Wolfe R, Reddihough D, Graham HK (2006) Hip displacement in cerebral palsy. J Bone Joint Surg Am 88(1):121–129 PubMed PMID: 16391257

Stark C, Nikopoulou-Smyrni P, Stabrey A, Semler O, Schoenau E (2010) Effect of a new physiotherapy concept on bone mineral density, muscle force and gross motor function in children with bilateral cerebral palsy. J Musculoskelet Neuronal Interact 10(2):151–158 PubMed PMID: 20516632

Stark C, Duran I, Cirak S, Hamacher S, Hoyer-Kuhn HK, Semler O, Schoenau E (2018) Vibration-assisted home training program for children with spinal muscular atrophy. Child Neurol Open 5:2329048X18780477. ► https://doi.org/10.1177/2329048x18780477 eCollection 2018. PubMed PMID: 29977975; PubMed Central PMCID: PMC6024344

Vry J, Schubert IJ, Semler O, Haug V, Schönau E, Kirschner J (2014) Whole-body vibration training in children with Duchenne muscular dystrophy and spinal muscular atrophy. Eur J Paediatr Neurol 18(2):140–149. ► https://doi.org/10.1016/j.ejpn.2013.09.005 Epub 2013 Oct 11 PubMed PMID: 24157400

Yang F, Finlayson M, Bethoux F, Su X, Dillon L, Maldonado HM (2018) Effects of controlled whole-body vibration training in improving fall risk factors among individuals with multiple sclerosis: A pilot study. Disabil Rehabil 40(5):553–560. ► https://doi.org/10.1080/09638288.2016.1262466 Epub 2016 Dec 15 PubMed PMID: 27976932

# Therapie und Hilfsmittelversorgung bei Hauptproblem Gehen

*Annett Heitling und Wencke Ackermann*

## Inhaltsverzeichnis

© Springer-Verlag GmbH Deutschland, ein Teil von Springer Nature 2021
W. Strobl et al. (Hrsg.), *Therapeutisches Arbeiten in der Neuroorthopädie*,
https://doi.org/10.1007/978-3-662-60493-9_23

Die Königsdisziplin der Fortbewegung ist viel untersucht und doch immer wieder ein Rätsel. In der Literatur finden sich zahlreiche klinische Bilder und noch mehr Interpretationen der biomechanischen Vorgänge, die zu diesen Abweichungen führen. Aber nicht jede Theorie ist begründet und es gibt keine Universallösung. Um den Einfluss von Spastik bzw. Plus-Symptomatik und/oder Schwäche oder von strukturellen Bewegungseinschränkungen zu erkennen, ist es unabdingbar, das „normale Gehen" zu verstehen. Standardparameter wie Kadenz, Schrittlänge, Gangdeviation, Armpendel etc. sind da nur mäßig geeignet. Es empfiehlt sich, das Gehen in seine Phasen zu unterteilen und Phase für Phase das Gangbild zu analysieren und Hypothesen aufzustellen. Diese Hypothesen müssen dann durch klinische Tests wie Muskellängen, Muskelkraft, Tonus, Tiefensensibilität etc. bestätigt oder widerlegt werden. Nur dann ist eine optimale physiotherapeutische Behandlung oder Orthesenversorgung möglich.

## 23.1  Normales Gehen

> Um die Qualität eines Gangbildes einzuschätzen und dementsprechend verbessern zu können, ist es hilfreich, die Einteilung des Gangzyklus gemäß der internationalen Nomenklatur zu verwenden. Des Weiteren ist es unabdingbar, grundlegende Kenntnisse über kritische Momente innerhalb der Gangphasen und die grundsätzlichen Voraussetzungen für ein ökonomisches Gangbild zu haben.

Laut Ranchos Los Amigos National Rehabilitation Center (RLANRC) wird ein Gangzyklus, der aus einem Doppelschritt besteht, in Stand- und Schwungphasen unterteilt (Los Amigos Research und Education Institute 2001) (Übersicht Ganganalyse, ◘ Abb. 23.1 bis 23.9).

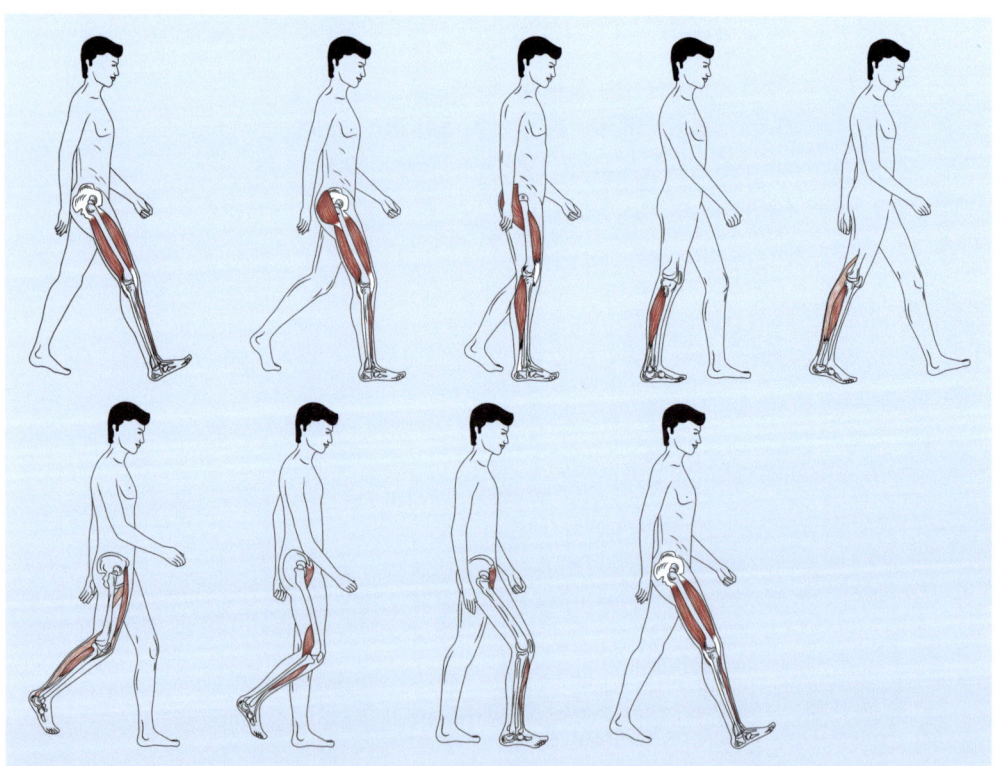

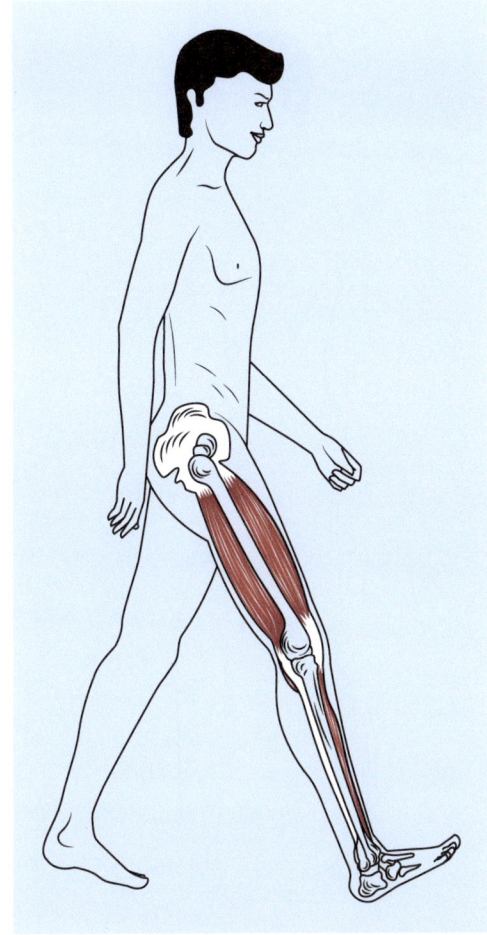

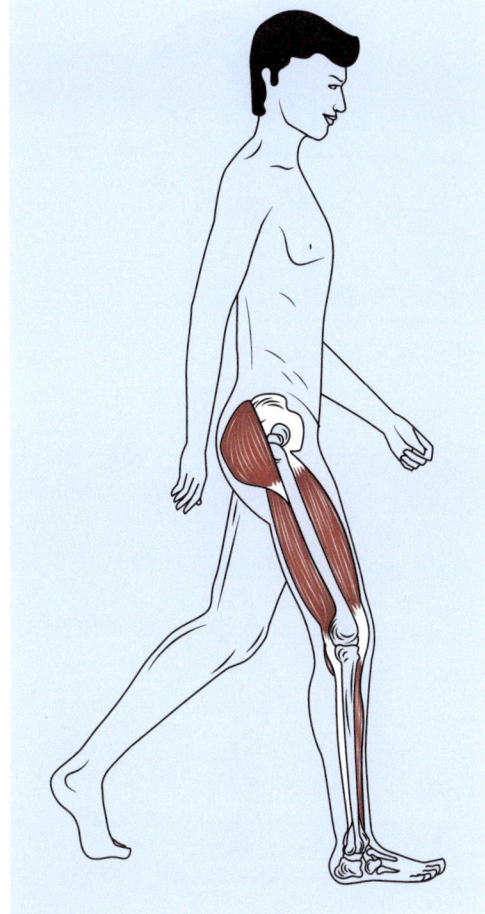

◘ **Abb. 23.1**   Initial Contact

◘ **Abb. 23.2**   Loading Response

### 23.1.1  **Initial Contact**

Der Gangzyklus beginnt mit dem initialen Bodenkontakt („Initial Contact"), welcher den ersten Bodenkontakt des Referenzbeines darstellt (◘ Abb. 23.1). Unauffällig ist diese Phase, wenn der Fuß in Neutralstellung, das Knie gestreckt und die Hüfte leicht gebeugt ist. Der Kontakt geschieht mit der Ferse. Aktive Muskeln dieser Phase sind die prätibiale Muskulatur, der M. quadriceps femoris ohne den M. rectus femoris, die Mm.

ischiocruralia und der M. gluteus maximus sowie M. gluteus medius und der M. tensor fasciae latae (◘ Abb. 23.2).

### 23.1.2  **Loading Response**

Die folgende Phase wird als Belastungsantwort („Loading Response") bezeichnet (◘ Abb. 23.2). In dieser Phase senkt sich der ganze Fuß in 5° Plantarflexion auf den Boden. Im Folgenden bindet die prätibi-

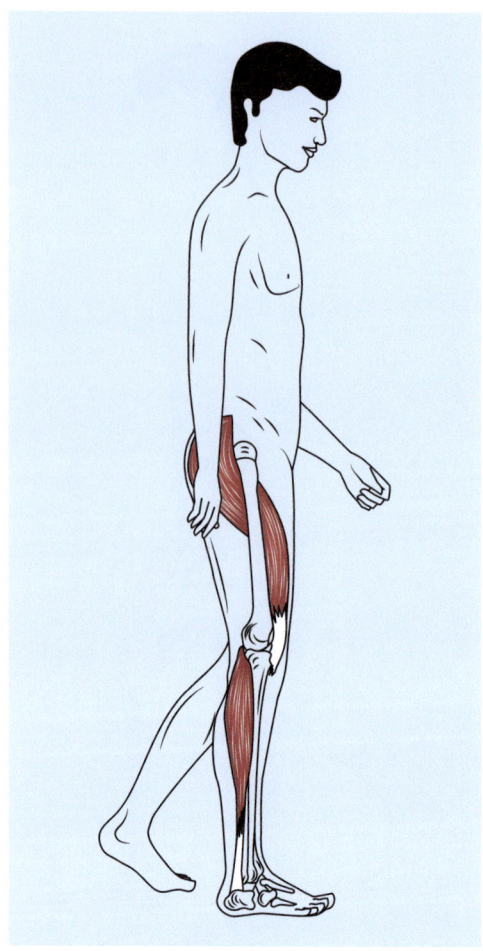

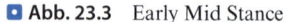
**Abb. 23.3**  Early Mid Stance

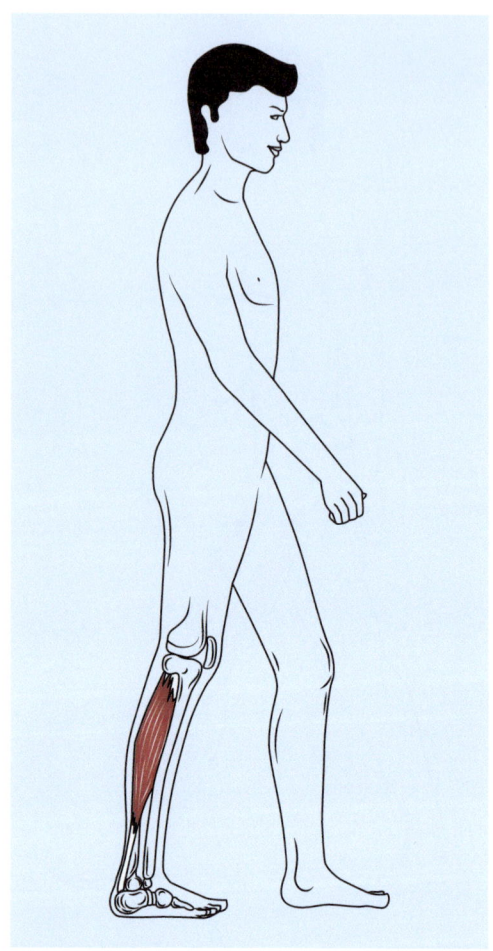
**Abb. 23.4**   Late Mid Stance

ale Muskulatur die Tibia an den Fuß und zieht somit das Knie in eine leichte Beugestellung von 15–20°, die Hüfte verbleibt in leichter Beugung. In Loading Response findet die Stoßdämpfung statt. Es arbeiten der M. tibialis anterior und posterior, der M. quadriceps, der M. glutaeus maximus, die Mm. ischiocruralia und der M. tensor fascia latae mit Spitzenwerten hauptsächlich exzentrisch. Die erwähnten Muskeln arbeiten teilweise mit Spitzenwerten, um diese Phase zu sichern und die Effekte der Bodenreaktionskräfte auf den Körper abzufangen ( Abb. 23.3 und 23.4).

### 23.1.3  Mid Stance

Darauf folgt die Phase der Mittlere Standphase („Mid Stance"). Sie ist Ein-Bein-unterstützt. Das kontralaterale Bein wird abgehoben und zur Mittellinie geführt („Early Mid Stance") ( Abb. 23.3). Vom Referenzbein wird eine schnelle Umschaltung von der prätibialen Muskulatur auf den M. soleus und etwas später auf den M. gastrocnemius erwartet. Dies dient dem Rückhalten der Tibia und somit der Kniestreckung. Das kontralaterale Bein schwingt weiter durch, bis die Tibia senkrecht zum Boden steht („Late Mid Stance")

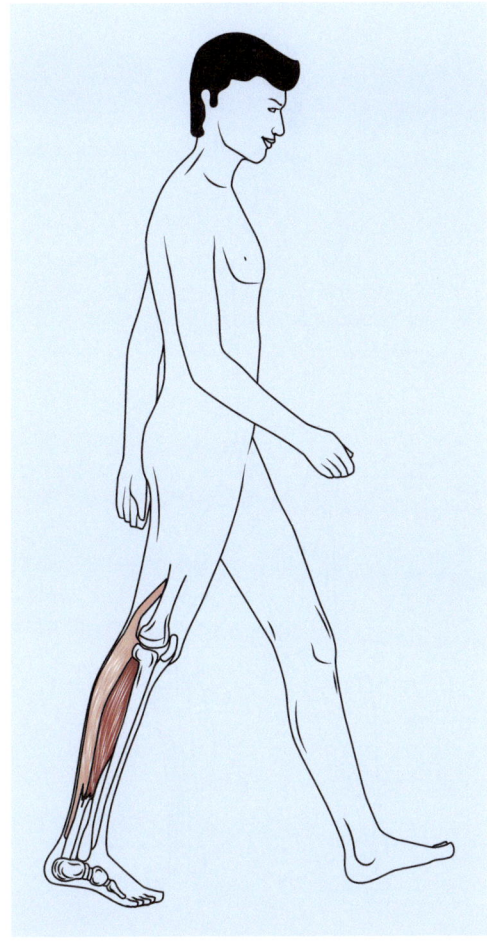

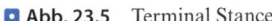 **Abb. 23.5**  Terminal Stance

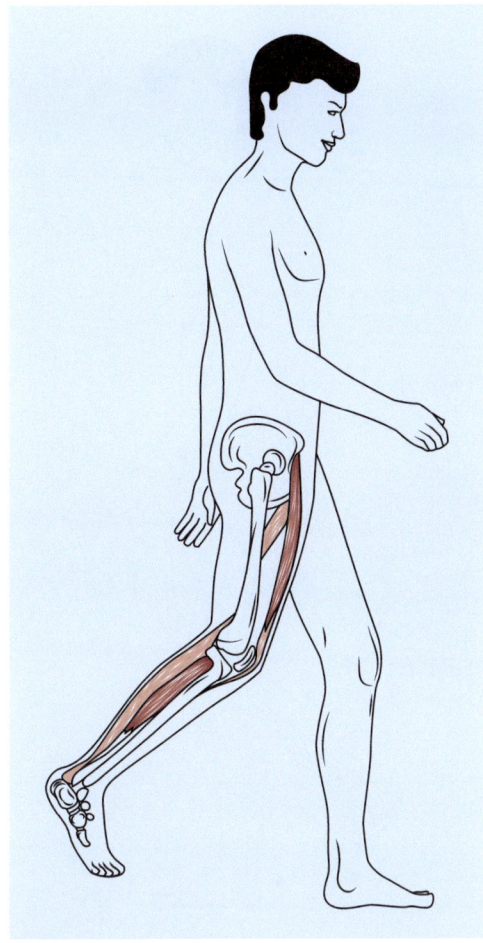

■ **Abb. 23.6**  Pre Swing

(■ Abb. 23.4). Das Knie des Referenzbeines streckt sich und auch die Hüfte wird gestreckt. Alle Gelenke passieren nun ihre Neutralstellung und das obere Sprunggelenk befindet sich in 5° Dorsalextension. In dieser Phase gibt es keine muskulären Spitzenwerte (■ Abb. 23.5).

### 23.1.4 Terminal Stance

Den Ein-Bein-Stand vollendet die terminale Standphase ("Terminal Stance") (■ Abb. 23.5). Hierbei wird der Fuß in Dorsalextension von 10° bei maximaler exzentrischer Muskelarbeit des M. triceps surae

und der Fersenabhebung gebracht. Das Knie bleibt gestreckt und die Hüfte ist nahezu maximal in Streckung. Der Körperschwerpunkt ist in dieser Phase sehr weit von der Unterstützungsfläche entfernt, sie ist der Vorfuß des Referenzbeines. Die Wadenmuskulatur arbeitet zusammen mit dem M. biceps caput breve mit Spitzenwerten (■ Abb. 23.6).

### 23.1.5 Pre Swing

Ist das kontralaterale Bein aufgesetzt (Initial Contact und Loading Response kontralateral), beginnt die Vorschwungphase ("Pre Swing") (■ Abb. 23.6). Diese Phase

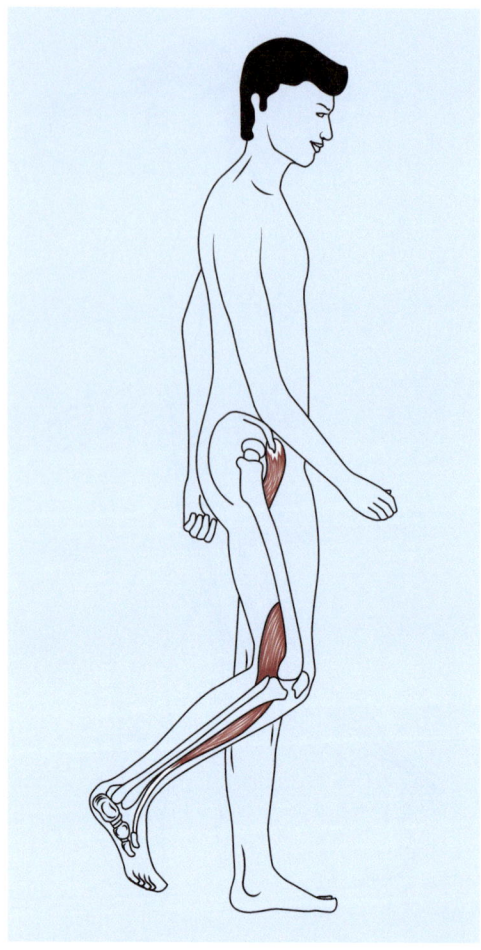

**⬛ Abb. 23.7**   Initial Swing

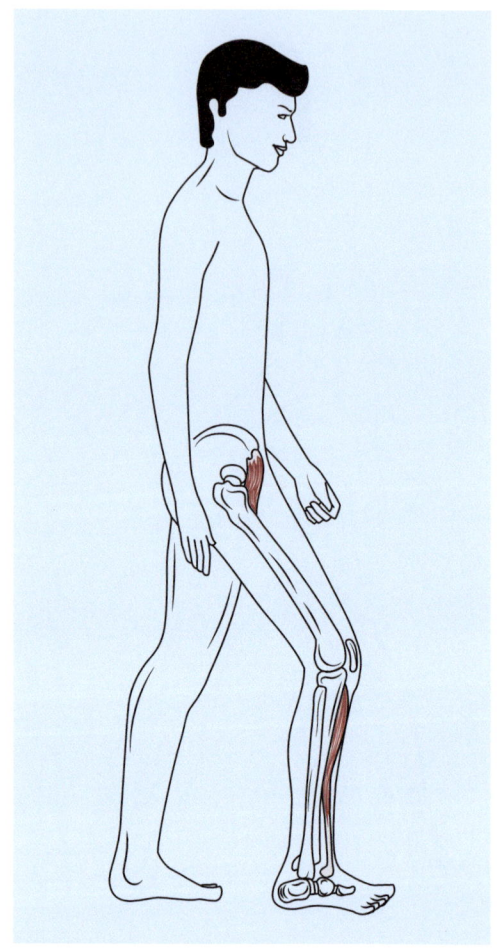

**⬛ Abb. 23.8**   Mid Swing

ist doppelt unterstützt (beide Beine am Boden). Hier wird hauptsächlich durch Restaktivität der Wadenmuskulatur und durch die Anspannung des M. popliteus und des M. adductor longus das Knie in 40° Flexion gebracht und der Fuß in 15° Plantarflexion. Die Streckung der Hüfte reduziert sich. Diese Phase gilt als entscheidend für die folgenden drei Schwungphasen (⬛ Abb. 23.7).

## 23.1.6  Initial Swing

Beginnend mit der initialen Schwungphase („Initial Swing") (⬛ Abb. 23.7) wird das Knie um weitere 20° auf 60° angehoben, der Fuß befindet sich in ca. 5° Plantarflexion und die Hüfte beginnt wieder mit der Beugung. Muskulär gesichert ist diese Phase vom M. iliopsoas, M. gracilis, M. sartorius und dem M. biceps femoris caput breve (⬛ Abb. 23.8).

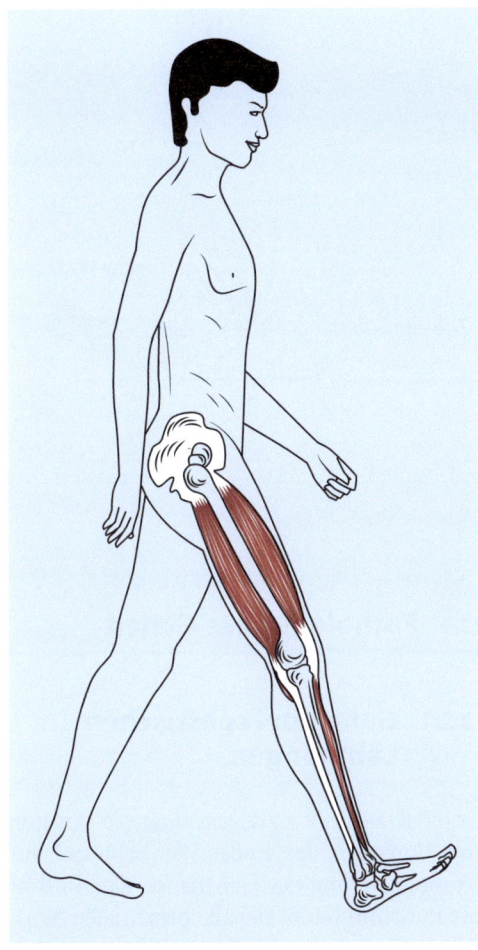

### 23.1.7  Mid Swing

Passiert das Referenzbein mit seinem Sprunggelenk das kontralaterale Bein, beginnt die „Mid Swing" (Mittlere Schwungphase) (■ Abb. 23.8). Jetzt werden die Fußheber wieder aktiv und bringen den Fuß in die Neutralstellung. Die Restaktivität der Hüft- und Kniebeuger vollendet das Durchschwingen des Beines, bis der Unterschenkel senkrecht zum Boden steht (■ Abb. 23.9).

### 23.1.8  Terminal Swing

Die letzte Schwungphase wird als „Terminal Swing" (terminale Schwungphase) (■ Abb. 23.9) bezeichnet und dient der Vorbereitung auf den folgenden Initial Contact des Referenzbeines. Das bedeutet, dass der Schwung des Unterschenkels durch die Mm. ischiocruralia gebremst werden muss. Das Knie sollte nicht überstreckt sein. Die Fußheber sind aktiv und der M. quadriceps femoris hält die Streckung für den Bodenkontakt mit der folgenden Stoßdämpfung. Die Hüfte ist wieder leicht gebeugt, das Knie gestreckt und der Fuß in Neutralstellung (■ Abb. 23.10).

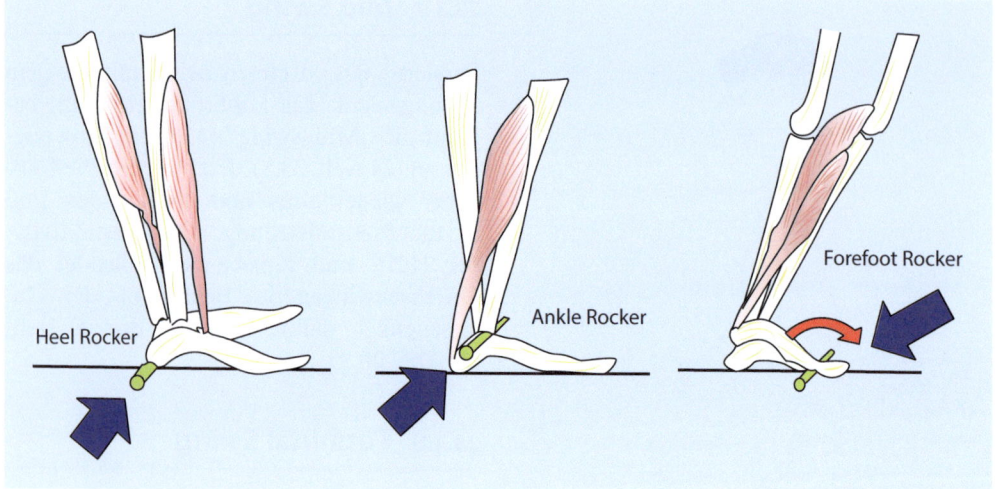

Heel Rocker

Ankle Rocker

Forefoot Rocker

◘ **Abb. 23.10**   Kipphebel/Heel Rocker

### 23.1.9  Kipphebel (Rocker)

Um ein ökonomisches Gangbild zu erreichen, sollte der Initial Contact mit der Ferse stattfinden. Durch das Abrollen über die Ferse wird die Energie in eine Vorwärtsbewegung umgelenkt. Dieser Mechanismus wird als Fersen-Kipphebel („Heel Rocker") bezeichnet (◘ Abb. 23.10).

Im Mid Stance findet der sogenannte Sprunggelenk-Kipphebel („Ankle Rocker") statt. Hierbei wird über die Talusrolle abgerollt (15° im Bewegungsausmaß).

Im Terminal Stance wird der Vorfuß-Kipphebel („Forefoot Rocker"), das Abrollen über die Metatarsalköpfchen mit dem dazugehörigen Abheben der Ferse, benötigt. Diese beiden letzten Rocker (Ankle und Forefoot) dienen dem Gewinnen von Schrittlänge und dem Aufrechterhalten der Vorwärtsbewegung (Perry 2003).

❯ Die Kenntnis dieser Prinzipien erleichtert das Identifizieren des Hauptproblems. Eine stabile Basis, nämlich die Position des Fußes am Boden, sorgt für eine bessere kinematische Kette und für weniger Kompensationen der höher gelegenen Gelenke und des Rumpfes.

### 23.2  Pathologisches Gehen

### 23.2.1  Gehen bei spastischen Lähmungen

Grundsätzlich ist zu sagen, dass die Position und Funktion des Fußes der Schlüssel zur Ökonomisierung des Gehens ist. Der Fuß ist das Punctum fixum für alle proximalen Muskelketten und somit die Stabilität der höher gelegenen Gelenke. Des Weiteren ist der Start des Gehens von elementarer Bedeutung.

❯ Der Initial Contact sollte so nah wie möglich an der Norm sein, damit sich in den nachfolgenden Phasen weniger Abweichungen zeigen.

#### Abweichungen im Initial Contact

Bei spastischen Lähmungen sieht man häufig einen Initial Contact mit dem Vorfuß oder dem ganzen Fuß. Das Problem sollte behoben werden, weil nachfolgende Gangphasen hierdurch stark gestört werden (◘ Abb. 23.11).

Es kann beispielsweise zu Fall 1 kommen: Die Ferse sinkt in Loading Response ab und das Knie wird teilweise oder

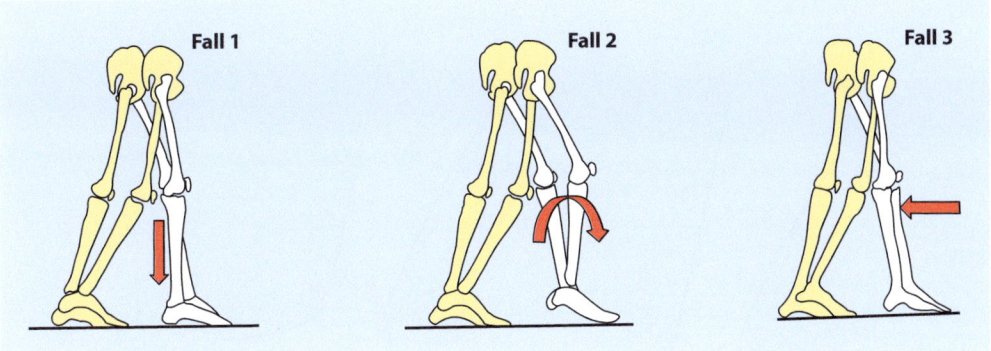

■ **Abb. 23.11**   Initial Contact mit Vorfuß

vollständig gestreckt. In diesem Fall ist die Ökonomie des Gehens nicht gegeben. Der Heel Rocker findet nicht statt und die Bewegungsumlenkung nach vorne in Gangrichtung ist gebremst bzw. gestoppt. Jetzt muss neue Energie generiert werden, um das Gehen fortzusetzen.

In Fall 2 bleibt die Ferse oben und das Knie gebeugt, hier gibt es kaum bzw. keinen Verlust der Vorwärtsbewegung. Allerdings eine erhöhte Vorfußbelastung und einen exzessiven Forefoot Rocker. In Fall 3 sinkt die Ferse in Loading Response auch zu Boden, allerdings gefolgt von einem Hyperextension-Thrust (ein Durchschlagen in Hyperextension) des Kniegelenkes. Dass diese Pathologie die Band-, Kapsel- und Muskelstrukturen in der Kniekehle schädigt, ist bekannt (Perry 2003).

Die Untersuchung kann wie folgt strukturiert werden: In Fall 1 gilt es zu überprüfen, ob ein struktureller oder funktioneller Spitzfuß vorliegt. Die Unterscheidung lässt sich durch die Überprüfung des Bewegungsausmaßes im oberen Sprunggelenk unter Sicherung der Ferse und gebeugtem Knie verifizieren (vgl. Silverskjöld-Test, ▶ Kap. 4). Es ist auch die Muskelkraft der Fußheber (M. tibialis anterior, M. extensor hallucis longus, M. peronaeus etc.) zu überprüfen, um hier Schwächen auszumachen, die ein aktives Anheben des Fußes unmöglich machen. Liegt eine Kombination von

Fußheberschwäche und einem moderaten Spitzfuß vor, ist häufiger Fall 2 zu beobachten. Ist lediglich Letzteres das Problem, ist die Pathologie durch eine Orthese, die den Fuß in 90° zum Unterschenkel hält, eine Lösung (ggf. mit Spitzfußausgleich).

Ob diese Orthese als vordere oder hintere Anlage, mit oder ohne Gelenk angefertigt werden sollte, entscheidet sich nach den möglichen Pathologien in den nachfolgenden Phasen. Ist es eine strukturelle Einschränkung, kann dem Patienten mit einer Absatzerhöhung geholfen werden. Fall 3 ist häufig die Folge einer strukturellen Bewegungseinschränkung des oberen Sprunggelenks.

Meist sind es allerdings mehrere Probleme, die zu einem Initial Contact mit dem Vorfuß führen. Ist beispielsweise die ischiocrurale Muskulatur auch verkürzt, kann das Bein nicht gut in die Terminal-Swing-Position gebracht werden und der Bodenkontakt findet in Knieflexion statt. In jedem Fall sollte auch hier eine klinische Untersuchung der ischiocruralen Muskulatur durchgeführt werden, beispielsweise mit dem Poplitealwinkel (vgl. ▶ Kap. 4).

Es empfiehlt sich eine genaue Analyse, weil oft die Muskulatur nicht wirklich verkürzt ist und eine operative Verlängerung zu Überkorrekturen und zum Unvermögen des Gehens führen kann. Ein Anhaltspunkt

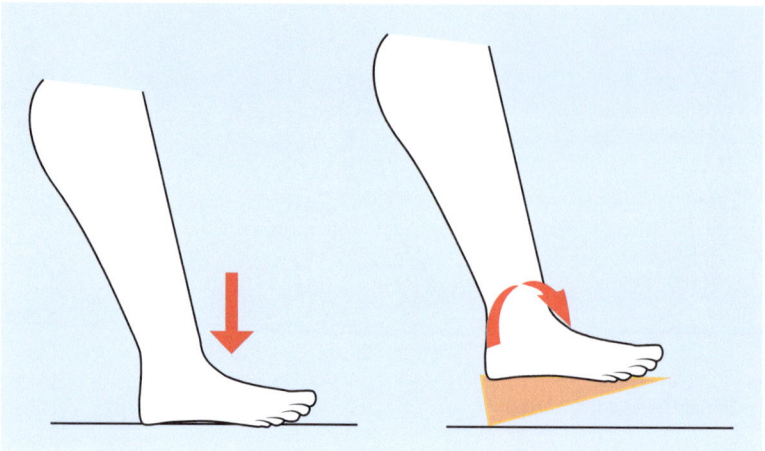

**◙ Abb. 23.12**    Fersenerhöhung

liefert hierbei auch die Ganganalyse. Sieht man während des Gehens ein stark gekipptes Becken, ist eine Verkürzung der Muskulatur nicht sehr wahrscheinlich. Ist das Becken allerdings aufgerichtet, der Patient geht im Kauergang und der Beobachter hat den Eindruck, dass der Patient „sitzend" geht (aufgerichtete Lendenwirbelsäule) ist eine Verkürzung wahrscheinlich.

Diese Beobachtung ersetzt nicht die klinische Untersuchung. Setzt der Patient mit dem ganzen Fuß auf, müsste man den M. quadriceps und die Fußheber auf Kraft untersuchen sowie das obere Sprunggelenk (OSG) auf Beweglichkeit und den M. triceps surae auf Muskellänge. Es gelten die gleichen Prinzipien wie im Falle der Landung mit dem Vorfuß. Sollten die Tests zu keinem Ergebnis führen, besteht die Möglichkeit der willkürlichen Platzierung des Fußes in leichter Plantarflexion, um einen schwachen M. quadriceps zu kompensieren – dazu jedoch mehr im Abschnitt zu den schlaffen Lähmungen (▶ Abschn. 23.2.2). Auf jeden Fall sollte (bis auf den Fall des schwachen M. quadriceps) der initiale Bodenkontakt mit der Ferse wiederhergestellt werden.

Bei Vorliegen einer Muskelschwäche ≥M3 in der Muskelfunktionsprüfung (vgl. ▶ Kap. 4) der Fußheber ohne Kontraktur im Sprunggelenk könnte eine Bandage oder leichte Orthese ausreichen. Ist die Muskelschwäche ausgeprägter (≤M2) sollte eine Orthese verwendet werden. Zusätzlich ist ein Training der Fußheber angezeigt. Dies lässt sich je nach Ausprägung durch physiotherapeutische Übungen erreichen. Günstig ist das Bergabgehen, um die prätibiale Muskulatur zu trainieren. Hierbei erreicht der Patient häufiger einen Fersenauftritt und die Muskulatur wird exzentrisch beansprucht.

❯ Entgegen der langläufigen Meinung, dass eine Orthese oder Bandage die Aktivierung von Muskulatur verhindert, kann nur so eine ökonomische Gangabfolge erreicht werden und die prätibiale Muskulatur erfährt über den Heel Rocker eine exzentrische Aktivierung.

Handelt es sich um eine spastische Wadenmuskulatur, ist es noch wichtiger, den Fersenkontakt wiederherzustellen, weil mit jedem Vorfußkontakt die Spastik getriggert wird und es zu einem globalen Extensionsmuster kommen kann (◙ Abb. 23.12).

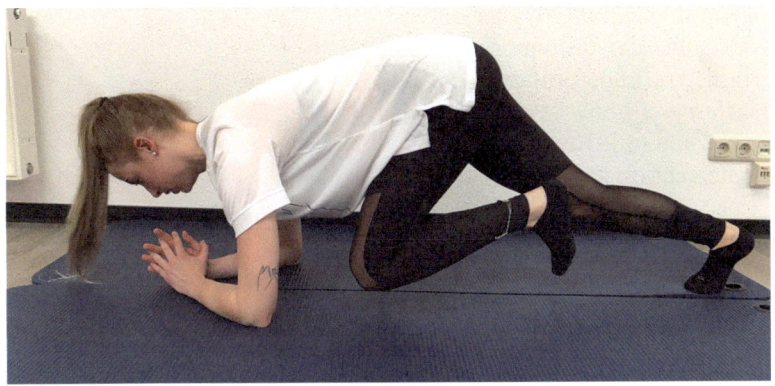

**Abb. 23.13**   Wadenmuskeltraining im Unterarmstütz

In diesem Fall hilft häufig eine Fersenerhöhung zum Ausgleich des Spitzfußes, weil auch hierbei durch den Heel Rocker die prätibiale Muskulatur in die Aktivität gezwungen wird. Es entsteht eine reziproke antagonistische Hemmung. Das Extensionsmuster wird unterbrochen und der Gang flüssiger. Therapeutisch sind statische Dehnungen wenig effizient (Theis et al. 2015). Ein spastischer Muskel hat vor allem Probleme mit der Exzentrik, also dem kontrollierten Nachlassen unter Last. Hierbei lassen sich gute Erfolge mit der exzentrischen Kräftigung und dem Training von Sprungkraft der Waden erzielen ( Abb. 23.13).

> Je nach Kraft sind hierzu unterschiedliche Ausgangsstellungen, beginnend vom Vierfüßler oder Unterarmstütz beidbeinig bis zum einbeinigen Springen variabel einzusetzen.

Ist das Training suffizient, kann die Fersenerhöhung Schritt für Schritt zurückgebaut werden. Verzichtet man auf die Fersenerhöhung und versucht, sein Ziel lediglich durch das Training zu erreichen, sind die Erfolge begrenzt. Der Patient wird bei jedem pathologischen Schritt seine Spastik unterhalten.

## Abweichungen in der Loading Response

Die Loading Response ist wie eingangs erwähnt die Phase der Stoßdämpfung, dazu sollte das Kniegelenk ca. 15–20° Flexion erreichen und der M. quadriceps exzentrisch mit ca. 80 % seiner Maximalkraft die Bewegung in noch mehr Flexion bremsen. Ist das nicht gegeben, ist die Stoßdämpfung gestört. Ist in dieser Phase weniger Flexion oder gar eine Extension im Knie zu beobachten, muss die Dämpfung von anderen Muskeln, beispielsweise der Mm. glutaeus maximus, medius und minimus, übernommen werden. Sind diese auch zu schwach, werden Kompensationen des Rumpfes sichtbar. Hierbei sollte die Muskelkraft und der Tonus des M. quadriceps femoris überprüft werden. Ist ein Initial Contact mit dem Vorfuß vorangegangen, werden wieder das Bewegungsausmaß, die Muskellängen und die Muskelkraft der Fußheber untersucht.

> Die unzureichende Knieflexion in Loading Response kann eine Folge der vorangegangenen Gangphase sein.

Sinkt der Patient in mehr als 20° Flexion im Kniegelenk ab, sollte der M. quadriceps femoris auf Muskelkraft überprüft werden. Je nach Untersuchungsergebnis ist eine orthetische Versorgung und in jedem Fall eine therapeutische Intervention angezeigt. Handelt es sich um einen spastischen M. quadriceps femoris, ist die Empfehlung das exzentrische Training und das Training der Sprungkraft. In der Frontalebene liegt das Augenmerk auf der Betrachtung der Beinachse.

Eine häufige Abweichung in dieser Phase des Gehens ist der sogenannte mediale Kollaps. Das ist eine Kombination aus mehreren Komponenten, den ganzen Körper betreffend. Es ist ein Trendelenburg-Zeichen mit einem Duchenne-Hinken zur Standbeinseite zu beobachten. Der Femur rotiert nach innen, die Patella zeigt nach innen, die Tibia rotiert mit nach innen und der Fuß kollabiert in Pronation. Der mediale Kollaps ist ein dynamisches Problem und klar von Rotations- und Valgusfehlstellungen zu unterscheiden. Steht oder liegt der Patient, ist keine oder nur eine leichte Beinachsenabweichung zu sehen.

Bleibt der mediale Kollaps unbehandelt, können retropatellare oder femurotibilale Abnutzungen entstehen. In der Loading Response ist die größte Last auf den Strukturen. Das Knie befindet sich idealerweise in leichter Flexion – in diesem Moment ist die retropatellare Kontaktfläche mit dem Femur am geringsten und der M. quadriceps arbeitet maximal. Das bedeutet, er erzeugt einen erheblichen Patella-Anpressdruck (■ Abb. 23.14).

Dreht nun der Femur unter der Patella nach innen, verringert sich die Fläche noch mehr und es kommt zu Spitzendrücken retropatellar. Ursächlich hierfür ist häufig eine Insuffizienz der Glutealmuskulatur, was sich durch die Muskelfunktionsüberprüfung verifizieren lässt.

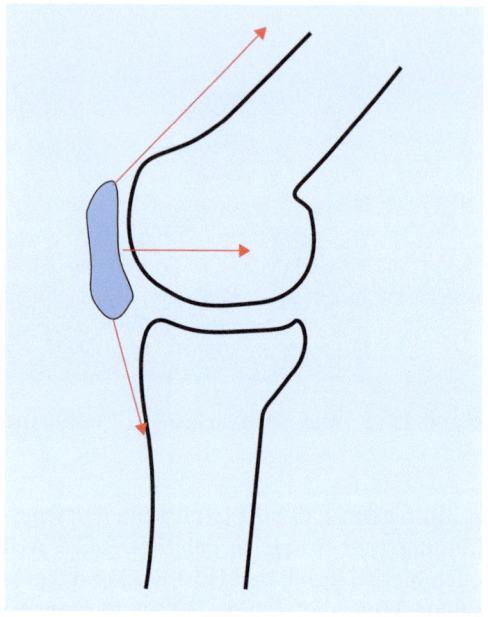

■ **Abb. 23.14**   Patella-Anpressdruck

Eine orthetische Versorgung des medialen Kollapses gestaltet sich schwierig. Versucht man über Einlagen-Versorgung eine Stabilisation von unten zu erzielen, ohne die schwachen Hüftmuskeln zu berücksichtigen, erhöht man die absolute Rotation im Knie. So entsteht mehr Stress im Knie.

Es empfiehlt sich ein gezieltes und intensives Training der Hüftabduktoren, -extensoren und -außenrotatoren (Nascimento et al. 2018). Zur Unterstützung des Trainings kann eine knie- und beckenübergreifende Bandage während des Gehens benutzt werden. Möglich ist beispielsweise das S.E.R.F.-Strap der Firma DonJoy (Greuel et al. 2019). Oberschenkelorthesen sind in diesem Fall meist nicht angezeigt, weil ihnen die rotatorische Korrektur am Oberschenkel und Becken fehlt (■ Abb. 23.15).

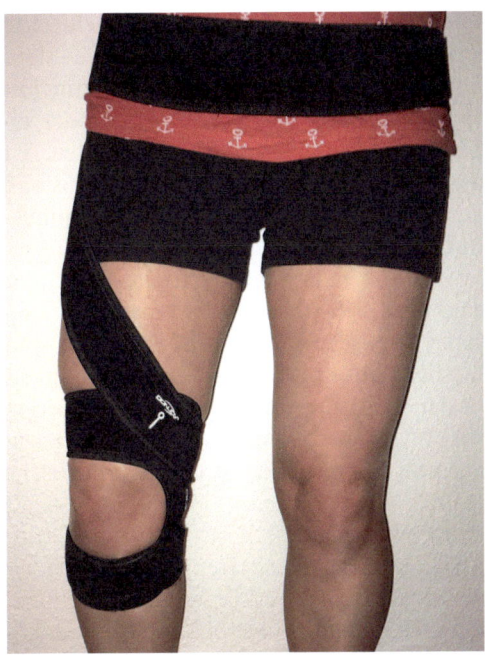

**□ Abb. 23.15**   S.E.R.F.-Strap

## Abweichungen im Mid Stance

In der Mid-Stance-Phase sind normalerweise wenig bis keine Muskeln mit Spitzenwerten aktiv. Nichtsdestotrotz kann es hier zu starken Abweichungen kommen, allem voran zur exzessiven Dorsalextension. Am Ende der Mid Stance wird eine Dorsalextension von 5° erwartet. Nur 5° mehr können erhebliche Auswirkungen auf die Gelenkstellung des Kniegelenks haben. Ist eine exzessive Dorsalextension kombiniert mit einer Knie- und Hüftflexion zu sehen, wird dies häufig als Kauergang bezeichnet.

Der Kauergang zeigt sich nicht nur in den Standphasen, sondern wird als anhaltende Knie- und Hüftbeugung über alle Phasen des Ganges beschrieben (□ Abb. 23.16). Hierbei sollte das Bewegungsausmaß in Streckung des Knie- und Hüftgelenks und des unteren Rückens sowie die Muskelkraft des M. soleus überprüft werden. Ihm wird die Aufgabe zuteil, die Tibia an den stehenden Fuß zu binden

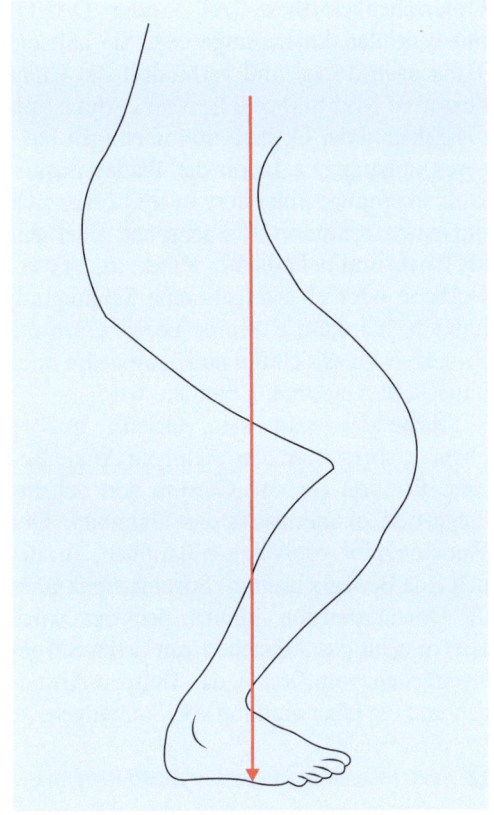

**□ Abb. 23.16**   Kauergang

und den stabilen Stand zu sichern. Ist er zu schwach oder seine Schnellkraft beeinträchtigt, beschleunigt die Tibia nach ventral und das Knie fällt in Flexion. Der M. quadriceps ist nicht in der Lage, das Knie in Abwesenheit einer stabilen Basis im Sprunggelenk zu strecken. Das Bedürfnis des Patienten, den Körperschwerpunkt über der Unterstützungsfläche auszurichten, überwiegt. Der M. quadriceps wird jetzt möglicherweise überlastet, wenn der Patient den Körperschwerpunkt nicht vor das Knie verlagert. Diese Patienten leiden häufig unter retropatellarem Schmerz und/oder einem Patellahochstand (Patella alta).

Sollte die Muskelfunktionsüberprüfung einen Wert ≤M3 in der Wadenmuskulatur betragen, ist eine statische oder dynamische

Unterschenkelorthese (AFO oder DAFO) mit ventraler Anlage angezeigt. Sie hält die Tibia nach dorsal und verhindert die Knieflexion in Mid Stance. Die Verwendung von Gelenken in der Orthese ist von einigen Faktoren abhängig, z. B. ob die Wadenmuskulatur überhaupt innerviert ist und ob es sich um einen schweren Erwachsenen oder ein im Wachstum befindliches Kind, um eine erworbene oder eine angeborene Schädigung handelt. All diese Faktoren beeinflussen die Prognose, ob es sich um eine temporäre oder dauerhafte Versorgung handeln wird.

Verwendet man kein Gelenk in der Orthese, sperrt man den wichtigen Ankle Rocker. Er sorgt für den Gewinn von Schrittlänge und ökonomisiert das Gangbild. Des Weiteren gibt es Alltagssituationen, in denen eine Beweglichkeit im Sprunggelenk über 0° Dorsalextension hinaus benötigt wird. Hierzu zählt das Aufstehen von tiefen Sitzgelegenheiten, vom Boden, das Treppen-Absteigen und die Überwindung von Steigungen.

> Sperrt man den Ankle Rocker, sollte man auf jeden Fall einen Forefoot Rocker zulassen. Das heißt, der Vorfuß der Orthese muss flexibel sein. Dann kann der Patient über den Vorfuß abrollen und den Alltag weitestgehend normal bestreiten.

Liegt die Muskelkraft der Wade bei ≥M3, könnte eine Absatzerhöhung die biomechanischen Voraussetzungen für die Wade durch Annäherung und Verschiebung des Drehpunktes günstig beeinflussen. Das Training der Wadenmuskulatur ist sehr wichtig, weil die aufzubringende Kraft während des Gehens erheblich ist.

> Für einen Muskelfunktionswert von M5 sollte man ≥20 Repetitionen von einbeinigem Zehenstand bei gestrecktem Knie erreichen.

Sind Kontrakturen in Hüfte oder Knie vorhanden, die physiotherapeutisch nicht zu beheben sind, könnte eine Operation angezeigt sein.

In Mid Stance ist auch eine reduzierte Dorsalextension (0°) oder exzessive Plantarflexion (≥5°) möglich. Diese kann mit einem entweder gestreckten Knie oder einem hyperextendierten Knie auftreten. Ist das der Fall, sollte das Bewegungsausmaß des OSG und die Kraft der Wadenmuskulatur getestet werden. Ist das Sprunggelenk in seiner Beweglichkeit eingeschränkt, empfiehlt sich beispielsweise manuelle Therapie. Statische manuelle Dehnungen sind hierbei nicht angezeigt. Ist der Patient nicht in der Lage, mit seinem eigenen Körpergewicht auf einem Bein das volle Bewegungsausmaß zu erreichen, ist die therapeutische Dehnung insuffizient. Hierbei empfiehlt sich das dynamisch exzentrische Training auf z. B. einer Treppenstufe. Bei einer strukturellen Verkürzung mit fest- bzw. hartelastischem Endgefühl könnte eine Absatzerhöhung oder Operation helfen. Bei schwacher Wadenmuskulatur sollte diese entsprechend der verbliebenen Funktion trainiert werden.

> Auf jeden Fall sollte während der Mid Stance eine Bewegung Richtung Dorsalextension ermöglicht werden, wenn die Wadenmuskulatur voll kräftig ist – sie ist der Ankle Rocker und somit wichtig für die Generierung von Schrittlänge kontralateral.

Eine weitere mögliche Abweichung in Mid Stance ist das „Wobble" (Vor- und Zurückwackeln des Kniegelenks). In Mid Stance ist es häufig ein Problem der intermuskulären Koordination. In dieser Phase sollte ein Umschalten von der prätibialen auf die posttibiale Muskulatur stattfinden, weil der Körperschwerpunkt über den stehenden Fuß gebracht wird. Ist die Schnellansteuerung der Muskulatur gestört (leichte Spastik), kann es zu diesem Phänomen kommen. Dieses klinische Bild lässt sich gut mit Gleichgewichtstraining, wenn möglich im Einbeinstand auf z. B. einem Kipp- oder Wackelbrett bzw. auf einem stochastischen Resonanztrainer wie dem Galileo® behandeln.

## Abweichungen im Terminal Stance

In der terminalen Standphase sind häufige Probleme die reduzierte Dorsalextension, die Überstreckung des Kniegelenks, die vermehrte Beugung des Kniegelenks oder die verminderte Hüftextension. Bei spastischen Lähmungen ist die verminderte Dorsalextension in Verbindung mit einer Hyperextension am Knie am wahrscheinlichsten. Eine Einschränkung der Hüftbewegung kann, muss aber nicht vorliegen. Im Falle einer verminderten Dorsalextension ($\leq 10°$) müssen die Beweglichkeit des Sprunggelenks und die Muskellänge des M. triceps surae überprüft werden. Auch hier bestimmt der klinische Befund die Behandlung: entweder Bewegungserweiterung, Absatz oder Training. Des Weiteren empfiehlt sich die Testung des M. biceps femoris caput brevis. Seine Funktion ist in dieser Phase die Verhinderung der Überstreckung des Kniegelenks in Zusammenarbeit mit dem M. gastrocnemius. Ist er/sind sie zu schwach, sollte auch hier ein gezieltes Training gestartet werden und die Umsetzung in den Gang durch beispielsweise Ausfallschritte auf der kontralateralen Seite unter Berücksichtigung der Kniekontrolle erfolgen.

## Abweichungen im Pre Swing

Die Pre-Swing-Phase ist elementar wichtig für die folgenden Schwungphasen. Hier kann es zu folgenden Auffälligkeiten kommen: zunächst zu einer verminderten Plantarflexion (wir erwarten 15°). Ist das der Fall, schauen wir auf die Terminal-Stance-Phase (TST). Oft ist diese Phase schon auffällig und die Vorspannung der Wadenmuskulatur in 10° Dorsalextension mit abgehobener Ferse hat nicht stattgefunden. Fehlt diese Vorspannung, kann das Sprunggelenk in Pre Swing nicht in die volle Plantarflexion mit Anhebung der Ferse und Beugung von 40° im Kniegelenk. Wenn das Kniegelenk in Terminal Stance in Hyperextension war, kann es jetzt nicht gut entriegelt werden. War die Hüftstreckung in der TST nicht ausreichend, wird auch die Beugung im Knie beeinträchtigt sein. Das ist insofern von Bedeutung,

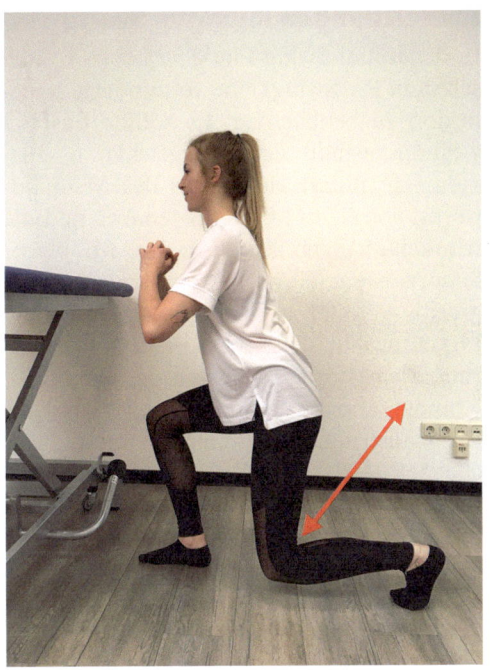

**◻ Abb. 23.17**   Lunges für das hintere Bein

weil in der initialen Schwungphase (Abheben des Beines vom Boden) eine Kniebeugung von 60° erreicht werden sollte, damit der Fuß nicht hängen bleibt (hierzu mehr im ► Abschn. 23.2.2 zu den schlaffen Lähmungen). Die häufigste Ursache von reduzierter Knieflexion in Pre Swing ist eine Tonuserhöhung im M. quadriceps bzw. im M. rectus femoris. Bestätigt sich dies in der klinischen Untersuchung, ist auch hier wieder eine exzentrische Kontrolle anzustreben.

> ❯ Am effektivsten erscheint hier die Kombination aus Contract-Relax (aus dem PNF-Konzept) für die Kniestreckung und die darauffolgende Aktivierung der Antagonisten.

Für die Umsetzung in den Gang empfiehlt sich die Durchführung von „Lunges" (dynamischen Ausfallschritten), wobei hier das hintere Bein in die exzentrische Kontrolle gezwungen wird und ein Übertrag ins Gangbild erfolgt (◻ Abb. 23.17).

## Abweichungen im Initial Swing

In der Initial-Swing-Phase ist oft (wie auch schon in Pre Swing) eine verminderte Knieflexion zu beobachten. Es sollten das Bewegungsausmaß des Kniegelenks in Flexion (60° nötig), der Tonus des M. quadriceps, vor allem M. rectus femoris und die Muskelkraft von M. iliopsoas, M. biceps femoris caput brevis, M. sartorius und M. gracilis getestet werden. Sie sichern diese Phase muskulär. Ist die Knieflexion zu gering, bleibt der Fuß hängen oder es finden Kompensationen statt (vgl. Mid Swing). Es kann auch eine Kombination aus Schwäche der Hüft- und Kniebeuger mit einer M.-rectus-femoris-Dominanz vorliegen. Ist im Pre Swing die Kniebeugung nicht ausreichend vorhanden gewesen, sollte der M. gastrocnemius auf Kraft getestet werden. Hat er nicht genug Aktivierung und Vorspannung im Terminal Stance entwickelt, ist eine reduzierte Knieflexion in Pre Swing möglich.

Man spricht hierbei oft vom „Stiff Knee Gait" (Gage et al. 2010). Liegt diese Pathologie vor, ist auch in Mid Swing eine verminderte Knieflexion zu sehen.

> Patienten mit schwachen Beugern neigen dazu, den M. rectus femoris in seiner Funktion als Hüftbeuger zu nutzen. Ungünstigerweise streckt dieser auch das Knie und der Fuß kann nicht vom Boden gehoben werden bzw. wird noch in den Boden geschoben.

Die elegante Variante der physiotherapeutischen Intervention ist auch hier, die Exzentrik des M. rectus femoris in Pre Swing sicherzustellen und nachfolgend die Hüft- und Kniebeuger in der offenen Kette zu trainieren.

> Eine schnelle Lösung scheint hier das Bekleben der Fußspitze oder das Tragen von Socken über der Fußspitze, sodass der Fuß über den Boden geschoben werden

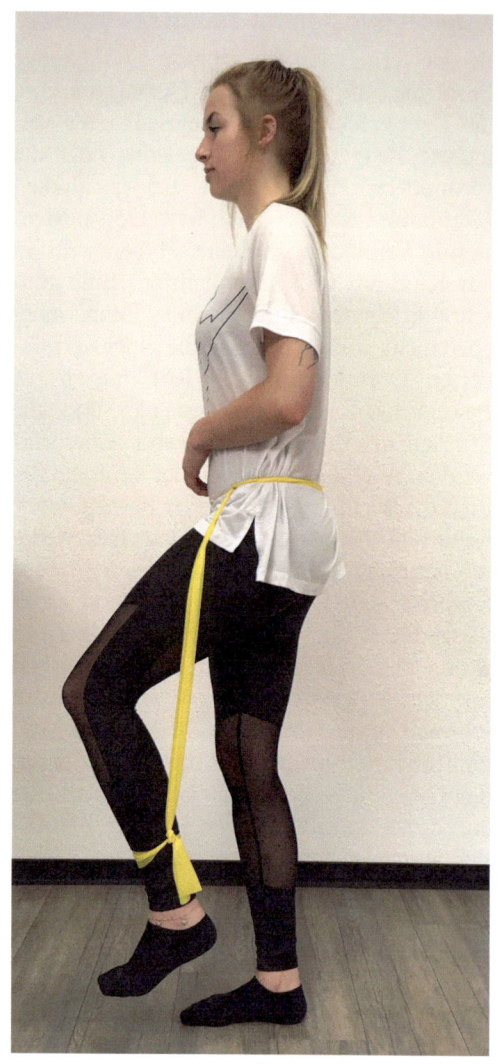

◧ **Abb. 23.18**   Theraband-Übung

kann. Dies ist allerdings langfristig nicht sinnvoll im Hinblick auf das motorische Lernen. Das Verwenden einer Gleitspitze führt dazu, dass der Patient das Bein nicht zu heben lernt.

Hilfreich kann es sein, mit Therapiebändern die Hüft- und Kniebeugung zu erleichtern und dem Patienten so ein Gefühl für die Bewegung zu geben (◧ Abb. 23.18). Die Anlage des Therapiebandes sollte so gestaltet sein, dass eine

Hüft- und Kniebeugung bei Entlastung des Beines erfolgt. Je nach Stärke der Bänder kann der Patient so unterstützt werden. Wichtig hierbei ist, dass dies auch im Gehen trainiert wird. Oft ist geschieht dann der Initial Contact mit gebeugtem Knie, das kann während des Trainings aber vernachlässigt werden. Orthetisch konnte diese Pathologie bisher noch nicht suffizient versorgt werden.

## Abweichungen im Mid Swing

In der Mid-Swing-Phase ist die häufigste Abweichung bei spastischen Patienten das Hängenbleiben mit dem Fuß oder dessen Kompensationen (wie Zirkumduktion, Hikes, Contralateral Vaulting).

Unter „Hikes" versteht man die ipsilaterale Beckenanhebung. Mit ihr kann die Bodenfreiheit erreicht werden. „Contralateral Vaulting" beschreibt das Hochdrücken auf die Zehenspitze des Standbeines, um das kontralaterale Schwungbein über den Boden zu heben. Alle eben erwähnten Kompensationen dienen dem Gewinn von Höhe auf der Schwungbeinseite.

Hier empfiehlt sich die Testung der Muskelkraft der Fußheber, die Beweglichkeit des oberen Sprunggelenks und das Bewegungsausmaß des Kniegelenks. Je nach Befund kann mit einer Orthesen- oder Bandagenversorgung, dem Training der Fußheber oder der Bewegungserweiterung von Fuß- und Kniegelenk eine Verbesserung erreicht werden.

> Häufiger als das Hängenbleiben des Fußes in Mid Swing ist eindeutig das Hängenbleiben in Initial Swing.

## Abweichungen im Terminal Swing

Die Probleme der letzten Schwungphase, dem Terminal Swing, sind von sehr großer Bedeutung für die Position des Beines in Initial Contact. Die häufigsten Abweichungen in dieser Phase sind die unzureichende Kniestreckung und die unzureichende Dorsalextension. Es gilt die Bewegungsausmaße von Knie und Fuß sowie die Muskelkraft des Fußhebers wie auch die Muskellänge der Mm. ischiocrualia zu testen. Das ist übrigens bei spastischen Lähmungen die häufigste Ursache.

> Liegt eine globale Flexionsspastik vor, empfiehlt es sich, den Trigger der Spastik zu identifizieren und zu beheben. Hierbei kann es sein, dass sich durch eine Dehnung des M. iliopsoas in der Terminal-Stance-Phase die Flexionsspastik über alle Schwungphasen bis zur terminalen erstreckt.

## Abweichungen des Fußes in der Frontalen

Betrachten wir die Fußstellung aus der Frontalen (unteres Sprunggelenk), sehen wir bei spastischen Gangbildern häufig eine Inversionstellung. Hierbei ist zu unterscheiden, ob diese Beobachtung nur den Vorfuß betrifft bei aufgerichteter Ferse (Supinationsstellung) oder ob auch eine Inversion des Rückfußes vorliegt. Des Weiteren sollte beobachtet werden, ob die Pathologie nur in den Schwungphasen oder auch in den Standphasen vorliegt. Handelt es sich um eine Supinationsstellung im Vorfuß ohne Rückfußbeteiligung, die in den Schwungphasen auftritt, ist eine Gelenkseinschränkung unwahrscheinlich. Es sollte der M. peronaeus getestet werden. Ist er innerviert, dann ist es wahrscheinlich, mit physiotherapeutischen Maßnahmen eine Kräftigung zu erreichen. Unterstützend kann hierbei eine Bandage, die den Mittelfuß in Pronation zieht, angewendet werden. Ein Torsionsfehler der Tibia könnte auch vorliegen. Dieser ist weder mit Physiotherapie noch mit Orthetik zu beheben.

Tritt die Pathologie auch in den Standphasen auf, wird häufig eine speziell angepasste Einlage (ggf. propriozeptiv) den Mittelfuß in den Standphasen unterstützen. Die Wirksamkeit ist bisher nicht nachgewiesen.

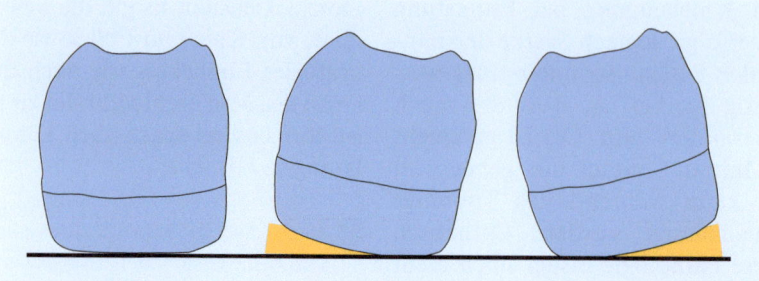

**■ Abb. 23.19**   Schuhzurichtung

Handelt es sich jedoch um eine tatsächliche Inversionsstellung, die auch den Rückfuß betrifft, ist eine Versorgung mit einer FO (Fußorthese) angezeigt. Eine Einlagenversorgung allein ist meist insuffizient. Häufig verfügt hierbei der M. tibialis posterior über eine Tonuserhöhung mit Verkürzung. Es empfiehlt sich, die Gelenkbeweglichkeit zu überprüfen. Sollte eine strukturelle Gelenkeinschränkung vorliegen, könnte ein operativer Eingriff induziert sein. Es ist auch möglich, mit einer Schuhversorgung (orthopädische Maßschuhe) die bestmögliche Stabilisierung und Standfestigkeit herzustellen. Hierbei wäre die Pathologie nicht korrigiert, lediglich gefasst und der volle Bodenkontakt mit dem Schuh sichergestellt. Ist die Abweichung nur leicht, könnte auch eine orthopädische Schuhzurichtung mit Kantenausstellung und Keil in der Frontalebene ausreichend sein. Ein medial platzierter Keil kann den Fuß wieder auf den Boden bringen. Ein lateral platzierter Keil kann den Hebel für den M. tibialis posterior vergrößern und ihn möglicherweise zur Exzentrik zwingen, womit in Loading Response der Fuß dann vollen Bodenkontakt erhält (■ Abb. 23.19).

Mit zunehmendem Alter kann auch eine Eversionsstellung auftreten. Sie ist gekennzeichnet durch eine Eversion des Rückfußes. Es gelten die gleichen Prinzipien bezüglich Bewegungseinschränkungen wie bei der Inversionsstellung. Oft liegt der Pathologie eine Schwäche des M. tibialis posterior

zugrunde. Auch hier ist eine Kombination mit einem Spitzfuß wahrscheinlich. Therapeutisch lässt sich die Fußstellung schlecht beeinflussen. Eine orthopädische Schuhzurichtung kann den Fuß in eine Position versetzen, die die kinematische Kette günstig beeinflusst.

> Häufig ist die Inversionsstellung des unteren Sprunggelenks ein kompensierter Spitzfuß. Es sollte also auch das obere Sprunggelenk auf sein Bewegungsausmaß überprüft und mitversorgt werden.

> Spastische Muskeln sollten möglichst nicht auf dem Trampolin trainiert werden. Es besteht die Gefahr, die Spastik und Kloni zu verstärken. Besser ist das Training (und Springen) auf dem harten Boden.

## Besonderheiten

### ■ Besonderheit Einwärtsgang

Der Einwärtsgang – das Gehen mit nach medial zeigenden Knien – ist oft mit anderen pathologischen Gangmustern wie dem Kauergang oder dem Zehenspitzengang kombiniert. Es empfiehlt sich, genau zu beobachten, welche Komponente mehr rotiert ist. Die Stellung der Füße kann Aufschluss geben. Dem Einwärtsgang können knöcherne Fehlstellungen des Ober- und/oder Unterschenkels zugrunde liegen. Beispielsweise eine erhöhte femorale Antetorsion oder eine Tibiatorsion können zu einem Innenrotationsgang führen (Döderlein 2015). Der Verdacht lässt sich (wie in ▶ Kap. 4 beschrieben) leicht überprüfen. Ist das der Fall, sind physiotherapeutische Interventionen oder orthetische Versorgungen nicht suffizient und ein operativer Eingriff muss diskutiert werden. Es kann eine Flexionskontraktur der Hüfte vorliegen oder eine Schwäche der Hüftaußenrotatoren (M. glutaeus maximus pars cranialis) bei gleichzeitiger Tonuserhöhung der Hüftinnenrotatoren. Hierbei können physiotherapeutische Interventionen angezeigt sein. Den Patienten fällt es oft leichter, in mehr Beugung von Hüfte und Knie die Beine nach außen zu rotieren. Beispielsweise sind das Gehen im Bärengang oder „Froschhüpfen" gute Übungen. Der Einwärtsgang sollte klar vom medialen Kollaps (vgl. ▶ Abschn. 23.2.1) differenziert werden.

- **Besonderheit Spitzfußgang**

Der Spitzfußgang ist gekennzeichnet durch eine Spitzfußstellung in allen Standphasen. Auch er ist oft kombiniert mit anderen Pathologien wie dem Einwärtsgang oder dem Kauergang. Der Vorfuß ist hierbei die gesamte Zeit mehr belastet (Wren et al. 2005). Das führt zu einer dauerhaften kleinen Unterstützungsfläche und Einschränkungen der Standstabilität. Es gilt die Beweglichkeit des OSGs zu überprüfen und die Muskellängen von M. gastrocnemius und M. soleus zu differenzieren.

Der idiopathische Zehengang ist nicht mit anderen Pathologien kombiniert, gehört nicht zum spastischen Gangbild und soll deshalb hier nicht näher beschrieben werden (van Kuijk et al. 2014).

## Motorisches Lernen

Das Lernen einer neuen Bewegung oder das Verbessern und Umlernen von Bewegungen wie dem Gehen unterliegt bestimmten Gesetzmäßigkeiten. Zum einen sollte das Training spezifisch sein. Wenn das Gehen

verbessert werden soll, dann muss es trainiert werden. Dabei spielt es keine Rolle, ob es auf dem Boden oder auf dem Laufband durchgeführt wird (Moreau et al. 2016). Auch Hilfsgeräte wie der Lokomat® haben sich in der Therapie durchgesetzt. Die Anzahl der Repetitionen kann damit deutlich erhöht werden, was zu einem besseren Lernerfolg führt (Crossman 1956). Kräftigungsübungen scheinen der klassischen Therapie nicht überlegen zu sein (Ryan et al. 2017). Positives Feedback und Erfolgserlebnisse fördern das Lernen (Wulf et al. 2010). Das motorische Lernen kann durch gestörte Kognition der Patienten erschwert sein. Hierbei ist die größte Herausforderung die Umweltgestaltung für die Therapiesituation und die Motivation.

## Bedeutung der Physiotherapie

Die Mehrzahl der neuroorthopädischen Krankheitsbilder mit Spastik ist angeboren. Das bedeutet, es findet keine normale Entwicklung der Innervation, der Muskulatur und der Gelenke statt. Das therapeutische Ziel ist hierbei, die Voraussetzungen für eine Entwicklung zu schaffen, die so nah wie möglich an der Norm liegt. Das Noch-Vorhandensein von Reflexen wie beispielsweise Schreitreflex und Fußgreifreflex können die Therapie und Versorgung erschweren (Döderlein 2015). Es kann zu homologen Mustern kommen, was dazu führt, dass die Patienten keine Selektivität einzelner Muskeln oder auch Muskelgruppen haben. Die Aktivierung spastischer Muskeln ist oft dauerhaft und von Kokontraktionen geprägt. Die Muskulatur entwickelt sich ungleich und führt somit zu noch mehr Dysbalancen und Kontrakturen. Daraus können auch knöcherne Deformitäten resultieren. Unbehandelt verschlechtert sich die Gehfähigkeit und es kann zur Rollstuhlpflichtigkeit kommen (Gage et al. 2010).

Es gibt keine generelle Empfehlung über die therapeutischen Interventionen (Ryan et al. 2017) oder die Bauart der Unterschenkelorthesen bei spastischen Läsionen.

Die Auffälligkeiten können sich sehr ähneln und doch unterschiedliche Ursachen haben. Eine gründliche Untersuchung der Patienten deckt den genauen Versorgungsbedarf auf und ermöglicht so die beste Behandlung (Aboutorabi et al. 2017). Des Weiteren muss in jedem Fall der Übertrag in das Gehen auch speziell trainiert werden, sonst kommt es nicht zum Geherfolg (Booth et al. 2018).

### 23.2.2 Gehen bei schlaffen Lähmungen

Beim Vorliegen von schlaffen Lähmungen ist das Gehen von vielen Kompensationen der Muskelschwächen gekennzeichnet. Am auffälligsten sind der Initial Contact und die Loading Response. Hier wird viel Muskelkraft benötigt, um die Lastübernahme zu gewährleisten.

#### Abweichungen im Initial Contact

Beim Initial Contact kann es auch einen Kontakt mit dem Vorfuß oder dem ganzen Fuß geben. Hierbei gelten die gleichen Tests und Prinzipien. Es werden allerdings die muskulären Schwächen im Vordergrund stehen. Nichtsdestotrotz ist es wichtig, die Gelenkbeweglichkeit zu überprüfen. Sie bestimmt den physiotherapeutischen Behandlungserfolg oder die orthetische Versorgung.

#### Abweichungen in der Loading Response

In der Loading Response gilt besonderes Augenmerk auf die Stellung des Kniegelenks. Ist dieses gestreckt oder gar überstreckt, weist das auf eine mögliche Schwäche des M. quadriceps hin. Nun ist es wichtig zu wissen, wie die Prognose der vorliegenden Grunderkrankung aussieht, um dem Patienten ein ökonomischeres

Gangbild zu ermöglichen. Liegt ein Anlagefehler oder eine komplette spinale Lähmung vor, dann sollte die Funktion durch oberschenkellange Orthesen kompensiert werden. Dies gilt auch für langsam fortschreitende Erkrankungen. Das Feld der Oberschenkelorthesen ist weit und bietet viele Möglichkeiten der Versorgung. Angefangen von starren Gelenken der Knie über rückverlagerte Gelenke bis zu in mechanischen bzw. elektronischen Standphasen gesicherten Kniegelenken. Letztere verlangen viel Kognition vom Patienten, ermöglichen allerdings ein nahezu normales Gangbild mit Kniestreckung in den Standphasen und Kniebeugung in den Schwungphasen. Die Versorgung und das Training mit derartigen Orthesen sollten in enger Zusammenarbeit von Physiotherapie und Orthopädietechnik erfolgen. Das Alltagstraining, wie Aufstehen/Hinsetzen, Treppensteigen, Aufstehen vom Boden, Überwinden von Steigungen, Falltraining etc. müssen speziell trainiert werden. Dafür ist es notwendig, die Funktionsweise der Orthese genau zu kennen und gegebenenfalls Anpassungen vorzunehmen.

> ❯ Ein gebeugtes Knie in Loading Response verlangt viel Aktivität und Kraft vonseiten des M. quadriceps und somit ist dessen Schwäche keine Ursache dafür.

Der M. quadriceps ist unabhängig vom Kraftgrad hauptsächlich in geschlossener Kette aktiv und sollte auch so trainiert werden. Eine Herausforderung stellt hierbei die Übungsauswahl dar. Das Training auf dem Trampolin wirkt tonisierend und kann bei schlaffen Lähmungen gut angewandt werden. In Abhängigkeit von der Muskelkraft kann eine Gewichtsentlastung bzw. Abgabe von Körpergewicht auf stabile Unterstützungsflächen angezeigt sein (■ Abb. 23.20).

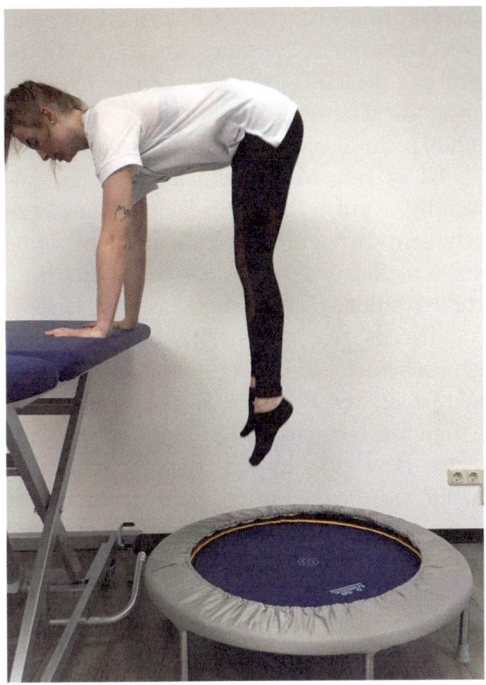

■ **Abb. 23.20**   Training auf dem Trampolin

Eine weitere häufige Abweichung in Loading Response ist das sogenannte Trendelenburg-Zeichen. Die Hauptursache hierfür ist die Schwäche der Abduktoren (meist $M \geq 3$). Durch ihre tiefe Innervationshöhe von S1–S2 sind sie bei fast allen spinalen Erkrankungen (z. B. Meningomyelocele [MMC]) beeinträchtigt. In diesem Fall lassen sich die Abduktoren wieder gut in der geschlossenen Kette trainieren. Es gelten die gleichen Prinzipien wie beim M. quadriceps femoris. Ist die Schwäche der Abduktoren noch größer ($M \leq 2$), wird der Patient mit einer Rumpfseitneigung in Loading Response reagieren (Duchenne-Hinken). Ist keine Innervation vorhanden oder zu erwarten, muss kompensiert werden. In der orthetischen Versorgung bedeutet dies eine beckenübergreifende Orthese oder ein Exoskelett.

Bei spinalen Erkrankungen ist im Falle eines Ausfalls der Abduktoren auch die Wadenmuskulatur betroffen. Beides zusammen ergibt eine absolute Stand-Instabilität und wird am besten mit Gehstützen oder Rollatoren versorgt. Das ist nötig, weil das Absinken des Beckens Folgen für den Rumpf hat. So wird sich durch das Bestreben, den Rumpf und Kopf mittig zu halten, eine Lateralflexion der Wirbelsäule ereignen. Diese Abweichung zieht möglicherweise eine Degeneration der Wirbelsäule nach sich (Bandscheiben, Facettegelenke) und kann zu schmerzhaften Zuständen führen.

Das Duchenne-Hinken kann auch durch schmerzhafte Zustände am Standbein hervorgerufen werden. Hierzu bitte den Patienten befragen. Eine weitere Möglichkeit ist, dass der Patient ein funktionell zu langes Bein kontralateral aufweist (schwache Beugerkette, Gelenkeinschränkungen des Fußes in Dorsalextension, des Knies in Flexion etc.). Dann tritt das Duchenne-Hinken erst in Mid Stance und Terminal Stance auf. Ist das der Fall, dann sollte das kontralaterale Bein auf Kraft und Beweglichkeit getestet werden.

Betrachten wir die Sagittale, könnte auch ein „Forward Lean" (Oberkörpervorlage) auftreten. In diesem Fall könnte eine Schwäche des M. quadriceps, der Mm. ischiocrularia oder des M. glutaeus maximus vorliegen.

❯ Dynamische Abweichungen am Rumpf, das bedeutet z. B., der Patient zeigt einen Forward Lean in den Standphasen, richtet sich danach aber wieder auf. Hier liegt die Ursache der sichtbaren Pathologie am Rumpf sehr wahrscheinlich an der Schwäche der Beinmuskulatur.

Ähnlich verhält es sich bei z. B. dem dynamischen Backward Lean oder dem Duchenne-Hinken. Um auszuschließen, dass es sich um ursächliche Rumpfprobleme handelt, eignet sich der freie Sitz.

> ❯ Wer frei sitzen kann, ist auch dazu in der Lage, den Oberkörper zu transportieren.

Tritt der Forward Lean erst in Mid Stance und Terminal Stance auf, könnte es sich um eine Bewegungseinschränkung des oberen Sprunggelenks handeln. Kann der Ankle Rocker (Sprunggelenkskipphebel) nicht stattfinden, dann kompensiert der Patient den fehlenden Vortrieb über die Oberkörpervorlage. Die Behandlung des Spitzfußes erfolgt je nach Befund wie bei spastischen Lähmungen durch physiotherapeutische Behandlung oder orthopädietechnische Versorgung.

## Abweichungen in Mid Stance und Terminal Stance

In der Phase der Mid Stance kann eine exzessive Dorsalextension vorliegen (mehr als 5°). Zu sehen ist diese meist an einer verstärkten Knie- und Hüftflexion in der mittleren und terminalen Standphase. In dem Fall bitte die Kraft der Wadenmuskulatur und Beweglichkeit von Fuß, Knie und Hüfte überprüfen (siehe auch Abschn. „Abweichungen im Mid Stance").

Oft ist bei einer tatsächlichen Ursache der Abweichung am Rumpf eine anhaltende Seitwärts- oder Vorwärts- bzw. Rückwärtsneigung zu beobachten. Skoliosen, Morbus Bechterew, andere Versteifungen der Wirbelsäule sind hier nur exemplarisch zu nennen.

## Abweichungen in den Schwungphasen

In den Schwungphasen kann ein Hängenbleiben des Fußes zu beobachten sein. Es ist wichtig zu beobachten, in welcher Phase des Schwunges der Fuß hängen bleibt.

Fall 1: Der Fuß bleibt in Initial Swing hängen, also bevor das Schwungbein das Standbein überholt. Die Bodenfreiheit wird in dieser Phase vom Bewegungsausmaß des Knies bestimmt. Es sollten 60° Knieflexion erreicht werden, um das Bein durchzuschwingen. Erreicht das Knie nicht die gewünschte Gradzahl, sollte das Bewe-

gungsausmaß des Knies überprüft werden. Des Weiteren sollte eine Muskelfunktionsprüfung der Hüft- und Kniebeuger (M. gracilis, M. sartorius, M. iliopsoas, M. biceps femoris caput breve) durchgeführt werden.

Ist es eine Muskelschwäche, ist es notwendig, auf die Pre-Swing-Phase zu schauen. Erreicht der Patient auch keine 40° Knieflexion, sollte dies zuerst sichergestellt werden. Eine Tonuserhöhung des M. quadriceps wie bei spastischen Lähmungen scheidet aus. Es besteht die Möglichkeit, dass der Forefoot Rocker gestört ist. Mögliche Ursachen hierfür sind beispielsweise Bewegungseinschränkungen der Zehengrundgelenke oder Schmerzen unter dem Vorfuß. Physiotherapeutisch kann eine Mobilisation der Zehengrundgelenke helfen. Auch ungeeignetes zu festes Schuhwerk an der Sohle kann dazu führen. Eine Abrollhilfe oder Änderung des Schuhwerks könnte dies schuhtechnisch kompensieren.

Beim Vorliegen einer Schwäche der Hüft- und Kniebeuger sind Kräftigungsübungen in der offenen Kette angezeigt. Trainingsunterstützend kann bei Muskelfunktionswerten unter M3 ein Theraband eingesetzt werden (siehe ◘ Abb. 23.18).

Fall 2: Der Fuß bleibt in Mid Swing hängen, also wenn das Schwungbein das Standbein überholt. Häufig liegt dem das Vorhandensein einer Schwäche der prätibialen Muskulatur zu Grunde. Eine selektive Schwäche der prätibialen Muskulatur wird häufig gut über größere Knie- und Hüftwinkel kompensiert. Es werden also noch weitere Probleme vorliegen.

Ein Blick auf das gegenüberliegende Standbein, welches sich gerade in Mid Stance befindet, kann Klarheit bringen. Ist das Standbein also kontralateral funktionell zu kurz, kann das „längere Schwungbein" nicht gut vorbeigeführt werden. Mögliche Ursachen können die exzessive Dorsalextension, die Knieflexion und Hüftflexion oder auch das Absinken des Beckens zur Gegenseite (Trendelenburg-Zeichen) auf der Standbeinseite sein.

## Die Bedeutung der Physiotherapie

Bei schlaffen Lähmungen ist das Hauptaugenmerk der Physiotherapie, verbliebene Funktionen zu erweitern, die orthetische Versorgung zu begleiten und gegebenenfalls anpassen zu lassen. Die geeignete Kompensationsstrategie für den Patienten im Gang beispielsweise auf unebenem Gelände und beim Treppensteigen herauszufinden und zu trainieren, ist ebenfalls Aufgabe der Therapie. Die Kontrolle der Hautverhältnisse unter den Orthesen ist eine Selbstverständlichkeit, weil oft auch sensible Störungen vorliegen und die Trophik der Haut gestört sein kann.

> Generell ist zu sagen, dass schlaffe Lähmungen einfacher als spastische Lähmungen zu kompensieren und leichter orthetisch zu versorgen sind. Wenn keine Gelenkeinschränkungen vorhanden sind, müssen „nur" die fehlenden Funktionen ersetzt werden.

Es empfiehlt sich hierbei, die Rocker oder Kipphebel des Ganges weitestgehend zu ersetzen. Bei der Versorgung mit Orthesen oder Bandagen ist eine physiotherapeutische Begleitung angezeigt. Der Therapeut sollte die Funktionsweise der Versorgung kennen und verstehen, um ein gezieltes Alltagstraining durchführen zu können.

### 23.2.3  Gehen bei Muskelerkrankungen

#### Gangbild bei Muskelerkrankungen

Das Gangbild mit Muskelerkrankungen gleicht in der Anfangszeit dem Gehen mit schlaffen Lähmungen. Je nach Typ der Muskelerkrankung beginnen die Defizite distal oder proximal und zeigen ein buntes Bild an Kompensationen (Goudriaan et al. 2018).

Bei distalen Ausfällen wie den intrinsischen Fußmuskeln fällt als Erstes der Hohlfuß auf. Die fehlende Flexibilität des Fußes als Stoßdämpfer führt häufig zu mehr Knieflexion in der Loading Response und zu einer verspäteten oder vorzeitigen Fersenanhebung im Terminal Stance. Es empfiehlt sich, die fehlende Stoßdämpfung durch entsprechende Schuhe mit weicher Ferse zu ersetzen, um aufsteigende Probleme hinauszuzögern. Therapeutisch ist einer Verkürzung der Plantaraponeurose vorzubeugen. Sie resultiert meist aus dem Fehlen der intrinsischen Fußmuskulatur. Steigen die Muskelschwächen weiter auf, können als Nächstes Unterschenkelorthesen angezeigt sein. Ihre Bauweise wird durch die klinische Untersuchung und die Auffälligkeiten im Gehen bestimmt. Es ist allerdings möglich, dass ein Initial Contact mit dem Vorfuß notwendig ist. Das ist der Fall, wenn der M. quadriceps femoris bereits eine Schwäche aufweist. Dieser Fall ist im ► Abschn. 23.2.2 „Gehen mit schlaffen Lähmungen" beschrieben. Allerdings empfiehlt es sich hier, auf orthetische Versorgungen zu verzichten.

> Die Schwächen werden bei den progredienten Krankheitsbildern langsam zunehmen und der Patient wird sich anpassen.

Startet die Muskelerkrankung mit proximalen Ausfällen, sind die ersten Defizite oft beim Treppensteigen zu erkennen. Es werden im weiteren Verlauf Kompensationen am Rumpf sichtbar. Beispielsweise kommt es zu einem Backward Lean (Oberkörperrücklage) in Loading Response. Sie hält oft über Mid und Terminal Stance an. Patienten mit Muskeldystrophien sind beidseits betroffen. Es kann die Illusion entstehen, dass eine Schwäche der Rumpfmuskeln für die Rücklage verantwortlich ist. Tatsächlich ist es oft eine Schwäche des M. glutaeus maximus. Wenn der Patient seinen Körperschwerpunkt hinter das Hüftgelenk legt, benötigt er in der Loading Response keine Aktivität im M. glutaeus maximus. Es wird zusätzlich eine dynamische Komponente zur Standbeinseite sichtbar – ein Duchenne-Hinken. Der Ober-

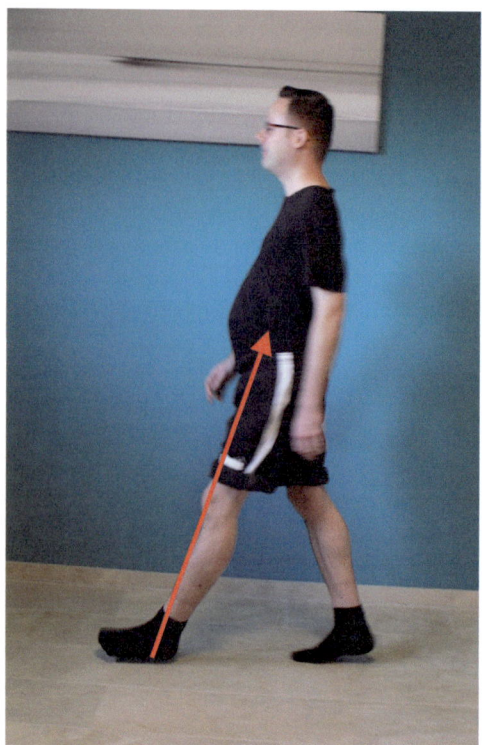

**◻ Abb. 23.21** Typisches Muster in der Loading-Response-Phase

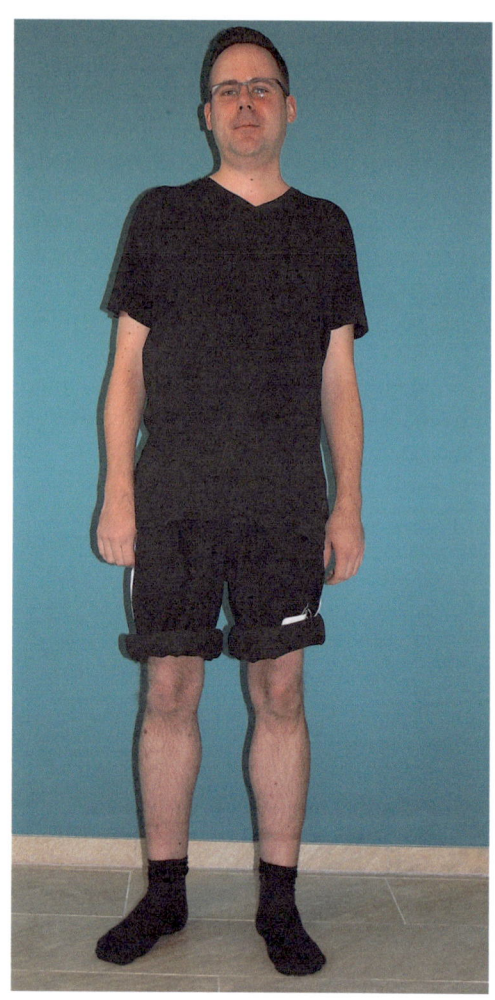

**◻ Abb. 23.22** Typische Muster in der Frontalebene

körper „schaukelt" in Rücklage von einem zum anderen Bein. Auch hierbei kompensiert der Patient mit Verlagerung des Körperschwerpunktes nach lateral vom Hüftgelenk. Jetzt braucht er keine Abduktoren.

Ist die Schwäche auch schon im M. quadriceps femoris deutlich, balanciert der Patient den Körperschwerpunkt vor das Knie und hinter die Hüfte. Er wählt selbst bei kräftigen Fußhebern einen Initial Contact mit dem Vorfuß oder dem ganzen Fuß. Daraus resultiert eine Kniestreckung und der M. quadriceps muss nicht arbeiten (◻ Abb. 23.21).

Ist die Wade bereits verkürzt, ist das von Vorteil. Die Verkürzung gibt Stabilität. Kurz vor dem Verlust der Gehfähigkeit ist ein sehr typisches Gangbild sichtbar. Dieses ist gekennzeichnet durch das Verschieben des Körperschwerpunktes hin zu passiven Haltestrukturen, einem initialen Bodenkontakt mit dem Vorfuß oder dem ganzen Fuß, Knieextension in Loading Response (◻ Abb. 23.21). Gerne stecken die Patienten auch mindestens eine Hand in die Hosen- oder Jackentasche. Diese Handlung ermöglicht ihnen ein Punctum fixum am Oberkörper und Rumpf. Jetzt können sie sich besser stabilisieren.

Bereits die Statik der Patienten weist einige typische Muster auf. In der Frontalen fällt der breite außenrotierte Stand der Beine auf. Meist ist der Oberkörper zu den Beinen rotiert und der Schultergürtel asymmetrisch. Die Arme sind innenrotiert und der Kopf zu einer Seite geneigt (◻ Abb. 23.22).

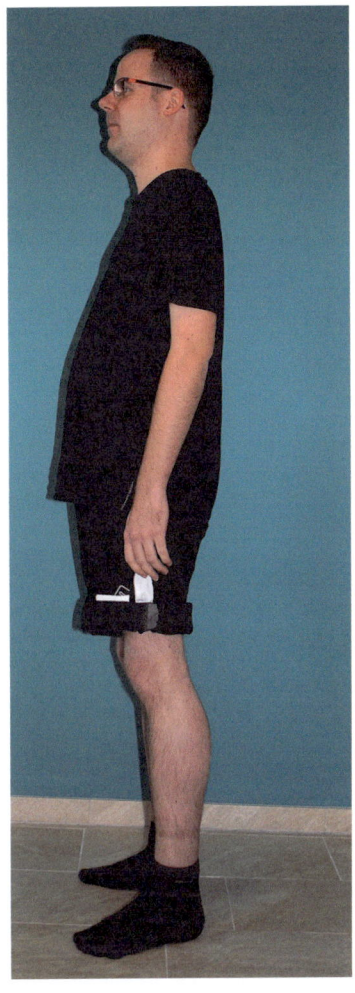

**◘ Abb. 23.23**    Typische Muster in der Sagittalebene

In der Sagittalen ist eine Plantarflexion in den Füßen, eine Überstreckung der Knie und eine Oberkörperrücklage zu beobachten. Der Schultergürtel befindet sich dorsal der Hüftachse. Diese Kompensationen ermöglichen es den Patienten mit Muskelwerten von M1–M2 frei zu stehen (◘ Abb. 23.23).

Die Schwungphasen profitieren auch von der Oberkörperverschiebung. So kann jetzt das Bein an den Rumpf „gehängt" werden. Mit der Oberkörperrücklage und Oberkörperseitlage zur Gegenseite wird ein Vorwärtsschwingen erleichtert. Alles in allem ist das System faszinierend. Ein kompletter Muskelstatus entlarvt die Muskelschwächen und begeistert zugleich. Nicht selten sind Muskelwerte von M1–M2 in den gangrelevanten Muskeln zu finden. Ein Gehen sollte damit eigentlich nicht möglich sein.

Die beschriebenen Kompensationen sind ausgereift und absolut notwendig, um die Gehfunktion zu erhalten. Jegliche orthetische Versorgung zerstört hier das System.

> Auf keinen Fall sollte hier der Kontakt mit der Ferse wiederhergestellt werden. Die Patienten vermeiden einen Heel Rocker, weil dieser zur Knieflexion in Loading Response führt. Die Schwäche des M. quadriceps würde dann zum Sturz führen. Diese Kompensation muss bleiben.

## Bedeutung der Physiotherapie

Physiotherapeutisch ist der Erhalt der verbliebenen Funktionen angezeigt. Das Training bei Patienten mit Muskeldystrophie ist sehr wichtig. Vor allem die Lagewechsel sind geprägt von vielen Kompensationen, die so lange wie möglich erhalten werden sollten. Sie bedeuten Unabhängigkeit. Die Kraft der Wade sollte in jedem Fall erhalten bleiben. Sie ist meist die letzte Kompensationsmöglichkeit für die Patienten. Sehr effektiv für den Krafterhalt und die Psyche scheinen Gruppentraining und Gruppensportarten zu sein (Heutinck et al. 2017).

> Das Gehen mit Muskelerkrankungen fasziniert. Die Patienten verlieren sehr langsam ihre Muskelkraft und können somit vielfältige Kompensationen entwickeln. Hiervon kann man lernen. Die Patienten erarbeiten sich über die Jahre ihre eigenen Strategien. Viele Versorgungen können das empfindliche System stören. Aus diesem Grunde sollte mit orthetischer Versorgung sparsam umgegangen werden.

## Kernaussagen

- Der aufrechte Gang ist die natürliche Fortbewegungsart des Menschen. Er bedarf einer ausreichend guten Steuerung, Koordination und Anatomie des individuellen Bewegungssystems. Bei neuromotorischen Erkrankungen bestehen unterschiedliche Gangpathologien, die durch einen erhöhten Energieaufwand oder Beschwerden die Lebensqualität massiv beeinträchtigen können.
- Um die Qualität eines Gangbildes beurteilen und gegebenenfalls verbessern zu können, ist es hilfreich, die Einteilung des Gangzyklus gemäß der internationalen Nomenklatur zu verwenden und über grundlegende Kenntnisse kritischer Momente der einzelnen Gangphasen sowie von Voraussetzungen für ein ökonomisches Gangbild zu verfügen.
- In der Literatur finden sich zahlreiche klinische Bilder und noch mehr Interpretationen der biomechanischen Vorgänge, die zu diesen Abweichungen führen. Aber nicht jede Theorie ist begründet und es gibt keine Universallösung.
- Um im therapeutischen Alltag den Einfluss von Spastik bzw. Plussymptomatik, Schwäche, strukturellen Bewegungseinschränkungen und Kompensationsmechanismen zu erkennen und für die Behandlung zu bewerten, empfiehlt es sich, Phase für Phase des pathologischen Gangbilds zu analysieren und Hypothesen aufzustellen. Diese Hypothesen müssen dann durch klinische Tests wie Muskellängen, Muskelkraft, Tonus, Tiefensensibilität etc. bestätigt oder widerlegt werden. Nur dann ist eine optimale physiotherapeutische Behandlung oder Orthesenversorgung möglich.

## Literatur

Aboutorabi A, Arazpour M, Ahmadi Bani M, Saeedi H, Head JS (2017) Efficacy of ankle foot orthoses types on walking in children with cerebral palsy: a systematic review. Annals of Physical and Rehabilitation Medicine 60:393–402

Booth ATC, Buizer AI, Meyns P, Oude Lansink ILB, Steenbrink F, van der Krogt MM (2018) The efficacy of functional gait training in children and young adults with cerebral palsy: a systematic review and meta-analysis. Dev Med Child Neurol 60:866–883

Crossman ERFW (1956) The measurement of perceptual load in manual operations. Unpublished Ph.D. Thesis, Birmingham University

Döderlein L (2015) Infantile Zerebralparese, 2. Aufl. Springer, Berlin

Gage JR, Schwartz MH, Koop SE, Novacheck TF, Sussman MD (2010) The identification and treatment of gait problems in cerebral palsy. J Child Orthop 4(2):177–178. ▸ https://doi.org/10.1007/s11832-010-0244-z

Goudriaan M, Van den Hauwe M, Dekeerle J, Verhelst L, Molenaers G, Goemans N, Desloovere K (2018) Gait deviations in Duchenne muscular dystrophy-Part 1. A systematic review. Gait Posture 62:247–261

Greuel H, Herrington L, Liu A, Jones RK (2019) Influence of the powers strap on pain and lower limb biomechanics in individuals with patellofemoral pain. Knee 26:1210–1219

Heutinck L, Kampen NV, Jansen M, Groot IJ (2017) Physical activity in boys with duchenne muscular dystrophy is lower and less demanding compared to healthy boys. J Child Neurol 32:450–457

Moreau NG, Bodkin AW, Bjornson K, Hobbs A, Soileau M, Lahasky K (2016) Effectiveness of rehabilitation interventions to improve gait speed in children with cerebral palsy: systematic review and meta-analysis. Phys Ther 96:1938–1954

Nascimento LR, Teixeira-Salmela LF, Souza RB, Resende RA (2018) Hip and knee strengthening is more effective than knee strengthening alone for reducing pain and improving activity in individuals with patellofemoral pain: a systematic review with meta-analysis. J Orthop Sports Phys Ther 48:19–31

Perry J (2003) Ganganalyse: Norm und Pathologie des Gehens. Urban & Fischer, München

RLANRC (2001) Observational Gait Analysis: Los Amigos Research and Education Institute, Rancho Los Amigos National Rehabilitation Center

Ryan JM, Cassidy EE, Noorduyn SG, O'Connell NE (2017) Exercise interventions for cerebral palsy. Cochrane Database Syst Rev 6:CD011660

Theis N, Korff T, Mohagheghi AA (2015) Does long-term passive stretching alter muscle-tendon unit mechanics in children with spastic cerebral palsy? Clin Biomech (Bristol, Avon) 30:1071–1076

van Kuijk AA, Kosters R, Vugts M, Geurts AC (2014) Treatment for idiopathic toe walking: a systematic review of the literature. J Rehabil Med 46:945–957

Wren T, Rethlefsen S, Kay R (2005) Prevalence of specific gait abnormalities in children with cerebral palsy: influence of cerebral palsy subtype, age, and previous surgery. JPO 25:79–83

Wulf G, Shea C, Lewthwaite R (2010) Motor skill learning and performance: a review of influential factors. Med Educ 44:75–84

# Therapie zur Verbesserung alltagsrelevanter Transfers

*Elisabeth Eisenberger und Petra Marsico*

## Inhaltsverzeichnis

Zahlreiche Personen waren an der Entstehung dieses Kapitels beteiligt.

Ein großer Dank gilt Anita Laage-Gaupp, Senior-Bobath-Lehrtherapeutin aus München, welche die Illustrationen angefertigt hat.

Danke an das Bobath-Team von Helfenden Händen in München, allen voran Carmen Nugent, angehende Bobath-Lehrtherapeutin, welche die Bilder der älteren Kinder mit Cerebralparese beigetragen haben.

Ebenfalls ein Dank an Anja Raab, Physiotherapeutin MSc, SPZ Nottwil, welche das Kapitel über Transfer bei Personen mit Querschnittlähmungen geschrieben hat.

Dank auch an Senior-Bobath-Lehrtherapeutin Karen Bernard, die Korrektur gelesen hat.

Sich von einem Ort zu einem anderen Ort zu bewegen, beinhaltet das Wechseln der eigenen Position, den sogenannten Transfer. Säuglinge werden von ihren Eltern hochgenommen und getragen. Doch bereits mit wenigen Monaten fängt das Kind an, sich selbstständig aus seiner Position herauszubewegen. Dies bedeutet ein erstes Erlangen von Selbstständigkeit. Für Personen mit neuromotorischen Erkrankungen stellt der Transfer oft eine Hürde dar, welche sie in ihrer Selbstständigkeit einschränkt. Sie sind auf Hilfsmittel, Personen und ein angepasstes gegenständliches Umfeld angewiesen. In diesem Kapitel wird auf alltagsrelevante Transfers in Bezug zu dem therapeutischen Prozess am Beispiel von unterschiedlichen Erscheinungsbildern eingegangen.

## 24.1 Transfer und Entwicklung

Als erste Art eines Transfers wird der Säugling von seinen Eltern hochgenommen, getragen und von einem Ort zum anderen transportiert. Bereits ab dem dritten Monat zeigen Babys „Anticipatory Postural Adjustments" (APA), wenn sie von ihren Eltern hochgenommen werden. Dabei ist die Interaktion und die zielgerichtete Bewegung der Bezugsperson die Voraussetzung für diese frühen posturalen Anpassungsvorgänge, welche sich mit zunehmendem Alter verfeinern und ausdifferenzieren (Reddy et al. 2013).

In der zweiten Hälfte des ersten Lebensjahres begeben sich Kinder zunehmend auf die Suche nach selbstständiger Fortbewegung und Entdeckung ihrer Umgebung. Über Versuch und Irrtum und den unermüdlichen Drang, ihre unmittelbare Umgebung zu erforschen, lernen Kinder sich fortzubewegen, ihre Positionen zu wechseln und sich selbstständig zu vertikalisieren. Bei diesen Positionswechseln oder dem Transfer von einer Position in die andere zeigen Kinder eine Vielfalt von Möglich-

keiten und Strategien. Entwicklungsneurologen wie Largo und Michaelis weisen darauf hin, dass Kinder sehr unterschiedliche Wege bis zur Vertikalisierung und Fortbewegung wählen und dabei eine hohe inter- und intraindividuelle Variabilität aufweisen (Largo 2006). Deshalb werden heute die Entwicklungsziele, welche 90–95 % einer definierten Population erreichen, als Grenzsteine der Entwicklung definiert (Michaelis et al. 2017).

Oft ist es ein externer Fokus, welcher das Kind dazu bringt, sich aus einer Position herauszubewegen und seine Position zu ändern. Das visuelle System spielt hierbei eine große Rolle (◻ Abb. 24.1).

Auch finden Positionswechsel und Transfers sehr häufig in Auseinandersetzung mit dem gegenständlichen Umfeld statt. So zieht sich ein Kind erstmalig an den Möbeln (z. B. Gitterbett) oder am Körper der Eltern hoch, um in den Stand zu kommen.

## 24.2 Transfer bei neuromotorischen Erkrankungen

Personen mit neurologischen Einschränkungen besitzen oft nicht die Fähigkeit, sich selbstständig von einer Position in eine andere zu bewegen oder sie haben durch eine Hirnverletzung oder progrediente Erkrankung des ZNS bzw. der Muskulatur diese Fähigkeit verloren. Meist ist oder wird eine Unterstützung von außen notwendig. Je höher der Grad der Einschränkung, desto höher wird die benötigte Unterstützung durch Hilfspersonen, Hilfsmittel oder Anpassungen des Umfeldes sein (◻ Abb. 24.2).

Gerade die Möglichkeit, sich selbstständig oder mit wenig Anpassung der Umgebung von einer Position in eine andere zu bewegen, bringt jedoch für Personen mit neurologischen Einschränkungen Unabhängigkeit und das Erleben von Selbstwirksamkeit und Autonomie (Wulf 2007).

**24**

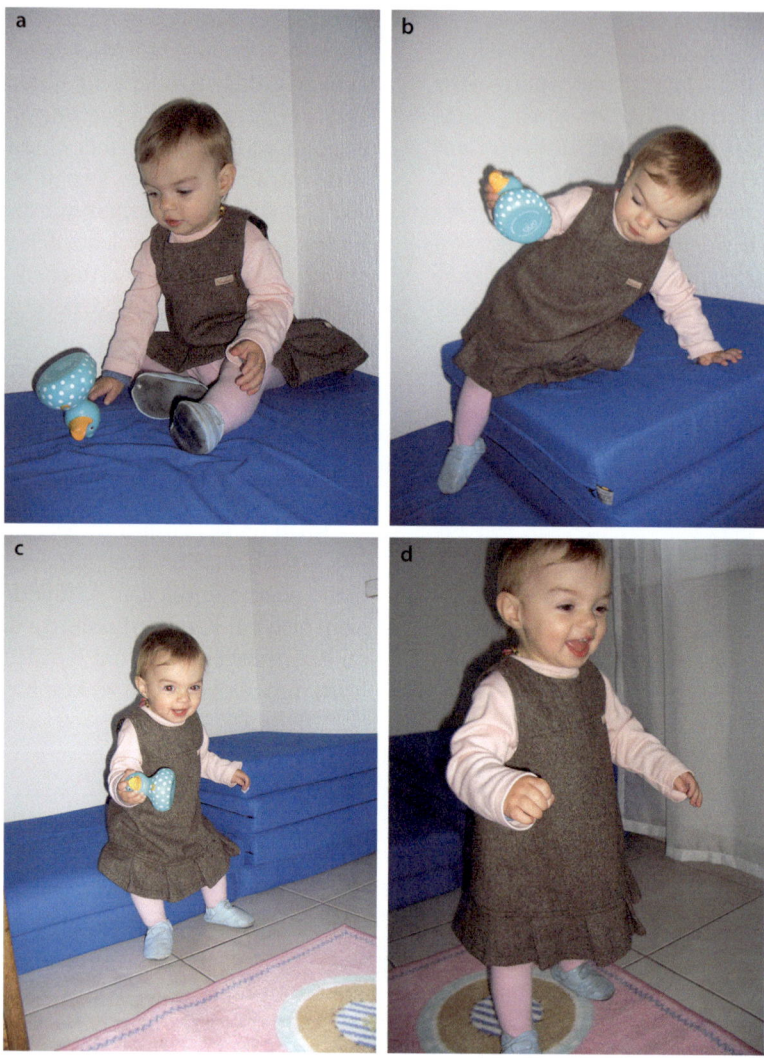

🔹 **Abb. 24.1    a–d** Kindliche Entwicklung und externer Fokus

| | |
|---|---|
| Grad der Einschränkung | |
| Selbstständigkeit beim Transfer | |

🔹 **Abb. 24.2**    Verhältnis des Einschränkungsgrades und der Unterstützung beim Transfer

Nicht zu unterschätzen sind hierbei Bewegungsstrategien und alternative Lösungen, die oft von den Betroffenen selbst zum Erreichen einer größtmöglichen Selbstständigkeit entwickelt und angewendet werden.

Im Alltag finden diese Transfers bei vielen Aktivitäten des täglichen Lebens statt, wie beim Toilettengang, beim Einstieg in die Badewanne, Dusche oder am Waschbecken, Wechsel von einem Sitzmöbel zum anderen, Einstieg ins Bett oder ins Auto...

Damit Kinder mit neurologischen Einschränkungen mit möglichst viel Eigenaktivität den Transfer oder Positionswechsel durchführen können, hat die Gewichtsübernahme auf die unteren Extremitäten, das zuverlässige Sich-Hochziehen und Festhalten sowie auch die Stützfähigkeit der Hände eine große Bedeutung. Für Personen mit peripheren Lähmungen hingegen spielen vorwiegend die Stützfunktionen der Arme eine wichtige Rolle für die Selbstständigkeit.

## 24.3    Transfer in ICF und anderen Messinstrumenten

Die International Classification of Disability and Health (ICF) und die ICF-Kinder-Version (ICF-CY) beschreiben unter „Aktivitäten", ▸ Kap. 4: Mobilität „eine elementare Körperposition wechseln" – d410; „sich verlagern" – d420 (Hollenweger und Kraus de Camargo 2011). Der Begriff Transfer wird in der ICF nicht verwendet. In den folgenden Abschnitten wird auf förderliche und hinderliche Umfeldbedingungen für die Eigenaktivität eingegangen (Förderfaktoren/Barrieren). Die Leistung oder die Leistungsfähigkeit kann direkt mittels der ICF erhoben werden. Es kann ein weiteres objektives Messinstrument, der Functional Independence Measure für Erwachsene (FIM) oder der Functional Independence Measure for Children (WeeFIM), eingesetzt werden (Msall et al. 1994; Zivi-

ani et al. 2001). Der WeeFIM kann für Kinder ab 6 Monaten benutzt werden. Der FIM und der WeeFIM beinhalten das motorische Item Transfer, welches den Transfer in Bett, Stuhl, Rollstuhl, den Transfer zur Toilette und den Transfer in die Badewanne oder Dusche enthält. Dabei wird die Stufe der Selbstständigkeit erhoben.

## 24.4    Alltagsrelevante Transfers: Grundlagen des therapeutischen Vorgehens

Für das therapeutische Vorgehen gilt es, persönliche Ressourcen und die Bereitschaft zur Eigenaktivität zu nutzen.

❯ Hilfreiche Prinzipien aus der funktionellen Bewegungslehre (Klein-Vogelbach), wie das Beachten der individuellen Längenverhältnisse, welche als Hebel wirken, und die Verlagerung des Körperschwerpunktes, können helfen, einen Transfer sowohl für die Person, welche die Position ändert, als auch für die Person, die Unterstützung gibt, ergonomisch zu gestalten.

Der Körper und das Körpergewicht der Hilfsperson werden so eingesetzt, dass diese möglichst wenig Kraft aufwenden muss. Dies ist vor allem für die engsten Bezugspersonen unabdingbar, da ein Wechsel von Positionen im Alltag sehr oft durchgeführt wird und teilweise auch schnell gehen muss. Mithilfe einer gezielten Handlungs- und Bewegungsanalyse wird mit der Person, welche Unterstützung braucht, eine praktikable Lösung erarbeitet und ggf. mit dem Umfeld evaluiert, welche Veränderungen und Hilfestellungen notwendig sind. Dabei können Stütz- oder Zugstrategien angewandt werden.

Stützstrategien bedeuten, dass die zu unterstützende Person sich selbst oder mit

**24**

Hilfe an einer Unterstützungsfläche hoch-stemmt. Zugstrategien bedeuten, dass die zu unterstützende Person sich an einem Haltegriff, Gegenstand oder einer Hilfsperson hoch- oder hinüberzieht.

Ein externer Fokus kann helfen, die Zielposition erkennbar zu machen und die posturale antizipatorische Aktivität zu erhöhen (Wulf 2007).

> Der Transfer als Alltagsaktivität bietet hier die optimale Voraussetzung, in motivierenden Handlungszusammenhängen zu lernen, mit der Möglichkeit zu sinnbezogenen Wiederholungen und der Förderung von flexiblen Anpassungen und individuellen Lösungsstrategien (G.K.B 2019).

Dabei werden die Grundsätze des motorischen Lernens, z. B. der Stufentheorie (Shaping) und Repetition, miteinbezogen. Die Stufentheorie weist darauf hin, dass das Erlernen von Transferstrategien und Positionswechseln zu Beginn ein hohes Maß an Aufmerksamkeit und den Umgang mit Fehlversuchen benötigt („Cognitive Stage"). Im weiteren Verlauf, meist über einen längeren Zeitraum hinweg, kann der Transfer zunehmend in seinen Bewegungsabläufen verfeinert („Associated Stage") und über Wiederholungen gesichert werden (Repetition). Optimalerweise kann es schließlich zur Automatisierung kommen, sodass der Transfer nicht mehr die volle Aufmerksamkeit benötigt („Autonomous Stage") und selbstständig durchgeführt werden kann (Boyd und Winstein 2006; Korman et al. 2003; Lang et al. 2007; Wulf 2007). Voraussetzung für effektives motorisches Lernen ist hierbei, dass die Handlung im Interesse des Patienten liegt und einen Sinn ergeben muss. Besonders Kinder zeigen uns hier deutlich, dass die Emotionen und die Motivation unumgänglich sind, um einen Lerneffekt zu erzielen (Aggerholm und Moltke Martiny 2017).

## 24.5 Therapie zur Verbesserung alltagsrelevanter Transfers: Personen mit Cerebralparesen

Die Cerebralparese (CP) zählt zu einer Gruppe von Erscheinungsbildern, die zu einer Störung von Bewegung, Haltung und motorischer Funktion führen. Abhängig vom Schweregrad der Betroffenheit (Gross Motor Function Classification System, GMFCS) sind Personen mit CP leicht bis erheblich in ihren körperlichen Aktivitäten eingeschränkt. Bei Transfers und Positionswechseln sind sie je nach Schweregrad auf Hilfe von Personen, angepassten Gegenständen oder Hilfsmitteln angewiesen.

### 24.5.1 Spastische Cerebralparese: Schwierigkeiten, Haltung und Bewegung beim Transfer

Das Bewegungsverhalten von Kindern mit spastischer CP ist gekennzeichnet von einem erhöhten Muskeltonus, gesteigerten Reflexen, erhöhter antagonistischer Kokontraktion und begleitender Muskelschwäche, welche in Kombination in den Extremitäten, aber auch im Rumpf zu abnormer Haltung und Bewegung in den Gelenk- und Knochenstrukturen führen.

> Positionswechsel und Transfers beinhalten ein vielfältiges Repertoire an komplexen und variantenreichen Bewegungen. So bieten sie vielerlei Möglichkeiten, im Alltag positiven Einfluss auf gefährdete Strukturen zu nehmen. Durch die hohe Anzahl an Repetitionen ist ein positiver Einfluss auf die Beweglichkeit und Muskelkraft denkbar ( Abb. 24.3).

Im folgenden Abschnitt soll an Beispielen gezeigt werden, welche therapeutische Unterstützung betroffenen Personen ent-

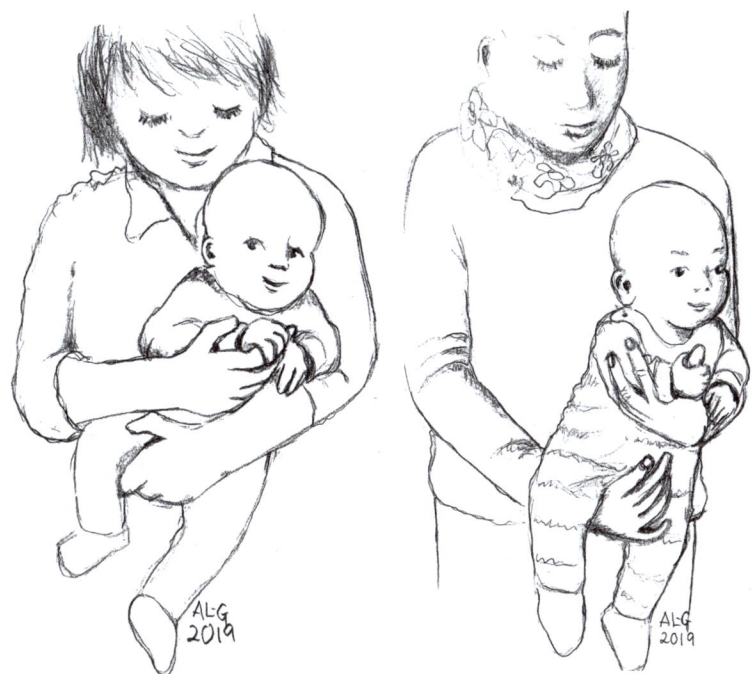

**◘ Abb. 24.3**  **a** Zum Beispiel wird ein 7 Monate alter Säugling mit unilateraler CP rechts von seiner Mutter so getragen, dass der betroffene Arm im Blickfeld des Kindes ist und die Möglichkeit zum Stützen bekommt oder **b** die Hand durch Einhalten am Daumen der Mutter beim Stützen in Supination eingestellt wird

sprechend ihrer Einschränkung und den Möglichkeiten ihrer Bezugspersonen angeboten werden kann.

Höchstes Ziel der Therapie sollte sein, dass die Transfers in Alltagssituationen durchgeführt werden können und praktikabel sind.

Die Betroffenen selbst sowie deren Bezugspersonen erhalten individuelle fachliche Begleitung bei der Durchführung. Entsprechend neu erworbener motorischer Fähigkeiten werden die Hilfen immer wieder verändert bzw. abgebaut, um dem Patienten zur größtmöglichen Eigenständigkeit (GMFCS I–III) oder Beteiligung (GMFCS IV–V) zu verhelfen.

Die GMFCS-Klassifikation ist hier ein hilfreicher Leitfaden für eine realistische Zielsetzung in Bezug auf den Transfer im Alltag (Rosenbaum et al. 2008).

## Bilaterale spastische Cerebralparese GMFCS-Level I–II

Kinder im GMFCS-Level I und II können sich vor dem 2. Geburtstag in den Stand hochziehen und an Möbeln entlanggehen. Während Kinder im GMFCS-Level I mit 2 Jahren bereits frei gehen können, benötigen Kinder im Level II hier länger und gehen oft erst mit 4–6 Jahren und nur in ebenem Gelände frei (Palisano et al. 2000).

So benötigen Kinder mit GMFCS-Level II beim Erlernen von Transfers vor allem in den ersten Lebensjahren Unterstützung von Personen oder angepassten Gegenständen, während Kinder im Level I diese meist zeitnah mit wenig Verzögerung lernen werden. Mit 4–6 Jahren können auch Kinder im Level II die meisten Transfers eigenständig durchführen und benötigen hier keine Unterstützung mehr. Oft reicht die Unterstützung durch passende Gegenstände, damit der Positionswechsel gelingt (◘ Abb. 24.4, 24.5, 24.6 und 24.7).

## Bilaterale spastische Cerebralparese GMFCS-Level III–V

Personen mit einer CP mit GMFCS-Level III haben größere Einschränkungen

24

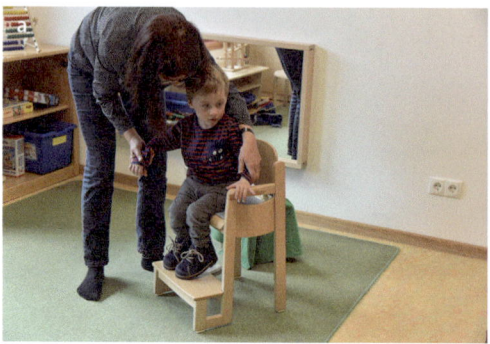
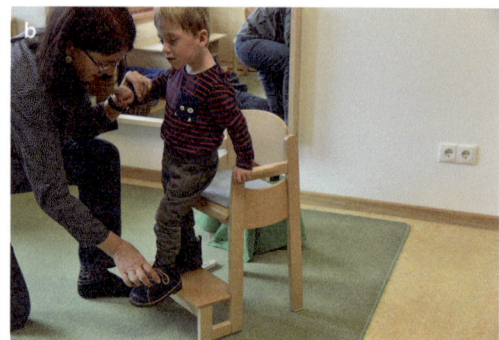

◻ **Abb. 24.4** **a**, **b** Junge mit rechts betonter bilateraler CP, GMFCS II, 3 Jahre alt: Absteigen von einem adaptierten Kinderstuhl: benötigt Hilfe an seiner rechten Hand (Zeigefinger oder Daumen der Therapeutin) zum Sich-Festhalten-Können, sein rechter Fuß wird beim Platzieren minimal unterstützt, es folgt eine verbale Begleitung zum Absteigen. Ziel: emotionale Sicherheit durch körperliche Absicherung und dadurch Sturzvermeidung

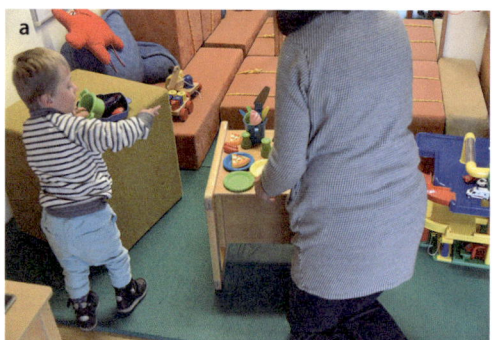
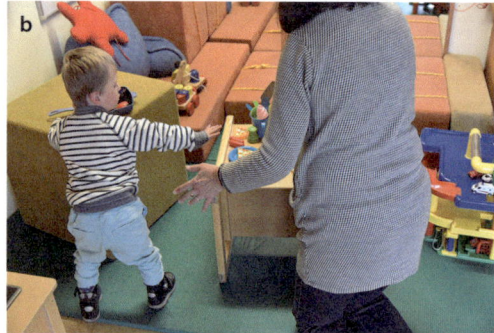

◻ **Abb. 24.5** **a**, **b** Junge mit rechts betonter bilateraler CP, GMFCS II, 3 Jahre alt: Transfer von einem Gegenstand zum nächsten. Die Gegenstände werden entsprechend positioniert, damit die Entfernung eine Herausforderung darstellt. Es kommt zu Gewichtsübernahme auf das stärker betroffene Bein und Aktivierung der hüftzentrierenden Muskulatur. Durch Nutzung des externen Fokus bewegt sich der rechte Arm und greift nach der Stuhlkante zum Festhalten und Abstützen. Möglichkeit des Shapings über die Entfernung der Gegenstände

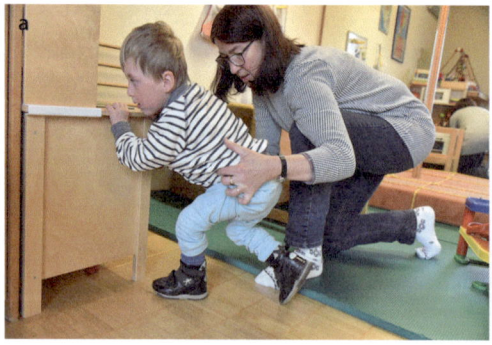
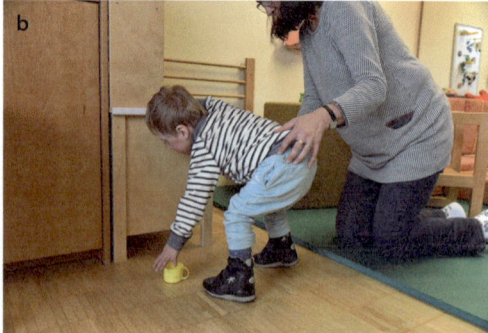

◻ **Abb. 24.6** **a**, **b** Junge mit rechts betonter bilateraler CP, GMFCS II, 3 Jahre alt: Transfer Boden-Stand, Hocke-Stand an der Spielküche. Diese bietet die optimale Höhe sowie Kanten zum Sich-Hochziehen und Festhalten. Die Therapeutin sichert ab und ermöglicht dem Kind die Gewichtsübernahme auf seinen rechten Fuß

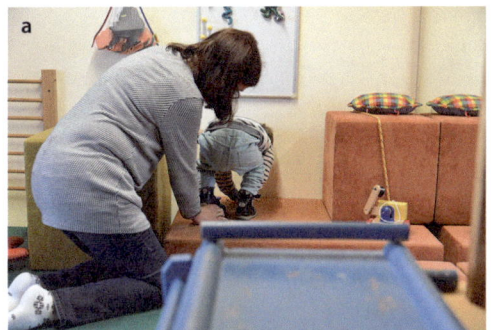

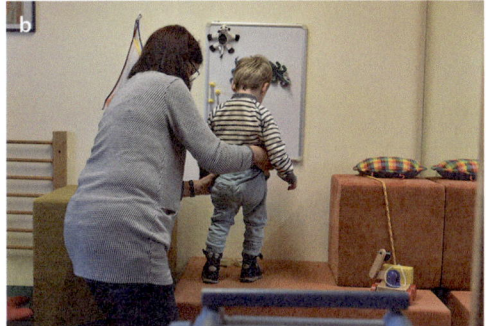

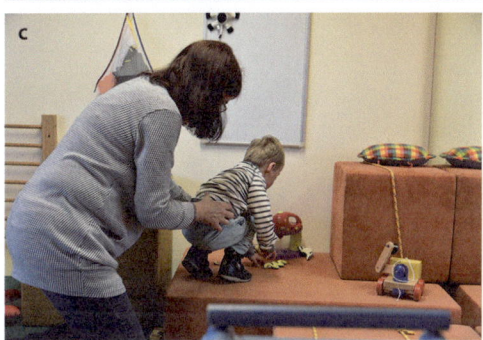

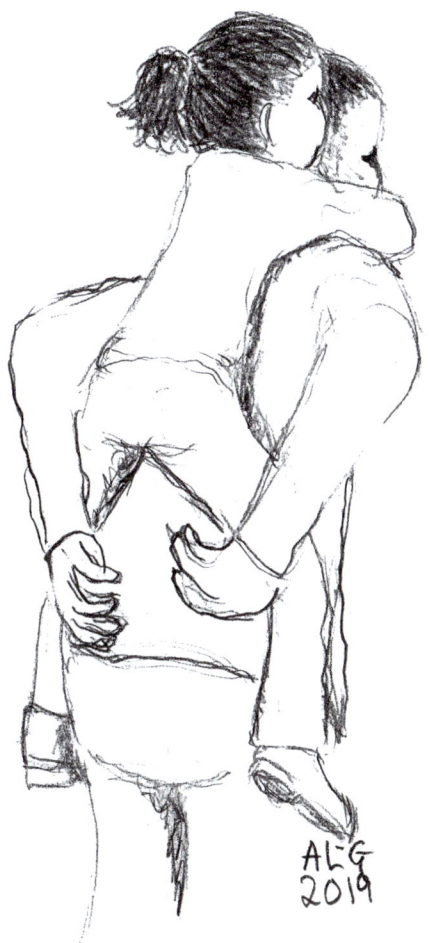

■ **Abb. 24.7** **a–c** Junge mit rechts betonter bilateraler CP, GMFCS II, 3 Jahre alt: Wiederholungen in interessanten Spielsituationen, kräftigende Wirkung auf Knie- und Hüftextensoren, positiver Einfluss auf die Gelenkbeweglichkeit

■ **Abb. 24.8** 4-jähriges Mädchen mit bilateraler CP, GMFCS III genießt es, für schnelle Transfers Huckepack getragen zu werden, dabei wird die zu Verkürzung neigende Muskulatur gedehnt, das Kind lernt, sich festzuhalten und auszubalancieren

beim Durchführen des Transfers. Oft ist der Muskeltonus vor allem in den unteren Extremitäten deutlich erhöht und die Muskelkraft erheblich reduziert. Schon am Ende des ersten Lebensjahres kann es zu ersten Tendenzen von Muskelverkürzungen und sekundären Einschränkungen in der Gelenkbeweglichkeit kommen (Cloodt et al. 2018) (■ Abb. 24.8).

❯ Strukturelle Veränderungen der Bewegungsorgane neigen dazu, sich mit zunehmendem Alter und Knochenwachstum zu verschlechtern und sind oft der Grund dafür, dass bereits erlernte Transfers oder Positionswechsel im Wachstumsalter nicht mehr oder nur mit Erschwernis und viel Unterstützung durch Bezugspersonen durchgeführt werden können.

**24**

Die Kinder mit GMFCS-Level III können sich im Alter von 4–6 Jahren an einem stabilen Gegenstand hochziehen, dabei fällt es ihnen schwer, ihre Extremitäten selektiv zu bewegen und dissoziierte Bewegungen in den Extremitäten durchzuführen. Zwischen dem 3. und 6. Lebensjahr können sich die Kinder mit GMFCS-Level III mit einer Gehhilfe selbstständig fortbewegen, dies geschieht häufig in einer Kauerstellung, aber auch in anderen Vorzugshaltungen.

Kinder im GMFCS-Level III benötigen beim Erlernen von Positionswechseln oft mehr Unterstützung, z. B. beim Positionieren eines Fußes oder zur Absicherung, während sie eigenständig Versuche durchführen. Auch haben hier die Umfeldgestaltung und die physikalischen Eigenschaften der Gegenstände, an denen die Positionswechsel stattfinden, eine große Bedeutung für die selbstständige Durchführung der Transfers oder den Grad der Unterstützung. So können sowohl die Höhe als auch das Gewicht und die Stabilität eines Gegenstandes einen wesentlichen Einfluss darauf haben, dass der Positionswechsel mit viel, wenig oder sogar ohne Unterstützung möglich wird. Vorkehrungen zum Einhalten, Hochziehen und Abstützen sind oft für das Gelingen unumgänglich.

> ❯ Transfers an glatten, rutschigen, zu leichten und damit instabilen Gegenständen durchzuführen, stellt eine klare Erschwernis (ICF: Barriere) dar und verhindert oft die eigenständige Durchführung.

Für Patienten im Level III stellen die komplexen Bewegungsabläufe bei Positionswechsel und Transfer meist hohe Anforderungen an die Muskelkraft sowohl der unteren als auch der oberen Extremitäten und an die Beweglichkeit der Gelenkstrukturen.

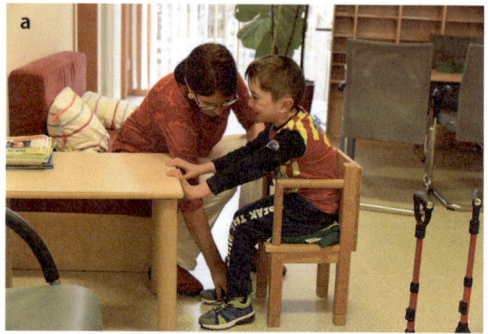
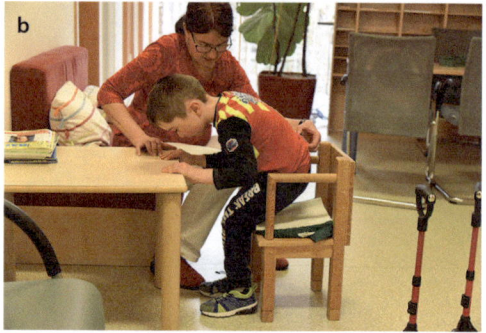
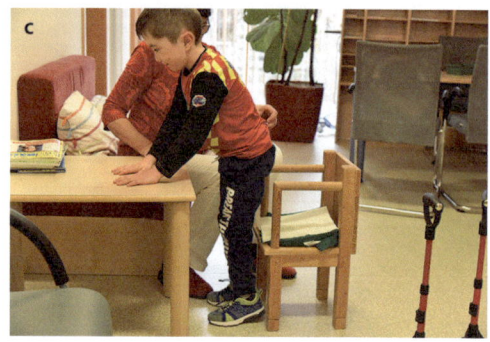

◻ **Abb. 24.9    a–c** 7-jähriger Junge, bilaterale CP, GMFCS III: Eigenständiges Aufstehen-Lernen vom Stuhl, um am Tisch entlanggehen zu können, benötigt Unterstützung beim Positionieren der Füße mit Ferse in Verlängerung des Knies und verbaler Unterstützung, den Oberkörper nach vorne zu verlagern, sodass der Körperschwerpunkt über die Unterstützungsfläche kommt. Hilfen sind die Kante des Tisches zum Festhalten und Hochziehen und die Erhöhung der Sitzfläche mit einem Keilkissen (Öffnung des Sitzwinkels)

So bieten sie therapeutisch die Möglichkeit, auf diese Strukturen Einfluss zu nehmen (◻ Abb. 24.9, 24.10, 24.11 und 24.12).

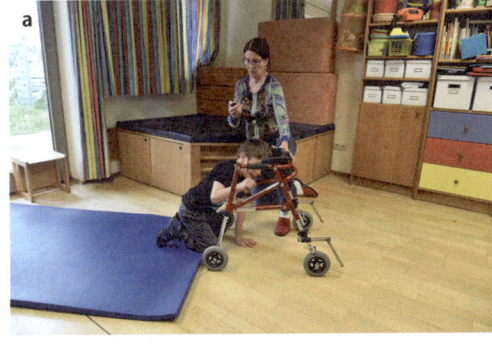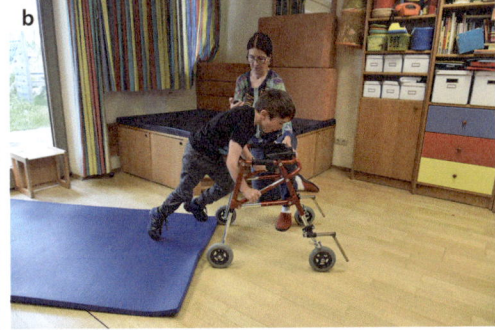
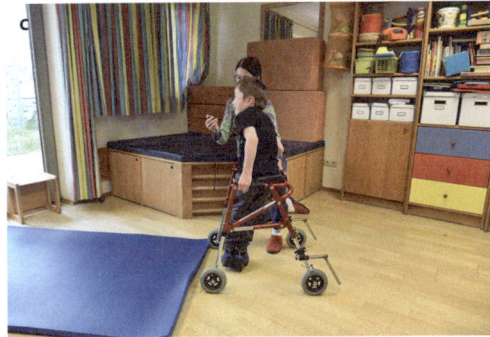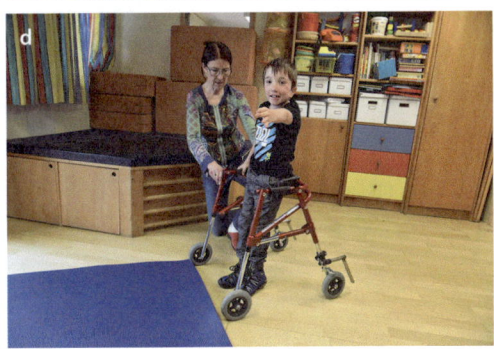

**□ Abb. 24.10  a–d** 7-jähriger Junge, bilaterale CP, GMFCS III: Der Junge benötigt über ein Jahr, bis er den Transfer vom Boden in den Walker selbstständig schafft. Zu Beginn benötigte er viel Unterstützung am Rumpf (Abnahme von Körpergewichten), um die mangelnde Kraft der Arme und die eingeschränkte Beweglichkeit in den Füßen zu kompensieren. Es gab immer wieder Fehlversuche und Frustration. Die Motivation, es lernen zu wollen, hat schließlich gesiegt. Im Verlauf konnte die Unterstützung zunehmend abgebaut werden. Heute muss es schnell und flüssig gehen, bevorzugt mit Stoppuhr. Die Rohre des Walkers nutzt er zum Hochstemmen

Kinder im GMFCS-Level IV und V benötigen bei der Durchführung von Transfers sehr viel mehr Unterstützung und Hilfen durch Eltern und Betreuer als die bisher beschriebene Personengruppe. Trotzdem zeigen auch diese Kinder in einem etwas eingeschränkterem Ausmaß Bereitschaft zur Mitarbeit und Eigenaktivität.

❯ Eine wichtige Voraussetzung für die Beteiligung an Transfers bei Level-IV- und -V-Kindern ist die frühe Gewichtsübernahme auf die unteren Extremitäten und der Aufbau von Haltungskontrolle in stehender Position.

Bereits eine geringe Gewichtsübernahme über einen kurzen Zeitraum erleichtert Eltern oder Bezugspersonen den Transfer in den Rollstuhl, ins Auto oder auf die Toilette. Meist ist es auch möglich, dass die Kinder in jungen Jahren lernen, sich geführt und mit Unterstützung kurze Distanzen gehend fortzubewegen. Diese Fähigkeit gilt es in jungen Jahren bestmöglich zu unterstützen und über die Jahre zu erhalten (□ Abb. 24.13).

Mit zunehmendem Alter, Veränderungen der Längen-, Gewichts- und Tonusverhältnisse werden der Umgang und die Handhabung bei Transfers für alle

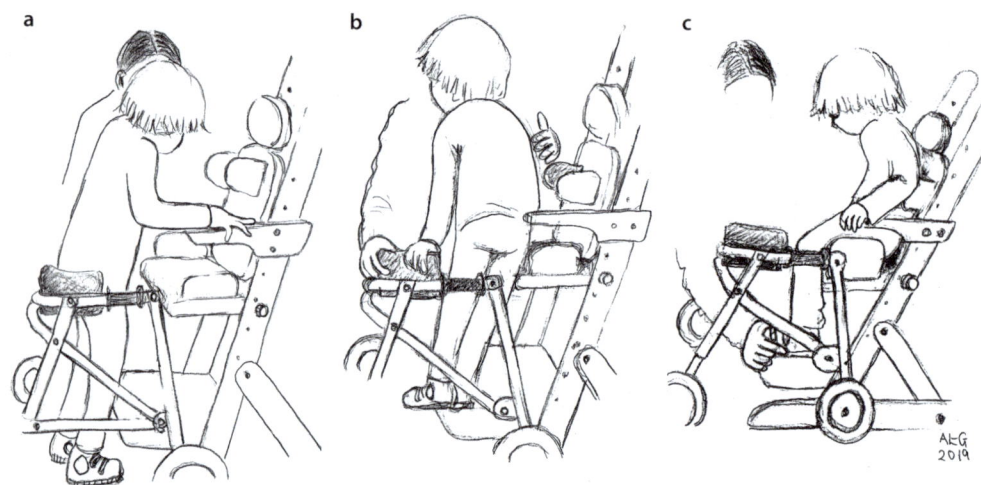

■ **Abb. 24.11    a–c** Beim Transfer vom Walker in den Kindergartenstuhl nutzt der Junge die Kanten am Walker und am Stuhl. Hilfe benötigt er nur noch in Form von verbaler Unterstützung, Absicherung und Gegenhalt an den Füßen beim Zurückrutschen

Beteiligten immer schwerer und mühsamer. Teilweise sind die Transfers aufwendig und zeitintensiv und werden von den Betreuern nur noch in geringem Maße durchgeführt. Auch verlangen strukturelle Veränderungen wie Kontrakturen und Gelenkfehlstellungen eine den Gegebenheiten entsprechende Vorgehensweise (■ Abb. 24.15). Es gilt, Hebelverhältnisse bei den Transfers zu nutzen und die Gewichte sowohl für die Betroffenen als auch für deren Betreuer ökonomisch und kraftsparend einzusetzen. Meist wird zum Transfer aus dem Rollstuhl das Fußbrett nach hinten oder seitlich weggeklappt. Dies sollte bei der Ausstattung des Rollstuhles bereits geklärt werden. Manche Patienten nutzen vor allem beim Einstieg in den Rollstuhl sehr gerne das Fußbrett, um somit die Höhe der Sitzfläche leichter zu überwinden. Dies erfordert jedoch ein sta-

biles und möglichst breites Fußbrett, damit der Schuh genügend Platz zum Aufsetzen und Drehen bekommt.

> Der Rollstuhl und das Fußbrett müssen stabil sein. Der Handrollstuhl soll so parkiert werden, dass die vorderen Räder nach vorne gerichtet sind.

Auch das richtige Aufsetzen des zuerst platzierten Fußes auf das Trittbrett ist hierbei entscheidend, damit sich die Füße nicht gegenseitig behindern. Die Entscheidung, ob der Transfer mit oder ohne Fußbrett durchgeführt wird, muss individuell getroffen werden. Größe und Konstitution der Betroffenen und der Bezugspersonen, aber auch die sensomotorischen Voraussetzungen und Möglichkeiten der Mithilfe spielen hier eine wichtige Rolle (■ Abb. 24.14 und 24.15).

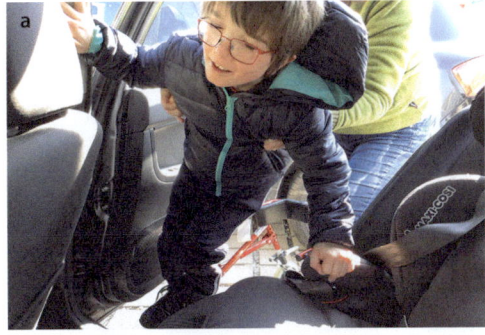

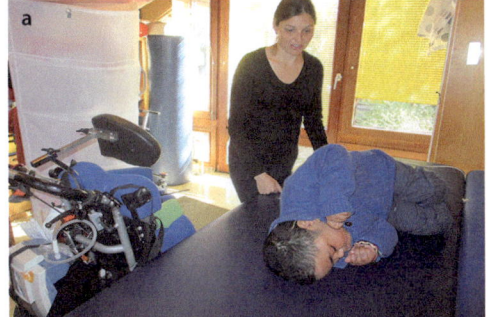

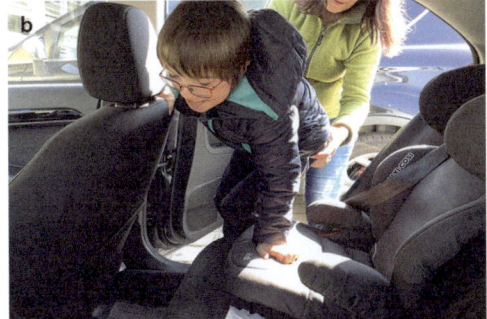

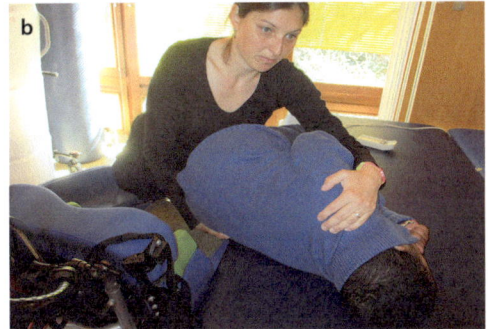

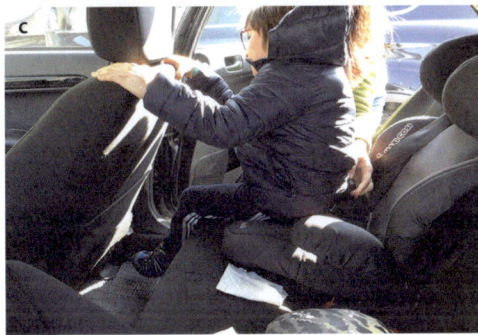

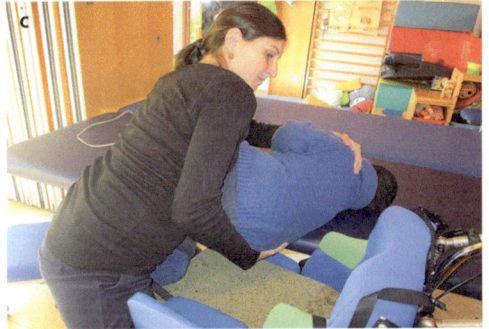

◼ **Abb. 24.12    a–c** Der Junge will lernen, selbstständig ins Auto zu klettern, hierbei nutzt er Stütz- und Greiffunktionen der Arme und muss beim Einstieg seine unteren Extremitäten selektiv und variabel einsetzen, um die verschiedenen Höhen zu überwinden. Griffe an der Türe und am Autositz, aber auch die Rückenlehne des Vordersitzes sind hier eine große Hilfe. Der Therapeut weist auf Möglichkeiten zum Festhalten hin und unterstützt die Positionierung des Fußes, die Gewichtsübernahme und die Drehung in den Autositz

◼ **Abb. 24.13    a–f** Junge mit bilateraler CP, GMFCS V: Transfer von der Liege in den Rollstuhl und zurück, über die Seitenlage im Päckchen unter Nutzung der Hebelverhältnisse und der Schwerkraft

**24**

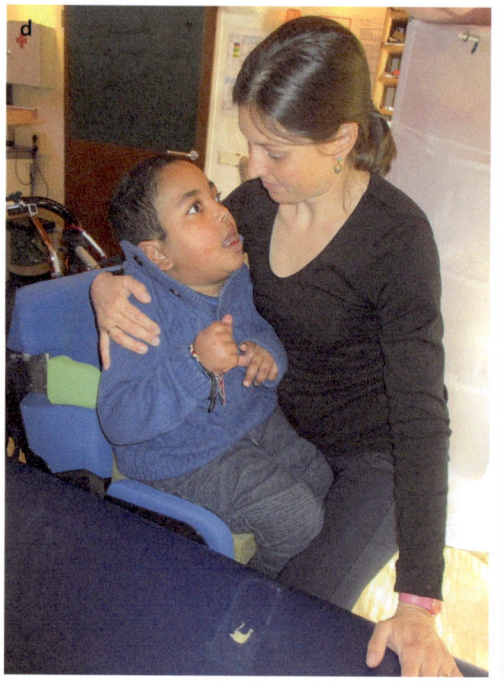

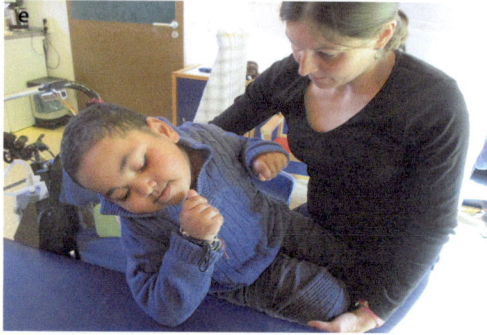

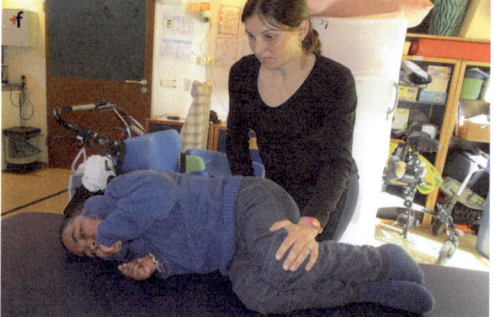

◻ Abb. 24.13    (Fortsetzung)

### 24.5.2 Dyskinetische Cerebralparese: Schwierigkeiten, Haltung und Bewegung beim Transfer

Das Bewegungsverhalten von Personen mit einer dyskinetischen CP ist von unwillkürlichen, unkontrollierten Bewegungen mit wechselndem Muskeltonus gekennzeichnet. Die SCPE (Surveillance of Cerebral Palsy in Europe) unterscheidet hierbei die Dystonie von der Choreoathetose (Cans 2000). Beide Formen treten oft als Mischbilder in Kombination mit einer spastischen CP auf.

Personen mit einer Dystonie tendieren dazu, in abnormen Körperhaltungen und -positionen zu verharren und kommen oft schwer wieder aus diesen Positionen heraus (Albanese et al. 2014). Bewegungen mit eher großer Amplitude sind charakterisiert von „Kokontraktionen" agonistischer und an-

tagonistischer Muskulatur und lange anhaltenden Muskelkontraktionen. Menschen mit einer Dystonie können jedoch lernen, ihre Bewegungen zu kontrollieren.

Die Chorea ist geprägt von unwillkürlichen, schnellen, irregulären und ruckartigen Bewegungen. Bei der Athetose sind die Bewegungen meist distal betont und von einem eher langsam unwillkürlichen, drehenden, sich windenden, geschraubten Charakter, oft sind auch Nacken, Gesicht und Zunge betroffen (Shumway-Cook und Wollacott 2016). Die oberen Extremitäten sind dabei meist stärker betroffen. Die Bewegungen sind bei der Athetose fast nicht auszuschalten und werden durch willkürliche motorische und/oder emotionale Aktivitäten verstärkt.

Die unwillkürlichen Bewegungen führen zu einer unzuverlässigen Haltungskontrolle und erschweren das motorische Lernen. Horizontale Positionen (vor allem Bauchlage) sind für diese Patienten oft

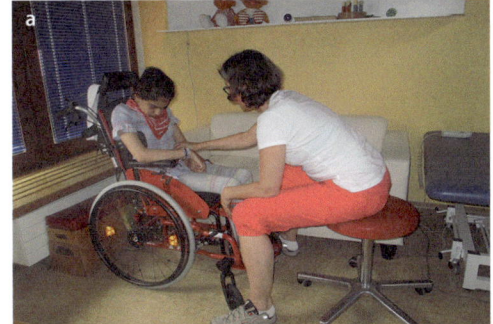

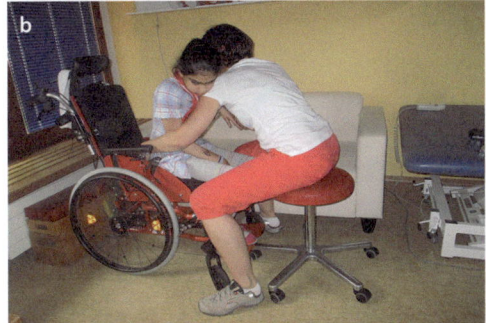

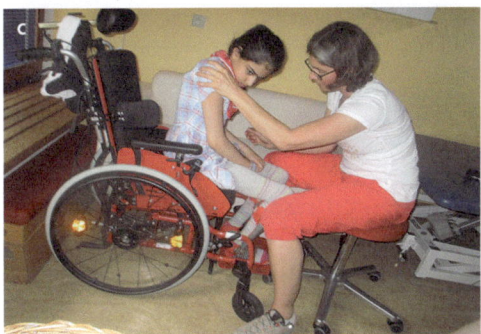

◘ **Abb. 24.14 a–f** 12-jähriges Mädchen mit bilateraler CP, GMFCS V: Transfer vom Rollstuhl auf das Sofa über Vorrutschen an die Sitzkante mit Fußbrett und Wegklappen des Fußbrettes nach hinten, um in den Stand zu kommen. Die Therapeutin sitzt gegenüber auf einem Stuhl und unterstützt am Becken die Gewichtsübernahme auf die Füße. Zur Erleichterung kann das Mädchen im Stehen Gewichte auf der Schulter der Therapeutin abgeben und mit geringem Kraftaufwand in Richtung Sofa gedreht und abgesetzt werden

schwer zu ertragen, da die Schwerkrafteinwirkung groß und oft unüberwindbar ist. Die zugrunde liegende Hypotonie, vor allem im Rumpf- und Kopfbereich, und der Mangel an Kraft stellen für die Betroffenen und ihr Umfeld oft eine große Herausforderung dar. Trotz erheblicher motorischer Beeinträchtigung haben diese Patienten häufig sehr gute kognitive Fähigkeiten.

Meist wirken sich die Dyskinesien auch auf den orofazialen Bereich aus und schränken die Patienten in ihren kommunikativen Möglichkeiten stark ein. Dabei werden mimische und gestische Signale auch von den betreuenden Personen oft nicht erkannt oder fehlinterpretiert. Dies kann zu Missverständnissen zwischen den Betroffenen und Bezugspersonen führen und die Beteiligung an den Transfers negativ beeinflussen.

Patienten mit dyskinetischer CP sind „Energiebündel". Die Beteiligung an Aktivitäten des täglichen Lebens ist ihnen auch aufgrund ihrer kognitiven Fähigkeiten meist sehr wichtig. Auch zeigen sie trotz ihrer Probleme mit unwillkürlichen Bewegungen und den Einschränkungen in der Haltungskontrolle meist eine große Bereitschaft, bei Positionswechsel und Transfers mitzuhelfen, bei geringerer Betroffenheit diese selbstständig durchzuführen. Auch können die Patienten je nach Betroffenheit zunehmend lernen, Kontrolle über ihre Bewegungen zu gewinnen und diese besser zu dosieren (Shumway-Cook und Wollacott 2016) (◘ Abb. 24.16).

Da die unteren Extremitäten häufiger weniger betroffen sind, können diese bei Transfers vermehrt zum Einsatz kommen. Bereits um das erste Lebensjahr zeigen auch schwer betroffene Kinder mit dyskinetischer CP (GMFCS IV und V) eine hohe

**24**

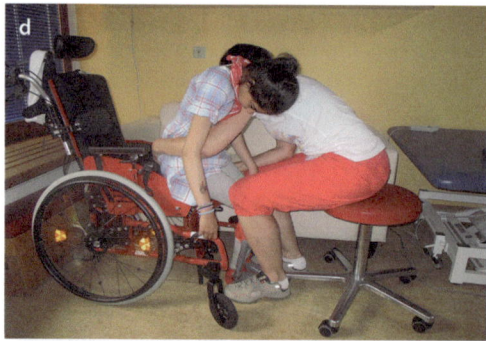

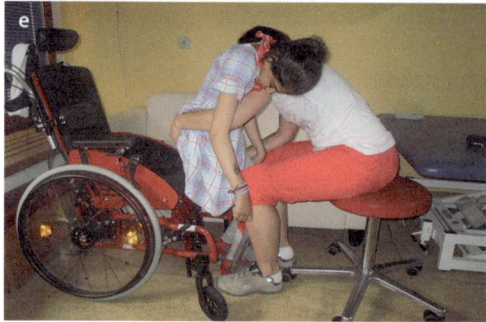

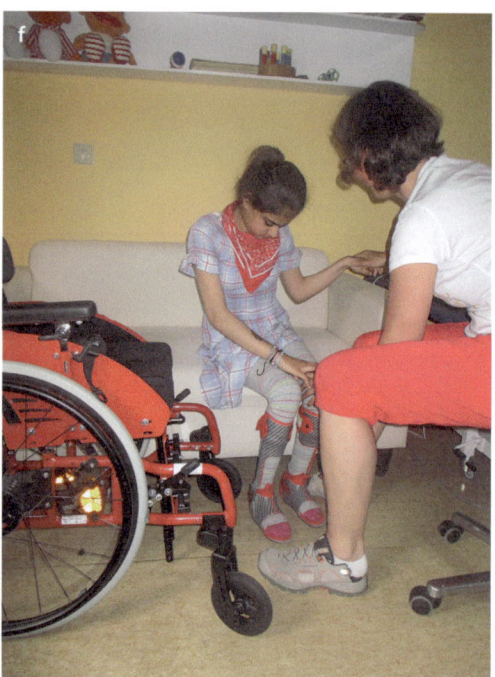

◻ Abb. 24.14   (Fortsetzung)

Bereitschaft zu stehen und möchten stehend gehalten erste Gehbewegungen durchführen. Dabei nutzen die Kinder die extensorischen Aktivitäten der unteren Extremitäten, um in den Stand zu kommen und nicht zu kollabieren (◻ Abb. 24.17 und 24.18).

Die frühe Bereitschaft zu stehen ist wertvoll, da die Gewichtsübernahme auf die Beine bei vielen Transfers und Positionswechseln vor allem mit zunehmendem Wachstum eine große Rolle spielt (Paleg et al. 2013). Für die Bezugspersonen und Angehörigen bedeutet es meist eine große Erleichterung, wenn ihr Kind schon früh lernt, Gewichte zu übernehmen und bei den Transfers mitzuhelfen (◻ Abb. 24.19).

Personen mit einer dyskinetischen CP entwickeln oft eigene kompensatorische Strategien, um die unwillkürlichen Bewe-

gungen einzudämmen und mehr Stabilität zu gewinnen. Gewichtsübernahme und Begrenzungen sind Möglichkeiten, um die Stabilität zu verbessern (Shumway-Cook und Wollacoot 2016) und Positionswechsel zu erleichtern.

Die Möglichkeit zum Transfer bei Jugendlichen und Erwachsenen mit dyskinetischer CP mit GMFCS-Level IV und V aufrechtzuerhalten, ist nicht immer einfach und stellt über die Jahre eine große Anforderung an die Eltern und betreuenden Personen dar. Gerade bei dieser Personengruppe kann der Transfer über den Stand nur dann erfolgen, wenn eine zuverlässige Gewichtsübernahme möglich ist. So haben die Gewichtsübernahme und die Ermöglichung von Gehbewegungen bei Personen mit dyskinetischer CP von Beginn an (siehe

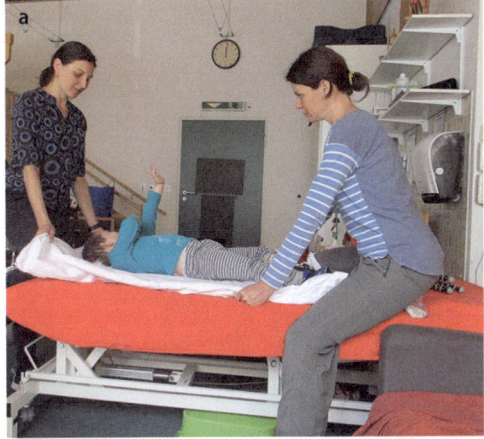

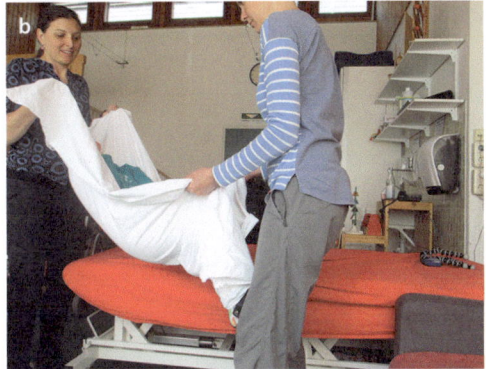

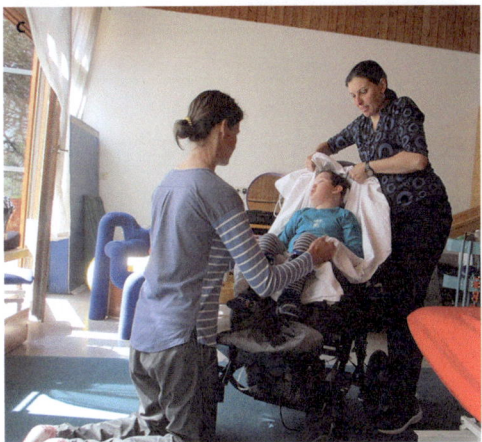

**Abb. 24.15 a–c** 7-jähriger Junge mit Schwerst-mehrfachbeeinträchtigung, Transfer in den Rollstuhl mit dem Tuch und anschließende Positionierung

oben) eine große Bedeutung für den Erhalt eines aktiven Transfers im Erwachsenenalter ( Abb. 24.20, 24.21, 24.22 und 24.23).

> Dyskinetische Patienten agieren ver-mehrt einhändig, dabei ist eine Hand meist die mobile Hand, die mit Gegen-ständen hantiert und Greifbewegungen durchführt. Die andere Hand ist eher die stabilisierende Hand, die sich einhält oder abstützt und damit im Rumpf für die nötige Stabilität sorgt.

### 24.5.3 Ataktische Cerebralparese und nicht klassifizierbare Cerebralparese

Bei der ataktischen CP, welche bei 4 % der Personen mit CP auftritt, liegt eine Schädigung des Kleinhirns vor (Bax et al. 2006). Kinder mit einer ataktischen CP weisen Einschränkungen in Haltung und Bewegung auf, welche die Koordination der ziel-gerichteten Bewegungen, sowohl zeitlich wie auch räumlich betreffen (Cans 2000). Die Feinmotorik kann durch einen Inten-sionstremor eingeschränkt sein. Die Au-genmotorik kann ebenfalls betroffen sein. Oft ist die Sprache abgehackt und teilweise undeutlich, was die Kommunikation er-schwert. Die verminderte muskuläre Ko-ordination führt zu überschießenden Be-wegungen und zu einer eingeschränkten Kraftdosierung. Das Aufrichten gegen die Schwerkraft ist unsicher, oft nehmen die unkoordinierten Bewegungen mit Abnahme der Unterstützungsfläche zu. In Bewegung fällt es den Kindern schwer, ihre Haltungs-kontrolle zu wahren und das Gleichge-wicht zu halten. Sie nutzen oft Gegenstände oder Bezugspersonen, um sich festzuhal-ten. Kompensatorisch nutzen sie eine große

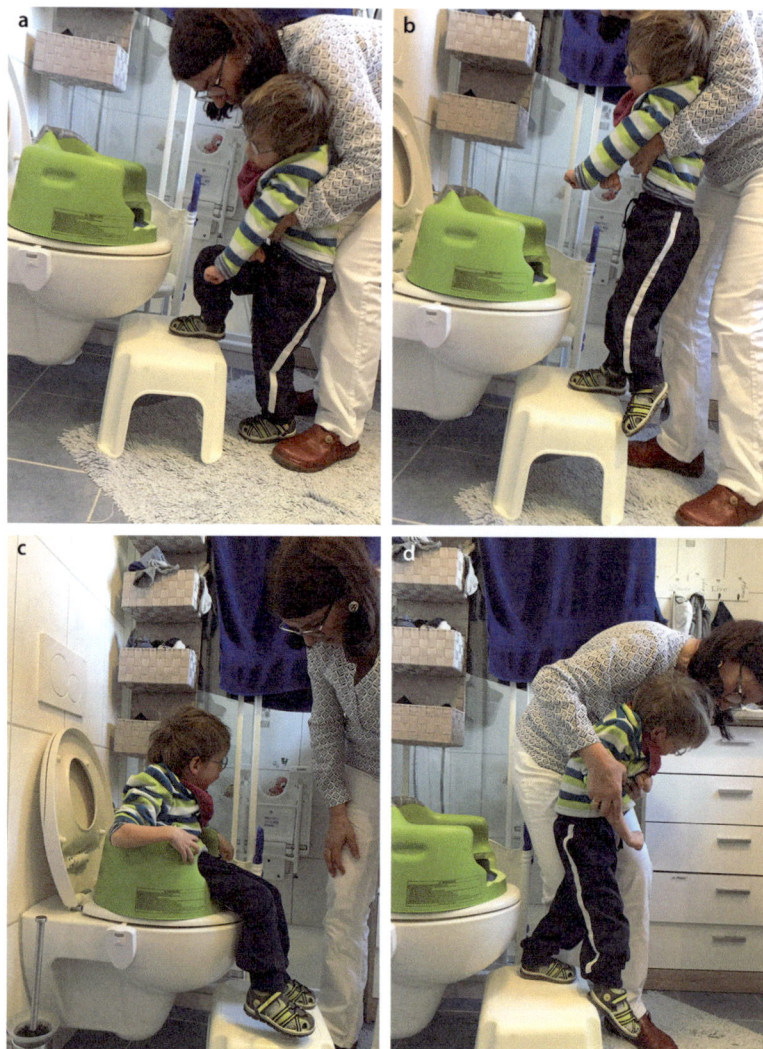

■ **Abb. 24.16**   **a–d** 4-jähriger Junge mit dyskinetischer CP, GMFCS IV: Transfer auf die Toilette. Die Therapeutin hilft bei der Platzierung des Fußes und nutzt die extensorische Muskelaktivität des Jungen bei der Gewichtsübernahme. Die seitliche Begrenzung an den Ellbogen und Oberarmen ermöglicht dem Jungen, seine Haltungskontrolle im Stehen aufrechtzuerhalten und die Bewegung in Richtung Toilettenaufsatz mitzumachen

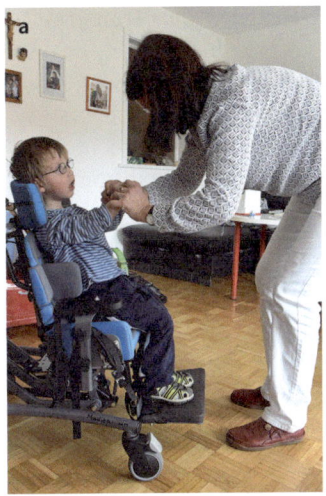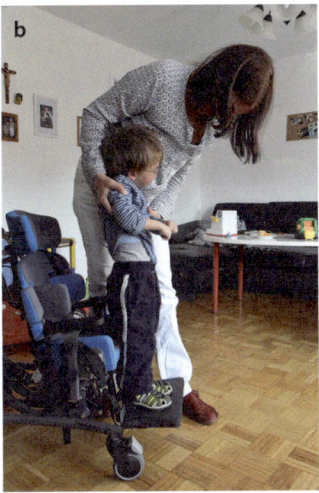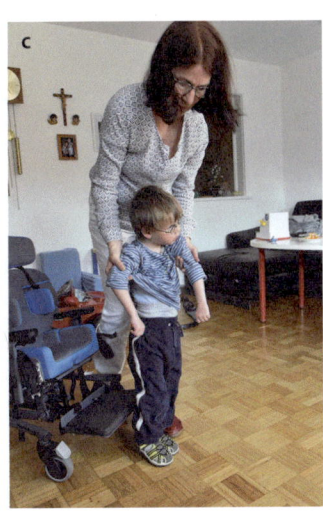

▶ **Abb. 24.17    a–c** Transfer aus dem Therapiestuhl. Das Angebot zum Festhalten nutzt der Junge und drückt sich von der Rückenlehne ab. Die Therapeutin greift die „Anticipatory Postural Adjustments" (APA) des Jungen auf, damit er den Transfer vom Sitzen in den Stand mit möglichst viel Eigenaktivität durchführen kann. Im Stand ermöglicht ihm eine seitliche Unterstützung am proximalen Oberarm, selbstständig Schritte zu initiieren

Unterstützungsfläche und die Kokontraktionen, was wiederum die APA einschränken kann.

Bewegungsvariationen sind eingeschränkt, oft nutzen die Kinder zweidimensionale Bewegungen, mit wenig Rotationskomponenten. Zusätzliche mentale Schwierigkeiten, wie eine kurze Aufmerksamkeitsdauer und schnelle Ablenkbarkeit, erschweren den Weg zum selbstständigen Transfer.

Kinder mit ataktischer CP erreichen bis zum 3. Lebensjahr eine selbstständige Fortbewegung, z. B. indem sie krabbeln. Sie erlernen in der Regel das Gehen, oft ohne Hilfsmittel (Bottos und Gericke 2003; Keeratisiroj et al. 2015). Die meisten Kinder mit einer ataktischen CP werden in den GM-FCS-Level I–II eingeteilt (Beckung et al. 2007). Somit können sie ihre eigenen Strategien und Möglichkeiten für selbstständige Transfers erlernen. Kinder mit einer hypotonen nicht klassifizierbaren CP, welche bis

zum 3. Lebensjahr nicht selbstständig sitzen können, bleiben oft auf Hilfestellungen für den Transfer angewiesen (Keeratisiroj et al. 2015) (▶ Abb. 24.24).

Distale Inputs können helfen, die posturale Kontrolle zu halten, z. B. mittels eines Drucks an den Händen in Richtung Schultergürtel, oder der Druck der entsteht, wenn eine Person sich auf der Hand abstützt. Hilfestellungen können auch nahe am Rumpf gegeben werden, oft reicht bereits eine leichte taktile Fazilitation, welche dem Kind genügend Sicherheit bietet. Kinder mit Ataxie und Kinder mit einer nicht klassifizierbaren CP sind oft hypermobil im Schultergürtel, der Lendenwirbelsäule und den Knien. Trotz dieser Hypermobilität kann es zu Muskellängendefiziten und Asymmetrien kommen, welch ggf. im Erwachsenenalter das Transferieren erschweren. Ein wichtiger Faktor ist die Umfeldgestaltung. Stabile Möbel und die Möglichkeit, sich zu halten und abzustützen,

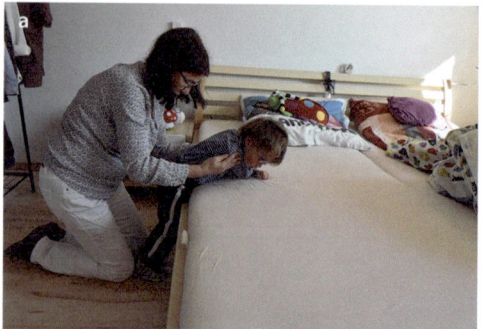

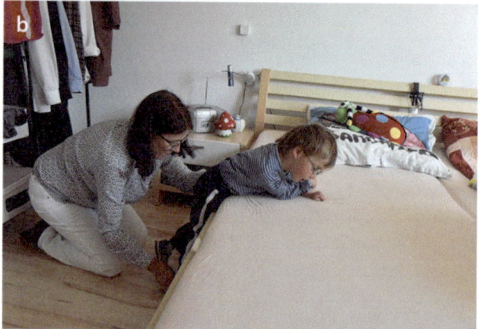

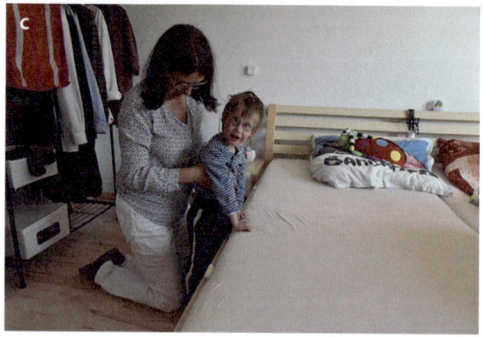

■ **Abb. 24.18** **a–c** Aussteigen aus dem Bett. Der Junge schiebt sich rückwärts aus dem Bett, die Therapeutin unterstützt bei der Positionierung der Füße und gibt laterale Begrenzung an der Schulter. Der Junge kann sich mit gestreckten Armen in Adduktion im Stand stabilisieren und mit wenig Unterstützung am Rumpf stehen

erleichtern das Erlernen des Transfers. Visuelle Marker können hier helfen, die Aufmerksamkeit auf die Augen-Hand-Koordination zu lenken.

Die kindliche Ataxie tritt ebenfalls als Symptom verschiedener Syndrome auf wie bei Rett- oder Dandy-Walker-Syndrom. Eine Ataxie kann auch als Folge eines Varizellen-Infektes oder bei multipler Sklerose im Kindesalter vorkommen (Musselman et al. 2014). Im Erwachsenenalter tritt eine Ataxie bei Parkinson, multipler Sklerose, chronischen Vergiftungen (Alkohol) am häufigsten auf. Die Prinzipien zu einem möglichst selbstständigen Transfer im Alltag bleiben die gleichen wie oben beschrieben. Wichtig ist ein Lernen durch Handlung, im alltäglichen Umfeld der betroffenen Personen.

## 24.6 Alltagsrelevante Transfers: Personen mit Querschnittlähmung

Die Höhe und das Ausmaß einer Querschnittlähmung sind entscheidend für die Selbstständigkeit, die ein Patient wieder erreichen kann. Ein Mensch mit einer kompletten Tetraplegie auf Höhe des 4. Halswirbels kann nicht alleine in eine andere Position transferieren, er ist lebenslang auf maximale Hilfe angewiesen. Ein kompletter Paraplegiker auf Höhe des 6. Brustwirbels ohne Begleitverletzungen beispielsweise sollte in der Lage sein, alle Bewegungsübergänge selbstständig durchzuführen und ohne Hilfsperson zurechtzukommen.

24

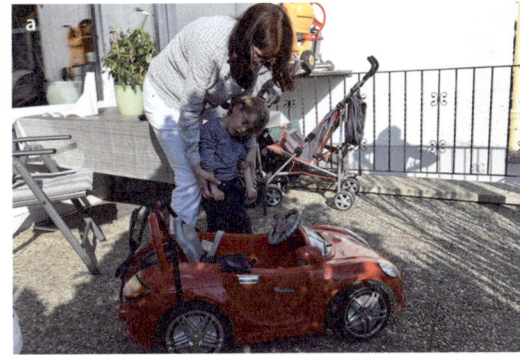

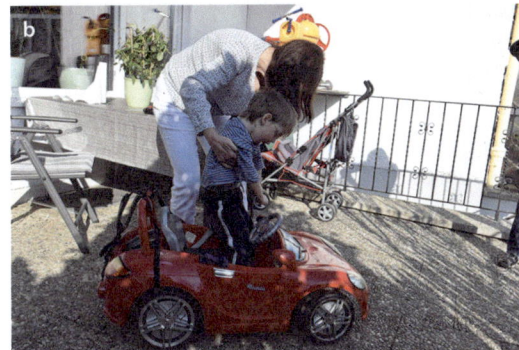

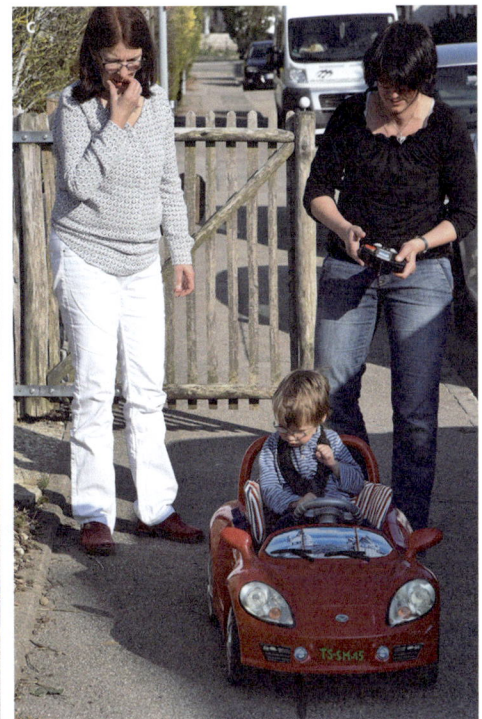

◨ **Abb. 24.19**   **a–c** Einsteigen in das Spielauto. Über einen distalen Griff an der Hand und am Unterarm mit seitlicher Begrenzung und Druck in Richtung Schulter kann sich der Junge vor dem Einstieg stabilisieren. Die Therapeutin unterstützt die Eigenaktivität und Motivation des Jungen beim Einstieg in das Auto und sichert die Gefahr des Kollabierens ab

Zusätzlich sind auch Kontextfaktoren, wie z. B. das Alter, orthopädische Limitationen, die Gelenkbeweglichkeit, die Motivation, zur Zielerreichung ausschlaggebend.

Welche Anforderungen erwarten einen Patienten mit einer Querschnittlähmung nach Austritt aus dem klinischen Setting? Ist ein Austritt in eine eigene Wohnung ohne oder mit externen Hilfspersonen oder ein Austritt in ein Heim vorgesehen? Wird der Patient wieder in sein berufliches Umfeld zurückkehren? Wird er wieder Auto fahren können?

Von diesen und noch viel mehr Faktoren ist die Zielsetzung in der Rehabilitation im Allgemeinen und in der Therapie im Speziellen abhängig.

Welche Art der Bewegungsübergänge sind für einen Menschen mit einer Querschnittlähmung beispielsweise relevant?

- Transfer Rollstuhl aufs Bett
- Drehen im Bett
- Aufsitzen von Rückenlage in Sitz (Kurz- oder Langsitz)
- Höhentransfer (Sofa, Boden)
- Badewannentransfer, Transfer auf die Toilette oder Duschsitz

**24**

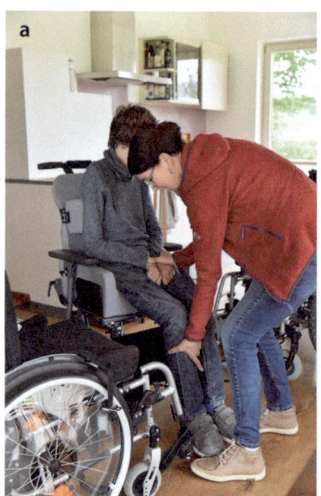
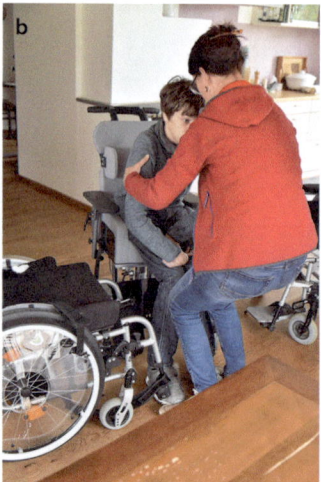
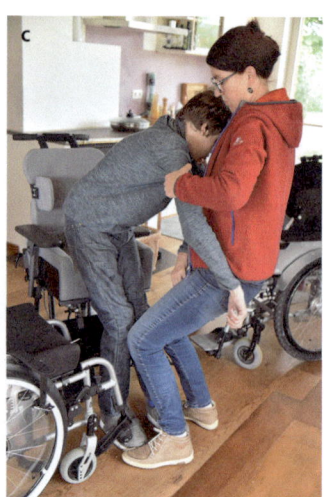
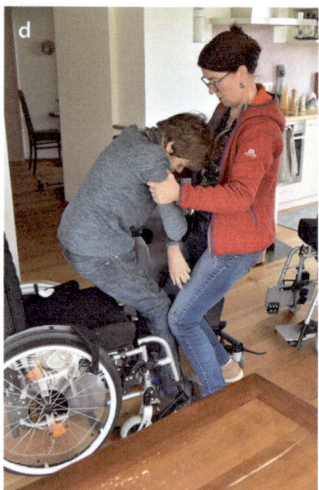
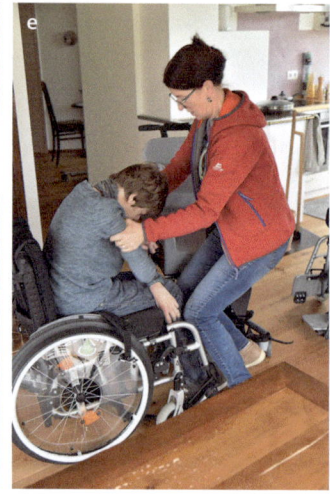

**☐ Abb. 24.20   a–e** 17-jähriger junger Mann mit dyskinetischer CP und kognitiver Beeinträchtigung, Transfer Therapiestuhl-Rollstuhl, über Wegklappen des Fußteiles und Positionierung der Füße, seitlich/ventrale Begrenzung an den Knien für Knieextension im Stand, eigene Positionierung mit Abstand, um Hebelwirkung zu nutzen und eigene Gewichte verlagern zu können, Griff seitlich an der Schulter, um Gewichtsverlagerung und Transfer zu unterstützen

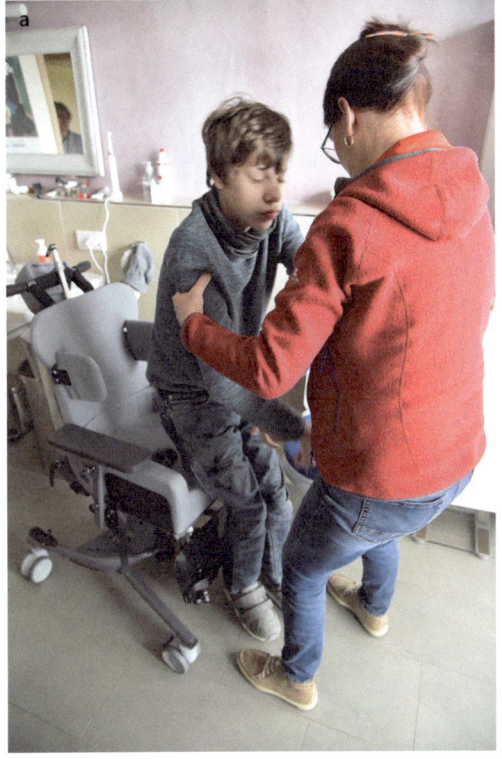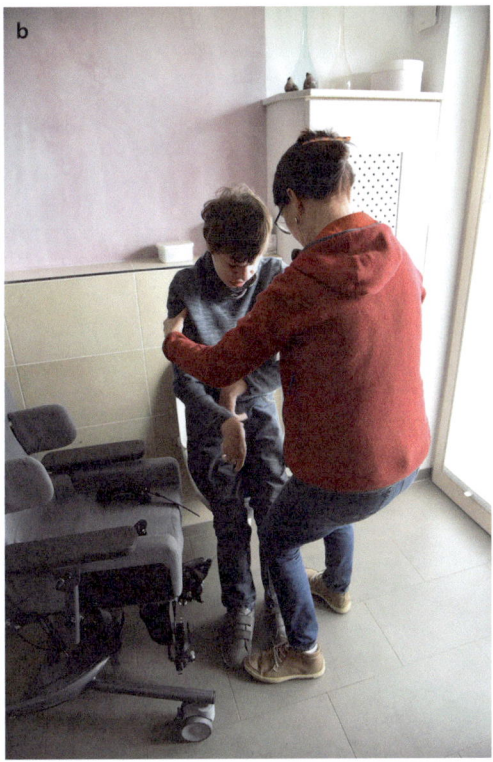

■ **Abb. 24.21**    **a**, **b** Ähnliche Vorgehensweise beim Transfer auf die Toilette, mit zusätzlicher Begrenzung an den Schuhspitzen, um Rutschtendenz zu verhindern und exzentrische Muskelaktivität beim Absitzen zu ermöglichen

— Autotransfer
— etc.

❯ Der Bezug zum Alltag ist extrem wichtig, die Durchführung der Bewegungsübergänge hat das Ziel, das höchste Maß an Selbstständigkeit für den Patient mit einer Querschnittlähmung zu erreichen.

Warum gelingen manche Bewegungsübergänge nicht? Liegt es an der Motivation des Patienten, am Tonus, an der fehlenden Kraft, an Kontrakturen der Gelenke, an Schmerzen, ist der Auftrag nicht klar? Ein fundierter Clinical-Reasoning-Prozess und eine genaue Befunderhebung sind entscheidend, um die Ursache herauszufinden und

ein entsprechendes therapeutisches Ziel gemeinsam festzulegen, um schlussendlich den Bewegungsübergang durchführen zu können.

Es stellt sich auch die Frage, welche technischen Hilfsmittel zur Verfügung stehen. Hat der Patient einen Rollstuhl, ist es ein manueller Rollstuhl oder ein elektrischer Rollstuhl, hat der Patient Orthesen? All dies hat einen Einfluss auf die Art, wie Bewegungsübergänge erlernt werden können.

Aufgrund der zum Teil reduzierten Innervation der Muskulatur nach einer Querschnittlähmung ist es sehr wichtig, auf ein gutes Alignment der Gelenke zu achten, d. h. der Stellung der Gelenke zueinander. So können z. B. Überbelastungen oder

**24**

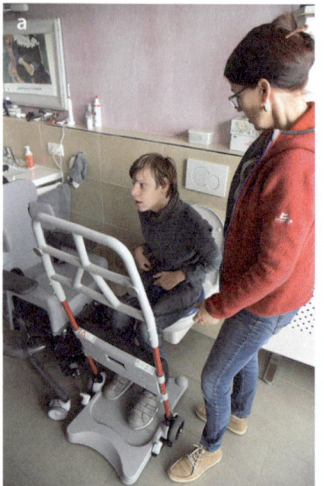
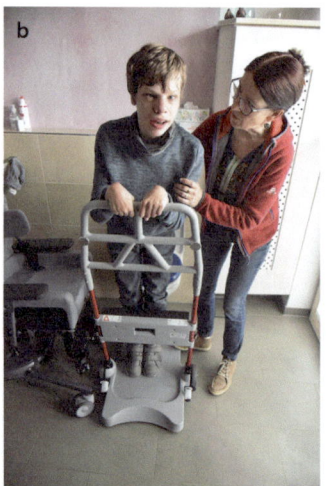
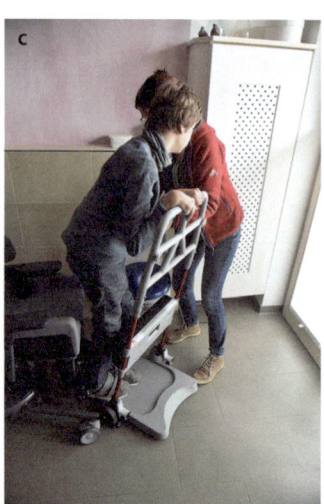
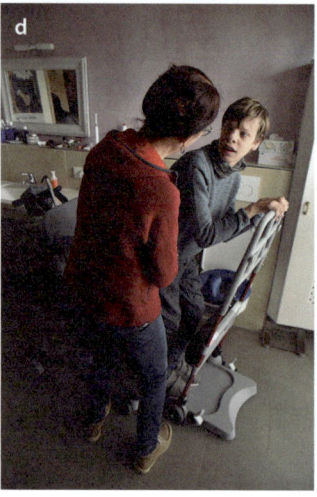
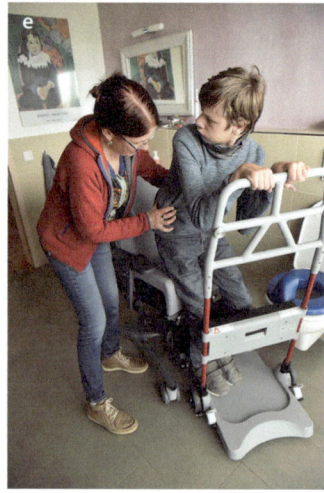

**◻ Abb. 24.22**   **a–e** Um den Transfer auf die Toilette für die Eltern und Betreuer zu erleichtern, kann eine Aufstehhilfe genutzt werden. Voraussetzung ist jedoch, dass der Patient lernt, sich festzuhalten und hochzuziehen

Verletzungen der Schultergelenke vermieden und Spätfolgen mit Rehospitalisationen und Verlust der Selbstständigkeit verhindert werden.

Je mehr Variabilität eine Person in den Bewegungsübergängen beherrscht, umso selbstständiger und unabhängiger wird diese im Alltag sein, wenn man bedenkt, dass Bewegungsübergänge auch in ungewohnten Situationen funktionieren müssen, beispielsweise in Urlaubssituationen mit einem Transfer ins Bett über die „ungewohnte" Seite, oder es ist nicht wie gewohnt ein Pflegebett vorhanden, die Badsituation ist anders als im gewohnten Umfeld etc. Repetitives und aufgabenorientiertes Üben und Trainieren in unterschiedlichen Umgebungen ist hierfür sinnvoll. Außerdem ist der Einbezug der Angehörigen sehr wichtig, z. B. mittels Beratungen, Instruktionen, Probe-Wochenenden etc. (◻ Abb. 24.25).

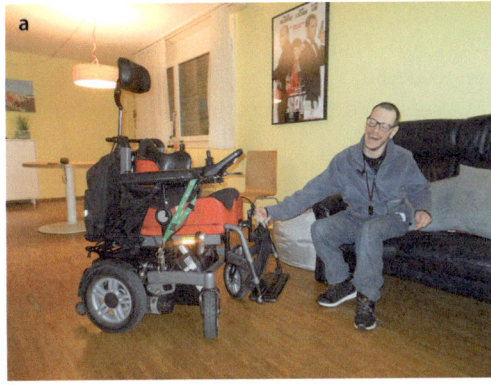 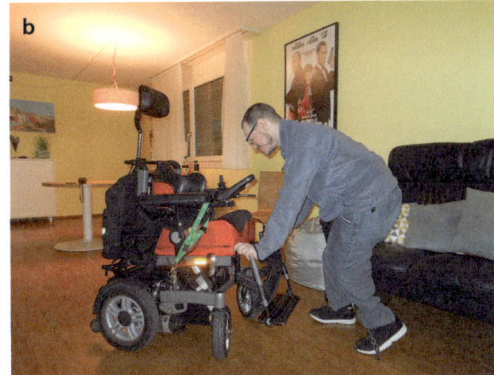

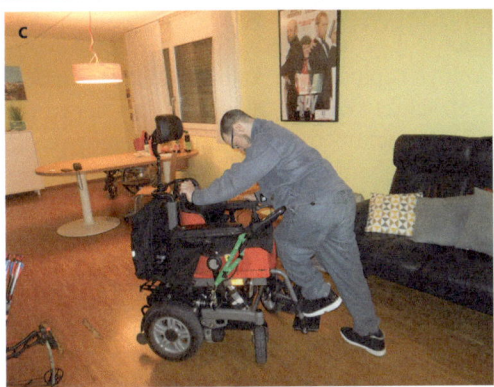 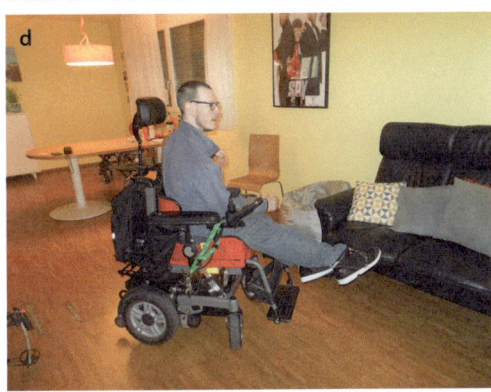

**Abb. 24.23** **a–d** Erwachsene Person mit dystoner CP (GMFCS-Level IV), führt den Transfer vom Sofa in den Elektrorollstuhl selbstständig aus. Wichtig sind die Fixpunkte, um sich festzuhalten, und die Fähigkeit der Positionierung der Beine. Nur das linke Bein wird auf dem Fußbrett platziert und mittels Drehens über das stärkere rechte Bein kann sich die Person selbstständig in den Rollstuhl setzen

> Hilfreich zum Erlernen von Bewegungsübergängen kann der Kontakt mit anderen Menschen mit einer Querschnittlähmung sein. Im klinischen Setting bietet sich der Kontakt mit Peers an und im ambulanten Setting ggf. die Teilnahme in einem Rollstuhlsport-Club.

Mögliche Internet-Seiten, auf denen sich sowohl Menschen mit einer Querschnittlähmung, Angehörige oder medizinisches Personal informieren können:

- ▶ www.physiotherapyexercises.com
- ▶ www.elearn.SCI
- ▶ https://community.paraplegie.ch/t5/Paraplegie-Community/ct-p/DE

## 24.7 Alltagsrelevante Transfers: Personen mit Muskelerkrankungen

Kinder, welche an einer progredienten Muskeldystrophinopathie leiden, wie Typ Duchenne oder Becker-Kiener-Muskeldystrophie verlieren mit fortschreitendem Verlauf der Krankheit ihre Mobilität. Die „Ambulatory Functional Classification of Duchenne Muscular Dystrophy" (AFCSD) teilt den Grad der motorischen Einschränkung in fünf Kategorien ein (Kim et al. 2018). Kinder mit AFCSD I laufen in normalem Tempo und normaler Haltung, Kinder mit Level II laufen selbstständig mit

24

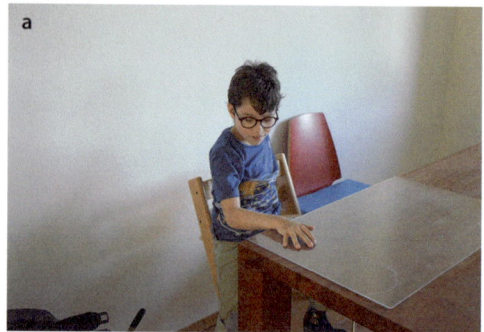

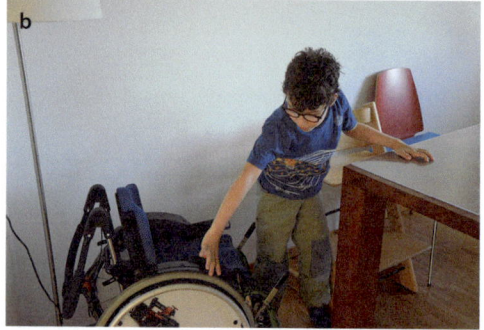

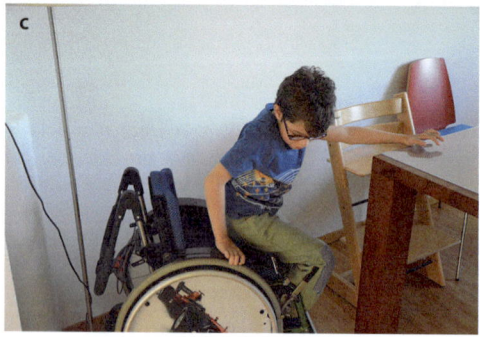

🔲 **Abb. 24.24** **a–c** 8-jähriger Junge mit ataktischer CP, GMFCS-Level III, selbstständiger Transfer zu Hause vom Hochstuhl in den Rollstuhl. Eine Hand wird immer zum Stützen genutzt

werden. Die Kinder mit Level IV und V sind auf Unterstützung für den Transfer angewiesen.

Verschiedene persönliche Aspekte wie die Kognition, die Möglichkeit zur Mithilfe und auffällige Kontrakturen oder Einschränkungen spielen eine wichtige Rolle bei der Wahl der Hilfestellung beim Transfer.

Kinder mit Muskelerkrankungen zeigen ein sehr unterschiedliches klinisches Bild. Aus diesem Grunde sind auch die Prinzipien für Transfers nicht einheitlich. Progrediente Erkrankungen (beispielsweise Muskeldystrophie Duchenne) müssen anders betrachtet werden, als solche, bei denen die Kinder schon von klein auf nur sehr wenig Kraft haben und früh Kontrakturen entwickeln, wie beispielsweise bei einer spinalen Muskelatrophie (SMA I oder II). Kinder mit SMA I oder SMA II haben zudem eine verminderte Kopfkontrolle, sodass bei Transfers auch der Kopf gehalten werden muss.

Sobald Kinder mit progredienten Muskelerkrankungen die Fähigkeit des freien Gehens verlieren, sind sie beim Transfer auf Unterstützung und Hilfe angewiesen. Dies liegt daran, dass der Kraftverlust zumeist mit einer proximalen Schwäche beginnt. Gerade die proximale Muskulatur ist es, die unseren Körper stabilisiert. Die ebenfalls verminderte Kraft im Schultergürtel reicht nicht aus, um durch Gewichtsübernahme auf die Arme die Beine zu entlasten. In den ersten Monaten nach dem Gehverlust können die Kinder und Jugendlichen beim Transfer noch gut mithelfen. Diese Zeit sollte unbedingt genutzt werden, um den Transfer so aktiv wie möglich zu gestalten. Auch mit wenig Gewichtsübernahme auf die Füße gelingt der Transfer, wenn die Hilfsperson die Knie stabilisiert. Um im weiteren Verlauf der Erkrankung

Ausweichbewegungen wie Zehenspitzengang, Kinder mit Level III brauchen ein Gehhilfsmittel wie Stöcke oder einen Rollator. Kinder mit Level IV und V haben ihre Gehfähigkeit verloren und bewegen sich im Rollstuhl fort oder müssen geschoben

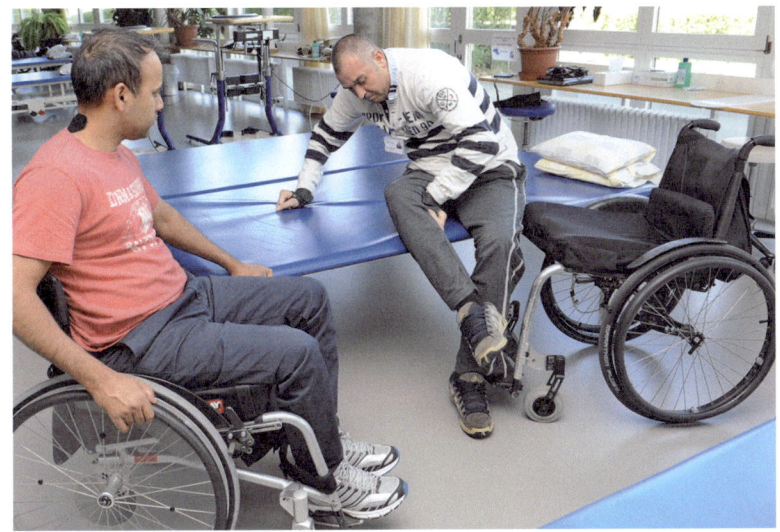

■ **Abb. 24.25**    Peer-Learning: Lernen von einer anderen Person mit ähnlicher Einschränkung

nicht zu früh auf ein Hebeliftsystem zurückgreifen zu müssen, hat sich der Transfer mit einer Umsetzhilfe sehr bewährt (Abb. 23). Dabei können die zu transferierenden Personen ihr gesamtes Körpergewicht auf einem kippbaren Stützkissen ablegen und werden im Gegensatz zum Hebetuch aktiv in den Transfer miteinbezogen. Das Rutschbrett bietet sich ebenfalls an, um verschiedene Transfers im Alltag zu bewältigen. Die Betroffenen können mittels Rumpfbewegungen eigenaktiv rutschen. Das Rutschbrett ist einfach zu transportieren und kann somit in verschiedenen Situationen und Räumen eingesetzt werden (■ Abb. 24.26).

Die persönlichen Ressourcen des Patienten sollen miteinbezogen werden, dies ist bei der Vorbereitung des Transfers sehr wichtig. Oft haben die Personen mit Muskeldystrophinopathien eine sehr genaue Vorstellung, wie der Transfer für sie optimal durchgeführt werden kann. So ist es wichtig, die Betroffenen in die Vorbereitung

miteinzubeziehen. Die beiden Sitzflächen sollten nahe und auf gleicher Höhe sei, damit die Hilfsperson möglichst wenig Gewicht heben muss. Indem sich die Person sehr nahe an den Körper der Hilfsperson lehnt, wird die Hebelwirkung so gering wie möglich gehalten. Das Verlagern des Körpergewichtes der Hilfsperson ermöglicht, das Gewicht der Person von der Sitzfläche zu nehmen und zu transferieren. Besonders für Familienangehörige, welche die Transfers mehrmals täglich durchführen müssen, ist es wichtig, Techniken zu kennen, welche Erleichterung bringen. Um diese Techniken zu erlernen, ist es hilfreich, einen Kurs in Kinästhetik zu besuchen (■ Abb. 24.27).

Wie beim Transfer mit verminderter Gewichtsübernahme auf die Füße ist auf abnehmbare oder schwenkbare Fußstützen am Rollstuhl zu achten, damit die paretischen Beine nicht hängenbleiben.

Hat eine Person neben dem Kraftverlust zusätzliche Einschränkungen wie eine Luxation der Hüfte, Luxationsgefahr der

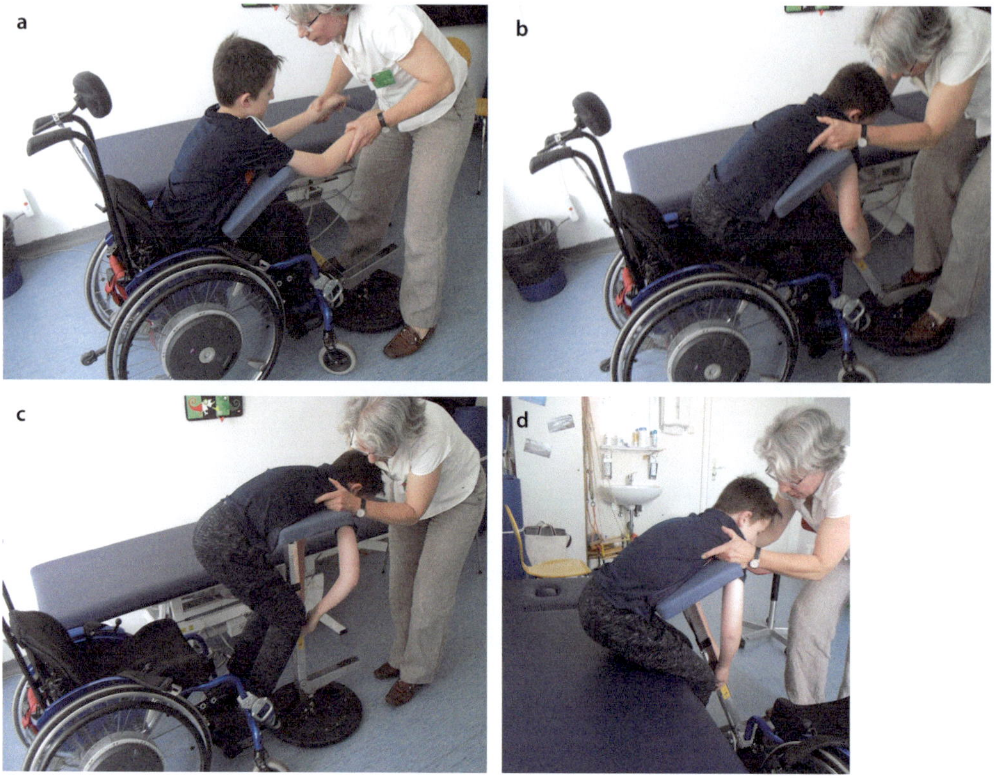

24

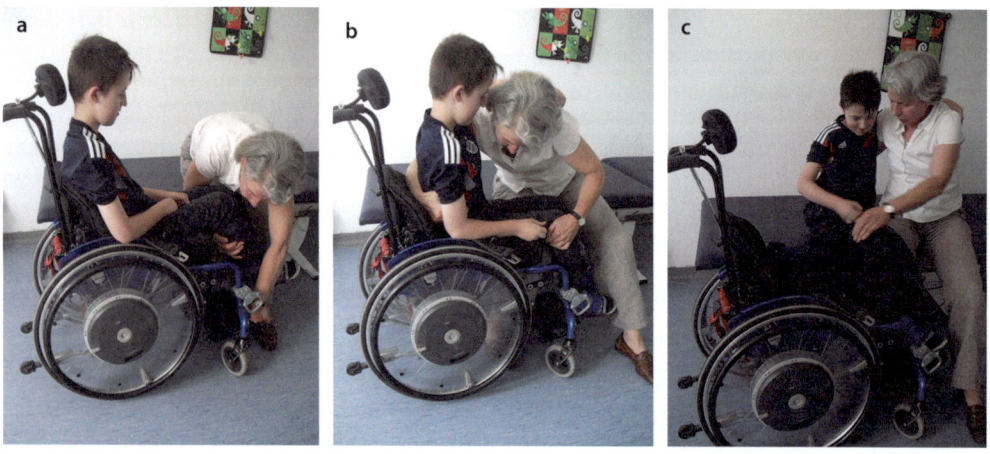

■ **Abb. 24.26   a–d** 11-jähriger Junge mit einer Muskeldystrophie Duchenne: Transfer mit Umsetzhilfe vom Rollstuhl auf die Therapieliege

■ **Abb. 24.27   a–c** Techniken aus der Kinästhetik, wie z. B. der Knietransfer, können hilfreich sein, um den Patienten mit möglichst geringem Kraftaufwand vom Rollstuhl auf eine Bank zu bewegen

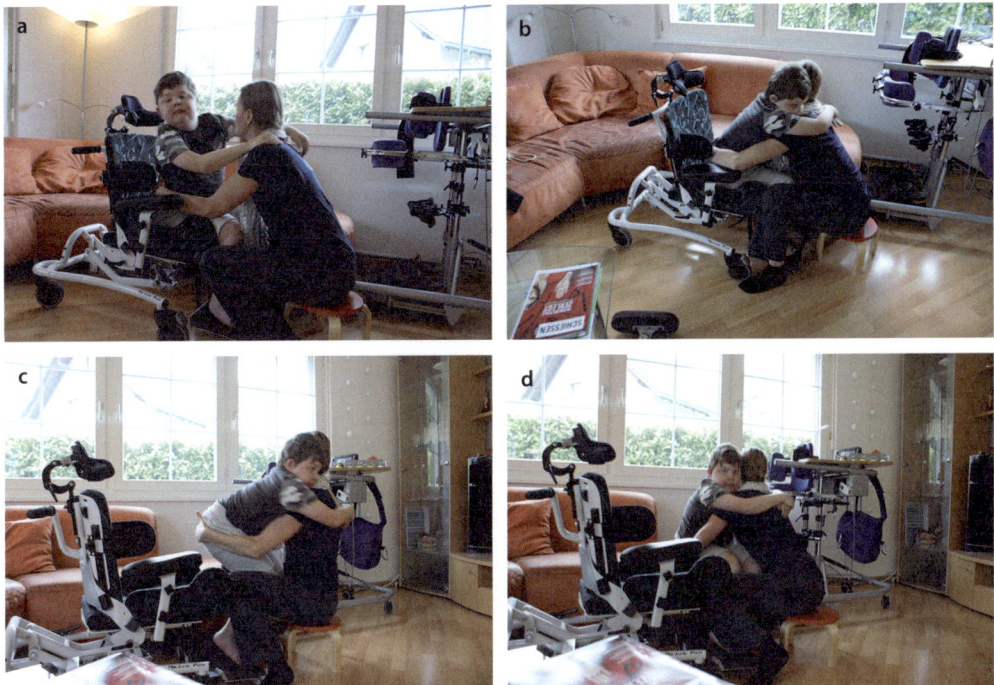

■ **Abb. 24.28** **a–d** Transfer zu Hause, Junge mit Muskeldystrophie Duchenne (AFCSD IV): Die Transfersituation wird vorbereitet, indem der Therapiestuhl auf dieselbe Höhe wie das Sofa gestellt wird. Seitenpelotte und Seitenlehne werden entfernt. Der Junge kann selbstständig nach vorne rutschen und seine Arme über die Schultern der Hilfsperson legen und verschränken. Die Hilfsperson sitzt auf einem Hocker vor dem Therapiestuhl. Sie hält den Jungen mittels eines festen, sicheren Griffes um das Gesäß. Die Hilfsperson verlagert das Gewicht nach hinten und setzt den Jungen auf dem Sofa ab

Schulter, Frakturen oder ein Tracheostoma, ist der Transfer oft nur mit zwei Hilfspersonen möglich oder mit einem Hebe-Lift durchführbar (■ Abb. 24.28).

### 24.8 Rolle der Eltern und Bezugspersonen

Die Zusammenarbeit mit den Eltern oder den Betreuern in Schulen, Einrichtungen und Werkstätten spielt eine wesentliche Rolle, damit der Transfer im Alltag umgesetzt und regelmäßig durchgeführt wird.

Allzu oft werden die betroffenen Personen gehoben und getragen, obwohl sie eigentlich die Möglichkeit hätten, an den Transfers aktiv teilzuhaben.

Die Eltern, aber auch die Betreuer, welche die betroffenen Personen täglich begleiten, sind in vielen Situationen des täglichen Lebens mit Transfer und Positionswechsel konfrontiert. Und oft sind es auch die Eltern oder die Betreuer, die kreative Ideen und individuelle Lösungen für die betroffene Person entwickeln. Der Therapeut kann diesen Prozess begleiten und unterstützen und wenn nötig, sein fachliches

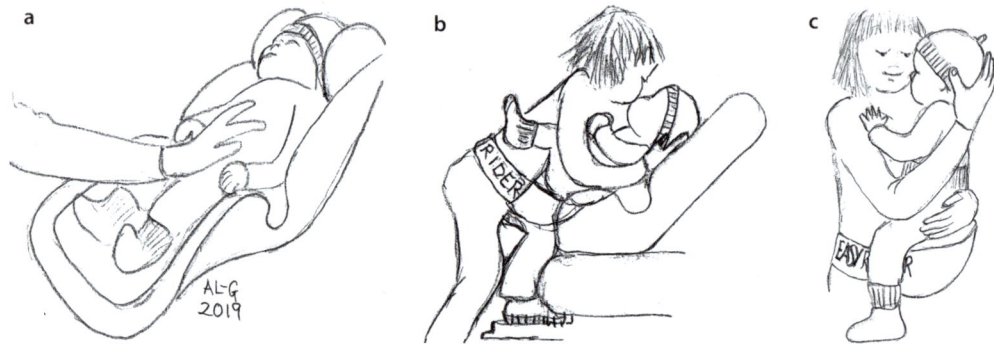

**Abb. 24.29** **a–c** Transfer Autositz – Hüftgurt. Die Mutter nutzt einen Hüftgurt (z. B. Easy Rider), um ihr Kind mit starker Hypotonie rückenschonend vom Autositz transferieren zu können

Wissen miteinbringen. Es ist jedoch Aufgabe der Therapie, die Kompetenz der täglichen Begleiter zu stärken und zu festigen und mitzuhelfen, in einem gemeinsamen Prozess praktikable Lösungen für alle Beteiligten zu entwickeln.

## 24.9  Hilfsmittel und Umfeldgestaltung

Für viele der in diesem Kapitel beschriebenen Personen sind Hilfsmittel und eine adäquate Umgebungsgestaltung entscheidend für das Gelingen von Transfers und Positionswechseln.

Wie bereits erwähnt, benötigen viele Patienten Möbel oder besondere Ausstattungen, damit ein Transfer überhaupt möglich wird. Möglichkeiten zum Greifen und Festhalten sind für das Gelingen von großer Bedeutung. Wie in den oben gezeigten Bildern bieten hierbei viele Gegenstände aus dem täglichen Leben, wie Tischkanten, Regale, Waschbecken, Schubläden, Türgriffe, Stühle etc. eine natürliche Möglichkeit zum Festhalten, Abstützen oder Hochziehen.

Bei Personen mit großen Einschränkungen sind jedoch auch speziell angepasste Hilfsmittel eine große Unterstützung, um z. B. den Transfer vom Rollstuhl auf die Toilette, ins Auto oder ins Bett zu erleichtern und möglichst ökonomisch für alle Beteiligten durchzuführen (**Abb.** 24.29).

Einige Beispiele von möglichen industriell angefertigten Hilfen für den Transfer sind in der **Tab.** 24.1 aufgelistet.

### Kernaussagen

— Transfers, das aktive Wechseln der eigenen Körperposition vom Liegen zum Sitzen zum Stehen und zurück, sind Voraussetzungen für eine selbstständige Mobilität im Alltag. Für Personen mit neuromotorischen Erkrankungen stellen Transfers oft eine Hürde dar, welche sie in ihrer Selbstständigkeit und sozialen Teilhabe einschränkt. Sie sind auf die Hilfe von Personen und Hilfsmittel und/oder auf ein angepasstes gegenständliches Umfeld angewiesen.

— Das Erlernen von aktiven Transfers mit und ohne Verwendung von Hilfsmitteln kann die Lebensqualität deut-

■ **Tab. 24.1**    Hilfen und Hilfsmittel für Transfer im Alltag

| Kategorie | Mögliche Modelle und Einsatzbereiche | Bild |
|---|---|---|
| Haltegriffe | Aufsetzhilfe Bett<br>Fix montiert, um sich seitlich hochzuziehen und abzustützen | |
| | Bettleiter/Schnur, um sich im Bett hochzuziehen, kann transportiert werden | |
| | Festmontiert oder mit Vakuum<br>Diverser Einsatz im eigenen Wohnbereich für Personen, welche sich gut festhalten können<br>Bad, WC, Zimmer | |
| | Im Auto: Handy Bar<br>In und aus dem Auto steigen | |

(Fortsetzung)

**24**

■ **Tab. 24.1** (Fortsetzung)

| Kategorie | Mögliche Modelle und Einsatzbereiche | Bild |
|---|---|---|
| Umsetzhilfen | ClaraVital<br>Bei leichteren Patienten ist dies auch mit einem Tuch möglich<br>Wechsel von Rollstuhl auf eine andere Sitzfläche | |
| | Akukalda Transferhilfe – Sitzender Transfer, auch bei wenig Rumpfkontrolle, auf eine andere Sitzfläche im eigenen Wohnbereich | |
| | Etac Turner Pro – Personen, welche sich gut halten können, als Hilfe für den Transfer im eigenen Wohnbereich | |
| | Drehen im Stand<br>oder Drehen im Sitzen (Scheibe auf den Stuhl positionieren)<br>Auf Autositz | |
| Rutschbretter | Gerade, gebogen aus Kunststoff oder Holz, Toiletten-Rutschbrett mit Loch (Dolphin) Wechsel von einer Sitzfläche auf eine andere<br>Vorteil: leicht transportierbar | |

| Kategorie | Mögliche Modelle und Einsatzbereiche | Bild |
|---|---|---|
| Hebe-/Tragematte | Hebematte<br>Liegende Person im Liegen, Transferieren durch zwei Hilfspersonen | |
| | Tragematte<br>Sitzende Person wird von zwei Personen auf eine andere Sitzfläche getragen | |

**◘ Tab. 24.1** (Fortsetzung)

lich verbessern, indem Unabhängigkeit und das Erleben von Selbstwirksamkeit und Autonomie erreicht werden können.

– Das Erreichen einer Gewichtsübernahme, Rumpfstabilität und Kopfkontrolle bietet wichtige Grundvoraussetzungen.

– Hilfreiche Prinzipien aus der funktionellen Bewegungslehre, wie das Beachten der individuellen Längenverhältnisse, welche als Hebel wirken, und die Verlagerung des Körperschwerpunktes, können helfen, einen Transfer sowohl für die Person, welche die Position ändert, als auch für die Person, die Unterstützung gibt, ergonomisch zu gestalten.

– Sowohl die individuelle als auch die allgemeine Gestaltung des Umfeldes zu Hause, am Arbeitsplatz, in der Schule, im öffentlichen Raum und in Verkehrsmitteln und KFZ kann helfen, Transfers für Menschen mit neuromotorischen Erkrankungen zu erleichtern.

## Literatur

Aggerholm K, Moltke Martiny KM (2017) Yes we can! A phenomenological study of a sports camp for young people with cerebral palsy. Adapt Phys Act Q 34(4):362–381

Albanese A, Bhatia K, Bressman S, DeLong M, Fahn S, Fung V, Hallett M, Jankovic J, Jinnah HA, Klein C, Lang AE (2014) Phenomenology and classification of dystonia: a consensus update. Mov Disord 28(7):863–873

Bax M, Tydeman C, Flodmark O (2006) Clinical and MRI correlates of cerebral palsy. Surv Anesthesiol 51(3):137–138

Beckung E, Carlsson G, Carlsdotter S, Uvebrant P (2007) The natural history of gross motor development in children with cerebral palsy aged 1 to 15 years. Dev Med Child Neurol 49(10):751–756

Bottos M, Gericke C (2003) Ambulatory capacity in cerebral palsy: prognostic criteria and consequences for intervention. Dev Med Child Neurol 45(11):786–790

Boyd LA, Winstein CJ (2006) Explicit information interferes with implicit motor learning of both continuous and discrete movement tasks after stroke. J Neurol Phys Ther 30(2):46–57

Cans C (2000) Surveillance of cerebral palsy in Europe: a collaboration of cerebral palsy surveys and registers. Dev Med Child Neurol 42(12): 816–824

**24**

Cloodt E, Rosenblad A, Rodby-Bousquet E (2018) Demographic and modifiable factors associated with knee contracture in children with cerebral palsy. Dev Med Child Neurol 60(4):391–396

G.K.B (2019) Curriculum Bobath-Kurs. Curriculum Gemeinsame Konferenz deutscher Bobath-Kurse G.K.B., 49

Hollenweger J, Kraus de Camargo OK (2011) ICF-CY Internationale Klassifikation der Funktionsfähigkeit, Behinderung und Gesundheit bei Kindern und Jugendlichen. (2 Aufl.). Hogrefe AG, Bern

Keeratisiroj O, Thawinchai N, Siritaratiwat W, Buntragulpoontawee M (2015) Prognostic predictors for ambulation in Thai children with cerebral palsy aged 2 to 18 years. J Child Neurol 30(13):1812–1818

Kim J, Jung IY, Kim SJ, Lee JY, Park SK, Shin HI, Bang MS (2018) A new functional scale and Ambulatory Functional Classification of Duchenne muscular dystrophy: scale development and preliminary analyses of reliability and validity. Ann Rehabil Med 42(5):690–701

Korman M, Raz N, Flash T, Karni A (2003) Multiple shifts in the representation of a motor sequence during the acquisition of skilled performance. Proc Natl Acad Sci USA 100(21):12492–12497

Lang CE, MacDonald JR, Gnip C (2007) Counting repetitions: an observational study of outpatient therapy for people with hemiparesis post-stroke. J Neurol Phys Ther 31(1):3–10

Largo RH (2006) Kinderjahre, 12. Aufl. Piper, München

Michaelis R, Renate B, Niemann G, Wolff M (2017) Entwicklungsneurologie und Neuropädiatrie Grundlagen, diagnostische Strategien, Entwicklungstherapien und Entwicklungsförderungen, 5. Aufl. Thieme, Stuttgart

Msall ME, DiGaudio K, Rogers BT, LaForest S, Catanzaro NL, Campbell J, Wilczenski F, Duffy LC (1994) The functional independence measure for children (WeeFIM). Conceptual basis and pilot use in children with developmental disabilities. Clin Pediatr (Phila) 33(7):421–430

Musselman KE, Stoyanov CT, Marasigan R, Mary Jenkins BE, Konczak J, Morton SM, Bastian AJ (2014) Prevalence of ataxia in children. Neurology 82:80–89

Paleg GS, Smith BA, Glickman LB (2013) Systematic review and evidence-based clinical recommendations for dosing of pediatric supported standing programs. Pediatr Phys Ther 25(3):232–247

Palisano RJ, Hanna SE, Rosenbaum PL, Russel DJ, Walter SD, Wood EP, Raina PS, Galuppi BE (2000) Validation of a model of gross motor function for children with cerebral palsy. Phys Ther 80:974–985

Reddy V, Markova G, Wallot S (2013) Anticipatory Adjustments to Being Picked Up in Infancy. PLoS ONE, 8(6):1–9. ▶ https://doi.org/10.1371/journal.pone.0065289

Rosenbaum PL, Palisano RJ, Bartlett DJ, Galuppi BE, Russell DJ (2008) Development of the gross motor function classification system for cerebral palsy. Dev Med Child Neurol 50(4):249–253

Shumway-Cook A, Wollacott M (2016) Motor control, 1. Aufl. Lippincott Williams and Wilkins, Philadelphia

Wulf G (2007) Motorisches Lernen – Therapierelevante Forschungsergebnisse. Ergoscience 2:47–55

Ziviani J, Ottenbacher KJ, Shephard K, Foremen S, Astbury W, Ireland P (2001) Concurrent validity of the functional independence measure for children (WeeFIMTM) and the pediatric evaluation of disabilities inventory in children with development disabilities and acquired brain injuries. Phys Occup Ther Pediatr 21(2–3):91–101

# Therapie, Lagerung und Hilfsmittelversorgung bei Kindern, Jugendlichen und Erwachsenen mit schwerer Mehrfachbehinderung

*Alfons Fuchs und Friederike Bock*

## Inhaltsverzeichnis

© Springer-Verlag GmbH Deutschland, ein Teil von Springer Nature 2021
W. Strobl et al. (Hrsg.), *Therapeutisches Arbeiten in der Neuroorthopädie*,
https://doi.org/10.1007/978-3-662-60493-9_25

Besondere Fürsorge benötigen Patienten, die nicht in der Lage sind, aktiv ihre eigene Körperhaltung oder -position zu verändern, die im Rollstuhl fixiert und in allen Lebenslagen auf Hilfe angewiesen sind. Die Auswirkungen von Bewegungsmangel haben gravierende Folgen für die Aktivität und Teilhabe am Leben, für das Wohlbefinden, die Kommunikation und die selbstbestimmte Lebensführung des motorisch eingeschränkten Patienten. Es kommt zu körperlichen Folgen, die nicht nur die Muskulatur und das Skelettsystem, sondern auch andere Organsysteme betreffen. Im vorliegenden Kapitel werden therapeutische Richtlinien zur Lagerung und unterschiedliche Lagerungssysteme und -möglichkeiten beleuchtet.

## 25.1 Therapie und Lagerung bei schwerer Mehrfachbehinderung

### 25.1.1 Auswege aus dem Circulus vitiosus (Teufelskreis)

Den Teufelskreis fixierter Körperhaltung zeigt ◘ Abb. 25.1.
- Nicht länger als 2 h in fixierter Haltung verweilen
- Körperpositionen wechseln: je nach Möglichkeiten durch Stehbrett/Stehtisch, Lagerungselemente für Bauchlage, Seitenlage, Rückenlage

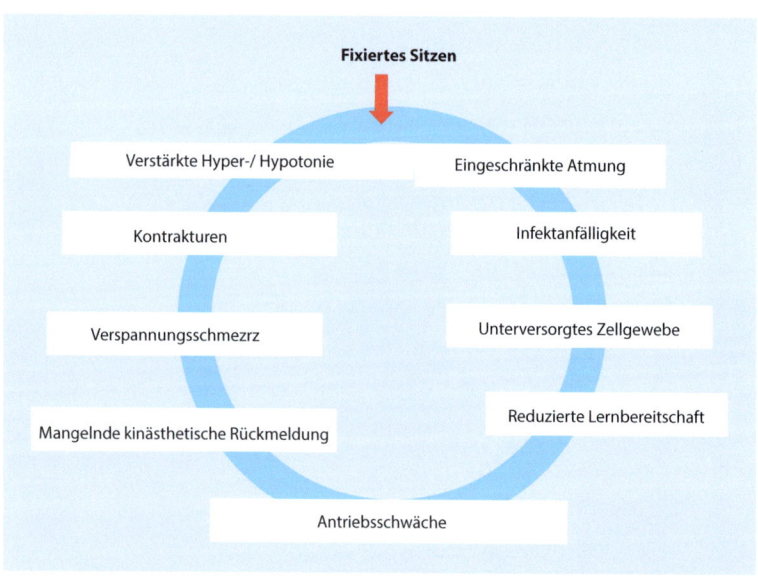

**◘ Abb. 25.1**   Circulus vitiosus fixierter Körperhaltung (in Anlehnung an Wiebel-Engelbrecht 2001)

- Ggf. Rollstuhl mit Sitzkantelung oder Stehfunktion, Anpassung der Fixierbänder
- Lagerung mit motivierenden Angeboten verbinden
- Schmerzfreiheit und Wohlbefinden des Patienten sind Voraussetzung
- Wechsel der Positionen sollte einen festen Platz im Tagesablauf haben, sodass sich Betroffene an eine Routine gewöhnen können

In der Regel besuchen Kinder und Jugendliche mit schwerer Mehrfachbehinderung eine Einrichtung wie Kindergarten, Schulen und heilpädagogische Tagesstätten, an denen oft Therapeuten mitarbeiten. Auch erwachsene Betroffene sind überwiegend in Einrichtungen betreut, innerhalb derer die Therapie stattfindet. Die Versorgung mit einem Rollstuhl und mit Hilfsmitteln zur Lagerung bedarf einer sorgfältigen Analyse und Zielsetzung. Eltern, Orthopädietechniker, Therapeuten und Mitarbeiter der Einrichtung sollten an der Planung beteiligt sein.

❯ Der Patient sollte weitestmöglich in die Planung miteingebunden sein.

Bei der Planung sollten folgende Fragen gestellt werden:
- Welche Position ermöglicht Aktivität, z. B. für das Essen und Trinken, zur Bedienung von Kommunikationsmitteln, zum Schreiben, Spielen oder bei Aktivitäten in der Klasse, Freizeit und zu Hause?
- Welche Position ermöglicht Entspannung und Schlaf?
- Welche Position wirkt Kontrakturen und Deformitäten entgegen?
- Welche Position/Lagerung wirkt sich positiv auf den Tonus aus?
- Welche Position/Lagerung fördert die Symmetrie?
- Welche Position verringert einschießende Spasmen z. B. in die Extension?

## 25.1.2 Lagerungsmaterial

Neben individuell angepassten Lagerungselementen (siehe ▶ Abschn. 25.2) kommen Lagerungskeile, Stehbretter, Sitzsäcke oder Lagerungsinseln in Betracht. Variabel einsetzbares Kleinmaterial sollte an Einrichtungen ausreichend vorhanden sein, z. B. Lagerungsschlangen, Stillkissen, bogenförmige Lagerungskissen, Sandsäcke, Bohnensäcke, Kissen, Abduktionskeile und Handtücher, die aufgerollt werden können.

## 25.1.3 Lagerung/Positionieren – Richtlinien

❯ Bei schwerer Mehrfachbehinderung sollte die Lagerung bzw. Positionierung dem Betroffenen ein Gefühl von Sicherheit und Halt geben (Fröhlich 2003).

„Hohlräume", die dadurch entstehen, dass einige Körperteile nicht aufliegen, sollten mit Kissen oder zusammengefalteten Decken bzw. Handtüchern unterlagert werden. Eine möglichst großflächige Druckverteilung ist anzustreben (Strobl und Krebs 2014).
- Findet eine Lagerung statt, sind die Mimik und die weitere körperliche Reaktion genau zu beachten, um eventuelle Schmerzen und Unannehmlichkeiten zu erkennen. Da auch das Einhalten einer Position anstrengend sein kann, ist der Gelagerte mit einer angebotenen Aktivität möglicherweise überfordert.
- Fühlt sich der Patient in der Lagerung wohl und hat keine Schmerzen, so bieten die verschiedenen Lagerungspositionen viele Möglichkeiten, Aktivitäten im Unterricht, im (heilpädagogischen) Tagesablauf und zu Hause zu integrieren. Kommunikation, Spiel, Wahrnehmung und Beobachtung im Umfeld sind einige Beispiele. Für den Patienten individuell

gewählte, interessante Tätigkeiten erhöhen die Motivation, eine Lagerung einzunehmen. Lagerung aus rein therapeutischer Motivation, für den Patienten begründet durch „Das ist gut für dich" oder „Das muss jetzt sein", wirkt eher demotivierend. Die Compliance steigt mit der Attraktivität der Lagerung und des begleitenden Angebots.

— Gefährdete Gelenke und Skoliosen erfordern besondere Beachtung vom therapeutischen Personal. Eine weitgehend symmetrische Körperhaltung sollte angestrebt werden.

— Der Transfer auf ein Lagerungselement muss für den Betroffenen sicher und angenehm gestaltet werden. Ein vom gesamten Team gemeinsam erarbeiteter Ablaufplan der Transfers mit dokumentierten Einzelschritten, der dann von allen Beteiligten übernommen und evtl. in Trockenübung ausprobiert wird, schafft Sicherheit für den Patienten.

— Auch eine verbale Begleitung der einzelnen Schritte des Transfers ist für die Wahrnehmung des Patienten förderlich. Kleine „Unterstützungen" durch den Betroffenen, wie z. B. ein aktives Anheben des Kopfes oder die Stützfunktion der Hand können eingeübt werden.

— Ein Transfer mit kurzen, stabilen Zwischenstopps fördert die Raum-Lage-Wahrnehmung und Orientierung (Fröhlich 2003).

## Bauchlage

Die Bauchlage auf einem Lagerungskeil oder bei Kleinkindern auf einem Lagerungskissen bietet viele Vorteile. Die Wirbelsäule kommt in Extension, die dorsale Muskelkette wird aktiviert. Die Atmung, vor allem in die dorsalen Lungenabschnitte, wird erleichtert, ebenso wie die Veränderung der Lage einen Einfluss auf die Peristaltik zeigt.

Das Heben des Kopfes gegen die Schwerkraft wird in dieser Position gefördert. Für Patienten mit niedrigem Tonus kann das Kopfheben sehr anstrengend sein, deshalb sollte ein Kissen oder Lagerungselement zum Ablegen des Kopfes angeboten werden.

> Die Überstreckung des Kopfes kann vermieden werden, wenn der Ansprechpartner sich auf gleiche Augenhöhe begibt.

Die Hüfte wird extendiert und ein Abduktionskeil kann die spastische Adduktion beeinflussen. Durch einen breiten Fixiergurt über der Hüfte wird die Streckung erleichtert und dem Patienten Sicherheit gegeben.

> Besondere Beachtung muss den Füßen gelten, da die Spitzfußtendenz in Bauchlage verstärkt wird.

Bei einer deutlich sichtbaren Abwehrreaktion auf den taktilen Reiz am Rist und/oder den Zehen kann eine kleine Lagerungsrolle, ein Sandsäckchen oder ein aufgerolltes Handtuch unter das Sprunggelenk gelegt werden, um eine entspannte und reizärmere Fußstellung zu erreichen.

Einige Lagerungskeile bieten seitliche Begrenzungselemente mit Klettverschluss an, die bei starker Retroversion der Arme angebracht werden können. Sie geben seitlich Sicherheit und reichen bis unter die Achseln, um die Arme vor den Körper zu bringen.

Durch das Heben des Kopfes und Greifen nach Explorationsgegenständen wird die Auge-Hand-Koordination angeregt. Liegt ein Kind mit dem Lagerungskeil auf dem Boden, kann es eingebunden werden im Spiel mit anderen und so Teilhabe erleben. Die Fixierung des Lagerungskeils auf einem rollbaren Tisch kann die Lagerung mit Aktivitäten z. B. im Unterricht verbinden, da das Kind somit auf Augenhöhe mit anderen ist.

Keilförmige Rollbretter mit Abduktionselement bieten eine gute Möglichkeit der eigenständigen aktiven Fortbewegung in Bauchlage. Bei nicht ausreichender Stützaktivität ist es evtl. stattdessen möglich, den Betroffenen über ein Seil zu ziehen. Hier kann phasenweise die Spastik der Hände positiv genutzt werden. Die Erfahrung von Geschwindigkeit und Bewegung ist ein wichtiger Beitrag für die Raumwahrnehmung.

## Rückenlage

Lagerung auf dem Rücken dient tendenziell eher der Entspannung und findet bei kleinen Kindern meist auf dem Boden statt, bei älteren Kindern und Erwachsenen häufig auf einem Bett oder Sofa. Große Lagerungskissen mit Kunststoffperlen oder einem Vakuumsystem bieten weitere Möglichkeiten. Mit leicht erhöhtem Oberkörper wird diese Lage häufig als angenehm empfunden und fördert die Belüftung der ventralen Lungenabschnitte. Die Aspirationsgefahr ist hier jedoch gegeben und die Betroffenen sollten unter Beobachtung stehen. (Hedderich und Dehlinger 1998).

Bei einem starken Streckmuster sollte der Kopf in Flexion gebracht und mit entsprechenden Lagerungselementen und Kissen mittig gebettet werden.

Die Beine müssen in angemessene Hüftbeugung gebracht und mit Abduktion gelagert werden, damit sich die Rückenmuskulatur entspannen kann und die Lordose ausgeglichen wird.

Bei Hypotonus und „Froschhaltung" können die Beine seitlich mit Sandsäcken in vermehrte Adduktion gebracht werden.

Skoliotische Fehlhaltungen können mit Sandsäcken sanft gegengelagert werden. Insgesamt sollte eine symmetrische Körperhaltung angestrebt werden.

Wenn die Arme in „Henkelstellung" (Abduktion, Retroversion und Ellenbogenflexion) gehalten werden, ist es sinnvoll, sie zunächst vorsichtig passiv durchzubewegen und dann auf Lagerungshilfen (Lagerungsschlange, Lagerungsbogen) mit mehr Adduktion abzulegen.

Bei persistierender Kopfrotation auf eine Seite kann es hilfreich sein, die Lage im Raum so zu wählen, dass der Kopf in die andere Richtung rotiert werden muss, um am Raumgeschehen aktiv oder passiv teilhaben zu können (nach Levitt 2004).

Längerfristige Aktivitäten in der Rückenlage sind meist erschwert. Die in dieser Position angestrebte Entspannung kann z. B. mit Musik- oder Hörspiel-Anhören verbunden werden.

## Seitenlage

In einer stabilen Seitenlage kommen die Hände leicht zusammen, können zum Mund geführt werden und der Betroffene kann kleine Gegenstände in Reichweite und unter Augenkontrolle greifen. Hand-Hand-Koordination, Auge-Hand-Koordination und Hand-Mund-Koordination werden gefördert.

Der Kopf wird auf ein Kissen in einer Linie mit der Wirbelsäule gelagert. Der untere Arm und die Schulter sollten leicht nach vorne gebracht werden, um der Retroversion entgegenzuwirken.

Der Rücken wird durch eine feste „Rückenlehne", z. B. von einer Couch oder einem festem Lagerungsblock, gestützt. Diese feste Stütze ist wichtig für die Körperwahrnehmung und für das Sicherheitsgefühl.

Das untere Bein wird in Streckung gebracht und bei Bedarf mit einem Sandsack oder Lagerungselement positioniert. Das obere Bein wird angebeugt und mit einem Lagerungsblock, Kissen oder vorhandenen Elementen unterlagert, sodass es auf Höhe der Hüfte liegt und die Adduktion verhindert wird.

Bei einer Skoliose kann ein kleines Element, Sandsäckchen oder aufgerolltes Handtuch unter den konkaven Bogen gelegt werden.

Bei Atemwegsproblematiken mit starker muköser Sekretbildung ist die Seitenlage eine gute Position, um Aspiration zu verhindern.

Die Lagerung im Stand (Stehständer) und Sitz findet sich in den ▶ Kap. 21 und 22.

## 25.2 Hilfsmittelversorgung und Lagerung bei schwerer Mehrfachbehinderung

Bei schweren Mehrfachbehinderungen ist oft an eine Lagerungsversorgung für nachts, einen großen Teil des Tages, oder, bei nicht sitzfähigen Menschen, auch an eine dauerhafte Lagerung zu denken. Hinzu kommen Lagerungen zur temporären postoperativen Stabilisierung. Entsprechend der unterschiedlichen Ansprüche an eine Lagerung ist der folgende Abschnitt gegliedert.

### 25.2.1 Die gefährdete Hüfte

Neuromuskuläre Erkrankungen und traumatische Ereignisse führen aufgrund von Dysbalancen der Muskulatur oft zu Instabilitäten, Fehlstellungen und Deformitäten im Bereich der Hüftgelenke. Insbesondere bei kindlichen Cerebralparesen kommt es häufig zum Überdachungsdefizit mit der Gefahr der Subluxation bis hin zur oft schmerzhaften Luxation mit drohendem Verlust der Sitzfähigkeit. In den meisten Fällen führt bei Cerebralparesen der erhöhte Tonus der Adduktoren – oft auch asymmetrisch – zu einer Fehl- und Überlastung des Pfannenerkers mit drohender Luxation nach oben. Bei schlaffen Lähmungen besteht eine Neigung zur Froschhaltung mit vermehrter Abduktion und Außenrotation mit der Gefahr von vorderen Hüftluxationen und Sitzproblemen. In allen Fällen muss eine gute Zentrierung und Beweglichkeit des Hüftgelenkes um die Mittelstellung angestrebt werden. Hierfür kommen individuell gefräste Schaum-

stoffelemente oder Lagerungsschalen aus Kunststoff infrage.

### 25.2.2 Becken als Fundament

Bei asymmetrischem Tonus und Abduktionsstellung der Hüftgelenke (Windschlag) ist ein einfacher Keil aus Schaumstoff oder eine Kissenlagerung zwischen den Beinen nicht mehr ausreichend, da die Gefahr besteht, dass das abduzierte Bein das adduzierte Bein noch weiter in die Fehlstellung zieht. In diesen Fällen muss mit einer Becken- oder Rumpffassung gearbeitet werden (◘ Abb. 25.2).

Eine Abduktionslagerung darf nur so weit in Korrekturstellung gebracht werden, wie dies die Gelenkbeweglichkeit des Hüftgelenks erlaubt. Dies gilt auch z. B. für Sitzkeile in der Sitzschale des Rollstuhls (◘ Abb. 25.3).

### 25.2.3 Kunststoffschalen

Durchgehende dorsale Schalen ohne Bewegungsmöglichkeit in Hüft- und Kniegelenken sind kostengünstig, werden aber von den Patienten nur selten toleriert und können daher nur in Ausnahmefällen empfohlen werden. Ein eigenständiges Drehen, was den meisten ein Grundbedürfnis für einen erholsamen Schlaf ist, gelingt aufgrund der Abspreizhaltung der Beine nur den wenigsten. Zu bevorzugen sind dynamische Abduktionsorthesen, die sowohl eine Flexion der Kniegelenke als auch ein kontrolliertes Anspreizen der Beine zum Drehen ermöglichen. Eine Feder stellt nach dem Drehen die Abduktion wieder her (◘ Abb. 25.4).

Bei asymmetrischem Tonus der Adduktoren mit Windschlagdeformität reicht diese Orthese aufgrund der fehlenden Beckenfassung nicht aus. Da es sich bei die-

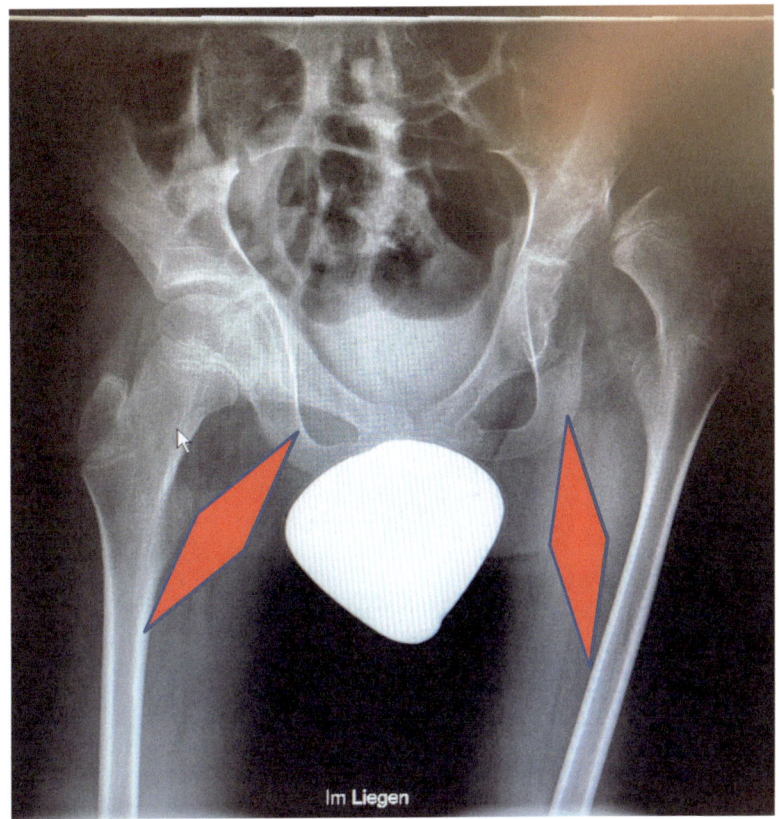

**Abb. 25.2** In Adduktion dezentrierende Wirkung der Adduktoren, in Abduktion zentrierende Wirkung der Adduktoren

sen Patienten meist um schwerer Betroffene handelt, die nicht mehr dazu in der Lage sind, sich selbst zu drehen, kommen dann eher Schaumstoffschalen zum Einsatz.

### 25.2.4 Schaumstofflagerungsschalen und -systeme

Damit kann sehr differenziert auf einzelne Fehlstellungen in allen Ebenen eingewirkt werden. Neben den Hüftgelenken können auch die Kniegelenke und Rotationsfehlstellungen behandelt werden. Vorteilhaft sind ein guter Komfort und gute Nachpassbarkeit bei langer Haltbarkeit. Ideal ist die Bauchlage oder Rückenlage. Bei Seitschläfern müssen Kompromisse hinsichtlich einer symmetrischen Abduktion und Knie-

streckung gemacht werden. (Abb. 25.5, 25.6 und 25.7).

Bei hoher Querschnittlähmung oder Myelomeningocele (MMC) besteht die Gefahr der vorderen Luxation der Hüftgelenke aufgrund der Froschhaltung der Beine. Dem kann mit einer entsprechenden Lagerung vorgebeugt werden (Abb. 25.8 und 25.9).

Eine einfache Variante wäre hier das Zusammenbinden der Beine über einen weichen Gurt z. B. aus Neopren, der in der Weite über Klettverschlüsse eingestellt werden kann und dem Patienten viel Bewegungsfreiheit lässt. Mit dieser Methode besteht jedoch die Gefahr von Druckstellen an den Fersen. Ein Verrutschen des Gurtes kann auch nicht immer ganz ausgeschlossen werden.

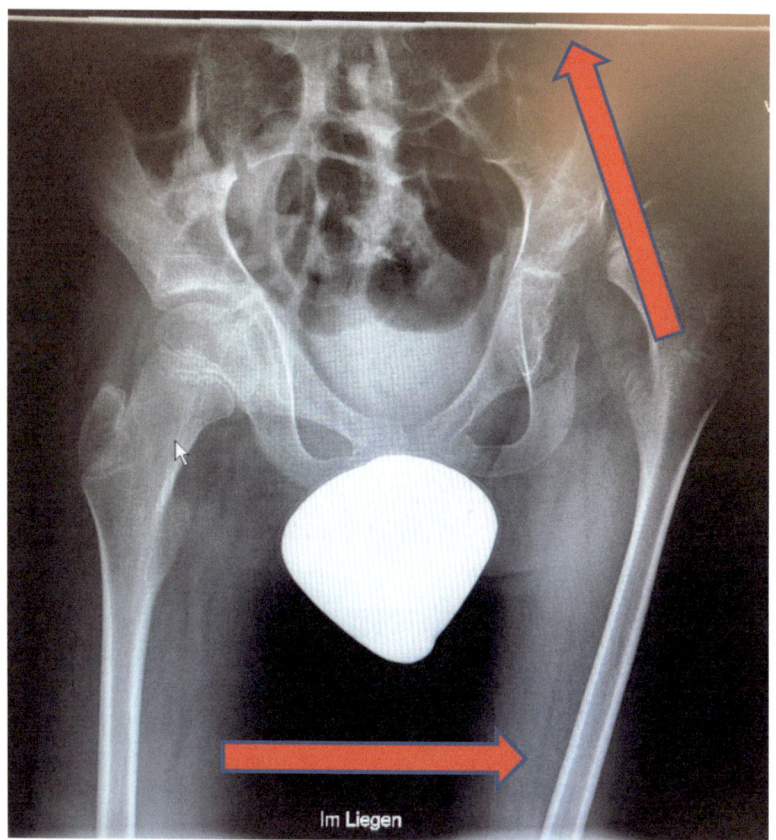

**Abb. 25.3** Abduktion über Orthesen nur im dynamischen Bereich, sonst Provokation eines Beckenschiefstands

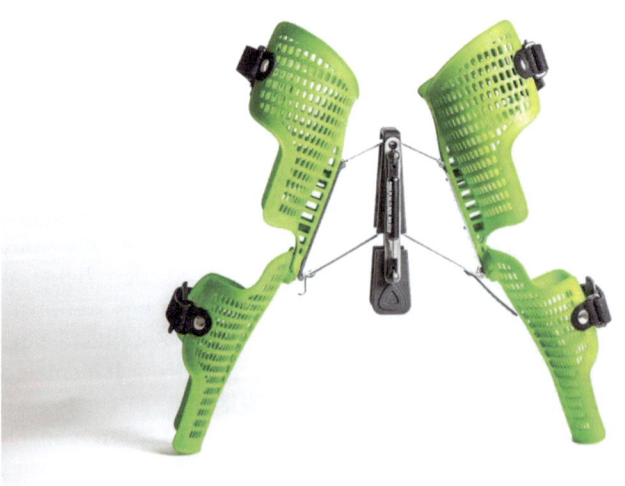

**Abb. 25.4** Dynamische Hüftababduktionsorthese mit Gasdruckfeder

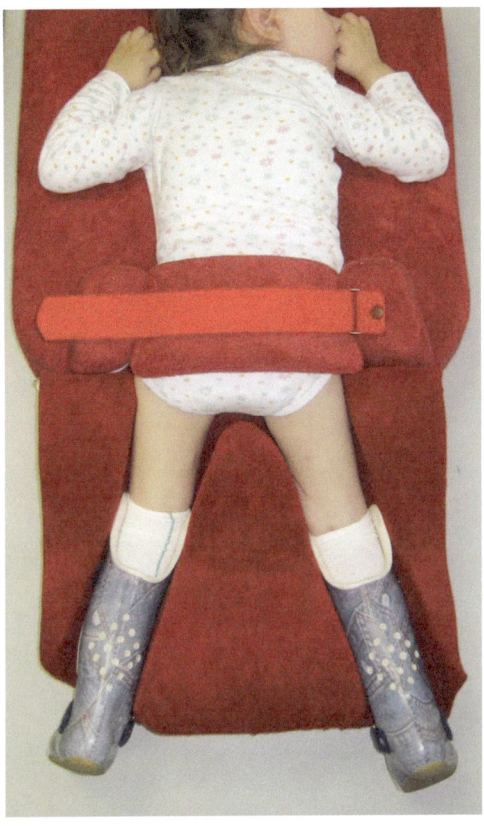

■ **Abb. 25.5**  Bauchlagerung

## 25.2.5 Tonushemmende Lagerung

> Bei deutlicher Streckspastik mit Opisthotonus kann eine reflexhemmende Lagerung in globaler Beugehaltung das pathologische Muster beeinflussen.

In dieser Position lässt sich über viele Stunden, vor allem auch tagsüber, eine komfortable Situation für Patienten und Betreuer schaffen. Wichtig dabei ist vor allem, dass auch der Kopf in der Beugung nach vorne gehalten wird. Knie- und Hüftgelenke sind in mindestens 90° gebeugt (■ Abb. 25.10).

## 25.2.6 Aktivierende Lagerung

Das Gegenteil zur tonushemmenden Lagerung ist die aktivierende Lagerung über eine Stufen-Bauchlage mit Ablagemöglichkeit für die Arme, die gleichzeitig als Tisch für Spielzeug dienen kann (■ Abb. 25.11).

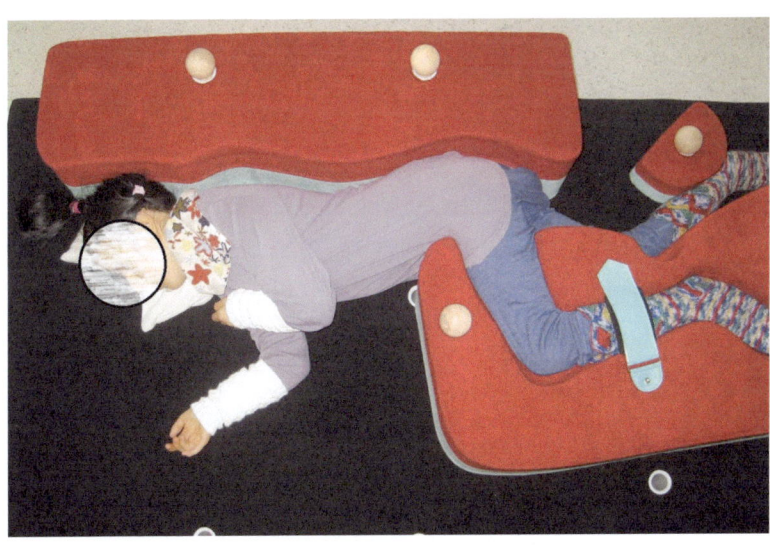

■ **Abb. 25.6**  Seitlagerung rechts: Linkes Knie gebeugt, rechte Hüfte nicht abduziert

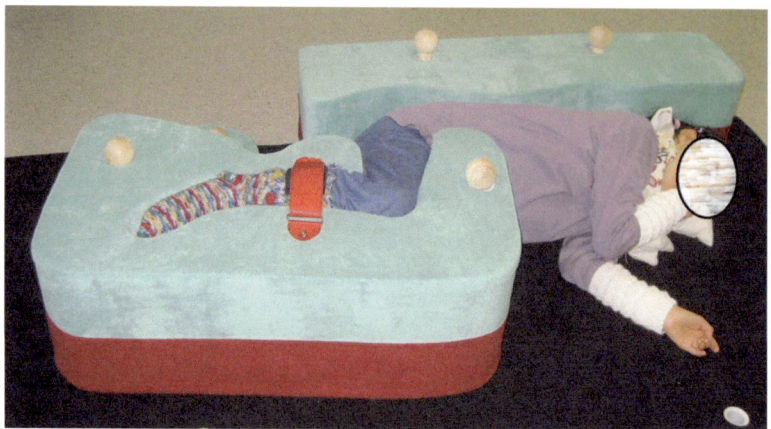

▫ **Abb. 25.7**    Seitlagerung links: Rechtes Knie gebeugt, linke Hüfte nicht abduziert

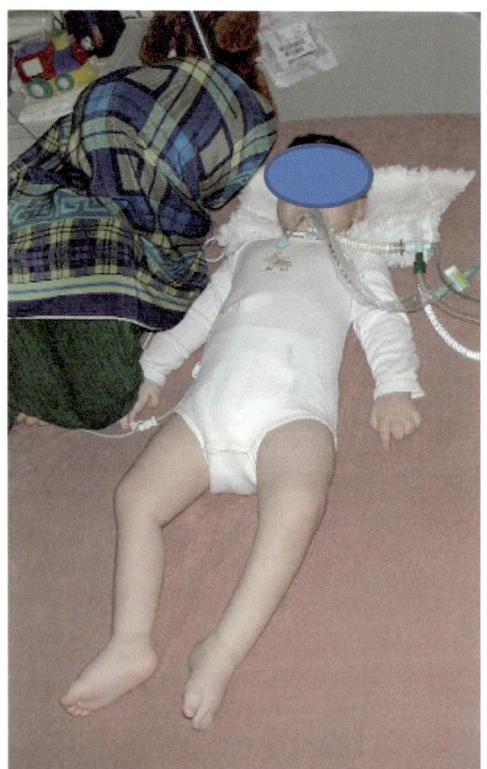

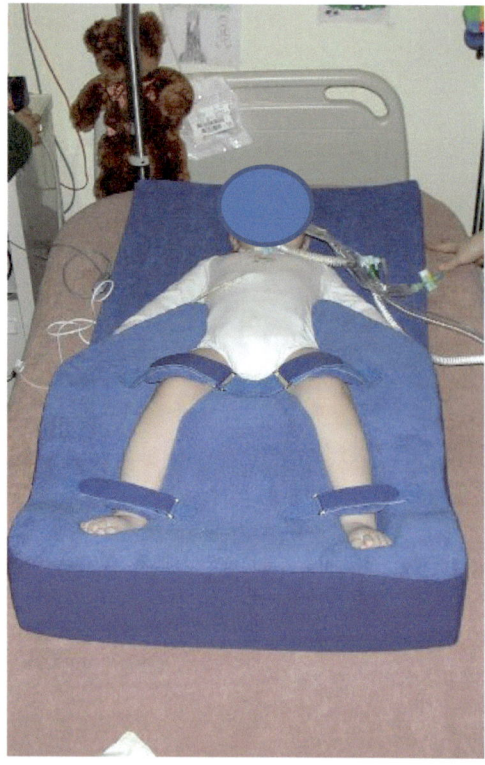

▫ **Abb. 25.8**    Froschdeformität bei Querschnittlähmung

▫ **Abb. 25.9**    Korrekturlagerung der Hüftgelenke bei
Froschdeformität

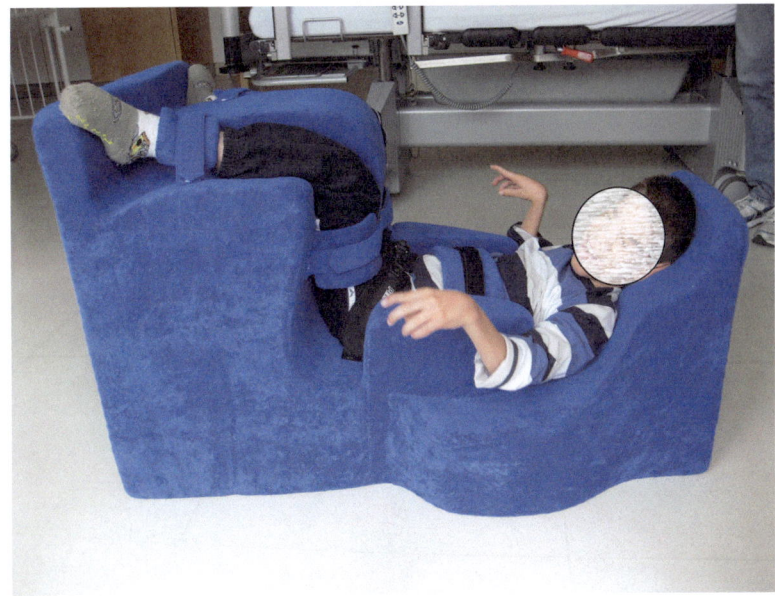

◻ **Abb. 25.10**    Tonushemmende Lagerung

### 25.2.7 **Postoperative Lagerung**

Schaumstoffschalen können nach umfangreichen Knie- und/oder Hüftoperationen sowie auch bei Wirbelsäulenoperationen einen Gips ersetzen und ermöglichen so eine schnelle Mobilisation, erleichtern die Pflege und vermeiden gipsassoziierte Probleme. Insbesondere Wundmanagement und Pflege sind auf diese Weise wesentlich besser durchzuführen.

Bei Schädigung großflächiger Hautareale z. B. nach Dekubiti werden gelegentlich Schwenklappen-OPs erforderlich. Bei der Wundheilung kann eine individuell angepasste Schaumstofflagerung zur großflächigen Lastverteilung sehr hilfreich sein.

### 25.2.8 **Dekubitusprophylaxe**

Bei vielen neuromuskulären Krankheitsbildern mit schwerem Verlauf kommt es in der Jugendzeit oder im Erwachsenenalter zu Kontrakturen an Arm- und Beingelenken sowie zu kontrakten Wirbelsäulendeformitäten bis hin zum Verlust der Sitzfähigkeit. Hinzukommende knöcherne Prominenzen bei schlechter Weichgewebedeckung stellen hohe Anforderungen an die Lagerung.

❯ Das Versorgungsziel ist hier nicht die Wachstumslenkung oder Korrektur, sondern das Fortschreiten der Fehlstellungen und Kontrakturen zu verhindern und vor allem eine druckstellenfreie Situation zu schaffen, um Schmerzen zu vermeiden.

Ganz besonders muss hier der beschwerdefreie Schlaf hervorgehoben werden. Der betroffene Mensch sollte nachts durchschlafen können, ohne wegen Druckstellen an den knöchernen Prominenzen immer wieder aufzuwachen und von Hilfspersonen in eine andere Lage gebracht werden zu müssen. Ein erholsamer Schlaf ist für den Behinderten und die Betreuungspersonen von großer Bedeutung.

Wenn es auf handelsüblichen Matratzen aufgrund auftretender Überlastung kleinflächiger Hautareale zu Druckstellen kommt,

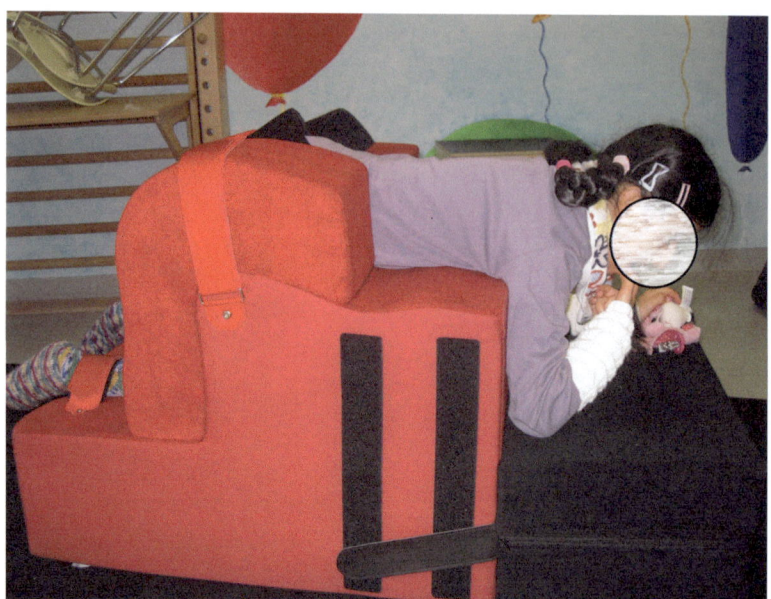

**⬛ Abb. 25.11**   Aktivierende Lagerung

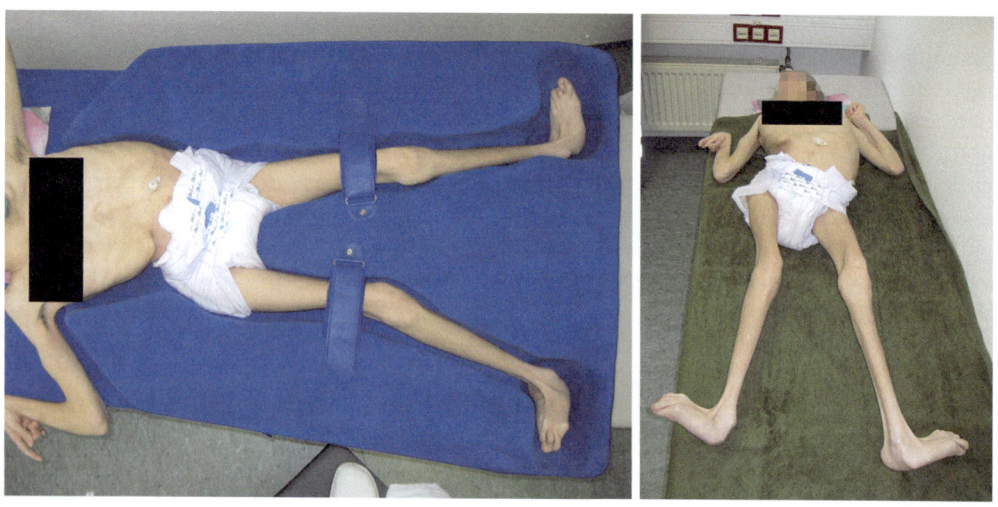

**⬛ Abb. 25.12**   Rückenlagerungsschale bei ausgeprägten knöchernen Prominenzen und schlechter Weichgewebedeckung

müssen Schaumstoffelemente gefertigt werden, die der Körperform angepasst sind. Diese können jede Schlafposition abbilden, also sowohl für die Rücken- und Bauchlage als auch für die Seitlage gefertigt werden (⬛ Abb. 25.12 und 25.13).

Therapie, Lagerung und Hilfsmittelversorgung ...

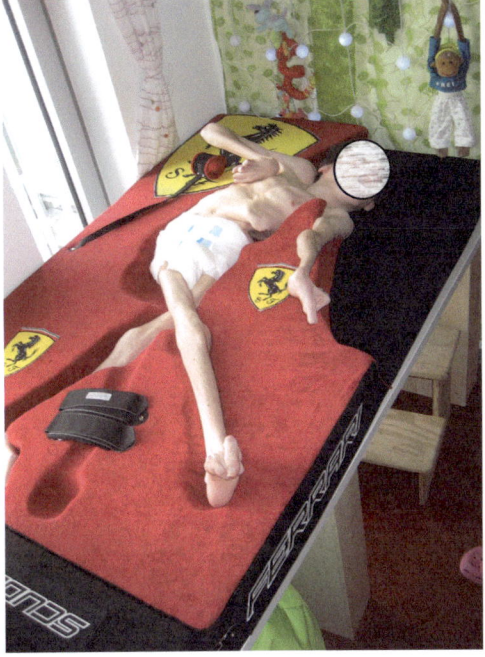

■ **Abb. 25.13** Kombination Komfortlagerung und (leichte) Korrekturlagerung

> Gelegentlich sind auch zwei, drei oder vier Lagen erforderlich, wenn der Patient in einer Position nicht durchschlafen kann. In diesen Fällen ist dann doch ggf.

ein nächtlicher Lagewechsel erforderlich, der aber nur ein- oder zweimal und nicht mehrmals erfolgen muss.

### 25.2.9 Konfektionierte Systeme

Lagerungssysteme sind auch als konfektionierte Module in zwei unterschiedlichen Konstruktionen erhältlich. Ein System besteht aus Schaumstoffblöcken unterschiedlicher Größe und Form, die mit Klettverschlüssen miteinander verbunden werden, sodass nahezu alle Positionen und Lagerungen am Patienten einzustellen und zu realisieren sind. Die zweite Möglichkeit der konfektionierten Lagerung ist eine äußere Hülle aus einem weichen textilen Material und einer anmodellierbaren Füllung, die meist aus kleinen Schaumstoffkugeln besteht. Beide Produkte sind sehr gut für die temporäre Lagerung im therapeutischen Bereich geeignet und bilden hier eine sinnvolle Ergänzung. Eine dauerhafte mehrstündige oder nächtliche Lagerung ist damit eher nicht zu empfehlen. Dafür ist die Variabilität zu groß und die gewünschte therapeutische Position kann nicht sicher über einen längeren Zeitraum gehalten werden.

**Kernaussagen**

— Patienten mit schwerer Bewegungsbehinderung, die nicht in der Lage sind, aktiv ihre eigene Körperhaltung oder -position zu verändern, sind in allen Lebenslagen auf Hilfe angewiesen.
— Die Auswirkungen von Bewegungsmangel haben gravierende Folgen für die Aktivität und Teilhabe am Leben, für das Wohlbefinden, die Kommunikation und die selbstbestimmte Lebensführung des motorisch eingeschränkten Patienten. Diese betreffen nicht nur die Muskulatur und das Skelettsystem, sondern auch viele andere Organsysteme.
— Ziel der Lagerungsversorgung ist die Druckstellen- und Schmerzfreiheit sowie die Prävention fortschreitender Fehlstellungen und Kontrakturen.
— Die Lagerung sollte dem Patienten das Gefühl von Sicherheit und Halt vermitteln und damit muskeltonusregulierend wirken.
— Spezielle Lagerungselemente sollen das mehrmalige nächtliche Umlagern vermeiden oder erleichtern helfen.

## Literatur

Fröhlich A (2003) Basale Stimulation. Das Konzept, 4. Aufl. Selbstbestimmtes Leben, Düsseldorf

Heddich I, Dehlinger E (1998) Bewegung und Lagerung. Reinhardt

Levitt S (2004) Treatment of cerebral palsy and motor delay. Blackwell Publishing Ltd, Oxford

Strobl W, Krebs A (2014) Bilaterale spastische Paresen ohne Gehfähigkeit. Der Orthopäde. Springer Medizin

Wiebel-Engelbrecht I (2001) Körpertherapie und Hilfsmittelgestaltung zur Förderung der Selbstständigkeit mehrfachbehinderter Kinder nach dem Bobath Konzept. Vereinigung der Bobath-Therapeuten Deutschland e.V, Heft, S 1

# Ambulante und stationäre Rehabilitation

*Kristina Müller*

## Inhaltsverzeichnis

© Springer-Verlag GmbH Deutschland, ein Teil von Springer Nature 2021
W. Strobl et al. (Hrsg.), *Therapeutisches Arbeiten in der Neuroorthopädie*,
https://doi.org/10.1007/978-3-662-60493-9_26

Ein wichtiger Baustein in der Versorgung neuroorthopädischer Patienten ist die Rehabilitation. Rehabilitation ist kein geschützter Begriff, beinhaltet aber immer das Ziel der größtmöglichen psychologischen und physischen Unabhängigkeit für den Patienten. Die dafür notwendigen Maßnahmen werden immer durch ein multidisziplinäres Team geplant und durchgeführt. Die Inhalte der Rehabilitationsmaßnahme entsprechen – wie bei anderen medizinischen Maßnahmen auch – neuesten evidenzbasierten medizinischen Erkenntnissen. Rehabilitation kann im stationären Kontext, teilstationär oder auch zu Hause („mobile" Rehabilitation) stattfinden.

> Unter Rehabilitation versteht man in der Medizin die Wiederherstellung der physischen und/oder psychischen Fähigkeiten eines Patienten mit dem Sekundärziel einer Wiedereingliederung in das Sozial- und Arbeitsleben.

## 26.1 Organisation der neuroorthopädischen Rehabilitation

Es gibt vielfältige Definitionen für „Rehabilitation", die entweder zielorientiert (z. B. Erreichen möglichst großer Unabhängigkeit in physischer und psychologischer Hinsicht durch ein sorgfältig geplantes Programm) oder mehr prozess- und teilhabeorientiert sind.

Die umfassendste Definition der Rehabilitation wurde durch die WHO festgelegt: „Rehabilitation umfasst den koordinierten Einsatz medizinischer, sozialer, beruflicher, pädagogischer und technischer Maßnahmen sowie Einflussnahmen auf das physische und soziale Umfeld zur Funktionsverbesserung zum Erreichen einer größtmöglichen Eigenaktivität zur weitestgehenden Partizipation in allen Lebensbereichen, damit der Betroffene in seiner Lebensgestaltung so frei wie möglich wird" (Heimes 2013 und WHO Technical report series).

Bei Kindern kommt immer noch der Aspekt der maximalen Ausschöpfung des Entwicklungspotenzials hinzu.

Seit über 20 Jahren gibt es in Deutschland das sogenannte Phasenmodell für die neurologische Rehabilitation nach der BAR, Bundesarbeitsgemeinschaft Rehabilitation, siehe ◻ Tab. 26.1. Es soll dem Gedanken einer geschlossenen Behandlungskette folgen und einen möglichst nahtlosen Übergang von der Akutbehandlung über verschiedene Phasen der Rehabilitation bis zur Nachsorge bilden.

Damit verbunden war auch der Versuch einer leistungsrechtlichen Bewertung und Zuordnung der einzelnen Phasen zu Akut- oder Rehabilitationsbehandlung bzw. damit verbundenen unterschiedlichen Kostenträgern innerhalb der deutschen Kostenträgerszene (GKV; PKV; RVT; DGUV, Arbeitsverwaltung etc.). Bei allen „neuroorthopädischen" Krankheitsbildern handelt es sich um Störungen, bei denen Strukturen des peripheren oder zentralen Nervensystems geschädigt wurden, sodass stets die Kriterien für eine „neurologische" Rehabilitation erfüllt sind. Ob das Phasenmodell die speziellen Bedürfnisse neuroorthopädischer Patienten abbildet, sei dahingestellt.

Obwohl es immer wieder Schwierigkeiten im Übergang zwischen den einzelnen Phasen in der leistungsrechtlichen Zuordnung gibt, ist prinzipiell feststellbar, dass das Phasenmodell sich in Deutschland sehr gut bewährt hat. Ein ähnliches System besteht seit einigen Jahren auch in Österreich. Ein Problem ist, dass die Phaseneinteilung bei Kindern und Jugendlichen so nicht durchgehend anwendbar ist.

Im Gegensatz zur Sachlage in vielen anderen Ländern hat die oft verwirrende Fülle der Sozialgesetzbücher in Deutschland immerhin den Vorteil erbracht, dass Leistungen der Rehabilitation und Teilhabe, zuletzt noch durch das Bundesteilhabegesetz (BTHG) weiter nach vorne getrieben, Pflichtleistungen und keine „Kann"-Leistungen sind. Dies hat dazu geführt, dass in

| □ **Tab. 26.1** | Überblick über die Phasen der neurologischen Rehabilitation | |
|---|---|---|
| A | Akutbehandlungsphase | Stroke Unit, Intensivstation oder Normalstation |
| B | Behandlungs-/(Früh-) Rehabilitationsphase | Intensivmedizinische Behandlung |
| C | Weiterführende Behandlungs- und Rehabilitationsphase | Behandlungsphase, während der die Patienten bereits in der Therapie mitarbeiten können, sie aber noch kurativmedizinisch und mit hohem pflegerischen Aufwand betreut werden müssen |
| D | Rehabilitationsphase nach Abschluss der Frühmobilisation/Anschlussheilbehandlung/AHB | Medizinische Rehabilitation im bisherigen Sinne |
| E | Nachsorgephase mit beruflicher Rehabilitation | Nach Abschluss einer intensiven medizinischen Rehabilitation – nachgehende Rehabilitationsleistungen und berufliche Rehabilitation |
| F | Aktivierende und zustandserhaltende Langzeitpflege | Dauerhaft unterstützende, betreuende und/oder zustandserhaltende Leistungen |

Deutschland ein sehr dichtes Netzwerk an Rehabilitationseinrichtungen für neurologische Patienten besteht und kaum ein Patient ohne die Chance einer Rehabilitationsleistung frühzeitig in eine Pflegeeinrichtung „abgeschoben" werden muss.

Grundsätzlich können Leistungen zur weiterführenden Rehabilitation ambulant oder stationär erfolgen. Der Vorteil ambulanter Behandlung steht in der unmittelbaren Nähe zum tatsächlichen Lebensumfeld der Patienten, sodass das im Rahmen einer teilstationären Rehabilitationsleistung Erarbeitete unmittelbar am Nachmittag und Abend im häuslichen Umfeld weiter erprobt und konsolidiert werden kann.

Eine Sonderform der ambulanten Rehabilitation stellt in den letzten Jahren die sogenannte mobile Rehabilitation dar. Dabei wird der Patient in seinem häuslichen Umfeld oder z. B. in einer pflegenden Einrichtung von Therapeuten entlang eines strukturierten Behandlungsplanes aufgesucht und behandelt. Diese Form der mobilen Rehabilitation ist insbesondere sinnvoll für schwer gebrechliche Patienten oder Patienten mit hochgradigen Wahrnehmungsstörungen (Blindheit etc.), die in einem stationären Umfeld nur schwer behandelt werden können. Darüber hinaus hat die mobile Rehabilitation den Vorteil, dass unmittelbar vor Ort das zu Erlernende erarbeitet wird. Aus der Psychologie ist das Phänomen des sogenannten „set-dependent learning" bekannt. Dies bedeutet, dass Funktionen oft nur in einem bestimmten Kontext erworben und Lernleistungen nicht in andere Umgebung transferiert werden können. Auch für solche Patienten ist die mobile Rehabilitation mit der Möglichkeit, unmittelbar vor Ort neues Verhalten zu erlernen, sehr sinnvoll. Leider gibt es betreffend der mobilen Rehabilitation derzeit nur sehr begrenzte Angebote, da nicht zuletzt die Finanzierung häufig nicht wirklich gesichert ist und durch hinzukommende Fahrtkosten etc. die Behandlungskosten relativ höher sind, als in einem z. B. stationären Kontext. Gerade Kinder und Jugendliche mit GMFCS IV/V könnten von der Variante der mobilen Rehabilitation deutlich profitieren, bei evtl. parallel noch zu versorgenden Geschwisterkindern und/oder Angehörigen stellt diese Reha-Variante eine deutliche Entlastung für die Eltern dar. Im geriatrischen Bereich gelingt die Umsetzung der mobilen Rehabilitation konsequenter.

## 26.2 Rechtsgrundlage und Zuweisung

Kostenträger für Rehabilitationsleistungen sind neben den Krankenversicherern die gesetzlichen Rentenversicherer und die Unfallversicherer. In der Regel erfolgt die Zuweisung aus dem Akutkrankenhaus durch Meldung an die zuständige Krankenkasse mit dem Vorschlag einer bestimmten Rehabilitationseinrichtung. Der niedergelassene Arzt kann eine „Reha-Verordnung" gemäß § 92 SGB V im Sinne eines Antrags auf Kostenübernahme einer Rehabilitationsmaßnahme durch die Krankenkasse ausstellen. Es ist wichtig zu unterstreichen, dass seit April 2007 die gesamte Rehabilitation als Pflicht-Leistung und nicht mehr als reine Kann-Leistung anzusehen ist.

Die Leistungen der DRV zur Kinder- und Jugendrehabilitation wurden 2016 mit dem „Flexirentengesetz" §15a (SGB VI) verbessert. Die Antragstellung wurde vereinfacht, siehe auch ▶ https://www.kinder-und-jugendreha-im-netz.de

## 26.3 Gesundheitsökonomische Bedeutung der Rehabilitation

In Deutschland werden pro Jahr etwa 3,5 Mrd. € für Rehabilitationsleistungen ausgegeben gegenüber etwa 75 Mrd. € für akute Krankenhausbehandlung.

Im Bereich der medizinischen Rehabilitation ergibt sich ein Marktvolumen von etwa 9 Mrd. €, das von ca. 1180 Reha-Einrichtungen in Deutschland mit etwa 1,9–2 Mio. Reha-Fällen im Jahr erbracht wird. Die durchschnittliche Verweildauer beträgt ca. 25 Tage. Es arbeiten ca. 120.000 Mitarbeiter in dieser Branche.

Damit machen die Gesamtrehabilitationsleistungen unter 3 % der Gesamtaufwendungen für Gesundheitsdienstleistungen

aus. Davon fallen nur 5–7 % aller Fälle auf neurologische bzw. neuroorthopädische Rehabilitationsleistungen. Die Rehabilitation muskuloskelettaler Erkrankungen, von Herzerkrankungen und psychosomatischen Leiden nehmen einen deutlich höheren Anteil an den Gesamtrehabilitationsleistungen ein (Daten aus Statistik der deutschen Rentenversicherung: ▶ https://statistik-rente.de/drv/).

Andererseits ist in den letzten Jahren mehr und mehr zu verzeichnen, dass das Ausmaß der Aufwendungen für Rehabilitation deutlich der Steigerung der Aufwendungen für sonstige Gesundheitsdienstleistungen hinterherhinkt.

Zukunftsszenarien zeigen aber, dass der zu erwartende Nettonutzen, der 2005 bei etwa 5,8 Mrd. € lag, sich bis 2025 auf 23,2 Mrd. € erhöhen kann. Damit verbunden ist ein nur mäßiger Anstieg der Rehabilitationskosten (in 2008 ca. 1,1 Mrd.; in 2025 geschätzt ca. 1,9 Mrd. €) (Daten aus Prognos Studie 2009).

Es wird natürlich auch die Frage gestellt, ob Rehabilitationsleistungen sich auszahlen. Selbstverständlich führt eine gut durchgeführte Rehabilitation zu einer erheblichen Senkung von zukünftig anfallenden Kosten und stabilisiert die Möglichkeit, Patienten wieder in die Arbeitsfähigkeit zurückzubringen und damit Frühverrentungen zu vermeiden. Darüber hinaus ist Ziel der Rehabilitation natürlich auch die Reduktion von Pflegeaufwand (Motto: Rehabilitation vor Pflege).

❯ Grobe gesundheitsökonomische Analysen gehen davon aus, dass jeder in Rehabilitationsleistungen investierte Euro etwa fünf Euro an weiteren Folgekosten einspart.

Es wird gerechnet, dass allein die rehabilitative Behandlung der Volkskrankheit „chronischer Rückenschmerz" etwa 500.000.000 € pro Jahr an Gesamtkosten einspart.

## 26.4 Organisation des Rehabilitationsteams

Der rehabilitative Ansatz setzt immer eine wohl organisierte Teamarbeit voraus. Neben Ärzten, Pflegenden und Therapeuten unterschiedlicher Disziplinen (Motorik, Sprache, Sprechen, Schlucken, Psychologie) gehören zum rehabilitativen Team auch immer mit der Zukunftsperspektive der Patienten befasste Sozialarbeiter wie auch Ernährungsexperten etc. Jede gute neurologische Rehabilitationsabteilung muss darüber hinaus auch über ein ausgedehntes Netzwerk konsiliarischer Dienste verfügen (Kardiologie, Gastroenterologie, HNO- und Augenheilkunde etc.). Gerade im Bereich der neurologischen Rehabilitation ist das fachspezifische Wissen des in den Neurowissenschaften erfahrenen Arztes (Neurologie, Neurochirurgie, Neuropädiater) dringend erforderlich, um eine stringente, an neurobiologischen Prinzipien orientierte Behandlung zu ermöglichen.

> Mehr und mehr können aber in die Prozesssteuerung der neurologischen Rehabilitation auch nichtärztliche Berufsgruppen wie z. B. Pflegekräfte und Therapeuten eingebunden werden, die als Case-Manager trainiert die Ärzte bei der Zielfindung und Verfolgung der Ziele im Rehabilitationsprozess unterstützen.

Festzuhalten ist weiter, dass die Rehabilitation immer eine finalisierte, auf Ziele ausgerichtete Maßnahme sein muss, deren Terminierung bei Erreichen bestimmter Ziele ihren Abschluss finden kann. Dies bedeutet auch, dass wir uns bemühen müssen, noch intensiver an der nachhaltigen Sicherung von Therapieerfolgen zu arbeiten.

## 26.5 Messung des Rehabilitationserfolges

Der Rehabilitationserfolg sollte in aller Regel anhand validierter Skalen gemessen werden. In Deutschland weit verbreitet ist der sogenannte Barthel-Index, der eine gute Schätzung der Gesamtselbstständigkeit eines Patienten abgibt und auch wesentlich in der Steuerung des Phasenmodells wie oben angesprochen zur Geltung kommt. Einige Kliniken favorisieren den differenzierteren Singer-Index mit höherem ICF-Bezug, der jedoch aus Sicht der Kostenträger derzeit keine Relevanz hat.

In den letzten Jahren kommt zunehmend die Benutzung der sogenannten International Classification of Functioning, Disability and Health (ICF) hinzu. Dabei ist aber zu berücksichtigen, dass dieses Maß ursprünglich eher für einen intra- oder transnationalen Vergleich von globalem Rehabilitationserfolg geschaffen worden ist. Eine individuelle Beschreibung des aktuellen Zustandes eines Patienten innerhalb der ICF ist oftmals schwierig und für Patienten wie auch behandelnde Kliniker nur schwer verständlich. Hinzu kommt, dass die Graduierung im Schweregrad mit nur fünf Stufen in den einzelnen ICF-Kategorien sehr grob ist.

> Hilfreich ist die ICF aber besonders bezüglich ihrer Orientierung an einer Funktionen und Teilhabemöglichkeiten betonenden Blickweise auf die Rehabilitation.

**Kernaussagen**

- Unter Rehabilitation versteht man in der Medizin die Wiederherstellung der physischen und/oder psychischen Fähigkeiten eines Patienten mit dem Sekundärziel einer Wiedereingliederung in das Sozial- und Arbeitsleben.
- Ziel der neuroorthopädischen Rehabilitation ist das Erreichen der größtmöglichen psychologischen und physischen Unabhängigkeit von Patienten mit neuromotorischen Erkrankungen.
- Die dafür notwendigen Maßnahmen erfolgen – wie bei anderen medizinischen Maßnahmen – auf der Basis neuester evidenzbasierter medizinischer Erkenntnisse.
- Aufgrund der zahlreichen ineinandergreifenden Ebenen der sozialen, psychologischen, therapeutischen, orthopädie-/rehatechnischen und medizinischen Interventionen werden diese grundsätzlich durch ein multidisziplinäres Team geplant und durchgeführt.
- Rehabilitation kann im stationären Kontext, teilstationär oder auch zu Hause („mobile" Rehabilitation) stattfinden.

## Literatur

Bundesarbeitsgemeinschaft für Rehabilitation e. V. (2018) Rehabilitation: Vom Antrag bis zur Nachsorge – für Ärzte, Psychologische Psychotherapeuten und andere Gesundheitsberufe. Springer, Heidelberg

Heimes S (2013) Rehabilitation. In: Gesundheits- und Krankheitslehre. Springer, Berlin, Heidelberg. ▶ https://doi.org/10.1007/978-3-642-36984-1_3

Prognos AG (2009) Die medizinische Rehabilitation Erwerbstätiger – Sicherung von Produktivität und Wachstum. ▶ https://www.bdpk.de/media/file/566.Prognos_Studie_lang.pdf

WHO Technical report series 668/1981, ISBN 9241206689

Die Daten zu den deutschen Rehabilitationszahlen stammen aus der Statistik der deutschen Rentenversicherung siehe ▶ https://statistik-rente.de/drv/

# Sozialrechtliche Beratung: Patientenbeispiel unter rechtlichen Gesichtspunkten – Best Practice

*Elisabeth Pitz*

## Inhaltsverzeichnis

© Springer-Verlag GmbH Deutschland, ein Teil von Springer Nature 2021
W. Strobl et al. (Hrsg.), *Therapeutisches Arbeiten in der Neuroorthopädie*,
https://doi.org/10.1007/978-3-662-60493-9_27

Rechtliche Ansprüche stellen die Grundlage für medizinische, therapeutische, heilpädagogische, pflegerische Maßnahmen und Teilhabeleistungen dar. Für Patienten und Sorgeberechtigte ein häufig undurchsichtiger „Dschungel" mit zahlreichen Antragsverfahren an den unterschiedlichsten Stellen und Behörden. Umfänglich verständliche Informationen sind schwer zu erhalten, insbesondere, wenn man neu mit der Thematik konfrontiert ist. Der sozialrechtliche Bereich ist äußerst komplex und für Patienten und Sorgeberechtigte belastend und kraftraubend, insbesondere, wenn es zur Ablehnung von Leistungen kommt. Ein Widerspruchsverfahren im Rahmen der gesetzlich festgelegten Widerspruchsfrist kann eingeleitet werden. Bei Kindern und Jugendlichen verstreicht oft kostbare Zeit. Pflegestützpunkte, Patientennetzwerke, Behindertenverbände, Ergänzende unabhängige Teilhabeberatung (EUTB) und auch Stiftungen beraten. Der VdK oder entsprechende Rechtsschutzversicherungen begleiten juristisch und unterstützen, falls erforderlich bis hin zu Sozialgerichtsprozessen.

## 27.1 Patientenbeispiel

Anhand von Andreas M.'s Leben, einem heute 30-jährigen Mann mit bilateraler Cerebralparese, in Deutschland lebend, wird die Komplexität der rechtlichen Anforderungen in den unterschiedlichen Bereichen ausgeführt.

*Das Patientenbeispiel wird kursiv dargestellt.*

### 27.1.1 Geburtsgeschehen

*Geburtsgewicht: 1900 g; 38. SSW; Sectio; APGAR 09/09.*

*Aufgrund des geringen Geburtsgewichtes Verlegung auf Intensivstation der Kinderklinik zur Überwachung.*

### 27.1.2 Diagnose

*Z. n. prä- und perinataler Asphyxie bei HELLP-Syndrom der Mutter.*

*Z. n. intrauteriner Mangelentwicklung (Verdacht auf vorzeitige Plazentaablösung).*

*Hypertone, rechtsseitige und beinbetonte Cerebralparese – ICD-10: G82.49 (Diagnose wurde nach einem Jahr durch das SPZ gestellt).*

*Hüftdysplasie beidseits (erstmals diagnostiziert im Alter von 6 Jahren).*

*Medizinische Versorgung über Kinderklinik in den ersten 6 Wochen, danach Überleitung an Kinderarzt, zusätzliche Begleitung durch SPZ bis zum 18. Lebensjahr. Nach dem 18. Lebensjahr wird die Begleitung durch Haus- und Fachärzte sichergestellt.*

*MZEB-Begleitung wurde bisher nicht in Anspruch genommen.*

**Rechtliche Grundlage:**
Medizinische Versorgung – Krankenkassenleistung § 2 ff. Sozialgesetzbuch (SGB) V

### 27.1.3 Therapeutische und heilpädagogische Rehabilitationsleistungen

*Seit Geburt Physiotherapie nach Bobath; Ergotherapie im Alter von 4–6 Jahren, erneut im Alter von 13–18 Jahren, dann wieder ab dem 25. Lebensjahr.*

*Logopädie anfänglich zur Sprachanbahnung, ab dem 4.–6. Lebensjahr regelmäßig. Die logopädische Behandlung wurde zum Schulbeginn abgeschlossen.*

**Rechtliche Grundlagen nach Heilmittelkatalog § 32 SGB V:**
Ärztliche Verordnung mit Angabe von Diagnose nach
- ICD-10 GM (ab 2022 ICD-11)
- funktioneller/struktureller Schädigung (nach ICF b, s)

- Leitsymptomatik: Beeinträchtigung der Aktivitäten (nach ICF d) (Fähigkeitsstörungen)
- Therapiezielfestlegung unter Angabe der Verordnungsmenge (Anzahl der Behandlungseinheiten)

*Patientenbeispiel – Verordnung von Ergotherapie:*
*Diagnosegruppe EN2 (ZNS-Erkrankung nach Vollendung des 18. Lebensjahres – Ergotherapie und Handtherapie); ICD10: G 82.49.*
*Funktionelle/strukturelle Schädigung der Körperhaltung, Körperbewegung und Koordination, Einschränkung der Beweglichkeit, Geschicklichkeit.*
*Ziele: Selbstständigkeit, Versorgung (Ankleiden, Hygiene) in der altersentsprechenden Verbesserung der körperlichen Beweglichkeit und der Erhaltung der Geschicklichkeit zur Wahrung der Selbstständigkeit nötig.*

Langfristiger Heilmittelbedarf gemäß § 32 Abs. 1a SGBV.
Unter folgender Homepage ist der Heilmittelkatalog hinterlegt inkl. aktuell geplanter Änderungen seitens des Gesundheitsministeriums: ▶ www.heilmittelkatalog.de

*Ab dem 2. Lebensjahr bis zur Einschulung häusliche Frühförderung.*

**Rechtliche Grundlagen:**
Interdisziplinäre Frühförderung als Komplexleistung ist Länderangelegenheit, verankert im § 46 SGB IX. Kostenträger können Sozialhilfe- bzw. Jugendhilfeträger oder Krankenkassen sein. Frühförderung ist für Eltern einkommens- und vermögensunabhängig.

*Vom 4.–7. Lebensjahr 2-mal jährlich 4-wöchige Aufenthalte im Petö-Institut*

*Budapest (Selbstzahler und Unterstützung durch Stiftungen).*
*Besuch der heilpädagogischen Tagesstätte.*
*Konduktive Förderung 2- bis 3-mal wöchentlich nachmittags im Alter von 7–18 Jahren.*

**Rechtliche Grundlagen:**
§ 79 Abs. 3 SGB IX Eingliederungshilfe (Änderungen durch BTHG ab 2020).

*Stationäre 3-wöchige neurologische Rehabilitation im Alter von 14 Jahren.*

**Rechtliche Grundlagen:**
Leistungen zur medizinischen Rehabilitation:
§ 23 Abs. 4 SGB V stationäre Vorsorgeleistungen für Kinder und Jugendliche; § 40 SGB V Kostenträger Krankenkasse oder § 15a SGB VI Rentenversicherungsträger (MDS und GKV 2018).

*Fitnessstudio seit dem 25. Lebensjahr 1 bis 2-mal wöchentlich (Selbstzahler).*
*Geplant für 2020: ambulante Rehabilitation über Rentenversicherung zum Erhalt der Arbeitsfähigkeit.*

**Rechtliche Grundlagen:**
Leistungen zur beruflichen Reha § 15 SGB VI.

### 27.1.4 Hilfsmittel

*Als Kind: entsprechender Rehabuggy, orthopädische Schuhe, Hausschuhe, Sportschuhe für Sportunterricht, Therapiefahrrad, Faltrollstuhl (Zu Hause gut versorgt 2019)*

**Rechtliche Grundlagen:**
§ 33 SGB V Kostenträger Krankenkasse, Voraussetzung im § 139 SGB V Hilfsmittelnummer im Hilfsmittelverzeichnis oder über § 84 SGB IX.

### 27.1.5 Sozialrechtliche und pflegerische Leistungen

Rechtsgrundlagen sind chronologisch in ◨ Tab. 27.1 zu finden (für Österreich in ◨ Tab. 27.2, für die Schweiz in ◨ Tab. 27.3):

- *Beantragung eines Schwerbehinderten-ausweises; genehmigt wurden: GdB 100; Merkzeichen B, G, aG, H*
- *Pflegegrad 2*
- *Urlaubs- und Verhinderungspflege*
- *Kurzzeitpflege (bei nicht in Anspruchnahme Überleitung von 50 % zur Urlaubs- und Verhinderungspflege)*
- *Entlastungsbetrag*
- *Pflegehilfsmittel*
- Wohnumfeldverbessernde Maßnahmen *im Neubau des elterlichen Wohnhauses (Sanitärbereich behindertengerecht und behindertengerechter Eingang ohne Stufen)*
- *Steuerliche Vergünstigungen*
- *Führerschein: nach verkehrsmedizinischem Gutachten, ca. 20 Fahrstunden mit umgebautem Fahrzeug. In der Fahrpraxis zeigte sich die „Schreckhaftigkeit" und damit das Einschießen der Spastizität und eine massive Blickfeldeinschränkung, was zum Abbruch des Führerscheinerwerbs führte.*
- *Mit dem 18. Lebensjahr Beantragung von Freifahrkilometern: 1500 km*
- *Ein Starrrahmenrollstuhl mit Zuggerät wurde in der Beantragung von der Krankenkasse an den überörtlichen Sozialhilfeträger weitergereicht, da Grundversorgung durch den vorhandenen Faltrollstuhl sichergestellt ist. 2. Versorgung zur Teilhabe; Kostenträger: überörtliche Sozialhilfeträger (Vermögensprüfung)* (Kruse Katja 2019)

### 27.1.6 Ernährung

*Im Erwachsenenalter sehr reduzierter BMI durch hohe Spastizität. Kalorienreiche Ernährung erforderlich.*

**Rechtliche Grundlagen:**
§ 32 SGB V Heilmittel: Ernährungsberatung/therapie

### 27.1.7 Zahnmedizinische und kieferorthopädische Leistungen

*Mundvorhofplatte zur Korrektur der Zahnfehlstellung, hoher Gaumen, Lippenbändchen durchtrennt, lose Spange ohne Korrekturerfolg, Herbst-Scharnier mit Brackets, Retainer im Oberkiefer. Beendigung der kieferorthopädischen Behandlung mit dem 18. Lebensjahr.*

**Rechtliche Grundlage:**
§ 2 ff. SGB V Medizinische Versorgung – Krankenkassenleistung

Um dem ganzheitlichen Charakter der ICF Rechnung zu tragen, werden im Patientenbeispiel Teilhabebereiche, Umweltfaktoren und personenbezogene Potenziale und Ressourcen dargestellt.

### 27.1.8 Unterstützerkreise – Persönliche Zukunftsplanung (PZP)

*Dreimalig führte Andreas M. Unterstützerkreise bzw. Persönliche Zukunftsplanungstreffen durch. Eine Methode, aus Amerika*

◼ Tab. 27.1  Überblick über sozialrechtliche Ansprüche in Deutschland. *(Bitte immer Anspruchsvoraussetzungen prüfen!)*

| Leistung | Erläuterungen | Gesetzliche Grundlage | Zuständige Behörde/Stelle |
|---|---|---|---|
| **Schwerbehindertenausweis (Grad der Behinderung, GdB)** | **Merkzeichen** B, G, aG, H, RF, Bl, Tbl | § 2 SGB IX § 3 Schwerbindertenausweisverordnung (SchwbAwV) | Je nach Bundesland andere Behörde zuständig „Versorgungsamt" (im Internet suchen; Anträge online erhältlich) |
| **Blauer Parkausweis Oranger Parkausweis** | Nur bei GdB mit Merkzeichen aG; H Nur unter bestimmten Voraussetzungen | § 46 Absatz 1 Nr. 11 Straßenverkehrsordnung (StVO) § 46 Absatz 1 Nr. 11 StVO | Stadt oder Gemeindeverwaltung |
| **Pflegegeld** | Pflegegrad 1–5 (länger als 6 Monate bestehende Pflegebedürftigkeit) | § 14/15 SGB XI § 37 SGB XI | Beantragung bei Pflegekasse |
| **Blindenpflegegeld oder Blindenhilfe Pflegegeld für Taubblinde** | | Bundesversorgungsgesetz (BVG) | Nach Bundesländern unterschiedlich |
| **Urlaubs- und Verhinderungspflege** | 1612 € im Jahr – Anspruchsverfall zum 31.12. bedenken (ab Pflegegrad 2); Abrechnung auch stundenweise möglich | § 39 SGB XI | Beantragung bei Pflegekasse |
| **Entlastungsbetrag** | 125 € pro Monat – Übertrag ins Folgejahr von 6 Monaten ist möglich | § 45b SGB XI | Beantragung bei Pflegekasse |
| **Kurzzeitpflege** | 1612 € im Jahr – bei Nichtinanspruchnahme 50 % Übertrag an Urlaubs- und Verhinderungspflege bedenken | § 42 SGB XI | Beantragung bei Pflegekasse |

(Fortsetzung)

**27**

□ Tab. 27.1  (Fortsetzung)

| Leistung | Erläuterungen | Gesetzliche Grundlage | Zuständige Behörde/Stelle |
|---|---|---|---|
| Verbrauchspflegehilfsmittel | Z. B. Hände- und Flächendesinfektonsmittel, Mundschutz, Einmalhandschuhe, Fingerlinge, Bettschutzeinlagen, Schutzschürzen 40 € im Monat | § 40 Abs. 2.2, S. 1.1 SGB XI | Über Apotheke oder Internet – Pflegekasse |
| Wohnumfeldverbessernde Maßnahmen | Einreichen von Kostenvoranschlägen (Bezuschussung pro Maßnahme max. 4000 €) | § 40 Abs 4 SGB XI | Beantragung bei Pflegekasse |
| Steuerliche Entlastungen Freibeträge auf der Steuerkarte | Beim Finanzamt eintragen lassen (GdB-Ausweis mitnehmen) | § 33 Einkommenssteuergesetz (EStG) | Finanzamt |
| KFZ-Steuerbefreiung | | § 3a Kraftfahrzeugsteuergesetz (KraftStG) | Finanzamt |
| Freifahrkilometer | Voraussetzungen beachten! | § 55 Abs 2 Nr.7 SGB IX § 54 SGB XII | Überörtlicher Sozialhilfeträger |
| Bezuschussung bei Erwerb eines behindertengerechten Fahrzeugs oder eines behinderungsbedingten Fahrzeugumbaus | Voraussetzungen prüfen! | | Agentur für Arbeit, Deutsche Rentenversicherung, Sozialhilfe, Unfallversicherung, Berufsgenossenschaft, KfW (Förderbank) Staatliche Zuschüsse bei geringem Einkommen/Vermögensgrenzen |

(Fortsetzung)

**◼ Tab. 27.1** (Fortsetzung)

| Leistung | Erläuterungen | Gesetzliche Grundlage | Zuständige Behörde/Stelle |
|---|---|---|---|
| Euroschlüssel | Kosten ca. 25 € Extra Schlüssel für Großbritannien | | Gemeinde/Stadt/Internet |
| Bayerisches Landespflegegeld | Nur in Bayern! Ab Pflegegrad 2 1000 € – ca. im Oktober | Art 1 BayLPflGG | Bayerisches Landesamt für Pflege (auch online möglich) |
| Zuzahlungsbefreiung | 1 % des Bruttoeinkommens bei chronischer Erkrankung oder Behinderung | § 62 SGB V | Krankenkasse |
| Persönliches Budget | Bedarfsermittlung | § 29 SGB IX | Rehaträger (Gesetzliche Krankenversicherung, Rentenversicherung, Bundesagentur für Arbeit, Gesetzliche Unfallversicherung, Sozialhilfe, Jugendhilfe…) |

Beachte: Sozialhilfeleistungen sind subsidiäre Leistungen. Vermögensgrenzen sind zu beachten. (Keine Gewähr und kein Anspruch auf Vollständigkeit.)
Zusammengestellt von Elisabeth Pitz (Dipl. Soz.-päd. (FH); PTK; MSc), Januar 2020.

**27**

(Fortsetzung)

■ **Tab. 27.2** Überblick Sozialrechtliche Ansprüche AUSTRIA (*Bitte immer Anspruchsvoraussetzungen prüfen!*)

| Leistung | Erläuterungen | Gesetzliche Grundlagen | Zuständige Behörde |
|---|---|---|---|
| **Behindertenpass** | | Grad der Behinderung (GdB) oder Minderung der Erwerbsfähigkeit von mind. 50 % § 2, § 14 Behinderteneinstellungsgesetz (BEinstG) | **Antrag bei:** Sozialministerium |
| **Zusatzeinträge werden mittels Pikto-grammen angeführt** | Unzumutbarkeit der Benützung öffentlicher Verkehrsmittel | | |
| | Fahrpreisermäßigung | | |
| | Bedarf einer Begleitperson | | |
| | D1 | | |
| | D2 | | |
| | D3 | | |
| | Gebrauch eines Rollstuhls | | |
| | Schwer hörbehindert | | |
| | Hochgradig Sehbehindert | | |
| | Blind | | |
| | Gehörlos | | |
| | Taubblind | | |
| | Assistenzhund (Blindenführ-, Service- oder Signalhund) | | |

**Tab. 27.2** (Fortsetzung)

| Leistung | Erläuterungen | Gesetzliche Grundlagen | Zuständige Behörde |
|---|---|---|---|
| **Zusatzeinträge ohne Piktogramm** | | | |
| | Epileptiker/Epileptikerin | | |
| | Träger/in von Osteosynthesematerial | | |
| | Träger/in einer Prothese | | |
| | ist „Träger/in eines Cochlearimplantates" | | |
| | Träger/in einer Orthese | | |
| **Parkausweis** nur wenn Behindertenpass vorliegt mit dem Eintrag „Unzumutbarkeit der Benützung öffentlicher Verkehrsmittel wegen dauerhafter Mobilitätseinschränkung aufgrund einer Behinderung" | | § 29b Straßenverkehrsordnung (StVO) | **Antrag bei:** Sozialministerium |
| **Pflegegeld** (Pflegegrad 1–7) | | Bundespflegegeldgesetz (BPGG) „Stark sehbehindert": mind. Stufe 2 „Blind": mind. Stufe 4 RollstuhlfahrerIn (selbst fahrend): Mind. Stufe 3–5 | **Antrag bei:** auszahlende Versicherung: PVA, SVA, AUVA, BFA, VAEB usw |
| **Urlaubs- und Verhinderungspflege:** – Volljährig ohne Demenz – Mit Demenz oder minderjährig | | 1200–2200 € je nach Pflegegrad 1500–2500 € je nach Pflegegrad | **Antrag bei:** Sozialministerium |

(Fortsetzung)

**27**

■ **Tab. 27.2** (Fortsetzung)

| Leistung | Erläuterungen | Gesetzliche Grundlagen | Zuständige Behörde |
|---|---|---|---|
| **Kurzzeitpflege** | | – Einer Woche und maximal ca. zwei Monaten begrenzte<br>– Das Verständnis von Kurzzeitpflege, die Regelungen sowie die Art und Höhe der Finanzierungszuschüsse dafür sind in den Bundesländern unterschiedlich | **Antrag bei:**<br>auszahlende Versicherung: PVA, SVA, AUVA, BFA, VAEB usw |
| **Förderung der 24 h Pflege nach § 21b BPGG** | | Unselbstständige Betreuungskräfte (Anstellungsverhältnis):<br>– Zwei Betreuer/innen: € 1100,00 pro Monat (12× im Jahr)<br>– Ein/e Betreuer/in: € 550,00 pro Monat (12× im Jahr)<br>Selbstständige Personenbetreuer/innen (Werkvertrag):<br>– Zwei Personenbetreuer/innen: € 550,00 pro Monat (12× im Jahr)<br>– Ein/e Personenbetreuer/in: € 275,00 pro Monat (12× im Jahr) | |
| **Zuschuss für Pflegehilfsmittel und Wohnraumadaptierung** | | Einmalige max. Förderhöhe von 6000 €<br>Vom Familieneinkommen abhängig<br>Kein Rechtsanspruch | **Antrag bei:**<br>Sozialministerium ODER einem Träger der Reha (ÖGK, BVAEB, SVS, PVA, AUVA) |

(Fortsetzung)

◻ **Tab. 27.2** (Fortsetzung)

| Leistung | Erläuterungen | Gesetzliche Grundlagen | Zuständige Behörde |
|---|---|---|---|
| **Befreiung des Kostenanteils für Heilbehelfe und Hilfsmittel Obergrenze bei/Befreiung von der Rezeptgebühr** | | Besondere Personengruppen, sowie Personen der Einkommen bestimmte Richtwerte nicht übersteigen Ab 2 % der Netto-Jahreseinkommens von Rezeptgebühr befreit | **Antrag bei:** Landesstellen d. Sozialversicherungsträger bzw. Krankenkassen |
| **Steuerliche Absetzbarkeit von außergewöhnlichen Belastungen bei Betreuung und Pflege** | | Z. B **Krankheitskosten** (z. B. Medikamente, Arzthonorare, Pflegemittel), die allfällige Kostenersätze durch Kranken- oder Unfallversicherungen übersteigen **Kosten für die Unterbringung** in einem Alters- oder Pflegeheim bei bestehender Betreuungs- und Pflegebedürftigkeit (ab Pflegegeldstufe 1) abzüglich steuerfreier Zuschüsse (z. B. Pflegegeld) **Kosten für die 24-h-Betreuung**, abzüglich steuerfreier Zuschüsse (z. B. Pflegegeld, Förderung der 24-h-Betreuung) | **Info bei:** Finanzamt |

(Fortsetzung)

**Tab. 27.2** (Fortsetzung)

| Leistung | Erläuterungen | Gesetzliche Grundlagen | Zuständige Behörde |
|---|---|---|---|
| **Befreiung von der motorbezogenen Versicherungssteuer bzw. der Kraftfahrzeugsteuer** | | Kriterien müssen erfüllt sein, wie: Behindertenpass, Behindertenparkausweis, Zulassung und hauptsächlichen Gebrauch (80 %) auf/von der behinderten Person usw | **Info bei:** Finanzamt |
| **Kostenlose Autobahnvignette** | | | Sozialministerium |
| **Euroschlüssel für barrierefreie WCs und Lifte** | | | **Info bei:** Österr. Behindertenrat Beantragung über Internet |

Keine Gewähr und kein Anspruch auf Vollständigkeit
AUVA: Allgemeine Unfallversicherung;
BEinstG: Behinderteneinstellungsgesetz;
BFA: Bundesamt für Fremdenwesen und Asyl;
BPGG: Bundespflegegesetz;
ÖGK: Österreichische Gesundheitskasse
PVA: Pensionsversicherungsanstalt,
StVO: Straßenverkehrsordnung;
SVA: Sozialversicherungsanstalt,
VAEB: Österreichische Sozialversicherungsanstalt (öffentlicher Bediensteter, Eisenbahnen und Bergbau);
Zusammengestellt von Birgit Schindlauer (Sozialpädagogin), ReIntra GmbH Austria, Dezember 2019

27

**□ Tab. 27.3** Überblick Sozialrechtliche Ansprüche Schweiz *(Anspruchsvoraussetzungen prüfen!)*

| Leistung | Erläuterungen | Gesetzliche Grundlagen | Zuständige Behörden/ Stellen |
|---|---|---|---|
| **IV – Ausweis**<br>Ausweis für IV-Rentner/innen | Kinder und Erwachsene, die Anspruch auf eine Rente und/oder eine Hilflosenentschädigung erhalten: | IV-Rundschreiben Nr. 333 | Invalidenversicherung |
| **Behindertenparkkarte** | Bewilligung zum Parkieren auf den Parkplätzen für Menschen mit eingeschränkter Mobilität | BehiG 1 + 2<br>VRV Art. 20a<br>SVG Art 57 Abs. 1 | Kantonale Stellen |
| **Fahrvergünstigungen** | Für Reisende mit eingeschränkter Mobilität | SBB Begleitkarte | Schweizerische Bundesbahnen |
| **Pflegeleistungen/Pflegefinanzierung** | Selbstbeteiligung<br>20 % des maximalen OKP Beitrages nach KLV im stationären Bereich<br>Selbstbeteiligung ambulant:<br>Franchise (Kostenbeteiligung) wählbar **und** 10 % Selbstbehalt, max. CHF 700.- pro Kalenderjahr<br>Spezielle Leistungen im Bereich der Zusatzversicherung VVG möglich | KVG Art. 25a Abs. 5<br>Bundesgesetz über die Neuordnung der Pflegefinanzierung | Krankenversicherungen<br>Öffentliche Hand (Kanton, Gemeinden) |
| **Kurzzeitpflege** | Leistungen nur im Bereich der Zusatzversicherung VVG | VVG | Krankenversicherungen |
| **Urlaubs- und Verhinderungspflege** | Leistungen nur im Bereich der Zusatzversicherung VVG | VVG | Krankenversicherungen |

(Fortsetzung)

**□ Tab. 27.3** (Fortsetzung)

| Leistung | Erläuterungen | Gesetzliche Grundlagen | Zuständige Behörden/ Stellen |
|---|---|---|---|
| **Hilflosenentschädigung** | Anspruch ab einem Jahr nach Beginn der Unterstützungsbedürftigkeit in min. zwei der persönlichen Lebensverrichtungen (insgesamt 6) 3 Grade (leicht, mittel, schwer) | ATSG 9 IVG 42 IVV 35 – 39 AHVG 43bis AHVG 66bis KSIH 8001 ff. | Invaliden- und/oder Alters- und Hinterbliebenenversicherung |
| **Intensivpflegezuschlag** | Kinder und Jugendliche im ambulanten Bereich Intensivpflegezuschlag ab 4 Std.; 6 Std.; 8 Std Pflegebedarf wird pro Tag ermittelt | IVG 42ter, Abs. 3 IVV 39 KSIH 8001 ff. | Invalidenversicherung |
| **Lebenspraktische Begleitung** | Anspruch erwachsene beeinträchtigte Personen, welche nicht in einem Heim leben | IVG 42 Abs. 3, IVV 38 | Invalidenversicherung |
| **Assistenzbeitrag -budget** | Ziel: Selbstbestimmung und Eigenverantwortung Anspruch nur bei privater Wohnsituation Arbeitgebermodell. Beeinträchtigte Person muss Assistenzpersonen selber anstellen Sonderregeln für Minderjährige | IVG 42 ff., IVV 39 ff. AHVG 43ter Kreisschreiben über den Assistenzbeitrag Merkblatt 4.14 Assistenzbeitrag der IV | Invalidenversicherung |

(Fortsetzung)

27

**Tab. 27.3** (Fortsetzung)

| Leistung | Erläuterungen | Gesetzliche Grundlagen | Zuständige Behörden/Stellen |
|---|---|---|---|
| **Verbrauchspflegehilfsmittel** | Pflegehilfsmittel für den regelmäßigen Gebrauch | ATSG 63<br>KVG 25 ff.<br>KVV 33 ff.<br>MiGeL KLV 20 ff. | Krankenversicherungen |
| **Hilfsmittel und bauliche Maßnahmen** | Beiträge oder Kostenübernahme von Hilfsmitteln und/oder baulichen Maßnahmen | IVG 2 ff.<br>IVV 14 ff.<br>HVI<br>Anhang zur HVI, div. Ziffern<br>KHMI | Invalidenversicherung |
| **Steuerabzugsmöglichkeiten** | Abzug von Krankheits- und Unfallkosten:<br>Abzug von behinderungsbedingten Kosten:<br>Kreisschreiben Nr. 11 der Eidg. Steuerverwaltung über den Abzug von Krankheits- und Unfallkosten sowie von behinderungsbedingten Kosten | Art. 33 Abs. 1 Buchst. h DBG; Art. 9 Abs. 2 Buchst. h StHG<br>Art. 33 Abs. 1 Buchst. h bis DBG; Art. 9 Abs. 2 Buchst. h bis StHG | Steuerverwaltung am Ort des zivilrechtlichen Wohnsitzes |
| **Motorfahrzeug – Steuerbefreiung** | Befreiung Motorfahrzeugsteuer bei Invalidität | Kantonale Steuer-gesetzgebungen (26 Kantone) | Kantonale Stellen |

(Fortsetzung)

**Tab. 27.3** (Fortsetzung)

| Leistung | Erläuterungen | Gesetzliche Grundlagen | Zuständige Behörden/ Stellen |
|---|---|---|---|
| **Kilometerentschädigung** (Voraussetzungen beachten) | Hilfsmittel zur Überwindung des Arbeitsweges. Anspruch auf Vergütung von Dienstleistungen Dritter an Stelle eines Hilfsmittels | IVG 21, HVI 2 Anhang zur HVI Ziffern 10.04, 10.05, 13.05 IVG 21ter Abs. 2, HVI 9 | Invalidenversicherung |
| **Euroschlüssel (Eurokey)** | Universalschlüssel für den Zugang zu Aufzüge, Toiletten, Räumen, etc., welche für Menschen mit Beeinträchtigung eingerichtet sind | — | Internet |
| **Kantonsspezifische Zusatzleistungen** | Kantonale finanzielle Unterstützungsleistungen | Kantonale Gesetzgebungen | Kantonale Stellen |

Keine Gewähr und kein Anspruch auf Vollständigkeit

In der Schweiz gibt es keine generellen Gebührenbefreiungen, aber gewisse Vergünstigungen

Menschen mit ungenügendem Renteneinkommen haben Anspruch auf Ergänzungsleistungen zur Existenzsicherung. Das ELG ist ein eidgenössisches Sozialversicherungsgesetz, die Ausführungsbestimmungen sind jedoch kantonal geregelt. Dies bedeutet, grundsätzlich sind die Leistungsansprüche gleich, in der Umsetzung, insbesondere in der Höhe der Leistungen, bestehen jedoch Unterschiede

Menschen in engen finanziellen Verhältnissen können die KulturLegi bei der Caritas beantragen, um vergünstigt an kulturellen Anlässen teilnehmen zu können

*AHVG* Alters- und Hinterlassenenversicherungsgesetz; *ATSG* Allgemeiner Teil des Sozialversicherungsgesetzes; *BehiG* Behindertengleichstellungsgesetz; *DBG* Direkte Bundessteuer; *HVI* Abgabe von Hilfsmitteln durch Invalidenversicherung; *IVG* Bundesgesetz über die Invalidenversicherung; *IVV* Verordnung über die Invalidenversicherung; *KHMI* Kreisschreiben über die Ab gabe von Hilfsmitteln; *KLV* Krankenpflege Leistungsverordnung; *KVG* Krankenversicherungsgesetz; *MiGeL* Mittel- und Gegenständeliste; *OKP* Obligatorische Krankenpflegeversicherung; *SBB* SchweizerischeBundesbahnen; *StHG* Steuerharmonisierungsgesetz; *SVG* Strassenverkehrsgesetz; *VRV* Verkehrsregelnverordnung; *VVG* Versicherungsvertragsgesetz

Zusammengestellt von Cordula Ruf-Sieber, SozialarbeiterinFH, Leiterin Sozialberatung, Schweizer Paraplegiker-Zentrum Nottwil, Januar 2020

stammend, die Unterstützung und Entscheidungshilfen im Bereich Selbstbestimmung und Entlastung der Sorgeberechtigten bietet. Freiwilliges Engagement aller Eingeladenen (Hinz und Kruschel 2017; Doose et al. 2013)

### 27.1.9 Pädagogischer und beruflicher Bereich

*Andreas besuchte den Regelkindergarten, mit 7 Jahren wurde er in die Montessorischule inkludiert. Ab der 2. Klasse mit Unterstützung durch stundenweise eingesetzte Schulbegleitung; technische Schreibhilfe wurde beantragt und genehmigt, in der 8. Klasse Wechsel ins Kompetenzzentrum „Körperliche und Motorische Entwicklung". Gegen Ende der Förderschulzeit ergab ein psychologischer Test beim Arbeitsamt, dass Andreas nur werkstattfähig sei; Erwerb des Förderschulabschlusses.*

*Der Berufswunsch von Andreas M. war, eine Ausbildung im Computerbereich/IT zu absolvieren.*

*Zur Berufsfindung: Besuch einer „Berufvorbereitenden Bildungsmaßnahme" des Arbeitsamtes. Im Rahmen seiner Praktika lernte Herr M. einen Betrieb kennen, der Interesse hatte, ihn auszubilden. Ein Jahr Arbeitserprobung, ob Ausbildungsfähigkeit als IT-Systemkaufmann bestünde, Wiederholung des psychologischen Tests beim Arbeitsamt, damit Grundvoraussetzung der Förder- und Bezuschussungsfähigkeit für den 1. Arbeitsmarkt ermöglicht wird. Test erfolgreich durchlaufen. Begleitung und Beratung durch Integrationsfachdienst (IFD) § 192 ff. SGB IX und Inklusionsamt/Integrationsamt § 185 SGB IX. Die Ausbildung zum IT-Systemkaufmann konnte mit Berufsschulassistenz, Stützunterricht und entsprechender technischer Ausstattung begonnen und erfolgreich beendet werden. Räumlichkeiten des ausbildenden Betriebes inkl. Arbeitsplatz wurden durch Förderung des Inklusionsamtes und des Arbeitsamtes barrierefrei umgestaltet.*

*Dem Leistungsdruck der Tätigkeit im Bereich der freien Wirtschaft war Herr M. nicht gewachsen.*

*Nach abgeschlossener Ausbildung war Herr M. ca. 1 Jahr arbeitslos. Mithilfe des IFDs (verschiedene Praktika) konnte ein Wohlfahrtsverband gefunden werden, der eine Stelle für Herrn M. einrichtete. Mit Förderung des Arbeitgebers durch das Arbeitsamt hatte Herr M. seine Traumstelle gefunden. Heute ist Herr M. Teilzeit-Angestellter bei diesem Wohlfahrtsverband und für die IT zuständig. Es bleibt abzuwarten, ob nach Ablauf der Förderung des Arbeitgebers durch das Arbeitsamt diese Stelle trotz unbefristetem Arbeitsvertrag erhalten bleibt.*

### 27.1.10 Wohnen

*Sein nächstes Ziel ist, über das* Persönliche Budget *§ 29 SGB IX selbstständig zu wohnen* (KSL 2018).

### 27.1.11 Soziale Inklusion und ehrenamtliches Engagement

*Als Kind nahm Andreas beim Eltern-Kind-Turnen, inklusiven Sportprojekten und dem Klettern der ortsansässigen Sportvereine teil.*

*Später wurde er Mitglied bei der ortsansässigen Feuerwehr. Er absolvierte die Sprechfunkprüfung, da er aufgrund seiner Körperbehinderung für den aktiven Feuerwehrdienst nicht geeignet ist. Ehrenamtlich aktualisiert Herr M. die Einsatzübersicht auf der Homepage der Feuerwehr.*

### 27.1.12 Freizeit und Freundeskreis

*Herr M. trifft sich regelmäßig mit Freunden, ist digital vernetzt.*

*Urlaube verbringt er in warmen Ländern mit Freizeitassistenz.*

## 27.1.13 „Meistern des Alltags"

*Durch seine Teilzeitbeschäftigung besteht ausreichend Zeit, notwendige Therapien und das Fitnessstudio zum Erhalt seines körperlichen Status zu besuchen, seine Freundschaften zu pflegen und sich ehrenamtlich für die Gemeinde und damit die Gesellschaft zu engagieren.*

> **Kernaussagen**
>
> — Sozialrechtliche Ansprüche bilden die Grundlage für medizinische, therapeutische, heilpädagogische, pflegerische Maßnahmen und Teilhabeleistungen. Aufgrund der Komplexität ist eine Beratung von betroffenen Menschen und deren Angehörigen notwendig. Die rechtlichen Grundlagen und Unterstützungsmöglichkeiten sind allerdings in Deutschland, Österreich und der Schweiz sehr unterschiedlich (vgl. ◻ Tab. 27.1, 27.2 und 27.3).

## Literatur

Doose S, Emrich C, Göbel S (2013) Käpt'n Life und seine Crew. Ein Arbeitsbuch zur persönlichen Zukunftsplanung, 2. Aufl. Neu-Ulm: AG-SPAK-Bücher (Materialien der AG SPAK, M 273)

Hinz A, Kruschel R (2017) Bürgerzentrierte Planungsprozesse in Unterstützerkreisen. Praxishandbuch Zukunftsfeste, 2. Aufl. Düsseldorf: Verlag Selbstbestimmtes Leben (Gemeinsam stark mit Behinderung)

Kruse K (2019) Berufstätig sein mit einem behinderten Kind. Wegweiser für Mütter mit besonderen Herausforderungen, 2. Aufl. Saarbrücken

KSL (2018) Das persönliche Budget. Schriftenreihe der Kompetenzzentren Selbstbestimmt Leben NRW

MDS und GKV (2018) Vorsorge und Rehabilitation. Begutachtungsanleitung Richtlinie des GKV-Spitzenverbandes nach § 282 SGB V. ▸ https://www.gkv-spitzenverband.de/media/dokumente/krankenversicherung_1/rehabilitation/ richtlinien_und_vereinbarungen/begutachtungs_ richtlinie/2018-07-02_Begutachtungsanleitung_ Vorsorge-Reha_korrigiert.pdf. Zugegriffen: 7. Dez. 2019

Zu Hause gut versorgt. Leitfaden für Versicherte (2019) 1. Aufl. Bundesinnungsverband f. Orthopädie-Technik, Dortmund

27

# Rechtliche Grundlagen und Tipps zur Hilfsmittelversorgung

*Christiana Hennemann und Jörg Hackstein*

## Inhaltsverzeichnis

© Springer-Verlag GmbH Deutschland, ein Teil von Springer Nature 2021
W. Strobl et al. (Hrsg.), *Therapeutisches Arbeiten in der Neuroorthopädie*,
https://doi.org/10.1007/978-3-662-60493-9_28

Wissen über rechtliche Grundlagen der Versorgung mit Hilfsmitteln von Kindern, Jugendlichen und Erwachsenen ist dringend notwendig, um die Betroffenen, deren Angehörige und Familien bei der Hilfsmittelbeantragung zu unterstützen: Basis für erfolgreiche Versorgungen ist eine ICF-orientierte Bedarfsermittlung und entsprechende Verordnung. Dazu gehört zwingend die Formulierung alltagsrelevanter individueller Ziele vor allem auch auf Aktivitäts- und Partizipationsebene. Diese sollten interdisziplinär, multiprofessionell und mit den Betroffenen erhoben, vereinbart und dokumentiert werden. Dazu gibt es Bedarfsermittlungsbögen, die ausgiebige Begründungstexte zu vermeiden helfen. Dies ist ein praxisnaher Überblick, um bei Versorgungssituationen gesetzlich Krankenversicherten Anregungen und Hintergrundinformationen geben zu können, damit diese ggf. weitergehende Ansprüche durchsetzen können. Bei anderen Versicherungssystemen sind viele Dinge parallel zu betrachten, die Grundlage ist stets der Einzelvertrag.

## 28.1 Was ist ein Hilfsmittel?

Im deutschen Sozialgesetzbuch §33 Absatz 1 Satz 1 SGB V wird der Begriff Hilfsmittelanspruch dargelegt. Anspruch auf ein Hilfsmittel besteht, wenn

- es sich um ein Hilfsmittel im Sinne der Gesetzlichen Krankenversicherung (GKV) und
- nicht um einen Gebrauchsgegenstand des täglichen Lebens handelt,
- das im Einzelfall erforderlich ist, um
  - eine Behinderung auszugleichen oder
  - den Erfolg einer Krankenbehandlung zu sichern oder
  - einer drohenden Behinderung vorzubeugen.

❯ Gemäß § 47 SGB IX sind Hilfsmittel solche Gegenstände, die von den Leistungsberechtigten getragen oder mitgeführt oder bei einem Wohnungswechsel mitgenommen werden können und unter Berücksichtigung der Umstände des Einzelfalls erforderlich sind, um

- einer drohenden Behinderung vorzubeugen,
- den Erfolg einer Heilbehandlung zu sichern oder
- eine Behinderung bei der Befriedigung von Grundbedürfnissen des täglichen Lebens auszugleichen,
- soweit sie nicht allgemeine Gebrauchsgegenstände des täglichen Lebens sind.

### 28.1.1 Gebrauchsgegenstand des täglichen Lebens

Als Gebrauchsgegenstand des täglichen Lebens bezeichnet man Produkte, die allgemein vom gesunden und nicht behinderten Menschen im täglichen Leben verwendet werden. Dies trifft z. B. auf ein handelsübliches Fahrrad, aber nicht auf ein Therapiedreirad zu.

Denn: Sobald ein Produkt für die speziellen Bedürfnisse kranker oder behinderter Menschen entwickelt und hergestellt wurde und ausschließlich oder überwiegend von diesem Personenkreis benutzt wird, handelt es sich nicht um einen Gebrauchsgegenstand des täglichen Lebens. Die Zweckbestimmung des Produktes ist somit ein wesentlicher Maßstab.

Es gibt aber Produkte, die grundsätzlich zwar der Krankenbehandlung oder dem Behinderungsausgleich dienen, die aber auch ein Gebrauchsgegenstand des täglichen Lebens sind oder quasi einen Anteil Gebrauchsgegenstand enthalten. Beispielhaft seien orthopädische Schuhe oder Autokindersitze genannt. Für solche Produkte werden von den gesetzlichen Krankenkassen sogenannte Eigenanteile (nicht gemeint ist die gesetzliche Zuzahlung!) gefordert. Die Höhe dieses Eigenanteils richtet sich nach den Empfehlungen des GKV-Spitzenverbandes. Wie der Begriff „Empfehlung" bereits zeigt, handelt es sich hierbei nicht um eine gesetzliche Grundlage und insoweit auch nicht um bindende Beträge. Daher haben Versicherte durchaus Verhandlungsspielraum, um diese zum Teil erheblichen Beträge, die z. B. bei Therapiefahrrädern oder Therapiedreirädern bis zu 255,00 € betragen können, zu verhandeln. Wird für ein behindertes Kind für die Beförderung mit dem PKW ein Autokindersitz benötigt, kommt es auf den Bedarf im Einzelfall an. Genügt ein handelsüblicher Sitz ohne besondere behindertengerechte Ausstattung, handelt es sich um einen Gebrauchsgegenstand des täglichen Lebens. Sobald jedoch ein spezieller Autokindersitz benötigt wird, der hierfür vom Hersteller mit dieser speziellen Zweckbestimmung versehen wurde, handelt es sich nicht mehr um einen Gebrauchsgegenstand des täglichen Lebens, sondern um ein Hilfsmittel im Sinne des SGB V.

### 28.1.2 Hilfsmittelanspruch

Der im Sozialgesetzbuch SGB V geregelte Hilfsmittelanspruch ist als Teil der Krankenbehandlung eine Anspruchsleistung, den ein versichertes Mitglied gegenüber seiner Krankenkasse hat. Anspruchsleistung bedeutet immer, dass bei Vorliegen der im Gesetz stehenden Voraussetzungen die Krankenkasse die beantragte Versorgung genehmigen muss. Einen Ermessensspielraum hat die Krankenkasse hierbei nicht. Das heißt aber nicht, dass nicht durchaus unterschiedliche Auffassungen zwischen den einzelnen Beteiligten bestehen können. Diese müssen und können dann im Widerspruchs- und Klageverfahren geklärt werden.

### Erforderlich zur Sicherung der Krankenbehandlung

Als Hilfsmittel, die den Erfolg der Krankenbehandlung sichern sollen, kommen beispielsweise orthopädische Hilfsmittel, Dekubitusprodukte, Elektrostimulationsgeräte oder Kompressionsstrümpfe in Betracht. Ein Hilfsmittel dient immer dann der Krankenbehandlung, wenn es sich positiv auf die notwendige medizinische Behandlung auswirkt. Ein Heilungserfolg ist nicht erforderlich, es genügt z. B. das Lindern von Schmerzen. Zum Begriff der Krankenbehandlung gehören nicht nur ärztliche Tätigkeiten. Auch Heilmittelversorgungen, also die Versorgungen durch Physio-, Ergotherapie, Logopädie und andere Therapeuten sind in diesem Begriff eingeschlossen.

### Erforderlich zur Vorbeugung einer drohenden Behinderung

Sofern das Stadium der Krankheit oder Behinderung noch nicht erreicht ist, hat der Versicherte einen Anspruch auf Hilfsmittelversorgung, wenn die Krankheit oder Behinderung unmittelbar bevorsteht. Das Hilfsmittel muss somit geeignet sein, den Eintritt einer sonst konkret drohenden Krankheit oder Behinderung zu verhindern. Beispiel hierfür sind u. a. Antidekubitusmatratzen. Diese Hilfsmittel dienen der Vorbeugung und unterstützen die erfolgreiche Behandlung von Dekubitalulzera bei bettlägerigen Menschen. Wenn der Eintritt eines Dekubitus konkret droht, besteht bereits ein Anspruch auf Versorgung mit einer entsprechenden Matratze.

### Erforderlich zum Behinderungsausgleich

Bei Hilfsmitteln zum Behinderungsausgleich steht der Ausgleich einer ausgefallenen oder beeinträchtigten Körperfunktion selbst im

Vordergrund. Derartige Hilfsmittel gleichen Funktionsbeeinträchtigungen körperlicher Natur, z. B. den Verlust von Gliedmaßen oder einer Querschnittlähmung, aus. Dazu zählen u. a. Arm- oder Beinprothesen, Rollstühle, Hörhilfen oder Toilettenstühle.

- Unmittelbarer und mittelbarer Behinderungsausgleich

Nach der Rechtsprechung des Bundessozialgerichts ist zwischen dem unmittelbaren und mittelbaren Behinderungsausgleich zu unterscheiden. Beim **unmittelbaren Behinderungsausgleich** handelt es sich um einen Ausgleich der ausgefallenen oder beeinträchtigten Körperfunktion selbst, z. B. bei Prothesen, Exoskeletten oder Hörgeräten. Alle anderen Hilfsmittel, insbesondere zur Mobilität, dienen danach nur dem mittelbaren Behinderungsausgleich.

Wesentliche Unterscheidung nach der Bundessozialgerichts(BSG)-Rechtsprechung ist, dass der Maßstab für die Hilfsmittelversorgung beim unmittelbaren Behinderungsausgleich der vollständige funktionelle Ausgleich ist, d. h. der möglichst weitgehende Ausgleich des Funktionsdefizits unter Berücksichtigung des aktuellen Stands des medizinischen und technischen Fortschritts. Es geht immer um das Gleichziehen mit den letztlich unbegrenzten Möglichkeiten eines gesunden Menschen.

Der **mittelbare Behinderungsausgleich** gewährt dagegen nur einen Basisausgleich, jedoch kein Gleichziehen mit den Möglichkeiten eines gesunden Menschen. Ein Hilfsmittel zum mittelbaren Behinderungsausgleich ist von der GKV daher nur zu bezahlen, wenn es die Auswirkungen der Behinderung im gesamten täglichen Leben beseitigt oder mildert und damit ein allgemeines Grundbedürfnis des täglichen Lebens betrifft. Nach ständiger Rechtsprechung des BSG gehören zu diesen allgemeinen Grundbedürfnissen des täglichen Lebens

- das Gehen, Stehen, Sitzen, Liegen,
- das Greifen, Sehen, Hören,
- die Nahrungsaufnahme,
- die elementare Körperpflege und der Toilettengang,
- das selbstständige Wohnen sowie
- das Erschließen eines gewissen körperlichen und geistigen Freiraums.

Zum körperlichen Freiraum gehört – im Sinne eines Basisausgleichs der eingeschränkten Bewegungsfreiheit – die Fähigkeit, sich in der eigenen Wohnung zu bewegen und die Wohnung zu verlassen, um bei einem kurzen Spaziergang „an die frische Luft zu kommen" oder um die – üblicherweise im Nahbereich der Wohnung liegenden – Stellen zu erreichen, an denen Alltagsgeschäfte zu erledigen sind (z. B. Supermarkt, Arzt, Apotheke, Geldinstitut), nicht aber die Bewegung außerhalb dieses Nahbereichs (vgl. BSG v. 07.10.2010 B 3 KR 13/09 R).

Maßstab Diese Zeile bitte darüber nach dem Punkt anschließen, danach erst Umbruch/Absatz sind die Wege, die ein nichtbehinderter Mensch üblicherweise zu Fuß zurücklegt.

Im Rahmen der Grundbedürfnisse des mittelbaren Behinderungsausgleichs kommt es nach Ansicht des BSG allein auf einen generellen, an durchschnittlichen Wohn- und Lebensverhältnissen orientierten Maßstab an. Danach kommt es also nicht darauf an, ob z. B. Bedarf für ein Handbike besteht, weil ein Rollstuhlfahrer in einer hügeligen Umgebung lebt und deswegen den Nahbereich nicht bewältigen kann. Diese individuellen Verhältnisse sollen nach BSG keine Rolle spielen, obwohl es nach dem Wortlaut von § 33 Abs. 1 S. 1 SGB V auf die Erforderlichkeit „im Einzelfall" ankommt. Wenn es indes um den Einzelfall geht, dann müsste auch auf die individuellen, nicht aber auf die durchschnittlichen Wohn- und Lebensverhältnisse abgestellt werden.

Letztlich fehlen jegliche nachvollziehbare Kriterien für die Bestimmung durchschnittlicher Verhältnisse: Was sind die durchschnittlichen Lebensverhältnisse bei Mobilitätshilfsmitteln? Ist Maßstab das in der Regel ebenerdige Norddeutschland oder sind es die Mittelgebirge mit durchschnittlichen Steigungen von x Prozent? Was ist mit Unterschieden zwischen Stadt und Land? An der notwendigen Bestimmtheit der Auffassung des BSG fehlt es. Hier muss im Einzelfall argumentiert werden, dass die Lebenssituation den typischen Lebensverhältnissen entspricht.

## 28.2 Grundlage einer Versorgung ist die Verordnung

Die Grundlage jeder Hilfsmittelversorgung ist immer eine Verordnung eines sogenannten Vertragsarztes (oder Krankenhauses im Rahmen des Entlassmanagements) auf dem sogenannten Muster 16. Inhalte sind neben der Diagnose eine möglichst genaue Beschreibung des verordneten Hilfsmittels. Auf der Verordnung hat der Arzt gemäß § 7 Hilfsmittelrichtlinie die Produktart (7-Steller nach Hilfsmittelverzeichnis) und ggf. erforderliches Zubehör und Ausstattungsmerkmale aufzunehmen. Die Auswahl des konkreten Einzelproduktes (10-Steller) obliegt den Leistungserbringern (Sanitätshäuser, Reha-Techniker, Orthopädietechniker o. a.).

Wenn der Arzt ein konkretes Hilfsmittel für erforderlich hält, kann er eine spezielle Einzelproduktverordnung (10-Steller nach Hilfsmittelverzeichnis) ausstellen. Dazu bedarf es einer Begründung. In der Hilfsmittelrichtlinie findet sich aber kein Hinweis, dass die Begründung schriftlich oder auf der Verordnung erfolgen muss. Es reicht nach dem Wortlaut also aus, dass der Arzt für die Verordnung eines Einzelproduktes eine Begründung hat und diese im Einzelfall schlüssig und nachvollziehbar ist.

Aufgrund der Genehmigungspflicht von Hilfsmitteln ergibt sich der Anspruch aber nicht alleine aus der ärztlichen Verordnung (siehe unten, Abschn. 28.4).

## 28.3 Bedarfsermittlung im multiprofessionellen Team mit den betroffenen Kindern/Jugendlichen/Eltern

### 28.3.1 Hilfsmittelrichtlinie als Leitlinie für eine individuelle qualitativ gute Versorgung

Bei der Hilfsmittelrichtlinie (HMRl) handelt es sich um eine untergesetzliche Norm. Sie wird nicht vom Gesetzgeber, sondern durch den Gemeinsamen Bundesausschuss verabschiedet. Vereinfacht dargestellt setzt sich dieser aus Vertretern der Krankenkassen und der Ärzteverbände zusammen.

Die Hilfsmittelrichtlinie ist für die Versicherten, die Krankenkassen, die an der vertragsärztlichen Versorgung teilnehmenden Ärzte und ärztlich geleiteten Einrichtungen und Leistungserbringer verbindlich, vgl. § 1 HMRl. Insoweit sollte darauf geachtet werden, dass die sich aus der Hilfsmittelrichtlinie ergebenden Grundsätze und insbesondere die weiter unten stehenden Verordnungsgrundsätze von allen Beteiligten, und somit auch dem Medizinischen Dienst der Krankenkassen (MDK), bei der Prüfung einer Verordnung Berücksichtigung finden.

Die Hilfsmittelrichtlinie legt in § 3 HMRl weitere Situationen dar, die der Begründung des Hilfsmittelanspruchs dienen können. Hierdurch werden die oben genannten Begriffe der Erforderlichkeit zur Krankenbehandlung bzw. zum Behinderungsausgleich weiter ausgefüllt. Im Einzelnen sind dies folgende Gesichtspunkte:

- eine Behinderung bei der Befriedigung von Grundbedürfnissen des täglichen Lebens auszugleichen,
- eine Schwächung der Gesundheit, die in absehbarer Zeit voraussichtlich zu einer Krankheit führen würde, zu beseitigen,
- einer Gefährdung der gesundheitlichen Entwicklung eines Kindes entgegenzuwirken,
- Krankheiten zu verhüten oder deren Verschlimmerung zu vermeiden,
- Pflegebedürftigkeit zu vermeiden,

Weiter legt die Hilfsmittelrichtlinie Grundsätze der Verordnung fest, vgl. § 6 HMRl.

Ziel der ärztlichen Verordnung ist es, dass nach den Regeln der ärztlichen Kunst und dem allgemein anerkannten Stand der medizinischen Erkenntnisse eine ausreichende, zweckmäßige und wirtschaftliche Versorgung mit Hilfsmitteln gewährleistet wird. Dafür ist Voraussetzung, dass sich der behandelnde Arzt von dem Zustand des Versicherten überzeugt und sich erforderlichenfalls über die persönlichen Lebensumstände informiert hat oder zumindest ihm diese aus der laufenden Behandlung bekannt sind. Das letztgenannte kommt beispielsweise bei chronischen oder dauerhaften Erkrankungen vor, wie z. B. der Verordnung von Hilfsmitteln der ableitenden Inkontinenz.

> Bei der Verordnung muss der Arzt berücksichtigen, dass sich die Notwendigkeit eines Hilfsmittels nicht allein aus der Diagnose ergibt. Vielmehr hat der verordnende Arzt eine Gesamtbetrachtung vorzunehmen. Dabei wird in den Hilfsmittelrichtlinien ausdrücklich auf den ICF hingewiesen.

Danach gehören zu einer Gesamtbetrachtung alle
- funktionellen/strukturellen Schädigungen,
- Beeinträchtigungen der Aktivitäten (Fähigkeitsstörungen),
- noch verbliebenen Aktivitäten und
- eine störungsbildabhängige Diagnostik.

Dabei ist das Ziel, den Bedarf, die Fähigkeit zur Nutzung, die Prognose und das Versorgungsziel einer Hilfsmittelversorgung auf der Grundlage realistischer, für den Versicherten alltagsrelevanter Anforderungen zu ermitteln. Dabei sind die individuellen Kontextfaktoren in Bezug auf Person und Umwelt als Voraussetzung für das angestrebte Behandlungsziel zu berücksichtigen (◻ Abb. 28.1).

Interessant ist: Ergibt sich bei der Anpassung bzw. Abgabe des Hilfsmittels, dass mit dem verordneten Hilfsmittel voraussichtlich das Versorgungsziel nicht

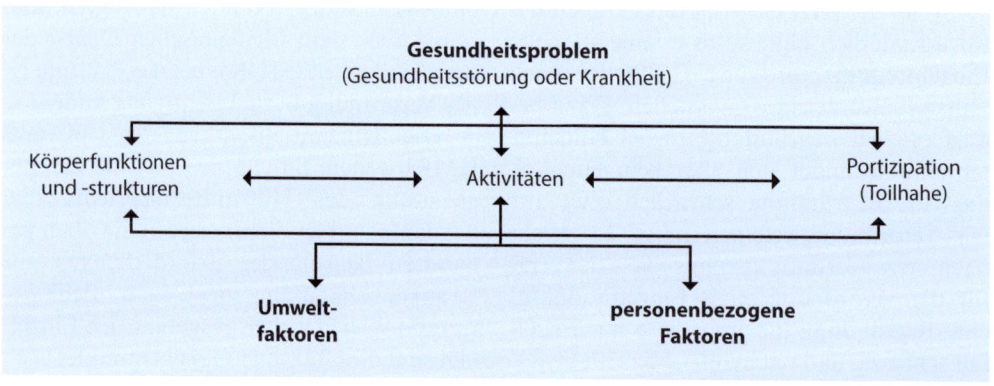

◻ **Abb. 28.1**   Das biopsychosoziale Modell der ICF nach DIMDI

erreicht werden kann oder dass der Versicherte vorab in nicht einschätzbarer Weise auf das Hilfsmittel reagiert, hat der Fachhandel darüber unverzüglich den verordnenden Vertragsarzt zu informieren und ggf. die Versorgung zu unterbrechen. Aufgabe des Vertragsarztes ist es dann, eine Änderung oder Ergänzung der Hilfsmittelverordnung zu prüfen.

### 28.3.2 Interdisziplinäre Bedarfsermittlung

Aus der Hilfsmittelrichtlinie ergibt sich ein idealer Weg für die Bedarfsermittlung, Zielformulierung, Begründung, Evaluation: Denn nur ein genutztes und akzeptiertes Hilfsmittel ist „sein Geld wert".

Mit Werkzeugen wie z. B. dem standardisierten rehaKIND-Bedarfsermittlungsbogen (kostenfreier Download über die Homepage ▶ www.rehaKIND.com) oder anderen Assessments mit individuellen SMART-Zielen können Alltagsziele der Kinder/Jugendlichen bzw. ihrer Familien in einer gemeinsamen Sprache erfasst und auch „vereinbart" werden. Zu dieser interdisziplinären Gruppe (◉ Abb. 28.2) gehören Ärzte, Therapeuten, Kinder/Familien und evtl. auch Betreuer aus Kitas oder Schulen.

Nach der medizinisch-therapeutischen Statuserhebung, die über die Körperfunktionen und Strukturen hinausgeht, die GMFCS berücksichtigt und alle ICF-Domänen beleuchtet, werden Entwicklungsperspektiven, Alltags-Einsatzbereiche, medizinische Versorgungsziele etc. gemeinsam vereinbart. Hier kann man sich im Team und auch mit den Betroffenen jederzeit selbst überprüfen und auch „Erwartungen" und Enttäuschungen abgleichen.

Das Ziel ist eine transparente Begutachtung und Dokumentation, die von allen Beteiligten nachvollzogen, akzeptiert und kontrolliert werden kann.

Dieses bedient auch die zunehmende Nachfrage der Kostenträger nach Evidenzbasierung von Hilfsmittelversorgungen.

Eine effiziente und langfristig angelegte Versorgungsstrategie bedeutet auch zukünftig niedrigere Folgekosten für die Kostenträger.

### Der ideale Versorgungsablauf

> **Tipp**
>
> Gemeinsamer Termin mit dem Patienten, Austausch der Experten → Zielvereinbarungen → Hilfsmittelkonfiguration → Kostenvoranschlag des Leistungserbringers → Genehmigung → Auslieferung und Kontrolle durch Arzt/SPZ/Therapeuten → Passt!

> **Fazit**
>
> Das, was nach der Auslieferung des Hilfsmittels kommt, ist teuer und anstrengend: Gut vorbereitet und strukturiert spart der ideale Versorgungsablauf Kosten und aufwendige Nachbesserungen!

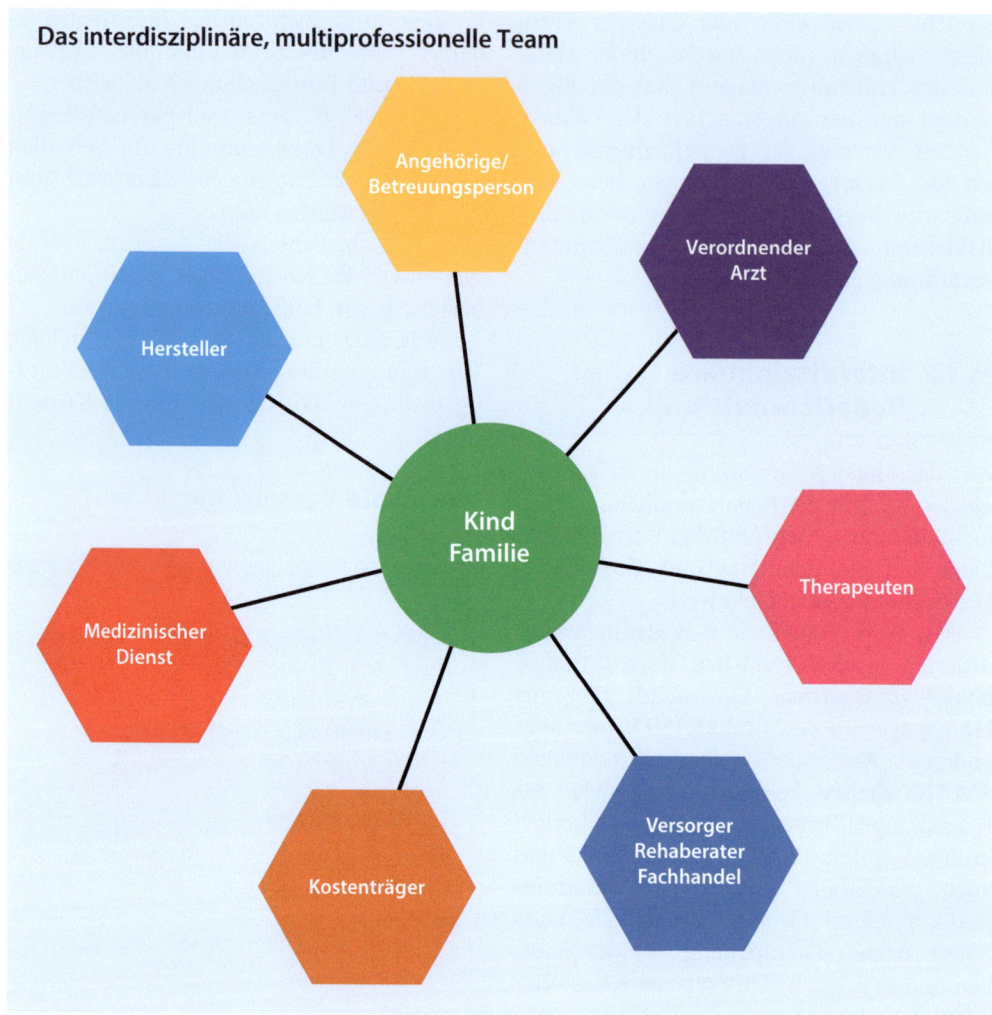

**Das interdisziplinäre, multiprofessionelle Team**

**◻ Abb. 28.2**    Das interdisziplinäre, multiprofessionelle Team

## 28.4    Beantragung und Genehmigung

### 28.4.1    Voraussetzungen der Genehmigung

Neben der Erfüllung der vorstehenden Voraussetzungen ist zu beachten, dass die Versorgung mit Hilfsmitteln unter einem Genehmigungsvorbehalt steht. Dies bedeutet, dass eine Hilfsmittelversorgung grundsätzlich nicht vor Genehmigung durch die Krankenkasse erfolgen darf. Wenn sich ein Versicherter vor Genehmigung durch die Krankenkasse ein Hilfsmittel selbst beschafft, hat er vom Prinzip her keinen Anspruch mehr auf Versorgung durch die Kasse. Außer es liegen bestimmte Ausnahmesituationen vor (Fristen verstrichen, nach Ablehnung u. a.). Im Rahmen des sogenannten Sachleistungsanspruchs ist jedoch von dem Grundsatz auszugehen, dass Versorgungen erst nach Genehmigung erfolgen dürfen. Der zeitliche Versorgungsablauf einschließlich der

Empfangsbestätigung und Rechnung muss dieses entsprechend widerspiegeln.

## Besonderheiten bei Kindern und Jugendlichen

Anders als bei Erwachsenen besteht bei Kindern und Jugendlichen in der Entwicklungsphase bei der Hilfsmittelversorgung die Verpflichtung der gesetzlichen Krankenversicherung zur Kostenübernahme auch dann, wenn diese aufgrund ihrer Behinderung ansonsten nicht oder allenfalls nur sehr eingeschränkt am üblichen Leben ihrer Altersgruppe teilnehmen könnten und sie hierdurch isoliert würden. Bei Kindern und Jugendlichen ist insoweit – als Bestandteil des sozialen Lernprozesses – auch die Möglichkeit, zu spielen bzw. allgemein an der üblichen Lebensgestaltung Gleichaltriger teilnehmen zu können, im Rahmen der Hilfsmittelversorgung zu berücksichtigen. Denn in diesen Lebensabschnitten soll die Fähigkeit entwickelt und gefördert werden, gesellschaftliche Kontakte aufzubauen und aufrechtzuerhalten.

> Vor diesem Hintergrund sind bei der Hilfsmittelversorgung von Kindern und Jugendlichen ergänzend zu den klassischen Grundbedürfnissen folgende elementare Lebensbedürfnisse zu berücksichtigen:
> – die Ermöglichung der sozialen Integration unter Gleichalterigen und
> – eine angemessene Schulbildung.

### 28.4.2 Antrag auf Hilfsmittelversorgung

Bei der Beantragung eines Hilfsmittels handelt es sich um ein Verwaltungsverfahren. In der Regel beginnt ein Verwaltungsverfahren mit einem Antrag des Betroffenen auf Versorgung mit einem bestimmten Hilfsmittel. Hierbei handelt es sich nicht um ein formelles Antragsformular, sondern der Antrag wird z. B. durch den Kostenvoranschlag eines Sanitätshauses oder eines anderen Leistungserbringers gestellt.

Über diesen Antrag des Versicherten muss die Krankenkasse mittels eines Bescheides (Verwaltungsakt) entscheiden. Der Versicherte hat einen Anspruch, dass über seinen Antrag eine abschließende Entscheidung mit rechtlicher Wirkung getroffen wird, § 31 SGB X. Dieser Verwaltungsakt kann mündlich, schriftlich oder in elektronischer Form ergehen, muss aber auf jeden Fall gegenüber dem betroffenen Versicherten bekannt gegeben werden.

Auch die mündliche oder telefonische Ablehnung einer beantragten Versorgung stellt also einen ablehnenden Verwaltungsakt dar!

Wie § 35 SGB X vorgibt, ist die ablehnende Entscheidung zu begründen. Die Begründung soll alle wesentlichen tatsächlichen und rechtlichen Gründe angeben, die zu der Entscheidung geführt haben. Ergeht eine ablehnende und damit belastende Entscheidung gegenüber dem Versicherten mündlich, so kann der Betroffene – wie sich aus der Vorschrift des § 33 Absatz 2 Satz 2 SGB X ergibt – zumindest eine schriftliche Bestätigung der Ablehnung verlangen.

> Auch wenn das Hilfsmittel genehmigt wird, aber z. B. ein erforderliches Zubehörteil verweigert wird, liegt ein belastender Verwaltungsakt vor, gegen den der Versicherte vorgehen kann.

Ähnliches gilt, wenn die Krankenkasse einen anderen Leistungserbringer beauftragt als vom Versicherten gewünscht. Auch hiergegen kann sich der Versicherte zur Wehr setzen, sofern es sich bei dem in Anspruch genommenen Leistungserbringer um einen Vertragspartner seiner Krankenkasse handelt, denn dann wird in sein gesetzlich normiertes Wahlrecht eingegriffen.

### 28.4.3 Frist zur Entscheidung

Die Entscheidung der Krankenkasse muss dabei innerhalb von drei Wochen, bzw. wenn eine gutachterliche Stellungnahme des MDK eingeholt wird, fünf Wochen ab Antragseingang erfolgen, § 13 Abs. 3 a SGB V. Wenn die Krankenkasse die Einholung einer gutachterlichen Stellungnahme für erforderlich hält, muss sie den Versicherten hierüber informieren. Hält sich die Krankenkasse nicht an die Fristen, gilt der Antrag als genehmigt, wenn bestimmte Voraussetzungen vorliegen.

Voraussetzung für den Beginn der Frist ist dabei nur, dass der Antrag hinreichend bestimmt und entscheidungsreif ist und bei der zuständigen Krankenkasse eingereicht wird. Als Beginn zählt dann der Tag des Zugangs bei der Krankenkasse, dies ist in der Regel der dritte Tag nach Versendung des Antrags. Die Regelung gilt für Leistungen der Krankenkassen und damit auch bei Hilfsmitteln. Nach der Rechtsprechung des 3. Senats des BSG ist umstritten, ob dies auch für Hilfsmittel zum Behinderungsausgleich gilt.

#### Verzögerungen

Kann die Krankenkasse die Frist nicht einhalten oder holt sie eine gutachterliche Stellungnahme des MDK ein, so muss sie den Versicherten hierüber „rechtzeitig" – also sobald sie bemerkt, dass eine Entscheidung innerhalb der Fristen nicht erfolgen kann bzw. eine gutachterliche Stellungnahme erforderlich ist – schriftlich informieren.

Dabei muss die Krankenkasse explizit darauf hinweisen, dass die Frist nicht eingehalten werden kann. Sonstige Schreiben, z. B. die Absicht, den MDK einzuschalten, reichen für die gesetzlich geforderte Mitteilung über die Fristüberschreitung nicht aus. Für den Fall der Verzögerung darf sich die Krankenkasse nicht auf Gründe berufen, die in ihren Verantwortungsbereich fallen, wie etwa Organisationsmängel oder Arbeitsbelastung

der Angestellten. Berufen kann sie sich aber etwa auf das Erfordernis von sachgerechten Ermittlungen über den Sachverhalt – aber nur soweit dies eine zeitliche Verzögerung rechtfertigt. Bei der Information hat die Krankenkasse dem Versicherten neben einem hinreichenden Grund für eine Verzögerung auch mitzuteilen, innerhalb welcher Frist eine Entscheidung erfolgen wird. Der 1. Senat des BSG hat dies bisher mit verschiedenen Urteilen bestätigt (z. B. Urteil vom 08.03.2016, B 1 KR 25/15 R; Urteil vom 11.07.2017, B 1 KR 26/16 R oder Urteil vom 07.11.2017, B 1 KR 24/17 R).

Problem ist jedoch, dass mittlerweile der 3. Senat des BSG eine dazu abweichende Auffassung bei Hilfsmitteln hat. Mit Urteil vom 15.03.2018 (B 3 KR 4/16 R u. a.) hat der 3. Senat des BSG ausgeführt, dass bei Anträgen auf Versorgung mit Hilfsmitteln zum Behinderungsausgleich die Genehmigungsfiktion des § 13 Abs. 3a Satz 9 SGB V nicht greifen würde. Damit weicht er von der Rechtsprechung des 1. Senates ab und steht damit im Widerspruch zum Wortlaut des Gesetzes und seiner eigenen Rechtsprechung.

#### Bei Fristüberschreitungen kann sich der Versicherte das verordnete Hilfsmittel u. U. selbst beschaffen: Genehmigungsfiktion

Vorsicht: Auch wenn die Versicherten im Recht sind und sich das Hilfsmittel jetzt selbst besorgen könnten: Sie haben keinen Anspruch darauf, dass das Sanitätshaus diese Versorgung vorfinanziert. Das müssen sie selbst tun und sich das Geld im Nachgang von der Krankenkasse zurückerstatten lassen. Das ist oft ein sehr kompliziertes Verfahren.

Die Versicherten sollten deshalb nach Ablauf der Frist die Kasse auffordern, ihnen schriftlich zu bestätigen, dass ihr Antrag wegen des Ablaufs der Frist nun genehmigt ist. Gibt der Kostenträger keine schriftliche Bestätigung, muss man den

Eltern zu rechtlichen Schritte raten und einen Fachanwalt befragen, hier kann das Sanitätshaus, der Rehatechniker etc. u. U. helfen und erste Erkundigungen z. B. auch bei der Selbsthilfe oder Vereinen wie reha-KIND einholen.

## Rechtsbehelfsbelehrung

Grundsätzlich sind alle Sozialleistungsträger und damit auch die Krankenkassen gesetzlich verpflichtet, eine ablehnende bzw. belastende Entscheidung mit einer Rechtsmittel- oder Rechtsbehelfsbelehrung zu versehen, § 36 SGB X. In dieser muss sinngemäß mitgeteilt werden, dass der Versicherte innerhalb einer Frist von einem Monat (nicht nur vier Wochen!) das Recht hat, gegen die ablehnende Entscheidung schriftlich Widerspruch einzulegen. Des Weiteren muss die Stelle genau benannt sein, bei der der Widerspruch eingelegt werden kann.

Hat die Krankenkasse eine vollständige oder teilweise Ablehnung und damit einen belastenden Bescheid erlassen, mit dem man nicht einverstanden ist, muss gegen diesen Bescheid innerhalb der Frist von **einem Monat** schriftlich (nicht per Mail) Widerspruch erhoben werden. Fehlt die Rechtsbehelfsbelehrung oder ist sie fehlerhaft, verlängert sich die Frist für den Widerspruch auf **ein Jahr.**

## Widerspruch

Solange noch keine Entscheidung getroffen wurde, kann nicht Widerspruch eingelegt werden.

> Sobald eine Entscheidung vorliegt, die ganz oder teilweise den Antrag ablehnt, kann Widerspruch eingelegt werden. Dies gilt ebenso für die nur mündlich ausgesprochene Ablehnung, gegen die Widerspruch erhoben werden kann. Gleichzeitig sollte man immer die schriftliche Bestätigung der mündlichen Ablehnung verlangen.

Spätestens im Widerspruchsverfahren haben Versicherte das Recht auf Akteneinsicht gemäß § 25 SGB X. Sie haben hierdurch die Möglichkeit, in den Räumen der Krankenkasse in ihre Akte Einsicht zu nehmen und so die näheren Gründe für die Entscheidung zu erfahren. Alternativ kann man die Krankenkasse bitten, die Unterlagen aus der Akte, insbesondere eine Kopie der Stellungnahme des Medizinischen Dienstes der Krankenversicherung, zur Verfügung zu stellen. In der Regel reicht dies aus, da dies in streitigen Fällen meistens die Entscheidungsgrundlage der Krankenkasse darstellt. So kann man sich bei Begründung des Widerspruchs besser mit den ablehnenden Gründen auseinandersetzen.

## Untätigkeit

Sechs Monate nach Antragstellung bzw. drei Monate nach Einlegung des Widerspruchs und dessen Begründung muss entschieden werden, § 88 Absatz 2 SGG. Andernfalls kann der Versicherte direkt Untätigkeitsklage beim zuständigen Sozialgericht erheben. Das Gericht verurteilt dann die Krankenkasse, nunmehr verbindlich über den Antrag bzw. den Widerspruch zu entscheiden.

## Eilverfahren

Ist aus medizinischer Sicht Eile geboten und in wirklich dringenden Fällen bietet sich das Eilverfahren (einstweiliges Rechtsschutzverfahren genannt) an.

Hier wird vor dem Sozialgericht das Verfahren verkürzt und eine vorläufige Entscheidung getroffen.

Achtung! Die Anforderungen für dieses Verfahren sind relativ hoch. Es muss genau begründet werden, warum die Versicherten das Ergebnis des Klageverfahrens nicht abwarten können, warum die Kinder ohne schnelle Versorgung unzumutbare Nachteile hätten, z. B. nicht korrigierbare Gesundheitsschäden oder Entwicklungsverzögerungen.

## Entscheidung nach Widerspruch – weitere Schritte

Die Krankenkasse kann als Reaktion auf den eingelegten Widerspruch entweder einen Abhilfebescheid oder einen Widerspruchsbescheid erlassen. Ergeht ein Abhilfebescheid, wird das Hilfsmittel/die Leistung gewährt und das Ziel des Rechtsbehelfs wurde erreicht.

Bleibt die Krankenkasse jedoch bei ihrer ablehnenden Auffassung, wird ein Widerspruchsbescheid erlassen (§ 85 SGG). Auf diese Weise bestätigt die Krankenkasse ihren ablehnenden Bescheid. Meist enthält dieser Widerspruchsbescheid eine ausführliche Begründung. Dabei können auch neue Gesichtspunkte berücksichtigt werden, die erst im Widerspruchsverfahren angesprochen wurden.

Der Widerspruchsbescheid muss wiederum mit einer Rechtsmittelbelehrung versehen sein, die sinngemäß lauten muss, dass gegen den Widerspruchsbescheid innerhalb eines Monats schriftlich Klage beim zuständigen Sozialgericht erhoben werden kann.

Grundsätzlich ist das Widerspruchsverfahren für Versicherte **kostenfrei.** Das heißt, es müssen unabhängig vom Ausgang des Verfahrens keine Gebühren an die Behörde für das Widerspruchsverfahren gezahlt werden.

Kosten entstehen aber, wenn ein Rechtsanwalt beauftragt wird. Die Rechtsschutzversicherungen übernehmen diese Kosten in der Regel nicht. Diese treten aufgrund ihrer Allgemeinen Versicherungsbedingungen immer erst für das Klageverfahren, nicht aber bereits für das Widerspruchsverfahren ein.

Hat der Widerspruch allerdings Erfolg, so sind die Anwaltskosten von der Krankenkasse zu tragen, wenn die Beauftragung eines Anwalts notwendig gewesen ist. Hat der Widerspruch jedoch keinen Erfolg, müssen die Kosten des Anwalts selbst getragen werden.

## Klageverfahren beim Sozialgericht

Es gibt diverse Möglichkeiten, gegen Entscheidungen der Kostenträger zu klagen, allein gemeinsam ist, dass es sehr lange dauern kann bis zu einer Entscheidung und somit wichtige Versorgungszeit verstreicht bzw. Versorgungsschritte „übersprungen" werden. Ein Sozialgerichtsverfahren ist kostenfrei für die Versicherten, allerdings sind die Vorschriften im Bereich „Hilfsmittelversorgung" oft nicht eindeutig, man braucht Kenntnis der verschiedenen Rechtsprechungen. Hier ist die Hilfe eines Fachanwaltes bzw. sind Informationen aus der Selbsthilfe/ von Verbänden dringend notwendig, dies kann jedoch mit Kosten verbunden sein.

## 28.5 Teilhabe/Weitere Kostenträger

Der Begriff Inklusion/Teilhabe nach der UN-Behindertenrechtskonvention hat keine neuen rechtlichen Grundlagen, Ansprüche und Zuständigkeiten für den Hilfsmittelanspruch nach dem SGB V geschaffen.

Es gilt: Für den individuellen Anspruch einer Hilfsmittelversorgung und deren Bewilligung bleibt die gesetzliche Krankenkasse zuständig. Dies gilt auch für Zweitversorgungen.

## 28.6 Zuständigkeiten – Wer übernimmt welche Kosten?

Bei Hilfsmitteln, die z. B. in einer Erwerbsbehindertenwerkstatt oder allgemein zur Teilhabe benötigt werden, können jedoch andere Kostenträger zuständig sein. Die Frage der Zuständigkeit ist im SGB IX geregelt und gilt für die Rehabilitationsträger

- Gesetzlichen Krankenkassen,
- Bundesagentur für Arbeit,
- Gesetzliche Unfallversicherung (Berufsgenossenschaften und ähnliche),
- Gesetzliche Rentenversicherung und
- öffentliche Sozial- und Jugendhilfe

(Pflegeversicherungen und Schulträger sind also nicht dabei!).

Da zwischen den einzelnen Rehabilitationsträgern die Zuständigkeiten nicht klar sind, geben die §§ 14 ff. SGB IX eine entsprechende Regelung vor:

- Der Antrag geht bei einem Kostenträger ein. Dieser muss in einer Frist von 2 Wochen prüfen, ob er zuständig ist.
- Klärt er seine Zuständigkeit innerhalb der Frist nicht, bleibt er zuständig und muss über den Antrag unter Berücksichtigung aller infrage kommenden Rechtsgrundlagen entscheiden.
- Leitet er den Antrag fristgerecht weiter, muss der zweite Träger den Antrag bearbeiten und eine Entscheidung treffen. Hierfür muss er alle infrage kommenden Rechtsgrundlagen berücksichtigen. Zurückschicken oder an einen weiteren Kostenträger weiterleiten darf er den Antrag nicht.
- Eine Entscheidung muss innerhalb von drei Wochen nach Antragseingang erfolgen, ggf. um Zeiten für ein erforderliches Gutachten verlängert. Auch nach dem SGB IX gibt es eine Genehmigungsfiktion, deren Wirkung aber erst zwei Monate nach Antragseingang eintritt, und wenn der Kostenträger nicht ausreichend über die nicht einzuhaltenden Fristen informiert hat.

### Kernaussagen

- Wissen über organisatorische und rechtliche Grundlagen der Versorgung mit Hilfsmitteln ist dringend notwendig, um die betroffenen Patienten, Angehörigen und Familien bei der Hilfsmittel-Beantragung zu unterstützen.
- Basis für eine erfolgreiche Hilfsmittel-Versorgung ist eine ICF-orientierte Bedarfsermittlung und entsprechende medizinische Verordnung. Dazu gehört neben der medizinischen Diagnose und Begründung zwingend die Formulierung alltagsrelevanter individueller Ziele, vor allem auch auf Aktivitäten- und Partizipationsebene.
- Diese sollten interdisziplinär, multiprofessionell und mit den Betroffenen erhoben, vereinbart und dokumentiert werden. Bedarfsermittlungsbögen können ausgiebige Begründungstexte zu vermeiden helfen.

## Literatur

Arbeitsgruppe der Deutschen Vereinigung für Rehabilitation (DVFR), Rollstuhlversorgung 2018, Teilhabeorientierte Versorgung 2013, ▶ https://www.dvfr.de/arbeitsschwerpunkte/fachausschuesse-der-dvfr/aktuelle-probleme-der-versorgung-mit-hilfsmitteln/

Cordes A, Hubert M, Inhester O (2013) Erste Schritte zur Optimierung der Hilfsmittelversorgung in Deutschland. Ergotherapie und Reha 52(1):17–22

Hartmann Rechtsanwälte/ Bundesinnungsverband für Orthopädie-Technik Zu Hause gut versorgt. Bd. 1 Leitfaden für Leistungserbringer – Bd. 2 Leitfaden für Versicherte 2019, Verlag Orthopädie-Technik, Dortmund

Hartmann Rechtsanwälte Entlassmanagement – Praxistipps zur Umsetzung im Krankenhaus 2018, Deutsche Krankenhaus Verlagsgesellschaft, Düsseldorf

Qualitätszirkel Hilfsmittelversorgung im Kindes- und Jugendalter in Sozialpädiatrischen Zentren, Versorgungssystematik BAG SPZ, 2010. ▶ https://www.dgspj.de/wp-content/uploads/qualitaetssicherung-papiere-hilfsmittel-2010.pdf

RehaKIND-Bedarfsermittlungsbogen, Fassung 2019, Internationale Fördergemeinschaft rehaKIND e. V., Dortmund. ▶ https://www.rehakind.de/m.php?tid=2

RehaKIND-Schulungen, Skript Rechtliche Grundlagen, Jörg Hackstein u. a. ▶ https://www.rehakind.de/m.php?tid=9

World Health Organisation (2011) ICF-CY – Internationale Klassifikation der Funktionsfähigkeit, Behinderung und Gesundheit bei Kindern und Jugendlichen, übersetzt und herausgegeben von Judith Hollenweger (Zürich/Schweiz) und Olaf Kraus de Camargo (Hamilton/Canada) unter Mitarbeit des Deutschen Instituts für Medizinische Dokumentation und Information (DIMDI), 1. Aufl. Huber, Bern

28

# Ausbildung für Therapieberufe

*Petra Marsico*

## Inhaltsverzeichnis

© Springer-Verlag GmbH Deutschland, ein Teil von Springer Nature 2021
W. Strobl et al. (Hrsg.), *Therapeutisches Arbeiten in der Neuroorthopädie*,
https://doi.org/10.1007/978-3-662-60493-9_29

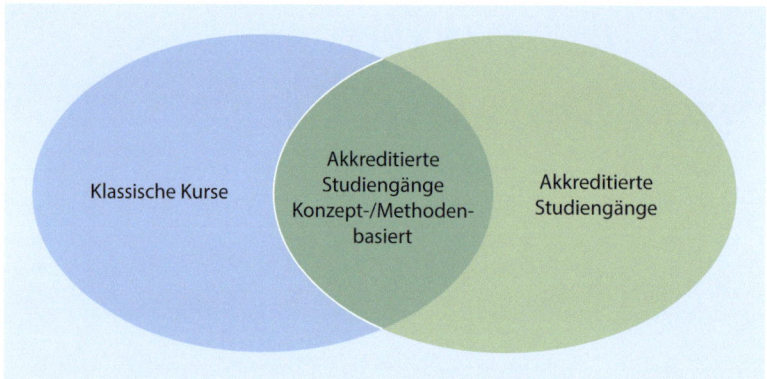

**◘ Abb. 29.1**   Schnittmengen der unterschiedlichen Ausbildungsangebote

**29**

Eine fundierte Aus- und Weiterbildung ist für sämtliche Berufsgruppen, die auf dem Gebiet der Neuroorthopädie arbeiten, von großer Bedeutung. Die Beschäftigung mit Kindern, deren Familien und Erwachsenen mit seltenen Erkrankungen und verschiedenen Behinderungsgraden stellt gerade für Berufsanfänger eine Herausforderung dar. In der Regel werden die spezifischen Kenntnisse und Fähigkeiten in der Grundausbildung nicht angeboten. Damit für die tägliche Zusammenarbeit in Klinik und Praxis eine gemeinsame Sprache des Behandlungsteams gesprochen werden kann, muss die Weiterbildung interdisziplinär erfolgen. Neben spezialisierten Ausbildungsprogrammen für die einzelnen Berufsgruppen hat sich in den letzten Jahrzehnten ein breites Weiterbildungsangebot entwickelt, das von allen Interessierten besucht werden kann.

welche über verschiedene Zentren und Fachgruppen organisiert werden. Diese Kurse sind praktisch orientiert und beruhen vorwiegend auf empirischen Erfahrungen. Die Inhalte werden dem aktuellsten Wissen aus den Grundlagenforschungen angepasst. Die zweite Gruppe sind Studiengänge, welche sich aus den Konzepten und Methoden heraus entwickelt haben und an Fachhochschulen und Universitäten angeboten werden. Die Studiengänge sind in der Regel praktisch orientiert und vermitteln evidenzbasierte Grundlagen zu den Leitgedanken und Unterrichtsinhalten. Sie bilden die Schnittmenge zur dritten Gruppe, welche Studiengänge beinhaltet, die sich an der aktuellen Evidenz anlehnen. Die Inhalte sind mehrheitlich theoretisch und bilden eine Basis für das Arbeiten in der Forschung (◘ Abb. 29.1).

## 29.1 Ausbildungsangebote für Therapieberufe

Die aktuelle Weiterbildungslandschaft für Therapeutinnen und Therapeuten im Bereich der Behandlung von Kindern und Erwachsenen mit neuromotorischen Einschränkungen setzt sich aus drei Bereichen zusammen. Es gibt die klassischen Kurse, basierend auf Konzepten und Methoden,

## 29.2 Überblick über Weiterbildungskurse und Studiengänge

In der folgenden ◘ Tab. 29.1 sind die Weiterbildungskurse und Studiengänge, welche in Österreich, Deutschland und der Schweiz angeboten werden, aufgelistet. Dabei werden Angebote berücksichtigt, welche sich ausschließlich mit der Behandlung

**◻ Tab. 29.1** Weiterbildungsangebote und Studiengänge in Deutschland, Österreich und der Schweiz

| Land | Name | Anbieter/ Informationen | Aufbau/Dauer/Abschluss | Zielgruppe |
|---|---|---|---|---|
| | Bobath Grundkurs EBTA (Kinder) | Caritas Linz | Theoretischer und praktischer Unterricht, plus Praktika/ 10 Wochen (480 Unterrichtseinheiten à 45 Minuten) Bobath-Zertifikat EBTA | PT, ET, Logo, Ärzte |
| | Bobath- Grundkurs IBITA (Erwachsene) | VeBID | Theoretischer und Praktischer Unterrichte am Modell und mit Patienten/ 15 Tage/ Zertifikat VeBID und IBITA | PT, ET, Logo, Ärzte |
| | MSc Neuro- orthopädie | Donau- Universität Krems | Vorlesung, Theorie und Praxis, Wissenschaft/ 10 Module in 5 Semestern/ 120 ECTS/ Master of Science | PT, ET, Ärzte, OT und weitere |
| | MSc Bewegungs- entwicklung | Donau- Universität Krems | Vorlesung, Theorie und Praxis, Wissenschaft/ 10 Module in 5 Semestern/ 90 ECTS/ Master of Science | PT, ET, Ärzte. OT und weitere |
| | MSc Neurophy- siotherapie | Donau- Universität Krems | Vorlesung, Theorie und Praxis, Wissenschaft/ 5 Semester/ 120 ECTS/ Master of Science | PT |
| | MSc Konduktive Förderung | Donau- Universität Krems | Vorlesung, Theorie und Praxis, Wissenschaft/ 5 Semester/ 120 ECTS/ Master of Science | PT, ET, Konduktoren, Pädagogen |
| | Bobath Grundkurs G.K.B. (Kinder) | G.K.B. | Theoretischer und praktischer Unterricht, plus Praktika/ 10 Wochen (400 Unterrichtseinheiten à 45 Minuten) Bobath-Zertifikat G.B.K./ Zertifikat | PT, ET, Logo, Ärzte |
| | Vojta Grundkurs | Internationale Vojta Gesellschaft | Theoretischer und praktischer Unterricht, plus Praktika: Vojta-Kinder-Kurs/ 8 Wochen Vojta-Erwachsenen-Kurs/ 6 Wochen | PT |
| | M.SC. Neuro- rehabilitation | Fachhochschule für Gesundheit GERA | 2,5 Jahre, 6 Semester, Teilzeit/ 120 ECTS Master of Science | PT, ET, Logo, Ärzte und weitere |
| | M.SC. Neuro- rehabilitation | Hochschule Fresenius | Vorlesungen, E-Learning Plattform/ 4 Semester, Vollzeit/ 90 ECTS Master of Science | PT, ET, Logo und weitere |

(Fortsetzung)

**◨ Tab. 29.1** (Fortsetzung)

| Land | Name | Anbieter/ Informationen | Aufbau/Dauer/Abschluss | Zielgruppe |
|------|------|------------------------|------------------------|------------|
| 🇨🇭 | Bobath Grundkurs | IBITA Swiss REHAstudy Rehazentrum Valens | Theoretischer und Praktischer Unterrichte am Modell und mit Patienten/ 15 Tage/ Zertifikat IBITA | PT, ET, Logo, Ärzte |
| | MAS Neurophysiotherapie | Advanced Studies, Universität Basel | Theoretischer und praktischer Unterricht, E-Learning Plattform, Teilbereiche Fachexperte, Fachexpertin in Multiple Sklerose, Morbus Parkinson, Stroke/2-3 Jahre, modularisiert aufgebaut, Teilzeit 60 ECTS Master of Advanced Studies | PT |
| | MAS Entwicklungs-neurologische Therapie | Advanced Studies, Universität Basel | Theoretischer und praktischer Unterricht, E-Learning Plattform, Praktika in Kleingruppen/ 3 Module, Teilzeit/ 60 ECTS Master of Advanced Studies | PT, ET, Logo, Ärzte |
| | CAS Stroke – Fokus Therapie plus | ZHAW | Theoretischer Unterricht, mit Bezug zur Praxis, Blended Learning/ 21 Tage Kontaktunterricht, Teilzeit/ 15 ETCS Certificated of Advanced Studies | PT, ET |
| | CAS Hippotherapie plus | ZHAW | Theoretischer und praktischer Unterricht/ 15 Tage Kontaktunterricht/ 15 ETCS Certificated of Advanced Studies | PT |
| | MSc Neurologie | BFH | 3 Jahre, 6 Semester/ 90 ETCS Master of Science | PT |
| | CAS Best Practice in Ergotherapie - Neurologie | ZHAW | Vorlesungen, Rollenspiele, Fallbeispiele, Blended Learning/ 22 Tage Kontaktunterricht, plus 290 Stunden Selbststudium/ 15 ETCS Certificated of Advanced Studies | ET |

*EBTA* – European Bobath Tutor Association; *PT* – Physiotherapeutinnen, Physiotherapeuten; *ET* – Ergotherapeutinnen, Ergotherapeuten; *Logo* – Logopädinnen, Logopäden; *IBITA* – International Bobath Instructor Training Association; *VeBID* – Verein der Bobath InstruktorInnen Deutschland und Österreich; *ZHAW* – Züricher Hochschule der angewandten Wissenschaft; *ECTS* – European Credit Transfer System; *BFH* – Berner Fachhochschule

29

von Kindern und Erwachsenen mit neuro-motorischen Einschränkungen beschäftigen. Nur deutschsprachige Angebote sind eingeschlossen. Kleinere Kurse (Kursdauer kürzer als 15 Tage), Aufbaukurse und Seminare sind nicht aufgelistet. Aufgrund ständigen Wandels innerhalb der Weiterbildungslandschaft besteht innerhalb der Tabelle kein Anspruch auf Vollständigkeit.

Zusätzlich vermitteln fachübergreifende Weiterbildungsangebote Wissen über Bewegungs- und Handlungsanalyse, wie z. B. Functional Kinetics FBL Klein-Vogelbach, Facio-orale Therapie (F.O.T.T.®), Integration der Neurodynamik in der Neurorehabilitation (INN®), Sensorische Integration (SI), Wassertherapien, Constraint-Induced Movement Therapy (CIMT), Affolter-Modell®, Perfetti-Konzept und Neuroorthopädische Aktivitätsabhängige Plastizität (N.A.P.®).

> Da in der Neurorehabilitation auch muskuloskelettale Einschränkungen bestehen, können Fähigkeiten und Fertigkeiten einer manuellen Therapierichtung ein Benefit im Therapieangebot sein.

## 29.3  Wissensgewinn für die Praxis

Als Therapeutin und Therapeut stellt man sich die Frage: „Für welchen Kurs entscheide ich mich?"

Die Beweggründe sind variabel. Sie hängen mit der angestrebten beruflichen und fachlichen Position zusammen.

Will eine Person sich in erster Linie in ihren praktischen Bereichen vertiefen und die Möglichkeit haben, sich in kleinen Gruppen im therapeutischen Prozess zu üben, sind die klassischen Kurse die erste Wahl. Möchte eine Person sich in einem spezifischen praktischen Bereich vertiefen und sich ebenfalls mit der aktuellen Studienlage auseinandersetzten, wird sie sich für einen **akkreditierten** Studiengang **basierend auf Konzept/Methoden**, mit Abschluss Certificate, Diplom oder Master of Advanced Studies entscheiden. Steht die Auseinandersetzung mit der Forschung im Vordergrund, bietet sich eine Teilnahme an einem **akkreditierten** Studiengang **mit Abschluss Master of Science an. Mit diesem Abschluss ist es möglich, ein Doktorat zu starten und sich in der Forschungsarbeit zu etablieren.**

Die Inhalte der Weiterbildungsangebote sind je nach Angebot näher an der therapeutischen Praxis oder weiter entfernt (◘ Abb. 29.2). Bei den klassischen Kursen liegt der Fokus auf dem Vermitteln praktischer Kompetenzen. Je nach Angebot der akkreditierten Studiengänge werden vermehrt wissenschaftliche Kompetenzen erworben, die weiter weg sind von der Therapiesituation.

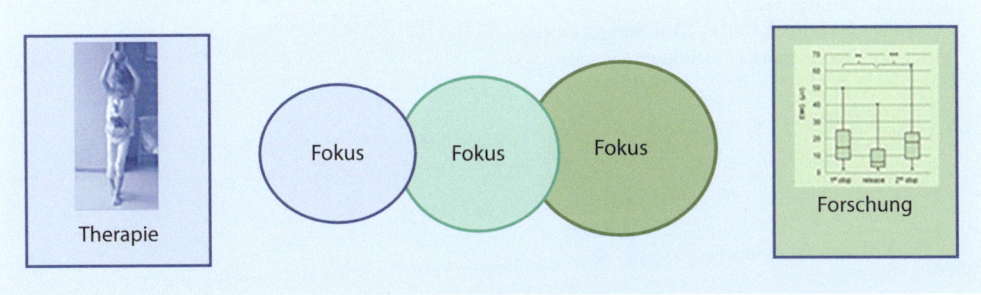

◘ **Abb. 29.2**   Anwendungsbereich mit Fokus auf die therapeutische Praxis

## 29.4  Ausblick

Sowohl im Erwachsenen- als auch in den pädiatrischen Bereichen der Neurorehabilitation steht die interdisziplinäre Zusammenarbeit im Zentrum (Aadal et al. 2018; Kenyon 2013). Die Bedürfnisse der betroffenen Personen und Angehörigen müssen von den Weiterbildungsangeboten berücksichtigt werden. Da diese Bedürfnisse genauso individuell sind wie die Diversität der Angebote, ist auch in Zukunft mit einem vielschichtigen Weiterbildungsangebot zu rechnen, was sich positiv auf die Arbeitswelt auswirkt. Eine Variation von Angeboten fördert den Austausch unter den Fachpersonen. Wissen aus empirischen Erfahrungen und Erkenntnisse aus der Forschung können sich in beide Richtungen beeinflussen. Der Wissenstransfer wird dadurch unterstützt, im Sinne der evidenzbasierten Praxis (Damiano und Leonard 2016).

> **Kernaussagen**
>
> - Patienten mit ihren Angehörigen, Eltern und Betreuern sind Experten auf dem Gebiet der eigenen seltenen oder zumindest komplexen neuromotorischen Erkrankung.
> - Die Beschäftigung mit Kindern, deren Familien und Erwachsenen mit seltenen Erkrankungen und verschiedenen Behinderungsgraden stellt gerade für Berufsanfänger eine Herausforderung dar.
> - Eine fundierte Aus- und Weiterbildung und das Erlernen einer gemeinsamen Sprache ist daher für sämtliche Berufsgruppen, die auf dem Gebiet der Neuroorthopädie arbeiten, von großer Bedeutung, um die vielfältigen Fragen beantworten und im interdisziplinären Behandlungsteam kompetent arbeiten zu können.
> - Die Ausbildung muss interdisziplinär erfolgen. Neben spezialisierten Ausbildungsprogrammen für die einzelnen Berufsgruppen hat sich in den letzten Jahrzehnten ein breites Weiterbildungsangebot mit praktischen und theoretischen Schwerpunkten entwickelt, das von allen Interessierten besucht werden kann.
> - Im Bereich der praktischen Ausbildung kann das Erlernen manueller Techniken in der Neurorehabilitation als wichtige Ergänzung empfohlen werden.

## Literatur

Aadal L, Pallesen H, Arntzen C, Moe S (2018) Municipal cross-disciplinary rehabilitation following stroke in Denmark and Norway: a qualitative study. Rehabil Res Pract 1–12

Damiano DL, Leonard R (2016) 2014 Section on pediatrics knowledge translation lecture: clinicians and researchers on the same path toward facilitating family goals for mobility & participation. Pedia Phys Ther 27(2):87–92

Kenyon LK (2013) The hypothesis-oriented pediatric focused algorithm: a framework for clinical reasoning in pediatric physical therapist practice. Phys Ther 93(3):413–420

# Serviceteil

# Stichwortverzeichnis